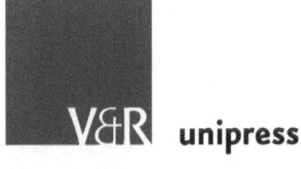

Sexualities in History – Sexualitäten in der Geschichte

Band 2

Herausgegeben von
Sebastian Bischoff, Julia König und Dagmar Lieske

Adrian Lehne

Ansteckungsverdächtig

HIV/AIDS, Recht und Subjektivierungsprozesse
in der westdeutschen Schwulenbewegung

Mit 5 Abbildungen

V&R unipress

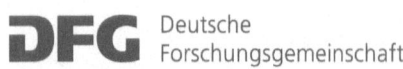 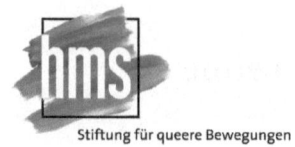

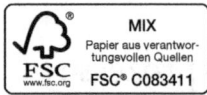

Bibliografische Information der Deutschen Nationalbibliothek
Die Deutsche Nationalbibliothek verzeichnet diese Publikation in der Deutschen
Nationalbibliografie; detaillierte bibliografische Daten sind im Internet über
https://dnb.de abrufbar.

Das vorliegende Buch ist aus der DFG-geförderten Forschungsgruppe 2265 »Recht Geschlecht Kollektivität. Prozesse der Normierung, Kategorisierung und Solidarisierung« hervorgegangen. Es basiert auf der überarbeiteten Fassung der Dissertation mit dem Titel »Recht zwischen Repression und Ermächtigung. Auseinandersetzung mit HIV/AIDS in der westdeutschen Schwulenbewegung von 1981 bis 1996«, die am 10. August 2022 am Fachbereich Geschichts- und Kulturwissenschaften der Freien Universität Berlin angenommen und am 19. Januar 2023 erfolgreich verteidigt wurde.

Diese Publikation wurde mit Mitteln aus dem Karl-Heinrich-Ulrichs-Fonds der
Hannchen-Mehrzweck-Stiftung gefördert.

© 2025 Brill | V&R unipress, Robert-Bosch-Breite 10, D-37079 Göttingen, info@v-r.de,
ein Imprint der Brill-Gruppe
(Koninklijke Brill BV, Leiden, Niederlande; Brill USA Inc., Boston MA, USA; Brill Asia Pte Ltd, Singapore; Brill Deutschland GmbH, Paderborn, Deutschland; Brill Österreich GmbH, Wien, Österreich)
Koninklijke Brill BV umfasst die Imprints Brill, Brill Nijhoff, Brill Schöningh, Brill Fink, Brill mentis, Brill Wageningen Academic, Vandenhoeck & Ruprecht, Böhlau und V&R unipress.
Wo nicht anders angegeben, ist diese Publikation unter der Creative-Commons-Lizenz Namensnennung-Nicht kommerziell-Keine Bearbeitungen 4.0 lizenziert (siehe https://creative commons.org/licenses/by-nc-nd/4.0/) und unter dem DOI 10.14220/9783737018821 abzurufen. Jede Verwertung in anderen als den durch diese Lizenz zugelassenen Fällen bedarf der vorherigen schriftlichen Einwilligung des Verlages.

Umschlagabbildung: Kondome gegen Gauweiler Progrome – Plakat auf der ersten Münchener Demonstration gegen die bayerische AIDS-Politik, © picture alliance / Dieter Endlicher.
Druck und Bindung: CPI books GmbH, Birkstraße 10, D-25917 Leck
Printed in the EU.

Vandenhoeck & Ruprecht Verlage | www.vandenhoeck-ruprecht-verlage.com

ISSN 2750-5952
ISBN 978-3-8471-1882-4

Für meine Eltern

Inhalt

Recht, Repression, Resistenz. Vorwort der Herausgeber:innen der
Schriftenreihe 11

Danksagung 15

1 Einführung 17
  1.1 Fragestellung und Forschungsfelder 20
  1.2 Forschungsstand 22
      1.2.1 Kultur- und Gesellschaftsgeschichte von HIV/AIDS 22
      1.2.2 Geschichte der Schwulenbewegung in den 1980er und 1990er
           Jahren 28
      1.2.3 Geschichte des AIDS-Aktivismus 30
  1.3 Theorie 31
      1.3.1 Recht als Regulierung 31
      1.3.2 Kollektivität, Bewegung und Szene 41
  1.4 Methodik, Quellen und Vorgehen 44
      1.4.1 Diskurs 45
      1.4.2 Handeln 49
      1.4.3 Erfahrungen 51
  1.5 Aufbau des Buches 53

2 Die frühe Auseinandersetzung mit HIV/AIDS in der westdeutschen
   Schwulenbewegung 55
  2.1 Die »Entdeckung« von AIDS 56
      2.1.1 Medizinische Forschung 57
      2.1.2 Regulierungsüberlegungen 60
  2.2 Die Schwulenbewegung Anfang der 1980er Jahre 62
      2.2.1 Emanzipationsgruppen 63
      2.2.2 Schwule und Gesundheit vor AIDS 66

2.3 AIDS-Debatten in der Schwulenbewegung 68
  2.3.1 Die Krankheit ohne Namen 68
  2.3.2 Konsolidierung des Denkstils in Bewegungszeitschriften . . . 71
  2.3.3 Ausdifferenzierung der Debatte 73
  2.3.4 Informationsveranstaltungen und Kontakt zur Politik 79
2.4 Fazit 85

3 Safer Sex und Strafrecht 87
  3.1 »Diese Liste schaut vielleicht schrecklich aus.« – Safer-Sex als
      Selbstregulation 89
    3.1.1 Eindämmung von Geschlechtskrankheiten vor AIDS 89
    3.1.2 Entwicklung von Safer Sex in den USA 91
    3.1.3 Etablierung von Safer Sex in der Community und Bewegung . 93
    3.1.4 Wandel der Empfehlungen 98
    3.1.5 Thematisierung von Safer Sex durch staatliche Stellen 101
  3.2 Strafrecht und Seuchenprävention 102
    3.2.1 Strafe als Mittel der Seuchenprävention 103
    3.2.2 »Die generalpräventive Wirkung des Strafrechts« 105
    3.2.3 Strafverfolgung im bayerischer Maßnahmenkatalog 118
  3.3 Linwood B. – ein bayerischer Fall 120
    3.3.1 Person und Akte Linwood B. 121
    3.3.2 Ermittlung 122
    3.3.3 Angeklagte Handlungen 123
    3.3.4 Juristische Bearbeitung 124
  3.4 »Aids bekommt man nicht. Aids holt man sich!« – Mobilisierung
      in der schwulen Bewegung 129
    3.4.1 Reaktionen in Nürnberg und das Komitee AIDS und
          Menschenrechte 130
    3.4.2 (Kein) Sexverbot für Positive – Debatten in der
          Schwulenbewegung 138
  3.5 Fazit 150

4 Datenerfassung und das Bundesseuchengesetz 153
  4.1 Meldung, Zwangstest, Offenbarungspflicht und Absonderung in
      rechtswissenschaftlichen Debatten 154
    4.1.1 Meldepflicht 155
    4.1.2 Zwangsmaßnahmen 160
    4.1.3 Offenbarung 168
    4.1.4 Datenerfassung zur Verbreitung von HIV/AIDS 169

4.2 Die Schwulenbewegung, Datenschutz und AIDS 170
  4.2.1 Rosa Listen 171
  4.2.2 Volkszählung 180
  4.3.3 Dannecker-Boykott 190
4.3 HIV-Test und AIDS-bezogene Erfassung schwuler Männer 199
  4.3.1 Der Test in der Berichterstattung der Bewegungszeitschriften. 200
  4.3.2 Der Test und die Meldepflicht 205
  4.3.3 Schwuler Aktivismus gegen HIV/AIDS-bezogene
        Erfassungsprogramme 207
4.4 Kommunalpolitische Anwendung des Bundesseuchengesetzes . . . 213
  4.4.1 München: Sexarbeit, Saunen und Bars 213
  4.4.2 München: Razzia im Englischen Garten und die
        »Homosexuellenkartei« 217
  4.4.3 Abseits von München: Frankfurt am Main 222
4.5 Der bayerische Maßnahmenkatalog gegen AIDS und die
    Schwulenbewegung 224
  4.5.1 Der bayerische Maßnahmenkatalog 224
  4.5.2 Erste Reaktionen auf den bayerischen Maßnahmenkatalog . . 228
  4.5.3 Mobilisierung der Schwulenbewegung 231
  4.5.4 Widerstand 236
  4.5.5 NS-Analogien 238
  4.5.6 Nutzung von Recht zum Schutz vor staatlichem Zugriff . . . 245
4.6 Fazit 251

5 Ein Hauch von Macht? Solidarisierung, Kollektivierung,
  Institutionalisierung und Politisierung 255
  5.1 Die AIDS-Hilfen. Eine neue schwule Organisation? 256
    5.1.1 Die Entstehung der Deutschen AIDS-Hilfe und die
          Schwulenbewegung 257
    5.1.2 Der Dachverband und die Zusammenarbeit mit dem Staat . . 265
  5.2 AIDS-Hilfe zwischen schwuler Politisierung und
      Professionalisierung 267
    5.2.1 AIDS-Hilfe in Berlin 268
    5.2.2 Die Deutsche AIDS-Hilfe zwischen Staat und Bewegung . . . 273
    5.2.3 Schwulenbewegte Rechtspolitik der AIDS-Hilfen: die
          § 175-Kampagne 277
  5.3 »Wir brauchen Macht!« 281
    5.3.1 AIDS und die Gründung des Bundesverbandes
          Homosexualität 281

5.3.2 AIDS-Thesenpapier und Aktionen des Bundesverband
Homosexualität 284
5.3.3 Interne Auseinandersetzung im Bundesverband
Homosexualität und Abkehr von AIDS 293
5.3.4 Die Grünen 297
5.4 (Neue) Orte der Vergemeinschaftung 305
5.4.1 AIDS-Hilfe abseits der Metropolen: das Beispiel Hildesheim . 306
5.4.2 Lokale schwule Mobilisierung zu AIDS: Mann-O-Meter ... 309
5.4.3 Schwule Infrastruktur: Entstehung des Waldschlösschens .. 312
5.5 Bündnisse und Solidaritäten 314
5.5.1 Neue Spaltung und neue Solidarität innerhalb der Bewegung . 315
5.5.2 Solidarität der Risikogruppen – Solidarität der
Uneinsichtigen 318
5.5.3 Section 28 – ein neues schwul-lesbisches Miteinander? 321
5.5.4 Positive Selbstorganisation 326
5.6 ACT UP 330
5.6.1 Der transatlantische Transfer 331
5.6.2 Aktionen und Zusammenhalt 335
5.7 Fazit 339

6 Zwischen Diskriminierung und Emanzipation 343
6.1 Recht und Diskriminierung 344
6.1.1 Arbeit 345
6.1.2 Kranken- und Lebensversicherung 355
6.1.3 Blutspende: »Homoblut unerwünscht!« 357
6.2 AIDS-Enquete-Kommission 362
6.2.1 Zwischen Hardlinern und Verankerung in der schwulen
Bewegung 363
6.2.2 Schwulenpolitische Rezeption der Enquete-Kommission ... 369
6.3 Emanzipationsziele und -strategien 371
6.3.1 Paragraf 175 StGB 372
6.3.2 Antidiskriminierungsrecht 378
6.3.3 Outing 382
6.4 Fazit 387

7 Schlussbetrachtung 389

Quellen- und Literaturverzeichnis 397

Abkürzungsverzeichnis 419

Recht, Repression, Resistenz.
Vorwort der Herausgeber:innen der Schriftenreihe

1981 fand die Krankheit Aids erstmals in den Berichten des US-Amerikanischen Centers for Disease Controls (CDC) Erwähnung. Zwei Jahre später wurde HIV/AIDS auch in der Bundesrepublik als neue Viruskrankheit benannt, wobei Zeitschriften der westdeutschen Schwulenbewegung diese schon länger thematisiert hatten. Das Auftreten von HIV/AIDS bedeutete jedoch keineswegs »nur« die Identifizierung einer neuen, in vielen Fällen lebensbedrohlichen Krankheit in medizinischen Fachkreisen – vielmehr gingen damit intensive gesellschaftliche Debatten über sexuelle Minderheiten, Sexualität(en) sowie Vorstellung von staatlicher Gesundheit- und Ordnungspolitik einher, die einschneidend waren. Nicht zufällig wurden mit Ausbruch der COVID-19-Pandemie im Jahr 2020 und den sich anschließenden Debatten und Formen der Regulation in der Öffentlichkeit Parallelen zum Umgang mit HIV/AIDS in den 1980er Jahren gezogen, die auch in der vorliegenden Studie von Adrian Lehne auf Seite 384 Erwähnung finden. Auch hier stand das Spannungsverhältnis zwischen dem Schutz vor einer schwer einschätzbaren Krankheit, den individuellen und kollektiven Persönlichkeitsrechten und einer staatlichen Gesundheitspolitik zur Diskussion. Gleichwohl unterscheiden sich die genannten Pandemien in einigen Aspekten gravierend voneinander: Als HIV/AIDS auftrat, wurde das Virus unmittelbar sexuellen Minderheiten und gesellschaftlichen Randgruppen zugeschrieben, denen »moralische Verkommenheit« und ein die Krankheit praktisch verursachender Lebenswandel nachgesagt wurde. Insbesondere mann-männliche Sexualität wurde, entgegen der Emanzipationsbestrebungen und der zunehmenden öffentlichen Wahrnehmung schwuler Bewegungen und Identitäten nach der Lockerung des § 175 im Jahr 1969/1973, als Hauptträger und damit »Gefahrenquelle« für die Verbreitung von HIV/AIDS identifiziert. Auch in der COVID-19-Pandemie florierten ressentimentgeladene Erklärungen und Schuldzuweisungen in gesellschaftspolitischen Debatten, anhand derer unter schwierigen Bedingungen lebende marginalisierte Gruppen – etwa auf engem Raum lebende Geflüchtete, migrantische Familien oder allgemein in Armut lebende Menschen – beschuldigt wurden, die Verbreitung des Covid-19-Virus verantwortet zu haben:

Angefangen von dem Diskurs über Virus-Ausbrüche in Wohnblöcken in Göttingen, Berlin und Magdeburg, in denen angeblich ›Großfamilien‹ das Zuckerfest ohne den gebotenen Abstand gefeiert hätten,[1] über Kommentare zur Gefährdung durch Migrant*innen aus dem Westbalkan, so unter anderem der F.A.Z-Innenressort-Leiter Jasper von Altenbockum – »Corona mit Migrationshintergrund« im August 2020.[2] Der ehemalige österreichische Bundeskanzler Sebastian Kurz begründete in einer Pressekonferenz am 2. Dezember 2020 den neuerlichen Lockdown über die Weihnachtsfeiertage unter anderem damit, dass »Reiserückkehrer und insbesondere Menschen, die in ihren Herkunftsländern den Sommer verbracht haben«, die Ansteckungen »ins Land wieder hereingeschleppt« hätten.[3] Hier allerdings hört die Ähnlichkeit insofern auf, als in der COVID-19-Pandemie die angebliche Verbreitung in genannten Gruppen nicht auf eine angebliche ›moralische Verderbtheit‹ dieser Gruppen zurückgeführt wurde, deren Leiden auch daher zu ignorieren sei, da es den Rest der Gesellschaft sowieso nicht erreichen könne. Dies aber gehört zentral zur Geschichte der HIV/AIDS Pandemie der 1980er Jahre.

Während die Geschichte von HIV/AIDS und den damit einhergehenden staatlichen Praktiken zur Bekämpfung des Virus inzwischen vielfach untersucht und von Künstler*innen wie Nan Goldin, General Idea oder dem Berliner Kunsttheoretiker Wolfgang Max Faust thematisiert worden sind, fehlte bislang der intensivere Blick auf die von Repressionen betroffenen gesellschaftliche Akteur*innen und ihre Agency. Dabei existierte in der Bundesrepublik in den 1980er Jahren eine ausdifferenzierte schwule Community und Bewegung, die zudem über eine gute und institutionalisierte Infrastruktur verfügte: Neben sozialen Orten wie Bars und einer kulturellen und intellektuellen Infrastruktur wie Buchläden, eigenen Verlagen und insgesamt einer vielfältigen Publikationslandschaft, gab es zahlreiche politische und lebensweltliche Gruppen, die sich dem Kampf um Emanzipation und Anerkennung verschrieben und die zum Teil in der außerparlamentarischen Linken verwurzelt, aber auch in Gewerkschaften,

---

1 Vgl. das Interview mit Romani Rose vom Zentralrat der Sinti und Roma in der FAZ vom 23.6. 2020, https://www.faz.net/aktuell/politik/inland/zentralrat-der-roma-pandemie-orientiert-sich-nicht-an-abstammung-16828602.html (Datum des letzten Abrufs: 30.4.2025).
2 Vgl. Altenbockum, Jasper von: https://www.faz.net/aktuell/politik/inland/infektion-und-rueckreise-welle-corona-mit-migrationshintergrund-16913845.html; zur Kritik: Fatma Sagir am 2.9.2020: https://www.kontextwochenzeitung.de/debatte/492/schuld-sind-die-kanaken-6964.html (Datum des letzten Abrufs: 30.4.2025).
3 Vgl. Pressekonferenz mit Sebastian Kurz und Werner Kogler zur Öffnung der Skigebiete am 2.12.2020: https://www.youtube.com/watch?v=nhY-0vp3gME; kommentiert von Martin Fritzl in einem Leitartikel in Die Presse am 2.12.2020: »Da geht es um den Aufbau von Sündenböcken – eine unnötige wie falsche Aktion«, https://www.diepresse.com/5906264/lockdown-kurs-nach-dem-prinzip-des-durchlavierens; vgl. auch https://oe1.orf.at/artikel/679118/Der-Journalismus-im-Schnelltest (Datum des letzten Abrufs: 30.4.2025).

Kirchen oder in Universitäten aktiv waren. An diesem Punkt setzt Adrian Lehne an: In der vorliegenden Schrift untersucht er die wechselseitige Wirkung von rechtlichen Debatten und Praktiken im Zusammenhang mit HIV/AIDS und dem Aktivismus schwuler Interessengruppen und ihrer Selbstorganisierung in diesem Feld. Er spannt dazu seinen Untersuchungszeitraum für die Bundesrepublik von der Benennung des Virus im Jahr 1981 bis zur ersten AIDS-Konferenz im Jahr 1996. Seine Fokussierung der Schwulenbewegung liegt nahe, insofern mannmännliche Sexualität mit den genannten Zuschreibungen neben Drogenkonsum schnell als bedeutendes, wenn nicht hauptsächliches Risiko galt, sich mit HIV anzustecken. Hier verwoben sich schwulenfeindliche Politiken mit autoritären, gesundheitspolitischen Konzepten. Gleichzeitig beeinflusste die Krankheit und das mit ihr verbundene Leiden und Sterben die Bewegung auch jenseits der staatlichen Repressionen maßgeblich. Der Umgang mit HIV/AIDS wird deshalb nicht selten als zentrales Element des schwulen Selbstverständnisses in den 1980er und 1990er Jahren gewertet. Lehne zeichnet anhand von Publikationen und einzelner Kampagnen aus der Schwulenbewegung nach, wie auf die versuchten und tatsächlichen staatlichen Eingriffe reagiert wurde. Er hat dazu eine Vielzahl weitgehend unbekannter Texte aus der Schwulenbewegung untersucht, die nicht nur wichtige Schlaglichter auf die Debatte werfen. Mittels seiner Feinanalyse der differenzierten Diskurslage innerhalb der Bewegung liefert Lehne auch höchst aufschlussreiche Rekonstruktionen subjektiver Perspektiven durch den Einbezug von Zeitzeug*inneninterviews mit vier noch lebenden Aktivist*innen aus der Schwulenbewegung, die ihre individuelle Perspektive auf den Umgang mit HIV/AIDS schildern.

Das Recht war nun, so Lehnes Argument, eine zentrale Kategorie im Umgang mit HIV/AIDS. Zentral ist für ihn deshalb die Frage, wie die Akteur*innen selbst rechtliche Mittel nutzten, um ihre Interessen durchzusetzen. Dabei stehen in Lehnes Perspektive allerdings gerade nicht nur Kampagnen zur Abwehr der Repressionen im Zentrum, sondern auch die bewegungsgeschichtlich wie identitätspolitisch brisante Frage, inwiefern die Debatte um HIV/AIDS eigene Konzepte schwuler Sexualitäten beeinflusste. Und so arbeitet er heraus, dass es nicht allein um die Frage mann-männlicher Sexualität ›an sich‹ ging, sondern schnell auch unmittelbar darum, *wie* diese ausgelebt wurde. Als zentral erwies sich hier die Kategorie der »Verantwortung« im Kontext der ausgelebten Sexualität: Über die Verantwortung für sich und andere Sexualpartner wurde im Kontext von HIV/AIDS intensiv gestritten.

Nicht zuletzt denkt Lehne in der hier vorliegenden Studie verschiedene Disziplinen zusammen, indem er rechts-, sozial- und sexualitätsgeschichtliche Perspektiven integriert. Auf diese Weise entsteht ein neuer und erkenntnisreicher Blickwinkel auf Recht, das eben nicht nur staatliches Instrument ist, sondern in sich vielfältige gesellschaftliche Aspekte vereint und Aushandlungsprozesse impliziert. Zurecht spricht Lehne davon, sich mit seinem Band in die Schreibung »queerer Zeitgeschichte« (Elisa Heinrich) einzureihen und wir freuen uns sehr, mit der Platzierung von Lehnes beachtlicher kulturgeschichtlicher Rekonstruktion des Rechts im Kontext von Sexualitätsgeschichte in unserer Schriftenreihe an dieser Stelle einen Beitrag leisten zu können.

Sebastian Bischoff, Julia König, Dagmar Lieske

Danksagung

Das vorliegende Buch ist die leicht abgewandelte Fassung der von mir im Sommer 2022 an der Freien Universität Berlin eingereichten Dissertation. Der Text hätte nicht ohne eine große Anzahl von Menschen innerhalb und außerhalb des akademischen Kontexts entstehen können. Ihnen möchte ich an dieser Stelle danken.

Meine Beschäftigung mit queerer Geschichte wäre ohne meinen Doktorvater und Betreuer Martin Lücke nicht denkbar gewesen. Bereits vor dem Beginn der Doktorarbeit ermöglichten mir sein Vertrauen und seine Förderung neue Themen zu entdecken, wissenschaftliche Kontakte zu knüpfen und am Puls der Forschung der queeren Geschichte anknüpfen zu können. Vor allem für die Unterstützung und kontinuierliche Begleitung möchte ich mich bedanken. Bedanken möchte ich mich zudem bei Ulrike Schaper für die Übernahme der Zweitbetreuung.

Entscheidend für den Erfolg dieser Arbeit war die Möglichkeit, in dem Forschungsprojekt »Homosexuellenbewegung und die Rechtsordnung in der Bundesrepublik« der DFG-Forschungsgruppe »Recht – Geschlecht – Kollektivität« arbeiten zu dürfen. Der Input dieses Forschungszusammenhangs war prägend für diese Arbeit. Ebenso danken möchte ich meinen Kolleg*innen Veronika Springmann und Maria Ganten für die intensive Zusammenarbeit, die kritische Lektüre meiner Texte sowie anregenden Diskussionen und Gespräche. Die gemeinsame Teilnahme an den Tagungen der German Studies Association gehören zu den prägendsten und wertvollsten Erfahrungen aus meiner Promotionszeit.

Bedanken möchte ich mich zudem bei Jan-Henrik Friedrichs, Benno Gammerl, Andreas Pretzel und Richard Wetzel, den »Critical Friends« unseres Forschungsprojekts, die durch regelmäßige Rückmeldung immer wieder zu einer kritischen Reflexion der Ideen und Forschungsergebnisse geführt haben.

Ebenfalls gebührt meinen Kolleg*innen der Forschungsgruppe Dank, insbesondere den weiteren Promovend*innen: Ray Trautwein, Merlin Bootsmann, Michèle Kretschel, Nina Fraeser und Judith Höllmann. Ihr Input und insbesondere der gemeinsame Schreibretreat haben entscheidend zum Abschluss der Arbeit beigetragen.

Darüber hinaus waren auch die Kolleg*innen am Arbeitsbereich Didaktik der Geschichte über die Zeit der Promotion hinweg eine wichtige Stütze und Inspiration. Danken möchte ich hier insbesondere: Nina Reusch, Lale Yildirim, Andrea Ladányi, Lotte Thaa, Cornelia Chmiel und Matthias Sieberkrob.

Eine geschichtswissenschaftliche Arbeit wäre ohne Archivar*innen unmöglich. Insbesondere die Archivierung von Bewegungsgeschichte und der Geschichte von marginalisierten Menschen ist noch viel zu oft prekär. Mein Dank gilt den Archivar*innen des Schwulen Museums, des Forums Queeres Archiv München, des Archivs Grünes Gedächtnis, des Instituts für Sozialforschung Hamburg, der Robert-Havemann-Gesellschaft, des Stadtarchiv Hildesheim, des Stadtarchivs München und des Landesarchivs Hannover für ihre Arbeit und Unterstützung. Besonders hervorheben möchte ich Kristine Schmidt und Ingo Schmahl vom Schwulen Museum. Zudem geht mein Dank an Andreas Vetter vom Kultur- und Kommunikationszentrum für Lesben, Schwule, Bisexuelle, Trans* und Intersexuelle LBSK e.V. in Mainz. Dort war ein umfangreiches Konvolut zum Komitee AIDS und Menschenrechte Nürnberg erhalten, das mir Andreas Vetter freundlicherweise als Scan zur Verfügung stellte.

Trotz der intensiven Bemühung der letzten Jahrzehnte queere (Bewegungs)geschichte zu archivieren, ist vieles nicht erhalten oder zugänglich. Eine wichtige Rolle nehmen daher Zeitzeug*innen ein. Ich bedanke mich bei Hans Hengelein, Albert Eckert, Stefan Reiß und dem mittlerweile verstorbenen Manfred Bruns für die offenen Gespräche und die Bereitschaft, ihre Erfahrungen und Erinnerungen mit mir zu teilen. Ein besonderer Dank geht zudem an Stefan Reiß für den Einblick in die von ihm gesammelten Dokumente.

Vielen Dank an meinen Partner Tobias Mehrtens, der alle Höhen und Tiefen des Prozesses begleitet hat, immer für mich da war und ohne dessen Unterstützung das Verfassen der Arbeit niemals funktioniert hätte.

Schließlich geht auch ein herzlicher Dank an meine Eltern für ihren Glauben an mich und Ihre unermessliche Unterstützung, nicht nur für die Arbeit an der Doktorarbeit.

1 Einführung

Als AIDS 1981 zum ersten Mal von Ärzt*innen in New York und Los Angeles beschrieben wurde und Eingang in die Berichte der US-amerikanischen Centers for Disease Control (CDC) fand, markierte dies einen entscheidenden Einschnitt für die Wahrnehmung von Krankheit in der westlichen Welt.[1] Seit Mitte des 20. Jahrhunderts hatten Infektionskrankheiten durch die Entwicklung von Antibiotika und durch Fortschritte in der Impfstoffforschung an Letalität und Schrecken eingebüßt. In der Bundesrepublik wurde der erste Fall von AIDS 1983 bekannt.[2] Im gleichen Jahr konnte das HI-Virus von Françoise Barré-Sinoussi, Robert Gallo und Luc Montagnier als Erreger von AIDS beschrieben werden.[3] Es dauerte jedoch mehrere Jahre, bis Erkenntnisse über die Verbreitungswege und vor allem über die lange Latenzzeit zwischen einer Infektion mit dem HI-Virus und einer manifesten AIDS-Erkrankung vorlagen. Ohne anti-virale Therapie war und ist der Verlauf von AIDS tödlich und brutal. Infolge der durch das HI-Virus ausgelösten Immunschwäche treten vermehrt schwere virale und bakterielle Infektionen, Pilz- sowie Krebserkrankungen (z. B. Kaposi-Sarkom) auf. Mit diesen Infektionen können Erblindungen, Persönlichkeitsveränderungen und dauerhafte schwere Durchfälle einhergehen.

Hinzu kommen die Diskriminierung und der soziale Ausschluss von Menschen mit HIV und AIDS. Darüber hinaus wurden aber auch ganze Bevölkerungsgruppen mit HIV/AIDS assoziiert und waren damit ebenfalls von Stigmatisierung betroffen. Da es sich bei den ersten beschriebenen Fällen um schwule Männer handelte, standen zunächst diese im Fokus der epidemiologischen Forschung. Dies begründete eine enge diskursive Verknüpfung zwischen

---

1 Vgl. Tümmers, Henning: AIDS. Autopsie einer Bedrohung im geteilten Deutschland, Göttingen 2017, S. 29–38.
2 Vgl. ebd., S. 72.
3 Vgl. Barré-Sinoussi et al.: Isolation of a T-Lymphotropic Retrovirus from a Patient at Risk for Acquired Immune Deficiency Syndrome (AIDS), in: *Science* 220 (1983), H. 4599, S. 868–871.

männlicher Homosexualität und HIV/AIDS, die zum Teil bis heute anhält.[4] Basierend auf der weiteren Forschung definierten die CDC 1982 zunächst vier Hauptrisikogruppen: homo- und bisexuelle Männer, Drogennutzer*innen, die intravenös konsumieren, Haitianer*innen und Menschen mit Hämophilie.[5] Im bundesrepublikanischen AIDS-Diskurs kamen Sexarbeiter*innen hinzu.[6]

Es waren jedoch nicht allein die Krankheit und das Stigma, die bedrohlich wirkten. Nachdem im Laufe des Jahres 1984 ein Antikörpertest auf das HI-Virus entwickelt und 1985 zugelassen wurde, gewann die politische Auseinandersetzung um staatliche Strategien zur AIDS-Prävention weitreichende Brisanz. Ein Kommentar, der im Januar 1985 im schwulen Bewegungsmagazin *Rosa Flieder* erschien, führt uns mitten in die politischen Auseinandersetzungen um HIV/AIDS[7] der 1980er Jahre:

> »Bei der Durchführung dieses Tests könnten die Rosa Listen gute Dienste leisten, man sieht, die Verwaltung sammelt Daten nie umsonst. Und ist dann erst einmal jemand in die Mühlen des Bundesseuchengesetzes geraten, dann Gnade ihm Gott. Ich empfehle jedem, einmal die entsprechende Lektüre. Vom Aussetzen wichtiger Grundrechte ist da die Rede und von der Möglichkeit der Kasernierung der Infizierten. 40 Jahre danach wären dann Lager für Schwule wieder rechtlich möglich, legal wie einst, und eingeführt auf dem Verwaltungswege. Es ist Zeit, allerhöchste Zeit, daß wir uns frei machen vom Starren auf die vermeintlichen Erfolge von Wissenschaftlern, von denen ein Teil zumindest, gar nicht an unserer Situation interessiert sind. Neben einer nüchternen Diskussion von ›safer sex‹ muß nun endlich eine Analyse der gesellschaftlichen Nebenwirkungen von AIDS einsetzen.«[8]

Mit der Verfügbarkeit des HIV-Antikörpertests und damit eines (indirekten) Nachweises für das AIDS verursachende Virus entbrannte eine politische Debatte, an der sich Bewegungsaktivist*innen auf verschiedenen Ebenen beteiligten. Der hier zitierte Kommentator, der lediglich mit »Jürgen« unterzeichnet hat, entwarf ein Szenario der staatlichen Repression, in dem der Test den ersten

---

4 Für die Konsequenzen bis heute und die neuen Perspektiven durch die Verfügbarkeit von Präexpositionsprophylaxe (PrEP) vgl. u. a. Schubert, Karsten: A New Era of Queer Politics? PrEP, Foucauldian Sexual Liberation, and the Overcoming of Homonormativity, in: *Body Politics* 8 (2020), H. 12, S. 214–261.
5 Engel, Jonathan: The Epidemic. A global history of AIDS, New York 2006, S. 5–6.
6 Vgl. Eitz, Thorsten: Aids. Krankheitsgeschichte und Sprachgeschichte, Hildesheim 2003, S. 134.
7 Im Folgenden wird die Bezeichnung »HIV/AIDS« für den Themenkomplex genutzt, welcher sich um die Infektion mit dem HI-Virus und die durch einen Symptomkomplex beschriebene manifeste AIDS-Erkrankung spannt. Unerheblich ist dabei, ob zu dem jeweiligen Zeitpunkt die Benennung des HI-Virus bzw. dessen Beschreibung schon existiert hat. In Fällen, in denen spezifisch das Virus bzw. manifeste AIDS-Erkrankungen Thema sind, wird die entsprechende Bezeichnung verwendet.
8 Jürgen: Schwuler Sex und AIDS. Ein Virus und wem es nützt, in: *Rosa Flieder* (1985), H. 38, S. 10–11.

Schritt darstelle. Demnach sei der Test insbesondere dann gefährlich, wenn man als schwuler Mann identifiziert werden könne. Die Zugehörigkeit zu dieser Gruppe sei die Grundlage für verpflichtende Tests und darauffolgende Maßnahmen. Bereits zuvor bedeutsame Themen, wie die sogenannten Rosa Listen, mit der die polizeiliche Erfassung von schwulen Männern bezeichnet wurde, sowie die Verfolgung von schwulen Männern im Nationalsozialismus erhielten nun eine neue Bedeutung. Als zentrale rechtliche Grundlage für diese staatlichen Maßnahmen rückt der Artikel im *Rosa Flieder* das Bundesseuchengesetz in den Fokus, das für schwule Männer bis dahin keine Rolle gespielt hatte, nun aber deren politisches Handeln erforderlich erscheinen ließ. Die Erwähnung der Diskussion von Safer Sex wiederum verweist auf die durch HIV/AIDS ausgelöste Änderung normativer (schwuler) Sexualität, die hier innerhalb der schwulen Community und nicht (auch) im Raum rechtlicher Normierung verortet wird. Der Autor des Artikels argumentiert, dass die Herausforderungen der AIDS-Krise eine neue Evaluation der eigenen Situation in der Gesellschaft nötig machten, und impliziert damit die Notwendigkeit von gesellschaftlicher und politischer Veränderung.

Der Kommentar im *Rosa Flieder* fächert auf, was Gegenstand dieses Buches ist: Es geht darum, wie die westdeutsche Schwulenbewegung mit HIV/AIDS konfrontiert wurde, auf die AIDS-Krise reagierte, neue Handlungsformen entwickelte und wie sich im Zuge dessen ihr Selbstverständnis veränderte. Der Fokus liegt dabei auf dem Recht als Ort der Normaushandlung, als subjektivierende Instanz und Arena der Auseinandersetzung mit dem Staat. Diese Studie ergänzt damit die existierende politik- und emotionshistorische Forschung zu HIV/AIDS in der Bundesrepublik auf der einen und die Forschung zur Geschichte der Schwulenbewegung auf der anderen Seite.

Die erste Beschreibung von AIDS im Jahr 1981 machte die Krankheit zunächst für eine medizinische und bald darauf auch für eine breite Öffentlichkeit sicht- und benennbar. Die 11. Welt-AIDS-Konferenz[9] in Vancouver im Sommer 1996 gilt als weitere Zäsur. Auf dieser Tagung wurde die hochaktive Kombinationstherapie (HAART) vorgestellt, die das Langzeitüberleben von Menschen mit HIV möglich machte. Deswegen wird für die Zeit nach 1996 oft von einer »Normalisierung« des Phänomens gesprochen. Da die Behandlungsmöglichkeiten einer HIV-Infektion jedoch eng mit der sozialen Lage, der Qualität der Gesundheitsversorgung, dem Wohnort und Stigmatisierungen zusammenhängen, wird dieses Narrativ zunehmend kritisch hinterfragt.[10] Für die (rechts-)politischen De-

---

9 Die Welt-AIDS-Konferenz findet seit 1985 jährlich an wechselnden Orten statt.
10 Dies war eines der zentralen Themen der im Herbst 2019 durchgeführten Tagung »Living Politics: Remembering HIV/AIDS activism tomorrow«. Auf die Ambivalenzen der Normalisierung von AIDS in der Bundesrepublik wiesen Peter-Paul Bänziger und Zülfukar Çetin insbesondere in Bezug auf Drogenpolitik hin. Vgl. Bänziger, Peter-Paul/Çetin, Zülfukar: Die

batten zu HIV/AIDS in der Bundesrepublik bedeutete diese Zäsur jedenfalls einen deutlichen Wandel, da das tödliche Potenzial der HIV-Infektion entscheidend für diese Debatten war. Daher konzentriert sich das Buch auf die Jahre von 1981 bis 1996. Räumlich liegt der Fokus auf der alten Bundesrepublik und dem wiedervereinigten Deutschland. In der DDR unterschieden sich die AIDS-Politik, die Strukturen der Lesben- und Schwulenbewegung sowie deren Auseinandersetzung mit HIV/AIDS deutlich von denen der Bonner Republik und sind daher nicht Teil der Untersuchung.[11]

1.1 Fragestellung und Forschungsfelder

Im Zentrum dieses Buches steht die Frage, wie die Auseinandersetzung mit Recht im Kontext von HIV/AIDS in der Schwulenbewegung zur rechtspolitischen Mobilisierung und zu unterschiedlichen Kollektivierungsprozessen führte. Ausgangspunkt ist hier die AIDS-Erkrankung und ihre rechtsbezogenen Subjektivierungen. Daraus ergeben sich folgende weiterführende Fragen: Welche Rechtsgebiete wirkten im Zuge der AIDS-Krise subjektivierend auf schwule Männer? Wie kam es dazu und welche Rolle spielten dabei epidemiologische Risikogruppenkategorien? Wie wurden diese in Recht übersetzt? Wie änderte sich das Verhältnis zum Recht als mögliches Emanzipationswerkzeug? Welche

---

Normalisierung eines Ausnahmezustandes? Geschichte der Aids- und der Drogenthematik in der Bundesrepublik seit den 1980er Jahren, in: Hannah Ahlheim (Hg.): Gewalt, Zurichtung, Befreiung? Individuelle »Ausnahmezustände« im 20. Jahrhundert, Göttingen 2017, S. 114–140; Lehne, Adrian/Wielowiejski, Patrick: Tagungsbericht: Living Politics: Remembering HIV/AIDS Activism Tomorrow, in: *H-Soz-Kult*, 1.11.2019, https://www.hsozkult.de/conferencereport/id/fdkn-127063 [22.3.2025].

11 Vgl. für die Auseinandersetzung der Schwulen- und Lesbenbewegung in der DDR mit HIV/AIDS: Lehne, Adrian: »Dabei ist uns aufgefallen, daß in diesem Zusammenhang in ungewöhnlichem Ausmaß über homosexuelle Bürger gesprochen worden ist.« HIV/AIDS und Homosexualität in der DDR, in: Michael Mayer/Michael Schwartz (Hg.): Verfolgung – Diskriminierung – Emanzipation. Homosexualität(en) in Deutschland und Europa 1945 bis 2000, Berlin 2023, S. 211–220; Vgl. für die Schwulen- und Lesbenbewegung in der DDR der 1980er Jahre und im Zuge der Wiedervereinigung: Huneke, Samuel Clowes: States of Liberation. Gay Men between Dictatorship and Democracy in Cold War Germany, Toronto 2022, S. 189–225; Tammer, Teresa: Coming out in die Deutsche Einheit. Vom Aufbruch und Abschied der DDR-Schwulenbewegung, in: Thomas Großbölting (Hg.): Deutschland seit 1990. Wege in die Vereinigungsgesellschaft, Stuttgart 2017, S. 313–332; Tammer, Teresa: Schwul bis über die Mauer. Die Westkontakte der Ost-Berliner Schwulenbewegung in den 1970er und 1980er Jahren, in: Rainer Marbach/Volker Weiß (Hg.): Konformitäten und Konfrontationen. Homosexuelle in der DDR, Geschichte der Homosexuellen in Deutschland nach 1945, Hamburg 2017, S. 70–88; Bühner, Maria: The Rise of a New Consciousness. Lesbian Activism in East-Germany in the 1980s, in: Joachim C. Häberlen/Mark Keck-Szaibel/Kate Mahoney (Hg.): The Politics of Authenticity. Countercultures and Radical Movements across the Iron Curtain, 1968–1989, New York, NY 2018, S. 151–173.

(neuen) Rechtspraktiken wurden genutzt? Darüber hinaus wird die damit einhergehende Transformation kollektiver Identität betrachtet: Wie funktionierten Mechanismen der Verhaltensnormierung innerhalb der Schwulenbewegung und -community und welche Rolle nahm Recht (und insbesondere Strafrecht) dabei ein? Wie veränderten sich Vorstellungen von Zugehörigkeit und Solidarität? Welche Themen gewannen an Relevanz, welche gingen verloren? Welche neuen Mobilisierungen erfolgten und wie institutionalisierten sich diese in Emanzipations-, Aktions- und Selbsthilfegruppen?

Die Arbeit bringt somit drei Forschungsfelder in einen Dialog miteinander und bereichert sie jeweils. Erstens ist sie ein Beitrag zur *Zeitgeschichte der Bundesrepublik*. Untersuchungsort und -zeitraum verorten die Studie in einer Geschichte der Bundesrepublik in der Zeit »nach dem Boom«.[12] Der so betitelte Band der Zeithistoriker Lutz Raphael und Anselm Doering-Manteuffel stellt einen wichtigen Bezugspunkt für die zeithistorische Forschung der 1970er und 1980er Jahre dar. In den Blick kommen dabei die mit dem Strukturbruch Ende der 1960er Jahre verbundenen Transformationsprozesse. Das vorliegende Buch trägt zu einem tieferen Verständnis der Transformationen auch von sexualitätsbezogenen Diskursen sowie einem sich wandelnden Umgang mit Recht und der individuellen Wahrnehmung als Rechtssubjekte bei. Der Fokus auf die Schwulenbewegung bietet dabei eine exemplarische Fallstudie für die Entwicklung der neuen sozialen Bewegungen in den 1980ern und Anfang der 1990er Jahre.[13] Mit dem Blick auf HIV/AIDS gelingt aber auch eine genauere Untersuchung der bundesrepublikanischen Gesellschaft »nach dem Abschied vom Provisorium«[14] und im Zuge der Wiedervereinigung.

Dieses Buch versteht sich zweitens als Teil einer *Kulturgeschichte des Rechts*. Im Anschluss an die Forderungen von Daniel Siemens und den Herausgeber*innen des *Themenheftes Recht in der Zeitgeschichte und Zeitgeschichte im Recht* der *Zeithistorischen Forschungen* möchte ich den Blick auf die Wechselwirkung zwischen Recht und Sozialem schärfen und eine theoretische Erweiterung vorschlagen.[15] Wie die Historikerin Veronika Springmann betont, bedeutet

---

12 Vgl. Raphael, Lutz/Doering-Manteuffel, Anselm: Nach dem Boom. Perspektiven auf die Zeitgeschichte seit 1970, Göttingen ³2012.
13 Vgl. Rucht, Dieter: Neue Soziale Bewegungen, Heidelberg ⁷2013.
14 Vgl. Wirsching, Andreas: Abschied vom Provisorium. Geschichte der Bundesrepublik Deutschland 1982–1990, München 2006.
15 Vgl. Siemens, Daniel: Towards a New Cultural History of Law, in: *InterDisciplines* 3 (2012), H. 2, S. 18–45; Eichenberg, Julia/Lahusen, Benjamin/Payk, Marcus M./Priemel, Kim Christian: Eine Maschine, die träumt. Das Recht in der Zeitgeschichte und die Zeitgeschichte des Rechts, in: *Zeithistorische Forschungen* 16 (2019), H. 2, S. 215–231.

eine solche Kulturgeschichte des Rechts, »die Frage nach Rechtspraktiken mit der einer akteurszentrierten Perspektive zu verbinden«.[16]

Die Arbeit trägt drittens zu einer queertheoretischen *Sexualitätengeschichte* bei. Auch wenn schwule Männer sowie deren Bewegung und Community im Mittelpunkt des Interesses stehen, geht es nicht nur um eine Geschichte schwuler Männer. Vielmehr soll die Arbeit zum Verständnis der Entstehung und Transformation schwuler Subjektivitäten und Identitäten beitragen. Sie schließt damit an die Konzeption von Elisa Heinrich und Johann Kirchknopf für eine queere Zeitgeschichte an.[17] Jennifer Evans machte darauf aufmerksam, dass eine solche Sexualitätengeschichte auf Kontingenzen und Komplexititäten fokussiert. Damit gerät in den Blick, wie Menschen Gemeinschaft, Zuneigung, Identität und den Verlauf der Zeit erleben.[18]

Um der Bandbreite schwuler Subjektivitäten und Identitäten insbesondere in Bezug auf dem Ausdruck von Geschlechtlichkeit Rechnung zu tragen, wird in diesem Buch auch für schwule Aktivist*innen eine geschlechtsneutrale Bezeichnung verwendet.

1.2 Forschungsstand

Mit seinem thematischen Zuschnitt knüpft dieses Buch an die Forschungen zur Kultur- und Gesellschaftsgeschichte von HIV/AIDS, der Geschichte des AIDS-Aktivismus und schwuler Bewegungsgeschichte der 1980er und 1990er Jahre an.

1.2.1 Kultur- und Gesellschaftsgeschichte von HIV/AIDS

HIV/AIDS ist ein prägendes und globales Phänomen der jüngeren Zeitgeschichte. Entsprechend setzte bereits kurz nach der ersten medizinischen Beschreibung auch eine (sozial-)wissenschaftliche Bearbeitung ein. Diese Studien beeinflussten wiederrum die geschichtswissenschaftliche Forschung. Viele Themenfelder sind jedoch bisher ausschließlich durch sozialwissenschaftliche Studien bearbeitet worden, wie beispielsweise die Entwicklung neuer Selbsthilfe-

---

[16] Springmann, Veronika: Recht und Geschichte. Recht in der Geschichte, in: *History | Sexuality | Law*, 24.03.2020, https://hsl.hypotheses.org/1323 [22.3.2025].

[17] Vgl. Heinrich, Elisa/Kirchknopf, Johann: Zeitgeschichte & Queer Studies, in: Marcus Gräser/Dirk Rupnow (Hg.): Österreichische Zeitgeschichte / Zeitgeschichte in Österreich, Wien 2021, S. 724–744, hier: S. 730.

[18] Vgl. Evans, Jennifer: Why Queer German History?, in: *German History* 34 (2016), H. 3, S. 371–384, hier: S. 383.

und Präventionskonzepte.[19] Mittlerweile liegt ein größeres Korpus über die Geschichte von HIV/AIDS[20] in den Vereinigten Staaten vor. Dies hat auch Einfluss darauf, wie die Geschichte von HIV/AIDS in der Bundesrepublik geschrieben wurde und wird.

Entscheidend für das Schreiben der Geschichte von HIV/AIDS ist die Fokussierung auf die sich darum aufspannenden *Diskurse*.[21] Wie Susan Sontag, Douglas Crimp und Paula Treichler in ihren Studien gezeigt haben, waren *diskursive* Abgrenzungsmechanismen und die Herstellung von Kategorien für die Verhandlung von HIV/AIDS entscheidend.[22] Dass AIDS als eine Krankheit von spezifischen »Risikogruppen« gilt, ist in den meisten Arbeiten zum AIDS-Diskurs gesetzt. Diese Zuschreibungen wurden aus den epidemiologischen Beschreibungen von HIV/AIDS abgeleitet. In den USA standen zunächst schwule Männer im Fokus, kurz darauf kamen Drogennutzer*innen, Hämophile und Haitianer*innen als Risikogruppen hinzu.[23]

Für die Bundesrepublik ist die Zentralität von Risikogruppenkategorisierungen und deren Wandel ebenfalls beschrieben worden. Wie in den USA, wurde auch in der Bundesrepublik AIDS zunächst als eine Krankheit klassifiziert, welche vor allem schwule Männer betrifft.[24] Besonders in den ersten Jahren galt AIDS zudem als eine Krankheit, die »von außen« kam. Torsten Eitz veröffentlichte 2003 die erste detaillierte und breite Untersuchung des AIDS-Diskurses in der Bundesrepublik und zeigte darin die Verknüpfung von HIV/AIDS mit männlicher Homosexualität auf. AIDS wurde dabei in der Bundesrepublik, anknüpfend an den »Lustseuchendiskurs«, als »schwule Seuche« verhandelt. Fragen von Promiskuität und Sexualpraktiken wie Analverkehr gerieten in den Blick

---

19 Vgl. z. B. Rosenbrock, Rolf/Salmen, Andreas: AIDS-Prävention, Berlin 1990; Wübker, Anke: Struktur und Bedeutung der AIDS-Hilfeorganisationen in der Bundesrepublik Deutschland, Berlin ²1988; sowie die Reihe »Ergebnisse sozialwissenschaftlicher AIDS-Forschung«, welche von 1990 bis 2002 erschien.
20 Geschichte von HIV/AIDS meint im Folgenden neben der Geschichte der Verbreitung des HI-Virus und der Krankheit AIDS vor allem auch den politischen, gesellschaftlichen und kulturellen Umgang damit.
21 Vgl. Sontag, Susan: AIDS and Its Metaphors, New York 1989; Crimp, Douglas (Hg.): AIDS. Cultural Analysis Cultural Activism, Cambridge 1988; Treichler, Paula A.: AIDS, Homophobia, and Biomedical Discourse. An Epidemic of Signification, in: *October* (1987), H. 43, S. 31–70.
22 Vgl. Treichler: AIDS, Homophobia, and Biomedical Discourse.
23 Vgl. Baldwin, Peter: Disease and Democracy. The Industrialized World Faces AIDS, Berkeley 2005, S. 100; Die Zusammensetzung und Wirkmächtigkeit der Risikogruppen war einem zeitlichen Wandel unterworfen. Zudem konnte die Markierung einer Gruppe als Risikogruppe sich auch auf andere Gruppen stigmatisierend auswirken. Dies ist zum Beispiel für lesbische Frauen in den USA gezeigt worden. Vgl. Brier, Jennifer: Infectious Ideas. U.S. political responses to the AIDS crisis, Chapel Hill, NC 2009, S. 11–14.
24 Vgl. Beljan, Magdalena: Rosa Zeiten? Eine Geschichte der Subjektivierung männlicher Homosexualität in den 1970er und 1980er Jahren der BRD, Bielefeld 2014, S. 174.

der öffentlichen Debatten. Die Studie von Eitz verdeutlicht, wie auf der einen Seite AIDS als eine Massenkrankheit mit entsprechenden Bedrohungsszenarien präsentiert und auf der anderen Seite als Randgruppenkrankheit bestimmter Risikogruppen konstruiert wurde.[25] James W. Jones hat zudem herausgearbeitet, wie unterschiedliche Diskurse zu den »Risikogruppen« und den in ihnen zusammengefassten Menschen (u. a. Schwule, Drogennutzer*innen, Sexarbeiter*innen und Hämophile) im Zuge von HIV/AIDS miteinander verbunden und so eine neue Kategorie des Anderen und neue Stereotype geschaffen wurden.[26] Peter-Paul Bänziger skizziert die Verschiebung zentraler Elemente im AIDS-Diskurs der 1980er Jahre von Risikogruppe zu Risikopraktik und vom Seuchen- zum Präventionskörper.[27] Magdalena Beljan begreift diesen Prozess als eine Privatisierung des Risikos. Eine wichtige Rolle nahm dabei laut Beljan die Konstituierung von Safer Sex als notwendiger Teil verantwortungsvollen Handelns ein.[28]

Was die genannten Arbeiten jedoch nicht behandeln, ist, wie die Auseinandersetzung mit dem AIDS-Diskurs durch die als Risikogruppen markierten Menschen selbst aussah. Insbesondere fehlen Untersuchungen, welche über die daraus entstehenden Vorstellungen von Zusammengehörigkeit und Abgrenzung bzw. Erwartung von Solidarität Auskunft geben. Dies ist eine Frage, der diese Arbeit für die Schwulenbewegung nachgehen wird.

Die Verflechtungen zwischen Politik und *Wissensproduktion* über HIV/AIDS wurden vor allem für die USA aufgezeigt, etwa von Steven Epstein mit Fokus auf den AIDS-Aktivismus.[29] Am Beispiel des in den Medien als »Patient Zero« bekannt gewordenen kanadischen Flugbegleiters Gaétan Dugas zeichnet Richard McKay nach, wie wirkmächtig ältere Stereotype bei der Interpretation und Zirkulation von Wissensbeständen waren.[30] Die Produktion und Zirkulation von Wissen über HIV/AIDS in der Bundesrepublik ist hingegen noch nicht im Detail

---

25 Vgl. Eitz: Aids.
26 Vgl. Jones, James W.: Discourses on and of AIDS in West Germany, 1986–90, in: *Journal of History of Sexuality* 2 (1992), H. 3, S. 349–468, hier: S. 439.
27 Vgl. Bänziger, Peter-Paul: Vom Seuchen- zum Präventionskörper, in: *Body Politics* 2 (2014), H. 3, S. 179–214.
28 Vgl. Beljan, Magdalena: Unlust bei der Lust? AIDS, HIV und Sexualität in der BRD, in: Peter-Paul Bänziger/Magdalena Beljan/Franz X. Eder/Pascal Eitler (Hg.): Sexuelle Revolution? Zur Geschichte der sexuellen Revolution in Deutschland seit den 1960er Jahren, Bielefeld 2015, S. 323–345, hier: S. 331–332; Beljan, Magdalena: »AIDS geht uns alle an!«. Rita Süssmuths Ratgeber »AIDS. Wege aus Angst (1987)«, in: *Geschichte der Gefühle – Einblicke in die Forschung* (2013), https://www.history-of-emotions.mpg.de/texte/aids-geht-alle-an [22.3.2025].
29 Vgl. Epstein, Steven: Impure Science. AIDS, Activism and the Politics of Knowledge, Berkeley 1998.
30 Vgl. McKay, Richard Andrew: Patient zero and the making of the AIDS epidemic, Chicago 2017.

erforscht. Henning Tümmers skizziert jedoch die Bedeutung neuer epidemiologischer Forschungsmethoden für die Produktion und Interpretation von Wissen über HIV/AIDS in der Bundesrepublik.[31] Die Verbreitung von Wissen über HIV/AIDS wurde zudem massiv von verschiedenen Regierungsinstitutionen wie der Bundeszentrale für gesundheitliche Aufklärung vorangetrieben.[32]

Des Weiteren waren Erkenntnisse über HIV/AIDS auch in der Bundesrepublik nicht unumstritten. Für die bundesdeutsche politische Debatte identifiziert Raimund Geene zwei relevante Stränge von Verschwörungstheorien. Diese entfalteten zwar kaum Wirkung in der Entwicklung konkreter AIDS-Politik, tauchten aber in den Debatten der Schwulen- und AIDS-Hilfe-Bewegungen immer wieder auf. Die wichtigste war die Theorie des deutsch-amerikanischen Molekularbiologen Peter H. Duesberg, der den Zusammenhang von HIV-Infektion und AIDS-Erkrankung bestritt. Vielmehr machte er einen spezifischen Lebensstil für die Erkrankung verantwortlich. Diese These wurde vorwiegend genutzt, um gegen Safer-Sex-Kampagnen und die Verwendung von Kondomen zu argumentieren.[33] Die zweite einflussreiche Theorie wurde von den Ost-Berliner Biolog*innen Lilli und Jakob Segal entwickelt. Diese behaupteten, das HI-Virus sei als biologischer Kampfstoff in den USA entwickelt worden und bei Tests an Gefängnisinsassen außer Kontrolle geraten. Diese These hatte durchaus auch Einfluss in der Bundesrepublik, vor allem in alternativen und linken Kreisen.[34]

Für den deutschsprachigen Raum ist bisher noch nicht erforscht worden, wie Wissen über HIV/AIDS in aktivistischen und Bewegungskontexten gesammelt, bewertet, neu zusammengestellt worden ist und weiter zirkulierte. Auch in diesem Punkt schließt das vorliegende Buch eine Lücke.

Peter Baldwin hat festgestellt, dass zwischen den westlichen Demokratien bezüglich der *politischen Bewältigung* von HIV/AIDS deutliche Unterschiede bestanden. Hierbei ordnet er Schweden und den USA vergleichsweise restriktive AIDS-Politiken zu, wohingegen sich in der Bundesrepublik und in Frankreich eine eher liberale AIDS-Politik durchsetzen konnte. Zudem konstatiert er eine Kontinuität im Handeln einzelner Länder beim Umgang mit Epidemien, von

---

31 Vgl. Tümmers: AIDS.
32 Vgl. Tümmers, Henning: »Vom Faltblatt direkt in die Genitalien«. Aidsprävention als Bevölkerungspolitik in der Bundesrepublik, in: Thomas Etzemüller (Hg.): Vom »Volk« zur »Population«. Interventionistische Bevölkerungspolitik in der Nachkriegszeit, Münster 2015, S. 270–295.
33 Geene bezeichnet diese Theorien als AIDS-Kritik. Vgl. Geene, Raimund: AIDS-Politik. Ein Krankheitsbild zwischen Medizin, Politik und Gesundheitsförderung, Frankfurt am Main 2000, S. 309–318.
34 Vgl. ebd., S. 291–302; Selvage, Douglas/Nehring, Christopher: Die AIDS-Verschwörung. Das Ministerium für Staatssicherheit und die AIDS-Desinformationskampagne des KGB, Berlin 2014.

Cholera, Gelbfieber und Syphilis bis zu HIV/AIDS.³⁵ Jonathan Engel zeigt in seiner Studie, dass sich sowohl Maßnahmen ausmachen lassen, die auf individuelles verantwortungsvolles Handeln setzten, als auch Ansätze, welche staatlich gesteuerte Seuchenschutzmaßnahmen in den Mittelpunkt stellten.³⁶

Zur Entwicklung der AIDS-Politik in der Bundesrepublik liegen etliche Untersuchungen vor. Bereits in den 1980er Jahren beschrieb der Günther Frankenberg die unterschiedlichen Herangehensweisen in der AIDS-Politik, welche er in einem Spannungsfeld zwischen interventionistisch und liberal einordnet.³⁷ Ähnlich bewertet das Henning Tümmers in seiner Darstellung der AIDS-Politik im geteilten Deutschland. Für die Bundesrepublik zeigt er, wie zunächst eine interventionistische AIDS-Politik diskutiert wurde, beispielsweise die Einführung eines neuen, spezifisch auf AIDS zugeschnittenen Gesetzes. Letztlich konnte sich aber eine liberalere, auf Kooperation mit Selbsthilfeorganisationen setzende Politik etablieren. Sebastian Haus-Rybicki sieht darin die Durchsetzung eines liberalen AIDS-Konsenses.³⁸ Tümmers zufolge ist diese Entwicklung nur durch die einseitige Politikänderung Bayerns unterbrochen worden.³⁹ Hier vermutet er einen Zusammenhang mit der restriktiven AIDS-Politik der DDR.⁴⁰ Haus-Rybicki hingegen verweist auf weitergehende Ambivalenzen dieser Politik, die immer wieder bereit war, die Gesundheit der Mehrheit mittels Kontrolle der Minderheit durchzusetzen.⁴¹ Magdalena Beljan fügt dem noch einen weiteren Aspekt hinzu. Sie diskutiert, wie die Bundesregierung auf die Betonung von HIV/AIDS als einem gesamtgesellschaftlichen Problem und damit auf die Herstellung von Betroffenheit zum Auslösen persönlicher Handlungsanreize setzte. Als Nebeneffekt wurde laut Beljan mit dieser Politik aber suggeriert, dass HIV-Positive an ihrer Infektion selbst Schuld trügen.⁴²

Neben der Analyse der AIDS-Politik nimmt Raimund Geene in seiner politikwissenschaftlichen Studie die AIDS-Enquete-Kommission genauer in den

---

35 Vgl. Baldwin: Disease and Democracy, S. 1–6.
36 Vgl. ebd.; Engel: The Epidemic.
37 Vgl. Frankenberg, Günter: Deutschland. Der verlegene Triumph des Pragmatismus, in: David L. Kirp (Hg.): Strategien gegen Aids. Ein internationaler Politikvergleich, Berlin 1994, S. 134–172, hier: S. 135–138.
38 Vgl. Haus-Rybicki, Sebastian: Eine Seuche regieren. AIDS-Prävention in der Bundesrepublik 1981–1995, Bielefeld 2021, S. 366.
39 Vgl. Tümmers: AIDS, S. 224–252; vgl. auch Gostomzyk, Johannes Georg: Acquired Immune Deficiency Syndrome (AIDS), in: Bayerische Staatsbibliothek (Hg.): Historisches Lexikon Bayern, München 2013, https://tinyurl.com/34tvbk7a [22.3.2025].
40 Vgl. Tümmers, Henning: AIDS und die Mauer: Deutsch-deutsche Reaktionen auf eine komplexe Bedrohung, in: Malte Thießen (Hg.): Infiziertes Europa. Seuchen im langen 20. Jahrhundert, Berlin 2014, S. 157–185.
41 Vgl. Haus-Rybicki: Eine Seuche regieren, S. 366.
42 Vgl. Beljan: »AIDS geht uns alle an!«.

Blick.⁴³ Als zentralen Konfliktpunkt macht er dabei die Auseinandersetzung zwischen interventionistischen und liberalen Ansätzen der AIDS-Prävention aus. Der Konflikt zwischen den beiden Linien trat laut Geene insbesondere bei der Abwägung der Rolle des HIV-Antikörper-Tests zutage.⁴⁴ Insgesamt bewertet er die Arbeit der AIDS-Enquete-Kommission als zwiespältig und attestiert ihr ein Demokratiedefizit sowie eine Entpolitisierung von AIDS durch eine individualisierende Zuschreibung.⁴⁵ Tümmers hingegen wertet die Ergebnisse der Kommission als progressiv, trotz der Beteiligung konservativer Mitglieder. Die Vorschläge – etwa die Abschaffung des § 175 StGB⁴⁶, die Überprüfung der Gesetze zur Prostitution sowie das Zurverfügungstellen von Spritzbesteck für Drogennutzer*innen – wurden im Verlauf der 1990er Jahre jedoch nur teilweise umgesetzt.⁴⁷ Die Rolle der AIDS-Selbsthilfe und der Einfluss der Schwulenbewegung auf die AIDS-Politik der Bundesrepublik sind noch nicht im Detail erforscht. Gerade die Funktion der AIDS-Enquete-Kommission für die weitere Entwicklung der Schwulenbewegung und deren Forderungen sowie die Rezeption der Ergebnisse der Kommission in der Bewegung bilden eine Forschungslücke, die dieses Buch schließt.

Obwohl *Recht* stets einen großen Raum in den Debatten zum Umgang mit HIV/AIDS einnahm, liegt dazu bislang keine detaillierte Analyse vor. Die vereinzelten Veröffentlichungen konzentrieren sich vorwiegend auf das Bundesseuchengesetz und die darauf basierende Entwicklung des bayerischen Maßnahmenkatalogs gegen AIDS.⁴⁸ Wie Debatten um Recht in Bezug auf HIV/AIDS in der Öffentlichkeit und in der Schwulenbewegung geführt bzw. wie diese Debatten rezipiert wurden, hat noch keine Beachtung gefunden. Dies ist umso überraschender, als es in den 1980er und Anfang der 1990er Jahre eine intensive Auseinandersetzung um HIV/AIDS in den Rechtswissenschaften gab.⁴⁹

---

43 Vgl. Geene: AIDS-Politik, S. 139–208.
44 Vgl. ebd., S. 191.
45 Vgl. ebd., S. 197.
46 Ursprünglich stellte § 175 Sexualität zwischen Männern unter Strafe. Im Rahmen der Strafrechtsreformen von 1969 und 1973 wurde dieser entschärft. Im Untersuchungszeitraum definierte er für mann-männliche Sexualität ein Schutzalter von 18 Jahren. Dennoch fungierte er als Symbol für die Diskriminierung von schwulen Männern. Hierauf gehen Kapitel 5.2.3 und 6.3.1 detaillierter ein.
47 Vgl. Tümmers: AIDS, S. 249–253.
48 Vgl. ebd., S. 96–117; Haus-Rybicki: Eine Seuche regieren, S. 171–212; Gostomzyk: Acquired Immune Deficiency Syndrome.
49 Für einen Überblick vergleiche Prittwitz, Cornelius (Hg.): Aids, Recht und Gesundheitspolitik, Berlin 1990. Die Debatten zum Seuchen- und Strafrecht werden in Kapitel 3.2 und 4.1 detailliert nachgezeichnet.

1.2.2 Geschichte der Schwulenbewegung in den 1980er und 1990er Jahren

Zur Geschichte der *Schwulenbewegung* in den 1980ern und 1990ern existieren mittlerweile einige Aufsätze, die sich sowohl mit lokaler Bewegungsgeschichte beschäftigen als auch einen Überblick über die beiden Jahrzehnte liefern. Hinzu kommen Monografien, die einen längeren Zeitraum betrachten und eigene Kapitel zu den 1980er und in einem Fall auch den 1990er Jahren enthalten.[50] Noch am Beginn steht die Erforschung der Rolle von BPoC-Aktivismus in der Schwulenbewegung.[51] Im Rahmen des DFG-Netzwerks »Queere Zeitgeschichten im deutschsprachigen Europa« entsteht zurzeit ein Handbuch zum Themenfeld Bewegungen.[52]

Benno Gammerl verweist darauf, welche Zentralität HIV/AIDS für die Erfahrung schwuler Männer in der Bundesrepublik hatte.[53] Sebastian Haunss und Magdalena Beljan zeigen beide, dass HIV/AIDS auch für die schwule Emanzipationsbewegung ein wichtiges Thema war.[54] Haunss konstatiert jedoch eine »überraschende Zurückhaltung der Bewegungsaktivsten beim Thema AIDS« und stellt im Vergleich zu anderen im selben Zeitraum verhandelten Themen, wie der Forderung nach einer »Abschaffung des § 175« oder der Debatte um »Pädosexualität«, eine quantitativ geringe Anzahl von Diskussionsbeiträgen fest.[55] Zudem war seiner Ansicht nach der Einfluss der Schwulenbewegung und insbesondere seines Verbandes – der Bundesverband Homosexualität (BVH) – bei der Bearbeitung des Themenfeldes HIV/AIDS nur gering.[56] Magdalena Beljan hingegen sieht in HIV/AIDS ein zentrales Element schwuler Identitätsbildung in den 1980er Jahren. Einig sind sich beide Autor*innen darin, dass HIV/AIDS als

---

50 Vgl. Pretzel, Andreas/Weiß, Volker (Hg.): Zwischen Autonomie und Integration. Schwule Poitik und Schwulenbewegung in den 1980er und 1990er Jahren, Hamburg 2013; Haunss, Sebastian: Identität in Bewegung. Prozesse kollektiver Identität bei den Autonomen und in der Schwulenbewegung, Wiesbaden 2003; Beljan: Rosa Zeiten?; Huneke: States of Liberation, S. 165–188; Gammerl, Benno: Anders fühlen. Schwules und lesbisches Leben in der Bundesrepublik – eine Emotionsgeschichte, München 2021, S. 249–329; Gammerl, Benno: Queer. Eine Deutsche Geschichte vom Kaiserreich bis Heute, München 2023, S. 187–220.
51 Vgl. u. a. Asefi, Soheil: QPoC Solidarity in West Berlin in the 1980s. Survival as Struggle, in: Zeitgeschichte online, August 2023, https://zeitgeschichte-online.de/themen/qpoc-solidarity-west-berlin-1980 s [22.3.2025]; Tarek Shukrallah (Hg.): Bewegungsgeschichte von Queers of Color in Deutschland, Hamburg 2024.
52 Das DFG-Netzwerk queere Zeitgeschichte (www.queere-zeitgeschichten.net) besteht seit 2021. Neben dem Handbuch zu »Bewegungen« sind im Rahmen des Netzwerks zwei weitere Handbücher entstanden: Rottmann, Andrea/Lücke, Martin/Gammerl, Benno (Hg.): Handbuch Queere Zeitgeschichten I. Räume, Bielefeld 2023; Gammerl, Benno/Lücke, Martin/ Rottmann, Andrea (Hg.): Handbuch Queere Zeitgeschichten II. Differenzen, Bielefeld 2024.
53 Vgl. Gammerl: Anders fühlen, S. 273–282.
54 Haunss: Identität in Bewegung, S. 227–234; Beljan: Rosa Zeiten?, S. 173–232.
55 Haunss: Identität in Bewegung, S. 206.
56 Vgl. ebd., S. 232.

drohender Anlass für eine neue Stigmatisierung von schwulen Männern wahrgenommen wurde. Ebenso zeigen beide, dass die Auseinandersetzung mit der Wirksamkeit von Safer Sex und die Rolle von Monogamie wiederkehrende Motive der Verhandlung von HIV/AIDS in der Schwulenbewegung waren.[57]

Daran anknüpfend charakterisiert Sebastian Haus-Rybicki die Risikowahrnehmung schwuler Männer in der Bundesrepublik: Auf der einen Seite wurde der AIDS-Diskurs als risikobehaftet wahrgenommen, da er das Potenzial zur Durchsetzung einer »anti-schwulen« Politik beinhalte. Auf der anderen Seite rückte das individuelle Risiko des eigenen Sexualverhaltens in den Fokus.[58] Die Konstruktion von HIV/AIDS als Bedrohung »von außen« hatte laut Christopher Ewing eine weitere Auswirkung auf die Schwulenbewegung. Er verortet in der Auseinandersetzung mit HIV/AIDS den Ursprung von homonationalistischen Forderungen, aber auch das Entstehen eines neuen, anti-rassistischen Aktivismus.[59]

Tümmers und Haus-Rybicki betonen die Entstehung der Deutschen AIDS-Hilfe und (früher) lokaler AIDS-Hilfe-Strukturen aus der Schwulenbewegung heraus.[60] Auch Dieter Telge[61] verortet den Ursprung der AIDS-Selbsthilfebewegung in der Schwulenbewegung. Aber bald nach Gründung der AIDS-Hilfe-Initiativen hätten diese den Kontakt zu den schwulen Emanzipationsgruppen verloren und weitgehend unabhängig von ihnen funktioniert.[62] Kevin-Niklas Breu weist auf die Bedeutung der Deutschen AIDS-Hilfe für die Vermittlung zwischen Schwulenbewegung und Staat hin.[63] Für die Schweiz konnte Peter-Paul

---

57 Vgl ebd., S. 230–232; Beljan: Rosa Zeiten?, S. 210–232.
58 Vgl. Haus, Sebastian: Risky Sex – Risky Language. HIV/AIDS and the West German Gay Scene in the 1980s, in: *Historical Social Research* 41 (2016), H. 1, S. 111–134.
59 Vgl. Ewing, Christopher: The Color of Desire. The Queer Politics of Race in the Federal Republic of Germany after 1970, Ithaca, NY 2023, 86–87.
60 Vgl. Tümmers: AIDS, S. 108; Haus-Rybicki: Eine Seuche regieren, S. 89–91.
61 Dieter Telge (*1955) war einer der maßgeblichen Akteure in der westdeutschen Schwulen- und AIDS-Hilfe-Bewegung. Er wohnte zeitweilig im Westberliner Tuntenhaus, war Mitglied im Vorstand des Bundesverbands Homosexualität, auf Vorschlag des Treffens Berliner Schwulengruppen Mitglied im Abgeordnetenhaus Berlin und zwischen 1993 und 2001 Geschäftsführer der Berliner AIDS-Hilfe. Sein Aufsatz basiert vorwiegend auf seinen persönlichen Erfahrungen. Vgl. Dieter Telge auf der Website des Gorki: https://www.gorki.de/de/ensemble/dieter-telge-edith-anstandt [22.3.2025].
62 Telge, Dieter: AIDS-Selbsthilfebewegung in Wechselwirkung mit schwulen Emanzipationsbestrebungen der 80er Jahre, in: Andreas Pretzel/Volker Weiß (Hg.): Zwischen Autonomie und Integration. Schwule Politik und Schwulenbewegung in den 1980er und 1990er Jahren, Hamburg 2013, S. 153–160.
63 Vgl. Breu, Kevin-Niklas: Schwule Lebensweisen auf dem Prüfstand: Gesundheitsförderung des bundesdeutschen AIDS-Aktivismus im Spiegel transnationaler Einflüsse, in: *Revue d'Allemagne et des pays de langue allemande* 53 (2021), H. 2, S. 441–464, hier: S. 463.

Bänziger mit der Ent-Politisierung und »Professionalisierung« der AIDS-Hilfe-Arbeit einen ähnlichen Prozess feststellen.⁶⁴

In vielen Studien wird die Bedeutsamkeit der Zusammenarbeit von staatlichen Institutionen mit der Deutschen und den lokalen AIDS-Hilfen für die westdeutsche AIDS-Politik herausgestellt. Doch blieb die Entwicklung der AIDS-Hilfe-Strukturen bisher weitestgehend unerforscht. Unklar sind zudem die Wechselwirkungen zwischen den AIDS-Hilfen und der Schwulenbewegung, aber auch der Umfang des Handlungsspielraums der AIDS-Hilfen. Diese Forschungslücke wird durch das vorliegende Buch geschlossen.

1.2.3 Geschichte des AIDS-Aktivismus

In der Auseinandersetzung mit HIV/AIDS und den damit verbundenen Politiken entstand eine spezifische Form des *AIDS-Aktivismus*. Am besten erforscht ist der Aktivismus der unterschiedlichen ACT-UP-Gruppen (AIDS Coalition to Unleash Power). Diese Form des Aktivismus entstand Ende der 1980er Jahre in den USA, ausgehend von New York und veranlasst durch die ausbleibende Reaktion der US-Regierung auf die Bedrohung durch AIDS.⁶⁵

Auch in Deutschland gab es bald solche Gruppen, doch die Erforschung des AIDS-Aktivismus in der Bundesrepublik steht noch am Anfang. Eugen Januschke und Ulrike Klöppel weisen auf die Vielfalt der im AIDS-Aktivismus engagierten Initiativen und Organisationen hin, die aus unterschiedlichen Bereichen der Gesellschaft stammten und verschiedenste Bündnisse schmiedeten. Zudem zeigen sie auf, dass der AIDS-Aktivismus einen »Möglichkeitsraum für marginalisierte Menschen eröffnete«.⁶⁶ Für die deutschen Ableger von ACT-UP liegen von Zeitzeug*innen verfasste Überblicksdarstellungen vor.⁶⁷ Darüber hinaus stellen Eugen Januschke, Ulrike Klöppel und Sébastien Tremblay in ihren Arbeiten die Rolle transatlantischer Transferprozesse für den ACT-UP-Aktivis-

---

64 Vgl. Bänziger, Peter-Paul: ExpertInnen statt AktivistInnen. Der Entpolitisierungsdiskurs in der Aids-Arbeit der 1980er Jahre, in: Pascal Eitler/Jens Elberfelder (Hg.): Zeitgeschichte des Selbst: Therapeutisierung – Politisierung – Emotionalisierung, Bielefeld 2015, S. 261–277.
65 Vgl. u. a. Schulman, Sarah: Let the Record Show. A Political History of ACT UP New York, 1987–1993, New York 2021; Gould, Deborah: Moving Politics. Emotion and ACT UP's Fight against AIDS, Chicago 2009.
66 Januschke, Eugen/Klöppel, Eugen: AIDS-Bewegungen in der Bundesrepublik. Eine Queerpolitische Bestandaufnahme: in: *Zeitgeschichte-online*, 26.06.2023, https://zeitgeschichte-online.de/themen/aids-bewegung-der-bundesrepublik [22.3.2025].
67 Für Köln vgl. Würdemann, Ulrich: Schweigen = Tod, Aktion = Leben. ACT UP in Deutschland 1989 bis 1993, Berlin 2017; Für Frankfurt am Main vgl. Wienold, Matthias: AIDS-Aktivismus in Deutschland. Eine Geschichte »berechtigter« Forderungen am Beispiel von ACT UP-Frankfurt, in: Ulrich Marcus (Hg.): Glück gehabt? Zwei Jahrzehnte AIDS in Deutschland, Berlin 2000, S. 211–237.

mus heraus.[68] Für andere Gruppen, wie die lokalen AIDS-Hilfen, die Pflegeinitiative HIV e.V. oder zeitlich begrenzte Aktionsgruppen wie das Komitee für Menschenrechte in Nürnberg steht eine sozial- oder geschichtswissenschaftliche Bearbeitung noch aus.[69] Weder die Struktur noch die Forderungen oder die Rezeption des AIDS-Aktivismus sind bisher systematisch beschrieben worden. Hier setzt die vorliegende Studie an und nimmt den AIDS-Aktivismus und seine intersektionalen Verschränkungen aus der Perspektive der bundesdeutschen Schwulenbewegung in den Blick.

1.3 Theorie

Der Fokus dieses Buches liegt auf dem wechselseitigen Verhältnis von Recht und der schwulen Bewegung und Community in Westdeutschland im Rahmen der AIDS-Krise. Wie eingangs beschrieben tritt Recht hier als Ort der Normaushandlung, als subjektivierende Instanz und als Arena der Auseinandersetzung mit dem Staat in Erscheinung.

1.3.1 Recht als Regulierung

Nicht nur bei der geschichtswissenschaftlichen Betrachtung von HIV/AIDS, sondern allgemein in der Zeitgeschichte ist eine Zurückhaltung in Bezug auf Recht festzustellen, wie die Herausgeber*innen des 2019 erschienenen Schwerpunkthefts der *Zeithistorischen Forschungen* zur Zeitgeschichte des Rechts konstatierten. Dies führen sie zurück auf die Assoziation von »Recht mit stabiler Staatlichkeit, befriedeten Gesellschaften und geordneten Verhältnissen« sowie auf eine diskursive Trennung von Recht und Politik.[70] Hinzu kommt eine wiederholt beklagte eingeschränkte gegenseitige Rezeption von Geschichtswissenschaft und Rechtsgeschichte bzw. der mangelnde Austausch zwischen den jeweiligen disziplinären Zugängen, welche in der Vergangenheit die Zusammenhänge zwischen Recht und Gesellschaft tendenziell aus dem Blick verloren

---

68 Vgl. Januschke, Eugen/Klöppel, Ulrike: ACT UP-Kirchenprotest in Deutschland als translokale Aids-aktivistische Praxis, in: *hjk* (2021), H. 13, S. 651–660; Tremblay, Sébastien: A Badge of Injury. The Pink Triangle as Global Symbol of Memory, Berlin 2024, S. 189–197.
69 Ein Aufsatz von Ulrike Klöppel und Eugen Januschke, der exemplarisch das Komitee für Menschenrechte untersucht, erschien kurz vor Fertigstellung des Satzes dieses Buches: Januschke, Eugen/Klöppel, Ulrike: Collective Identity in the German AIDS Movement. Anticriminalization Protest against Bavaria's AIDS Policy in the Second Half of the 1980s, in: *Historischen Anthropologie* 32 (2024), H. 2, S. 184–205.
70 Vgl. Eichenberg/Lahusen/Payk/Priemel: Eine Maschine, die träumt; Ähnliche Forderungen finden sich auch in Siemens: Towards a New Cultural History of Law.

hätten.⁷¹ Die Herausgeber*innen des Themenheftes unterstreichen demgegenüber die Bedeutung von Recht für die Gesellschaft und den Alltag der Menschen und somit für die Zeitgeschichte der Bundesrepublik. Folgerichtig fordern sie eine Zeitgeschichte des Rechts, die Praktiken sowie Kontexte von Recht in den Blick nimmt und in »der Normativität als wandelbar, kontingent und deutungsoffen erscheint«.⁷²

Ein erster Ansatz hierfür ist die von Daniel Siemens geforderte Kulturgeschichte des Rechts. Dabei soll die Diversität unterschiedlicher Rechtskulturen untersucht werden, womit auch eigensinniges Verhalten, symbolische Bedeutungen und Kommunikation in den Blick genommen werden.⁷³ Darüber hinaus bleibt der Text in der Ausgestaltung der Konzeptualisierung von Recht allerdings vage. Vergleichbare Ansätze finden sich jedoch in einzelnen Studien abseits der Zeitgeschichte.⁷⁴ Um Recht als Dimension von Gesellschaft für eine geschichtswissenschaftliche Untersuchung im Bereich der Zeitgeschichte fassbar zu machen, konzeptualisiere ich Recht und seine Funktion mittels rechtsphilosophischen und rechtssoziologischen Theorien. Hierzu nehme ich den Zusammenhang zwischen Sozialem und Rechtlichem, zwischen Recht und staatlicher Gewalt, die subjektivierende Wirkung von Recht, biopolitische Mechanismen und die Wechselwirkung von Recht und Wissen in den Blick.

Zugriff auf Recht – Recht und Norm
Bereits die Frage danach, um was genau es sich bei Recht eigentlich handelt, hat eine unüberschaubare Menge an Literatur produziert.⁷⁵ Im Unterschied zu einem (traditionell) rechtshistorischen Ansatz soll es hier nicht ausschließlich darum gehen, wie Normen entstehen, sich wandeln und in Form von Gesetzen kodifi-

---

71 Diese beschrieb u. a. Daniel Siemens in seinem Aufsatz von 2012. Veronika Springmann konnte in ihrer 2020 veröffentlichten Bestandsaufnahme eine Zunahme der Untersuchung mit einem Fokus auf Recht konstatieren, machte jedoch darauf aufmerksam, dass eine weitere Schärfung des analytischen und theoretischen Zugriffs auf Recht notwendig sei. Vgl. Siemens: Towards a New Cultural History of Law, S. 24–26; Springmann: Recht und Geschichte.
72 Eichenberg/Lahusen/Payk/Priemel: Eine Maschine, die träumt, S. 228.
73 Vgl. Hedinger, Daniel/Siemens, Daniel: What's the Problem with Law in History? An Introduction, in: InterDisciplines 3 (2012), H. 2, S. 6–17, hier: S. 9; Siemens: Towards a New Cultural History of Law, S. 22.
74 Wie produktiv ein solcher Zugriff auf Recht in einer konkreten Studie sein kann, zeigt z. B. die Untersuchung Ulrike Schapers zur Gerichtsbarkeit, Verwaltung und Herrschaft im kolonialen Kamerun. Diese erschien im selben Jahr wie die Aufsätze von Daniel Siemens. Vgl. Schaper, Ulrike: Koloniale Verhandlungen. Gerichtsbarkeit, Verwaltung und Herrschaft in Kamerun 1884–1916, Frankfurt am Main 2012, S. 16–20.
75 Eine Übersicht hierzu findet sich in Baer, Susanne: Rechtssoziologie. Eine Einführung in die interdisziplinäre Rechtsforschung, Baden-Baden 2017. Aus rechtspolitischer Perspektive erschien in den letzten Jahren zum Beispiel Loick, Daniel: Juridismus. Konturen einer kritischen Theorie des Rechts, Berlin 2017.

ziert werden, sondern um Recht als ein wesentliches Element von (westlichen) Gesellschaften.[76] Susanne Baer folgend verstehe ich Recht als Regulierung. Gemeint ist ein »spezieller Typ Normen, der in bestimmten Prozessen hergestellt und verändert wird«.[77] Damit umfasst Recht nicht nur Rechtssetzung, sondern auch seine Anwendung sowie Interpretation, und es bewirkt »Normalisierungsprozesse«.[78] Ein Schwerpunkt liegt also auf der Untersuchung des Wechselverhältnisses zwischen Recht und sozialen Normen.

Soziales und Rechtliches, Historizität, Symbolische Ordnung
Auch Pierre Bourdieu geht in seinen Schriften zu Recht von diesem Wechselverhältnis zwischen Recht und sozialen Normen aus. Dabei grenzt er sich von der Vorstellung ab, dass es sich bei Recht um ein überzeitliches und durch Logik geprägtes Konstrukt von Normen handle, und lehnt zugleich eine Konzeption von Recht ab, in der das Recht ausschließlich die sozialen Kräfteverhältnisse widerspiegelt. Vielmehr beschreibt er es als Produkt einer Arbeit von »Kohärenz« und »Rationalität«, welche innerhalb eines Rechtsfeldes stattfinde. In diesem Feld gelten bestimmte Regeln bzw. eine Kultur des Rechts und Beschränkungen im Zugang (z. B. durch das Erfordernis, rechtliches Wissen mitzubringen). Dort wirken also soziale (und ökonomische Verhältnisse) nicht direkt. Das bedeutet aber auch, dass alle Kämpfe zur Veränderung von Normen sich innerhalb dieses Feldes bewegen und sich wiederum dessen Regeln und Normen unterwerfen müssen.[79] Fabien Jobard und Andrea Kretschmann weisen daran anknüpfend darauf hin, dass diese Unterwerfung unter das Recht auch mit einer Anerkennung und Bestätigung des Rechts einhergeht.[80] In seiner Anwendung und Nutzung stärkt und erhält Recht sich selber bzw. wird erst wirksam gemacht. Dies beinhaltet auch den Kampf gegen bestehende Regulierungen und rechtliche Normen.

Zur Besonderheit des Rechts gehört damit verbunden die Illusion der Autonomie und Eigenständigkeit des rechtlichen bzw. juridischen Denkens. Die Regel, sich an vorherige Entscheidungen zu halten bzw. diese zu zitieren, trägt, wie auch die symbolische Inszenierung (z. B. in Urteilsverkündungen), entscheidend zu der Illusion bei.[81] Dies verweist auch darauf, dass Recht nicht durch die bloße

---
76 Vgl. Loick: Juridismus, S. 12–13.
77 Baer: Rechtssoziologie, S. 86.
78 Ebd., S. 88–89.
79 Vgl. Bourdieu, Pierre: Die Juristen. Türhüter der kollektiven Heuchelei, in: Andrea Kretschmann (Hg.): Das Rechtsdenken Pierre Bourdieus, Weilerswist 2019, S. 27–34, hier: S. 29–34.
80 Vgl. Jobard, Fabien/Kretschmann, Andrea: Recht in Bewegung, in: *Zeitschrift für Rechtssoziologie* 39 (2020), H. 2, S. 149–157, hier: S. 152.
81 Vgl. Bourdieu, Pierre: Die Kraft des Rechts. Elemente einer Soziologie des juridischen Feldes, in: Andrea Kretschmann (Hg.): Das Rechtsdenken Pierre Bourdieus, Weilerswist 2019, S. 35–75, hier: S. 54; Wulf, Alexander J./Wulf, Christoph: Recht als Ritual. Performatives Handeln

Verabschiedung von Gesetzen entsteht, sondern im Rahmen von Rechtsverfahren, Urteilsbegründungen, Skandalisierung von Recht, politischen Interventionen etc. hergestellt wird.[82] In dieser Konzeption ist Recht also eine Historizität bzw. Gewordenheit inhärent, die sich nicht ausschließlich aus sich selbst ableiten lässt. Vielmehr handelt es sich um eine wechselseitige Verschränkung des Sozialen mit dem Rechtlichen.[83] Die Entwicklung dieses Wechselverhältnisses von Sozialem und Rechtlichem im Kontext von HIV/AIDS stellt insofern den Fokus dieser Arbeit da.

Recht hat in der Konzeption Bourdieus auch eine Funktion für die symbolische Ordnung. Als ein kulturelles Produkt prägt und strukturiert es Denk- und Wahrnehmungsweisen, dabei wird sozialen Phänomenen anhand rechtlicher Kategorien Sinn zugewiesen. Damit einher geht auch die legitimierende Funktion von Recht bzw. die Möglichkeit, mit Recht eine Handlung und Positionierung zu rechtfertigen.[84] Recht schafft also soziale Positionen und Kategorien. Durch die Benennung im Recht werden zudem Gruppen geschaffen, indem sich Kollektive um die Benennungen im Recht – als Frauen, als Menschen mit Behinderungen, als sexuelle Minderheiten – formieren.[85] Im Recht vollzieht sich schließlich die Auseinandersetzung um eine legitime Ordnung des Sozialen. Dies wiederum hat Auswirkungen auf die konkreten (auch politischen) Praktiken von Menschen, welche durch das Ordnen und Anordnen in und um rechtliche Kategorien herum geprägt werden.[86]

Jedoch kann nicht von einer einseitigen Beeinflussung des Sozialen durch das Rechtliche ausgegangen werden. Entsprechend der Verschränkung von Sozialem und Recht in der Theorie Bourdieus muss Recht, um soziale Praktiken zu beeinflussen, »den sozialen Bedingungen [entsprechen oder vorwegnehmen], was

---

und mimetisches Wissen, in: Andrea Kretschmann (Hg.): Das Rechtsdenken Pierre Bourdieus, Weilerswist 2019, S. 128–144, hier: S. 131.
82 Vgl. Buckel, Sonja/Christensen, Ralph/Fischer-Lescano, Andreas: Einleitung. Neue Theoriepraxis des Rechts, in: dies. (Hg.): Neue Theorie des Rechts, Stuttgart ³2020, S. 1–9, hier: S. 5.
83 Vgl. Kretschmann, Andrea: Pierre Bourdieus Beitrag zur Analyse des Rechts, in: Andrea Kretschmann (Hg.): Das Rechtsdenken Pierre Bourdieus, Weilerswist 2019, S. 10–26, hier: S. 15.
84 Vgl. ebd., S. 17.
85 Vgl. Schmidt-Lux, Thomas: Recht als Kultur bei Pierre Bourdieu, in: Andrea Kretschmann (Hg.): Das Rechtsdenken Pierre Bourdieus, Weilerswist 2019, S. 79–95, hier: S. 87–88. Die Kategorisierende Wirkung von Recht wurde auch in anderen Konzeptionen beschrieben, welche sich nicht auf Foucault beziehen, z. B. in: Baer, Susanne: Juristische Biopolitik. Das Wissensproblem im Recht am Beispiel des demografischen Wandels, in: Michelle Cottier/Josef Estermann/Michael Wrase (Hg.): Wie wirkt Recht? Ausgewählte Beiträge zum ersten gemeinsamen Kongress der deutschsprachigen Rechtssoziologie-Vereinigung, Luzern 4.–6. September 2008, Baden-Baden 2010, S. 181–201, hier: S. 195.
86 Vgl. Schmidt-Lux: Recht als Kultur bei Pierre Bourdieu, S. 92.

im sozialen Werden begriffen ist«.⁸⁷ Die in Anlehnung an Bourdieu und Kretschmann beschriebene Verzahnung von Recht und Sozialem sowie die Benennungsfunktion des Rechts bedingen auch ein grundsätzliches Paradoxon bei der Nutzung von Recht zur Veränderung von Gesellschaft, welches von Wendy Brown beschrieben worden ist: Selbst wenn Recht etabliert wird, um Subjekte vor Diskriminierung zu schützen bzw. ihre Position in der Gesellschaft zu verbessern, so bestätigt die Zuwendung zum Recht aber zugleich auch die Kategorien, auf deren Grundlage einem Subjekt geschadet wird. Dieses Recht kann also Ausschlüsse und Diskriminierungen, die mit dieser Kategorisierung verbunden sind, verstärken.⁸⁸

Recht und (staatliche) Gewalt
Recht ist in modernen westlichen Gesellschaften eng verzahnt mit dem Staat, denn der Staat benötigt Recht, um symbolische Macht zu konzentrieren. Bourdieu zufolge stellt Recht einen der zentralen Punkte im Feld der Macht dar, welcher den Zugang zur symbolischen Gewalt des Staates ermöglicht.⁸⁹ Entsprechend umkämpft ist es. Das Recht steht damit auch in einem engen Zusammenhang mit Gewalt bzw. handelt es sich bei Recht um eine gewaltförmige Struktur. Die Gewalt des Rechts zeichnet sich dabei in Anlehnung an Jacques Derrida dadurch aus, dass es sich immer um eine Gewalt handelt, »der man stattgegeben, die man autorisiert hat, eine gutgeheißene, gerechtfertigte Gewalt [...], selbst wenn diese Rechtfertigung ihrerseits ungerecht ist oder sich nicht rechtfertigen lässt«.⁹⁰ Folglich schließt Recht immer auch die Möglichkeit mit ein, angewendet zu werden.⁹¹ In Bezug auf die Rezeption von Recht muss daher nicht nur die konkrete Anwendung von Recht in sozialer Praxis, sondern auch die für möglich erachtete Anwendung von Recht – der Möglichkeitsraum des Rechts – in Betracht gezogen werden.

Recht und Rechtssubjekt
Wichtig für die Analyse von Recht ist die Wirkungsweise von Recht auf das Individuum. Hierfür stütze ich mich auf die theoretischen Überlegungen von Sonja Buckel. Sie beschreibt Recht unter Bezugnahme auf Foucault als eine

---

87 Kretschmann, Andrea: Pierre Bourdieus »Praxistheorie des Rechts«, in: dies. (Hg.): Das Rechtsdenken Pierre Bourdieus, Weilerswist 2019, S. 112–127, hier: S. 123.
88 Vgl. Brown, Wendy: Suffering Rights as Paradoxes, in: *Constellations* 7 (2000), H. 2, S. 230–241, hier: S. 233.
89 Vgl. Martin, Dirk: Symbolische Gewalt. Überlegungen zur Analyse von Staat und Recht in der herrschaftskritischen Soziologie Pierre Bourdieus, in: Andrea Kretschmann (Hg.): Das Rechtsdenken Pierre Bourdieus, Weilerswist 2019, S. 145–163, hier: S. 156.
90 Derrida, Jacques: Gesetzeskraft. Der »mystische Grund der Autorität«, Frankfurt am Main 1991, S. 12.
91 Vgl. ebd.

Machttechnologie. Wie bereits mit dem Verweis auf Susanne Baer und Pierre Bourdieu angedeutet, funktioniert Recht nicht einfach durch ein Gesetz, dessen Befolgung angeordnet wird. Vielmehr setzt sich Recht aus unterschiedlichen Praktiken zusammen: von (alltagsweltlichen) Rechtsvorstellungen und Rechtsdiskursen über Gesetzgebung hin zu konkreter Rechtsprechung und -durchsetzung. Diese Praktiken verketten sich und werden durch Wiederholung verstetigt. Buckel zufolge geht Recht dabei aus den gesellschaftlichen Kräfteverhältnissen hervor.[92] Hieraus ergeben sich zudem ein Eigenleben und eine Verselbstständigung der Rechte.

Als Machttechnologie ist Recht in einer kapitalistischen Gesellschaft demnach an der Hervorbringung von gegeneinander vereinzelten Subjekten (Individualisierung) beteiligt und verknüpft diese wieder zu einem prekären gesellschaftlichen Ganzen (Kohäsion).[93] Die durch die Benennung im Recht entstehenden Kategorien können Grundlage für Kollektivierungsprozesse werden. Diese Kategorien und Kollektive stellen den Ausgangspunkt für Subjektivierungsprozesse dar, dazu später mehr. Recht ist damit ein wichtiges Element bei diesen Subjektivierungsprozessen.[94] Neben der Subjektivierung als Einzelne, »welche über einen vergeschlechtlichten, ethnisierten, individualisierten Körper und eine differente Identität verfügen«,[95] findet eine Subjektivierung als Rechtssubjekte statt. Diese werden laut Buckel in westlichen Gesellschaften als gleiche, freie, autonome und zurechnungsfähige Individuen gedacht. Die Gleichheit der Rechtssubjektivität ermöglicht es, Binnenverhältnisse zwischen den einzelnen Gesellschaftsmitgliedern herzustellen, z. B. über Verträge, Gesetze oder Gerichtsentscheidungen.[96] So kann »über formalisierte Prozeduren und abstrahierende Normen Gesellschaft nachträglich in die sozialen Beziehungen hereingeholt, die divergenten Einzelnen zu einem sozialen Gewebe verknüpft werden. Verknüpfen lassen sie sich jedoch nur über die abstrakte Gleichsetzung in der Rechtssubjektivität.«[97] Besonders feministische Rechtskritik hat darauf aufmerksam gemacht, dass mit der Vorstellung des autonomen-autarken

---

92 Vgl. Buckel, Sonja: Subjektivierung und Kohäsion. Zur Rekonstruktion einer materialistischen Theorie des Rechts, Weilerswist 2007, S. 198–199.
93 Vgl. ebd., S. 211–212.
94 Vgl. Wiede, Wiebke: Subjekt und Subjektivierung, Version 2.0, in: *Docupedia Zeitgeschichte*, 20.10.2019, https://docupedia.de/zg/Wiede_subjekt_und_subjektivierung_v2_de_2019 [22.3.2025].
95 Buckel: Subjektivierung und Kohäsion, S. 219.
96 Vgl. ebd., S. 238.
97 Ebd.

Rechtssubjekts die Realität fundamentaler menschlicher Abhängigkeit und geteilter sozialer Angewiesenheit ignoriert wird.[98]

Eine so konzipierte Form des Rechts birgt nach Buckel drei Konsequenzen für emanzipative Bewegungen: Recht beinhaltet das Potenzial für formale Anerkennung (I): Rechtssubjektivität wird zwar im Subjektivierungsprozess produziert, ihre Durchsetzung ist jedoch immer von sozialen Kämpfen abhängig. Jegliche Anerkennung von Besonderheiten bedeutet jedoch wiederum eine Stärkung der Fiktion des Rechtssubjektes.[99] Das Recht birgt zudem das Potenzial seiner Selbstaufklärung (II): Im Recht wird Wissen über eine aktuelle Gesellschaftsform und den gesellschaftlichen Zusammenhang gespeichert und stellt zugleich die Verfahren bereit, Gesellschaft zu ändern.[100] Recht bewirkt schließlich den Aufschub von Macht (III): Es zwingt das Gewaltpotenzial von Auseinandersetzungen in eine formale Prozedur hinein. In einem rechtlichen Verfahren muss begründet und argumentiert werden. Zudem sind Ablauf und die Art der Argumente vorgegeben.[101] Dabei kann Recht einerseits als »Waffe« gesellschaftlich Schwächeren zur Verfügung stehen und einen Aufschub von unmittelbarer Gewalt bewirken. Andererseits kann Recht auch ein Hindernis für gesellschaftliche Emanzipation darstellen.[102]

Recht und Biomacht
In der Auseinandersetzung mit HIV/AIDS und insbesondere der Entwicklung von Präventionspolitiken setzten sowohl die Bundesregierung als auch die meisten Landesregierungen auf einen nicht-interventionistischen Ansatz. Dieser basiert insbesondere auf Formen der Selbststeuerung und -regulierung. Für das Verständnis der Funktion von Recht (und Politiken) in Bezug auf HIV/AIDS in der Bundesrepublik ist das Konzept der »Bio-Macht« bzw. »Biopolitik« äußerst gewinnbringend. Der ursprünglich von Michel Foucault geprägte Begriff steht dabei für eine Form von Macht, welche auf die Sicherung und Verbesserung der individuellen und kollektiven Lebensbedingungen zielt.[103] Die Besonderheit besteht darin, dass Bio-Macht sterben »lässt« und Leben »macht«. Diese »politische Technologie des Lebens« zielt auf die Disziplinierung des Individualkörpers auf der einen Seite und auf die Regulierung der Bevölkerung auf der anderen

---

98 Vgl. Baer, Susanne/Sacksofsky, Ute: Autonomie im Recht – Geschlechtertheoretisch vermessen, in: dies. (Hg.): Autonomie im Recht – Geschlechtertheoretisch vermessen, Baden-Baden 2018, S. 11–31, hier: S. 18.
99 Vgl. Buckel: Subjektivierung und Kohäsion, S. 313.
100 Vgl. ebd., S. 213.
101 Vgl. ebd., S. 313.
102 Vgl. ebd., S. 314.
103 Vgl. Lemke, Thomas/Folkers, Andreas: Einleitung, in: dies. (Hg.): Biopolitik. Ein Reader, Berlin 2014, S. 7–64, hier: S. 7; Foucault, Michel: Der Wille zum Wissen, Frankfurt am Main ^{23}2020, S. 129–153.

Seite.[104] Sex wird hier als »Kreuzungspunkt von ›Körper‹ und ›Bevölkerung‹ zur zentralen Zielscheibe für eine Macht, deren Organisation eher auf der Verwaltung des Lebens als auf der Drohung mit dem Tode beruht«.[105] Dabei werden biologische und physiologische Inhalte zu »Normalitätsprinzipien der menschlichen Sexualität«.[106]

Diese Mechanismen greifen insbesondere deshalb, da Homosexualität als (medizinische) Kategorie im Gegensatz zu Sodomie als eine Klassifikation von Gesetzesübertretung den Zugriff auf Lebewesen im medizinisch-biologischen Sinne erlaubt.[107] Im Mittelpunkt stehen dabei »die Mechanismen der Disziplin und der Kontrolle, mit denen man Zugang zu den physischen Körpern, den sexuellen Handlungen sowie den Wünschen und Entscheidungen bezüglich des Zusammenlebens und der Beziehungsweisen erhält«.[108] In der liberalen Gesellschaft geht es nicht um die »Abschottung der bedrohlichen Elemente, sondern um deren kontrollierte Inkorporation in den politischen Körper, mit dem doppelten Ziel, die Gefahr zu neutralisieren und den eigenen Körper zu stärken«.[109] Im Fokus dieses Buches stehen somit auch neue Mechanismen (in Form von Subjektivierungsprozessen bzw. als Technologien des Selbst), die im Rahmen der AIDS-Krise entstanden und schwules Begehren in Grenzen wiesen.[110]

Recht und Wissen
Wie oben mit Sonja Buckel beschrieben, beinhaltet Recht einerseits Wissen über Gesellschaft und ihr Funktionieren oder zumindest eine normative Vorstellung davon, wie Gesellschaft gestaltet sein sollte. Andererseits prägen das Wissen über die Gesellschaft und das zu regulierende soziale Phänomen auch Recht.[111] Dieses Buch nimmt also durch die Untersuchung von Recht und Rechtspraktiken auch in den Blick, wie sich das Wissen über HIV/AIDS entwickelt und verbreitet hat. Das Augenmerk liegt dabei auf solchen Wissensbeständen, die bei laufenden Regulierungsprozessen von den verschiedenen rechtspolitischen Akteur*innen

---

104 Vgl. Lemke/Folkers: Einle, S. 13.
105 Vgl. ebd., S. 14.
106 Foucault, Michel: Recht über den Tod und Macht zum Leben, in: Thomas Lemke/Andreas Folkers (Hg.): Biopolitik. Ein Reader, Berlin 2014, S. 65–87, hier: S. 83.
107 Vgl. Laufenberg, Mike: Sexualität und Biopolitik. Vom Sicherheitsdispositiv zur Politik der Sorge, Bielefeld 2014, S. 134.
108 Ebd., S. 145.
109 Laufenberg, Mike: Sexuelle Immunologik. Heteronormativität als biopolitischer Sicherheitsmechanismus, in: María Teresa Herrera Vivar/Petra Rostock/Uta Schirmer/Karen Wagels (Hg.): Über Heteronormativität Auseinandersetzungen um gesellschaftliche Verhältnisse und konzeptuelle Zugänge, Münster 2016, S. 51–69, hier: S. 58.
110 Vgl. ebd., S. 63.
111 Vgl. Baer: Juristische Biopolitik, S. 196.

genutzt wurden: z. B. Zeitungsartikel und epidemiologische oder sozialwissenschaftliche Studien.

Dem medizinischen Fachpersonal, den staatlichen Institutionen und der Schwulenbewegung stand seit der ersten Beschreibung von HIV/AIDS sehr unterschiedliches Wissen über HIV/AIDS zur Verfügung. Welche Wissensbestände für wen erreichbar waren und jeweils als gesichert galten, unterlag einem ständigen Wandel. Außerdem bildete das Wissen über HIV/AIDS die Grundlage für das Führen von Debatten und das daraus folgende Handeln sowie für die Aushandlung von Regulierung und Recht im Kontext von HIV/AIDS. Der Zugang zu und der Umgang mit Wissen steht also in einer engen Beziehung zum rechtspolitischen Handlungsspielraum der verschiedenen Akteur*innen.

Nach Philipp Sarasin zeichnet sich Wissen durch zwei Eigenschaften aus: *Erstens* zirkuliert Wissen zwischen Menschen und Gruppen und ist für seine Funktion auf Zirkulation angewiesen. Dabei interagiert es, wird umgeformt und in unterschiedlichen Kontexten wieder aufgegriffen. Wissen verfügt *zweitens* über Historizität. Damit steht im Mittelpunkt, wann und warum ein bestimmtes Wissen auftaucht, es Wirkmächtigkeit entfaltet und wieder verschwindet.[112] Auf diese Weise wird Wissen nicht als ein objektives Abbild der Wirklichkeit verstanden, sondern tritt als eine »von mehreren Individuen [zu einer bestimmten Zeit] geteilte Fähigkeit zum sozialen Handeln«[113] in Erscheinung.

Zirkulation und Historizität von Wissen lassen sich durch die Begriffe Denkkollektiv und Denkstil von Ludwik Fleck beschreiben. Ihm zufolge bestehen Denkkollektive immer dann, wenn Menschen Gedanken austauschen.[114] Genauer beschreibt Fleck ein Denkkollektiv als »Gemeinschaft der Menschen, die im Gedankenaustausch oder gedanklicher Wechselwirkung stehen, so besitzen wir in ihm den Träger geschichtlicher Entwicklung eines Denkgebietes, eines Wissens- und Kulturstandes, also einen besonderen Denkstil«.[115] Die im Denkkollektiv vorhandenen Wissensbestände[116] müssen dabei im Interesse der Mitglieder des Denkkollektivs liegen. Diesen erscheint der Wissensbestand dabei als »Wahrheit«, welche sich aus logischen und sachlichen Argumenten ergibt. Zudem muss sich jeder neue Wissensbestand in das System des Wissens, welches bereits im Denkkollektiv besteht, einfügen.[117] Denkkollektive sind jedoch keine

---

112 Vgl. Sarasin, Philipp: Was ist Wissensgeschichte?, in: *Internationales Archiv für Sozialgeschichte* 36 (2011), H. 1, S. 159–172, hier: S. 165.
113 Vogel, Jakob: Von der Wissenschafts- zur Wissensgeschichte, in: *Geschichte und Gesellschaft* 30 (2004), H. 4, S. 639–660, hier: S. 641.
114 Vgl. Fleck, Ludwik: Entstehung und Entwicklung einer wissenschaftlichen Tatsache. Einführung in die Lehre vom Denkstil und Denkkollektiv, Frankfurt am Main ⁹2012, S. 134.
115 Ebd., S. 54–55.
116 Ludwik Fleck benutzt hier den Begriff »Tatsache«.
117 Vgl. Fleck: Entstehung und Entwicklung einer wissenschaftlichen Tatsache, S. 132–134.

homogenen, abgeschlossenen Gebilde. Fleck unterscheidet hier verschiedene Kreise des Eingeweiht-Seins, welche sich um ein Denkgebilde gruppieren.[118] Den innersten Kreis bilden Expert*innen, im äußersten Kreis befinden sich interessierte Laien. Letztere greifen nicht direkt auf das Denkgebilde zu, sondern nur vermittelt über die inneren Kreise. Wissen erscheint dabei als gesicherter, je weiter zeitlich und räumlich entfernt es sich vom inneren Kreis befindet und je länger die Vermittlung innerhalb des Denkkollektivs war.[119]

Das Wissen innerhalb dieser Denkkollektive ist mit in der Gesellschaft vorherrschenden Machtverhältnissen und Machtstrukturen verbunden. Wissen, das von Anderen als »wahr« rezipiert wird, sagt auch etwas über die Machtpositionen des »Akteurs des Wissens« aus.[120] Gleichzeitig beeinflussen die Akteur*innen des Wissens den Status des Wissens. So hat zum Beispiel die soziale Stellung eine*r Wissenschaftler*in einen entscheidenden Einfluss darauf, wie das kommunizierte Wissen rezipiert wird.[121] Im Kontext dieses Buches sind neben Mediziner*innen und Wissenschaftler*innen vor allem auch Richter*innen und Politiker*innen bedeutende Akteur*innen des Wissens.

Zudem liegt jedem Denkkollektiv ein bestimmter Denkstil zu Grunde. Je stärker die Denkstile verschiedener Denkkollektive einander ähneln, desto einfacher ist ein Wissensaustausch zwischen ihnen, der jedoch nicht ohne Übersetzung auskommt. Bei zu unterschiedlichen Denkstilen werden die Wissensbestände des anderen Denkkollektivs als freie Erfindung wahrgenommen oder gar nicht erst beachtet.[122]

Ein auf diese Weise konzeptionalisiertes Wissen prägt Recht und zugleich wirkt Recht regulierend auf Wissen ein.[123] Das Handeln der Akteur*innen im juridischen Feld ist dabei auch eng verwoben mit der Zirkulation und Beglaubigung von Wissen über HIV/AIDS. Zur Herstellung der Fiktion eines autonomen Rechts bleibt jedoch, abseits der Einholung von Gutachten und Verweisen in rechtswissenschaftlicher Literatur, der Einfluss unterschiedlicher Wissensbestände unbenannt oder nur implizit, insbesondere wenn es sich nicht um wissenschaftliches Wissen handelt.[124]

---

118 Vgl. ebd., S. 138–139.
119 Vgl. ebd., S. 140.
120 Vgl. Sarasin: Was ist Wissensgeschichte?, S. 169–170.
121 Vgl. Vogel: Von der Wissenschafts- zur Wissensgeschichte, S. 647.
122 Vgl. Fleck: Entstehung und Entwicklung einer wissenschaftlichen Tatsache, S. 143.
123 Vgl. Baer: Juristische Biopolitik, S. 196.
124 Vgl. Vesting, Thomas: Das moderne Recht und die Krise des gemeinsamen Wissens, in: *Nach Feierabend* 11 (2015), S. 61–82, hier: S. 61–64.

1.3.2 Kollektivität, Bewegung und Szene

Im Zentrum des Buches steht die (west-)deutsche Schwulenbewegung sowie das gesellschaftliche Umfeld, in das sie eingebettet war. Roland Roth und Dieter Rucht sprechen von Bewegungen, wenn »ein Netzwerk von Gruppen und Organisationen, gestützt auf eine kollektive Identität, eine gewisse Kontinuität des Protestgeschehens sichert, das mit dem Anspruch auf gesellschaftlichen Wandel verknüpft ist, also mehr darstellt als bloßes Neinsagen«.[125] Diese Definition ist auch für den Zugriff auf die westdeutsche Schwulenbewegung äußerst produktiv, die sich auf eine große Anzahl von auf das Bundesgebiet verteilten Emanzipationsgruppen stützen. In dieser Definition bleiben jedoch die mit Bewegungsstruktur verschränkten Kollektive, die sich durch konstanten Wandel, informelle Strukturen und vielseitige Verschränkungen auszeichnen, außen vor. Auch die Infrastruktur schwulen Lebens, wie z. B. Bars, Clubs und Buchläden, die für die Schwulenbewegung eine wichtige Rolle spielten, kommt in dieser Definition nicht vor.

Soziale Pluralitäten
Systematischer lassen sich die Begriffe »Kollektiv« und »Kollektive Identität« mit dem Konzept »Soziale Pluralitäten« nach Rico Hauswald beschreiben. Gemeint ist zunächst abstrakt eine Menge von Menschen, die über eine externe Beschreibung zusammengefasst werden. Konkret können soziale Pluralitäten unterschiedliche Formen annehmen. Handelt es sich um Beschreibungen von Menschen anhand von Eigenschaften (z. B. alle Personen, welche im Jahr 1990 geboren wurden, oder alle Männer, die Sex mit Männern haben), spricht Rico Hauswald von Mengen. Ein Kollektiv wiederum zeichne sich dadurch aus, dass sich die Pluralitäten in Raum und Zeit verorten lassen (z. B. eine Schulklasse oder ein Verein).[126] In dieser Konzeption kann von einer kollektiven Identität gesprochen werden, wenn Personen, die Teil einer sozialen Pluralität sind, sich dieser Zugehörigkeit bewusst sind und ihr eine Bedeutung für sich selbst zuschreiben. Gleichzeitig muss bei den Mitgliedern der sozialen Pluralität auch ein Bewusstsein für diese Bedeutungszuschreibung bei den jeweils anderen Mitgliedern herrschen.[127] Einen ähnlichen Ansatz verfolgt Jan Marschelke mit dem Konzept der Multikollektivität. Mehr noch als Rico Hauswald betont er die

---

125 Roth, Roland/Rucht, Dieter: Einleitung, in: dies. (Hg.): Die sozialen Bewegungen in Deutschland seit 1945, Frankfurt am Main 2008, S. 9–36, hier: S. 13.
126 Vgl. Hauswald, Rico: Zu einer allgemeinen Ontologie sozialer Pluralitäten, in: Akten des XXII. Deutschen Kongresses für Philosophie, München 2011.
127 Vgl. Hauswald, Rico: Kollektive Identität. Versuch einer Explikation, in: Gabriele Jähnert/Karin Aleksander/Marianne Kirszio (Hg.): Kollektivität nach der Subjektkritik. Geschlechtertheoretische Positionierungen, Bielefeld 2013, S. 137–152, hier: S. 143–148.

Mehrfachzugehörigkeit von Individuen. Die jeweiligen Zugehörigkeiten zu Kollektiven (bzw. sozialen Pluralitäten) ist dabei unendlich. In dieser Konzeption entsteht Individualität darüber, welche Bedeutung eine Person den jeweiligen Zugehörigkeiten beimisst.[128] Mit Rogers Brubaker gesprochen liegt daher der Fokus auf individuellen Identifikationsprozessen und auf der damit verbundenen Herstellung von »*Groupness*«, einem Zusammengehörigkeitsgefühl.[129] Die Herstellung einer solchen »imaginierten Gemeinschaft« ist dabei immer ein performativer Prozess.[130]

Subjektivierung
Gleichzeitig ist die Zuschreibung von Zugehörigkeit ein machtdurchdrungener Prozess. Recht kann dabei eine entscheidende Rolle einnehmen. Das Zusammenspiel von Selbstidentifikation und Zuschreibung von außen findet sich in Subjektivierungskonzepten wieder, mit denen die individuelle Zuordnungspraxis in diesem Buch beschrieben wird.

Judith Butler beschreibt Subjektivierungsprozesse mit Bezug auf Louis Althusser als Anrufung. Hierbei geht es darum, dass eine Person durch die Reaktion auf eine Anrufung – also der Anerkennung einer Möglichkeit, gemeint zu sein – selbst zum Subjekt wird. Eine Reaktion auf die Anrufung stellt somit auch deren Annahme dar.[131] Butler betont jedoch, dass in Gesellschaften der Prozess der Anrufung und Annahme als ein wechselseitiger Prozess funktioniert. Zudem ist die Anrufung kein einzelner Akt, sondern eine Kette regelhafter Bedeutungsaufführungen, welche nicht auf einen Entstehungszeitpunkt oder auf eine*n Sprecher*in zurückzuführen sein müssen. Die Anrufung »verlangt dabei die Anerkennung einer Autorität«, und »indem sie dieses Ziel erreicht, verleiht sie eine Identität«.[132] Damit die Anrufung Erfolg hat, ist die Zitation von existierenden Konventionen notwendig.[133] Im Fall des Rechts bedeutet dies, dass hier nur Bezug auf Kategorisierungen genommen werden kann, welche bereits kulturell (bzw. sozial) vorgeprägt sind. Butler hebt hervor, dass die Notwendigkeit, sich auf – immer auch ungenaue oder kontingente – Kategorien beziehen zu müssen, die Möglichkeit von Bedeutungsverschiebungen beinhaltet. Denn die

---

128 Vgl. Marschelke, Jan-Christoph: Mehrfachzugehörigkeit von Individuen – Prämissen und Reichweite des Begriffs der Multikollektivität, in: *Zeitschrift für Kultur- und Kollektivwissenschaft* 3 (2017), H. 1, S. 29–68, hier: S. 34–36.
129 Vgl. Brubaker, Rogers/Cooper, Frederick: Beyond »Identity«, in: *Theory and Society* 29 (2000), S. 1–47, hier: S. 19–20.
130 Vgl. Anderson, Benedict: Imagined Communities. Reflections on the Origin and Spread of Nationalism, New York ²2006.
131 Vgl. Butler, Judith: Haß spricht. Zur Politik des Performativen, Frankfurt am Main ⁶2018, S. 46.
132 Ebd., S. 59.
133 Vgl. ebd.

zitierende Wiederholung von Begriffen für einen konkreten historischen Sprechakt kann nie die exakte Kopie eines (vielfältigen und gewordenen) Bedeutungsoriginals darstellen.[134]

Subjektivierungsprozesse haben neben dem individuellen Aspekt auch einen kollektiven. Dabei folge ich nicht Thomas Alkemeyer und Ulrich Bröckling in der Beschreibung von individuellen und kollektiven Subjekten,[135] sondern gehe davon aus, dass kollektive Subjekte auf individueller Ebene angelegt sind. Neben der individuellen Subjektwahrnehmung kann auch eine kollektive Subjektwahrnehmung entstehen. Beide sind miteinander verwoben. Eine kollektive Subjektanrufung kann eine individuelle Antwort erzeugen und eine aufs Individuum bezogene Anrufung auch eine kollektive Antwort.

Bei den bisher vorgestellten Konzeptionen von kollektiven Identitäten und Subjektivierung geht es primär um die individuelle Vorstellung von Zugehörigkeit zu einem Kollektiv oder allgemeiner, mit Rico Hauswald gesprochen, zu einer sozialen Pluralität. Sie erlauben noch keine Aussage darüber, wie eine spezifische kollektive Identität inhaltlich gefüllt wird (z. B. in Werte- oder Verhaltensvorstellungen). Diesem Buch liegt die Überzeugung zugrunde, dass eine starre Beschreibung von kollektiven Identitäten nicht möglich ist.

Ähnlich steht in der Konzeption von kollektiven Identitäten durch Bernhard Giesen und Robert Seyfert auch nicht die Beschreibung von Eigenschaften im Vordergrund, die von allen Individuen einer Gesellschaft geteilt werden, sondern das Ringen darum. Dabei bilden gerade der Versuch einer Definition von kollektiver Identität und die wiederum allseitig daran geäußerte Kritik die Basis für kollektive Identität. Die öffentliche Auseinandersetzung um die kollektive Identität führt nicht dazu, dass die Vorstellung von ihrer Existenz geschwächt wird, sondern im Gegenteil verstärkt sie den Eindruck, dass es in Zukunft möglich wäre, sich auf ein konkretes Identitätskonstrukt zu einigen.[136] Das Buch fokussiert insbesondere auf das Ringen um kollektive Identität in der Schwulenbewegung.

Bewegung, Szene und Community
Für meine Untersuchung sind zwei Kollektive von besonderer Relevanz: Bewegung und Szene. Ertragreich ist dabei die Unterscheidung zwischen sozialer Bewegung, Szene und Milieu, wie sie von Sebastian Haunss (und Darcy K. Leach)

---

134 Vgl. Wiede: Subjekt und Subjektivierung, S. 7; Meißner, Hanna: Jenseits des autonomen Subjekts. Zur gesellschaftlichen Konstitution von Handlungsfähigkeit im Anschluss an Butler, Foucault und Marx, Bielefeld 2010, S. 36–39.
135 Vgl. Alkemeyer, Thomas/Bröckling, Ulrich/Peter, Tobias (Hg.): Jenseits der Person. Zur Subjektivierung von Kollektiven, Bielefeld 2018.
136 Vgl. Giesen, Bernhard/Seyfert, Robert: Kollektive Identität, in: *Aus Politik und Zeitgeschichte* 63 (2013), H. 13/14, S. 39–43, hier: S. 41.

vorgeschlagen wurde. Der Unterschied zwischen Szene und Milieu liegt hiernach in der Lebenspraxis. Milieus sind bestimmt durch die gleiche Position im sozialen Raum bzw. eine ähnliche Lebenslage, jedoch nicht unbedingt durch die gleiche Lebenspraxis.[137] Im Gegensatz hierzu ist eine Szene ein Netzwerk unterschiedlicher Menschen, welches sich durch (das Ringen um)[138] eine gemeinsame Identität bzw. gemeinsame sub- bzw. gegenkulturelle Überzeugungen, Werte und Normen auszeichnet. Gleichzeitig ist eine Szene auch ein Netzwerk von physischen Orten, an denen sich Personen der Szene versammeln.[139] Dies bedeutet außerdem, dass jede eine Szene eine eigene Kultur hat und ihre Grenzen nicht immer klar zu ziehen sind. Auch der Schritt zwischen Teilnahme und Nicht-Teilnahme an der Szene ist relativ klein.[140]

Bewegungen hingegen sind dadurch charakterisiert, dass zu den für Szenen genannten Eigenschaften noch ein dezidierter politischer Gestaltungswille hinzukommt.[141] Mit Blick auf die Beziehung zwischen sozialer Bewegung und Szene betonen Leach und Haunss den Charakter der Szene als Eintrittstor für ein aktives Engagement in der Bewegung einerseits und die Möglichkeit eines Rückzugs aus der Bewegung in die Szene andererseits. Letzteres trägt auch zur Langlebigkeit von Bewegungen bei. Gerade Bewegungen, welche die Integration von Politik ins alltägliche Leben betonen und über Prozesse der Identitätsbildung verfügen, tendieren dazu, in der Szene zu wurzeln.[142] Aufgrund der oft nicht vorurteilsfreien Nutzung des Begriffs Szene wird er in dieser Arbeit durch Community ersetzt. Nicht immer ist eine analytische Trennung zwischen Community und Bewegungen sinnvoll oder möglich. In diesen Fällen wird das Begriffspaar »schwule Community und Bewegung« verwendet.

1.4 Methodik, Quellen und Vorgehen

Dieses Buch untersucht vor allem den auf Recht bezogenen Teil des AIDS-Diskurses, insbesondere auf Ebene der schwulen Bewegung und Community, außerdem seine Auswirkung auf Subjektivierungsprozesse und Formen kollektiver Identität, aber auch die konkreten (rechtsbezogenen) Praktiken der Handelnden. Es werden daher diskursanalytische und praxeologische Ansätze mitein-

---

137 Vgl. Haunss, Sebastian: Kollektive Identität, soziale Bewegungen und Szenen, in: *Forschungsjournal Soziale Bewegungen* 24 (2011), H. 4, S. 41–53, hier: S. 44.
138 Hier in Anschluss an Giesen/Seyfert: Kollektive Identität.
139 Vgl. Haunss, Sebastian/Leach, Darcy K.: Scenes and Social Movement, in: Hank Johnston (Hg.): Culture, Social Movements and Protest, Farnham 2009, S. 255–276, hier: S. 259.
140 Vgl. ebd., S. 258.
141 Vgl. Roth/Rucht: Einleitung, S. 13.
142 Vgl. Haunss/Leach: Scenes and Social Movement, S. 270–274.

ander kombiniert. In Anlehnung an Dagmar Freist wird hier von Praktiken und Diskursen als »umfassende Praxis-/Diskursformationen« ausgegangen. Sie sind durch ihren gemeinsamen Bezug auf kulturelle Codes miteinander verbunden. Zudem institutionalisieren sie zusammen bestimmte Subjektivierungsweisen.[143]

1.4.1 Diskurs

Der diskursanalytische Teil ist an die von Peter Hasling konkretisierte Diskursanalyse angelehnt, welche auf der von Achim Landwehr vorgeschlagenen historischen Diskursanalyse basiert.[144] Darüber hinaus wird nach Akteur*innen und der Genealogie des Wissens sowie der Konfigurationen von Denkkollektiven gefragt. Hasling unterscheidet fünf aufeinander bezogene Schritte der Diskursanalyse: (I) Korpus und Fokussierungstiefe, (II) Medialität und Kontext, (III) Textanalyse, (IV) Diskursanalyse, (V) Einordnung der Ergebnisse in ein Gesamtbild des untersuchten Diskurses.[145] Zur Präzisierung der Begrifflichkeiten wird auf die kritische Diskursanalyse nach Margarete und Siegfried Jäger zurückgegriffen.[146]

Der AIDS-Diskurs unterlag nicht nur zeitlich einem Wandel, sondern zeigte sich in verschiedenen sozialen Gruppen auch in unterschiedlicher Ausprägung, was wiederum mit unterschiedlichen Diskurspositionen einherging. Dieser Aspekt ist in den bisherigen Veröffentlichungen zum AIDS-Diskurs nur in geringem Maß berücksichtigt worden. Zum Beispiel differenziert Torsten Eitz in seiner ausführlichen Untersuchung des AIDS-Diskurses in der Bundesrepublik sein Material nicht nach Entstehungskontext und Rezipient*innenkreis. Die schwule Bewegung und Community vor allem als einen kommunikativen Zusammenhang zu verstehen, impliziert jedoch in Anlehnung an die kritische Diskursanalyse nach Siegfried Jäger das Vorliegen eines Diskursraumes in dem spezifische Diskursstränge und -positionen vorliegen können.[147]

Die Arbeit nimmt diejenigen Diskursstränge (z. B. Safer Sex, Datenerfassung, etc.) des AIDS-Diskurses in den Blick, die einen Zusammenhang mit Recht und Regulierungen aufweisen. Unter Diskurssträngen werden die thematisch ein-

---

143 Freist, Dagmar: Diskurse – Körper – Artefakte. Historische Praxeologie in der Frühneuzeitforschung, Bielefeld 2014, S. 13.
144 Diese beschreibt er in seinem Aufsatz: Hasling, Peter: Diskurs, Sprache, Zeit, Identität. Plädoyer für eine erweiterte Diskursgeschichte, in: Franz X. Eder (Hg.): Historische Diskursanalyse. Genealogie, Theorie, Anwendung, Wiesbaden 2006, S. 27–50.
145 Vgl. ebd., S. 46–48.
146 Vgl. Jäger, Siegfried/Zimmermann, Jens (Hg.): Lexikon kritische Diskursanalyse. Eine Werkzeugkiste, Münster 2010.
147 Vgl. Jäger, Siegfried: Kritische Diskursanalyse. Eine Einführung, Münster [7]2015, S. 26–29. Vielen Dank an Lorenz Weinberg für die Idee zur Verwendung des Begriffs Diskursraum.

heitlichen Diskursverläufe innerhalb eines AIDS-Diskurses verstanden.[148] Der AIDS-Diskurs wird auf verschiedenen Diskursebenen[149] untersucht. Im Mittelpunkt steht die Diskursebene Zeitschriften der schwulen Community und Bewegung. An einigen Stellen findet auch eine Analyse auf der Ebene der Rechtswissenschaften statt. In Anlehnung an Siegfried Jäger kann die Diskursebene auch als sozialer Ort bezeichnet werden. Innerhalb eines Diskursstrangs können wiederum mehrere Diskurspositionen in unterschiedlich starker Ausprägung vorhanden sein. Eine Diskursposition ist Margarete Jäger zufolge »der Ort, von dem aus eine Beteiligung am Diskurs und seine Bewertung für den Einzelnen und die Einzelne bzw. für Gruppen und Institutionen erfolgt. Sie produziert und reproduziert die besonderen diskursiven Verstrickungen, die sich aus den bisher durchlebten und aktuellen Lebenslagen der Diskursbeteiligten speisen.«[150]

Hauptträger für den Diskursraum der schwulen Bewegung und Community in den 1980er und frühen 1990er Jahren waren Zeitschriften, da sie nicht nur die in der Community und Bewegung vorherrschenden Debatten und Annahmen abbilden, sondern auch einen überregionalen Austausch ermöglichten. Im Untersuchungszeitraum (1981–1996) gab es eine große Anzahl an Zeitschriften, die oft an bestimmte Gruppen gekoppelt waren. Viele von ihnen sind nicht oder nur unvollständig in Archiven überliefert. Sie wurden für einzelne Aspekte zusätzlich herangezogen, vorrangig flossen in das Korpus aber die bedeutendsten vier überregionalen Zeitschriften des Untersuchungszeitraums ein: der *Rosa Flieder*, die *Siegessäule*, *Magnus* und *Du&Ich*. Der *Rosa Flieder* erschien alle zwei Monate, die weiteren Zeitschriften in einem monatlichen Turnus. Alle Ausgaben sind für den Untersuchungszeitraum vollständig im Schwulen Museum erhalten und wurden entsprechend systematisch ausgewertet.

Der *Rosa Flieder* war die wichtigste bewegungsnahe Zeitschrift im Untersuchungszeitraum und wurde bundesweit gelesen. Sie wurde 1978 in Nürnberg gegründet und von der örtlichen Schwulengruppe Fliederlich herausgegeben.[151] 1989 ging sie in der neu gegründeten bundesweiten Zeitschrift *Magnus* auf. Die *Siegessäule* ist im April 1984 zum ersten Mal erschienen und basierte auf dem

---

148 Vgl. Jäger/Zimmermann (Hg.): Lexikon kritische Diskursanalyse, S. 16.
149 Der Begriff Diskursebene wird im Rahmen dieser Arbeit in Anlehnung an die Interdiskursanalyse von Jürgen Link verstanden. Im Lexikon kritische Diskursanalyse heißt es hierzu: »Der gesamtgesellschaftliche Diskurs setzt sich aus wissenschaftlichen Spezialdiskursen und dem Interdiskurs zusammen. [...] Diskursebenen kann man als ›soziale Orte‹ sehen, von denen ausgesprochen wird. Dies sind die Ebenen, auf denen verschiedene Diskursstränge erscheinen, z. B. die Ebene der Wissenschaft, der Politik, der Medien, der Erziehung, des Alltags, des Geschäftslebens der Verwaltung etc.« (Tonks 2009, S. 38).
150 Jäger, Margarete: Fatale Effekte. Die Kritik am Patriarchat im Einwanderungsdiskurs, Duisburg 1996, S. 47, zitiert nach Jäger/Zimmermann (Hg.): Lexikon kritische Diskursanalyse, S. 17.
151 Vgl. Haunss: Identität in Bewegung, S. 96.

Info-Blatt der Berliner Allgemeinen Homosexuellen Arbeitsgemeinschaft (AHA).[152] Für die AHA war es zuvor immer schwieriger geworden, ihr Info-Blatt zusammenzustellen, und schlug daher dem Treffen Berliner Schwulengruppen (TBS) vor, das Info-Blatt in ein gemeinsames Projekt umzuwandeln. Das TBS entschied sich, die neue Initiative auch finanziell zu unterstützen. Zwar war die *Siegessäule* auf Berlin ausgerichtet, sie wurde aber auch bundesweit rezipiert. Die *Siegessäule* ging 1989, ebenso wie der *Rosa Flieder*, zunächst in der *Magnus* auf, bevor sie im November 1990 als Beilage der *Magnus* wiederbelebt wurde.

Bereits 1987 entstand bei der *Siegessäule* und dem *Rosa Flieder* die Idee, durch eine Fusion eine größere, qualitativ hochwertigere und schlagkräftigere schwulenbewegte Zeitschrift zu bilden. Auslöser war die wahrgenommene Notwendigkeit, den Herausforderungen durch die AIDS-Krise und der Gewalt von rechts zu begegnen sowie die eigene Arbeit zu professionalisieren.[153] In den folgenden zwei Jahren sammelten die Aktivist*innen Geld, bis schließlich im März 1989 die erste Ausgabe der *Magnus* erscheinen konnte. Die letzte Ausgabe der *Magnus* wurde 1996 herausgegeben.

Die *Du&Ich* erschien bereits am 1. Oktober 1969, also einen Monat nach der Entschärfung des § 175 StGB, zum ersten Mal und wurde erst im Juli 2014 eingestellt. Im Gegensatz zu *Rosa Flieder*, *Magnus* und *Siegessäule* war die *Du&Ich* eher bewegungsfern ausgerichtet und versuchte eine möglichst große Anzahl an schwulen Männern zu erreichen.[154] Über Vorgänge und Themen innerhalb der Bewegung wurde dennoch berichtet. Bildmaterial und Kontaktanzeigen nahmen aber einen deutlich größeren Raum ein als in den drei bewegungsnahen Magazinen.

Als weitere Zeitschrift floss die bisher in geschichtswissenschaftlichen Veröffentlichungen nicht ausgewertete Berliner *Vor-Sicht* in das Korpus ein. Sie wurde mithilfe des Schwulenreferats des AStA der TU Berlin gegründet und erschien im Mai 1986 zum ersten Mal. Ziel der Herausgeber*innen war es, eine weitere Plattform für die Verbreitung von Informationen über HIV/AIDS und deren Diskussion zu schaffen.[155] Die Zeitschrift war am Schnittpunkt zwischen Schwulen- und AIDS-Hilfe-Bewegung angesiedelt. Im Oktober 1989 erschien die

---

152 Vgl. Bartholomae, Joachim: Klappentexte – Verlage, Buchläden und Zeitschriften als Infrastruktur der Schwulenbewegung, in: Andreas Pretzel/Volker Weiß (Hg.): Zwischen Autonomie und Integration. Schwule Politik und Schwulenbewegung in den 1980er und 1990er Jahren, Hamburg 2013, S. 69–92, hier: S. 72.
153 Vgl. NN: Wir brauchen eine schwulenbewegte Zeitschrift, in: *Siegessäule* 4 (1987), H. 12; Eckert, Albert: Voll im weltweiten Trend, in: *Siegessäule* 5 (1988), H. 2, S. 13.
154 Vgl. Beljan: Rosa Zeiten?, S. 28–29; Joachim Bartholomae verglich die *Du&Ich* mit Illustrierten, siehe Bartholomae: Klappentexte, S. 71.
155 Vgl. Lenz, Michael/Maaß, Klaus/Teuber, Bernhard: AIDS?! Schon wieder. Ich kann und will nichts mehr hören!, in: *Vor-Sicht* (1986), H. 1, S. 3–5; Lenz, Michael/Maaß, Heiko/Teuber, Bernhard: editorial, in: *Vor-Sicht* (1986), H. 2, S. 4.

letzte Ausgabe. Der Mitinitiator Michael Lenz baute in der Folge die Zeitschrift *Deutsche AIDS-Hilfe Aktuell* mit auf.[156] Diese hatte zwar eine ähnliche Zielstellung, richtete sich aber vor allem an die AIDS-Selbsthilfebewegung. Artikel aus dieser Zeitschrift flossen daher nicht in das Korpus für die Diskursanalyse ein.

Ergänzend zu den überregional zirkulierenden Zeitschriften fanden drei regionale schwulenbewegte Zeitschriften Eingang in das Korpus. Um den in Bayern besonders intensiv geführten Auseinandersetzungen um Recht und AIDS Rechnung zu tragen, wurden die *Nürnberger Schwulenpost* (NSP) und das Münchener *Keller Journal* in die Untersuchung einbezogen. Ihre Überlieferung im Forum Queeres Archiv München ist jedoch nicht vollständig. Die *Nürnberger Schwulenpost* konnte daher nur mit den Jahrgängen von 1985 bis 1991 in das Korpus eingehen. Erschienen ist sie von 1985 bis 2007 und wurde als regionale Zeitschrift von der Nürnberger Schwulengruppe Fliederlich herausgegeben.[157] Das *Keller Journal* floss mit seinen im Forum Homosexualität überlieferten Ausgaben von Dezember 1982 bis Dezember 1984 ein. Unklar ist, bis wann das *Keller Journal* produziert wurde.

In der von 1990 bis 2003 erschienenen Zeitschrift *Die andere Welt* spiegelt sich die Perspektive der Lesben- und Schwulenbewegung in den ostdeutschen Bundesländern nach der Wende wider, weshalb sie in das Korpus aufgenommen wurde.[158] Die Zeitschrift wurde von der Berliner Gruppe Courage herausgegeben, welche sich vor dem Fall der Mauer in Ost-Berlin gegründet hatte.

Die Auswahl der einzelnen Text erfolgte aufgrund ihres thematischen Schwerpunktes. Zentrales Kriterium waren Texte, welche HIV/AIDS und Recht thematisieren, einbezogen wurden aber auch Texte zur AIDS-Politik, HIV/AIDS und die Schwulenbewegung und zur AIDS-Selbsthilfe. Außen vor blieben hingegen Erfahrungsberichte über das Leben mit HIV/AIDS ohne Rechtsbezüge sowie die literarische und künstlerische Auseinandersetzung mit HIV/AIDS ohne Rechtsbezug. Das so entstandene Korpus hat einen Umfang von 1904 Artikeln und verteilt sich folgendermaßen über die Zeitschriften: *Siegessäule* (664), *Du&Ich* (372), *Magnus* (275), *Rosa Flieder* (226), *KellerJournal* (21), *Nürnberger Schwulenpost* (135), *Vor-Sicht* (177) und *Die andere Welt* (34). Die quantitative Verteilung ist allerdings mit Vorsicht zu betrachten. Die Artikel unterscheiden sich in Länge und Qualität zum Teil stark. Offensichtlich ist an dieser Stelle jedoch die besonders intensive Berichterstattung in der *Siegessäule*. Und eine weitere Tendenz sei hier bereits vorweggenommen, nämlich die deutliche diskursive Verdichtung in den Jahren 1987 (311 Artikel) und 1988 (386 Artikel).

---

156 Vgl. Lenz, Michael: Editorial, in: *Vor-Sicht* 4 (1989), H. 10, S. 3.
157 Vgl. Bartholomae: Klappentexte, S. 72.
158 Vgl. ebd., S. 73.

1.4.2 Handeln

Nicht zuletzt ist auch das mit dem Diskurs verwobene konkrete Handeln der einzelnen Akteur*innen bzw. ihr gemeinsames Handeln in Form von Gruppen relevant. Daran anschließend wird in diesem Buch außerdem die Verdichtung von Handlungen zu Praktiken im Sinne der historischen Praxeologie untersucht.

Mit Sven Reichardt gesprochen handelt es sich bei Praktiken um »Handlungsvollzüge, durch die soziales Geschehen in seiner Ordnung und seinem Wandel konstituiert wird«.[159] Reichardt fokussiert hier jedoch vor allem körperliches Handeln. Für die vorliegende Arbeit ist daher die von Lucas Haasis und Constantin Rieske aufgestellte Definition von Praktiken als »rekonstruierbare (Alltags-)Muster vergangenen menschlichen Tuns und Sprechens« maßgeblich.[160] Praktiken fungieren in diesem Verständnis als »Ort des historisch Sozialen«. In den Blick gerät hierdurch sowohl der Einfluss sozialer Strukturen und Diskurse auf das Handeln als auch die individuelle Unabhängigkeit.[161] Damit werden die einzelnen Akteur*innen als »interpretierendes Subjekt verstanden, das je nach Handlungskontext Bedeutungsinstabilitäten und Transformationen ermöglichen kann«.[162]

Für die Fragestellung dieser Studie interessieren zum einen Diskurspraktiken, also konkrete Handlungen, mit denen der Diskurs verändert, transformiert und destabilisiert wurde. Zum anderen liegt der Schwerpunkt auf Rechtspraktiken – bei denen es sich auch um Diskurspraktiken handeln kann –, die für die vorgestellte Konzeptionierung von Recht zentral sind. Das sind jene Praktiken, die Recht konstituieren und transformieren. Diese können zusammenfassend als Bündel an rechtsbezogenen Praktiken verstanden werden, darunter »Rechtssetzung, Rechtsprechung, Rechtsanwendung, Rechtswissenschaft, Rechtsbefolgung und Rechtsverstöße«.[163] Rechtsanthropologisch und in Anlehnung an Beate Binder formuliert, geht es erstens um das Handeln, dass zu einer »Veralltäglichung« des Rechts führt, also darum, wie Recht zum Teil des alltäglichen Han-

---

159 Reichardt, Sven: Praxeologische Geschichtswissenschaft. Eine Diskussionsanregung, in: *Sozial.Geschichte* 22 (2007), H. 3, S. 43–65, hier: S. 44; Reichardt wiederum übernahm Teile seiner Definition aus Bongaerts, Gregor: Soziale Praxis und Verhalten – Überlegungen zum Practice Turn in Social Theory, in: *Zeitschrift für Soziologie* 36 (2007), H. 4, S. 246–260.
160 Haasis, Lucas/Rieske, Constantin: Historische Praxeologie. Zur Einführung, in: dies. (Hg.): Historische Praxeologie. Dimensionen vergangenen Handelns, Paderborn 2015, S. 7–54, hier: S. 17.
161 Vgl. ebd., S. 14.
162 Reichardt, Sven: Zeithistorisches zur praxeologischen Geschichtswissenschaft, in: Arndt Brendecke (Hg.): Praktiken der Frühen Neuzeit, Köln 2015, S. 46–61, hier: S. 51.
163 Marschelke, Jan-Christoph/Hamann, Falk/Weichold, Martin/Wierbinski, Peter: Die Praxis der Praxis – Vermessung des juristischen Felds und die alltägliche Produktion von Normativität, in: *Zeitschrift für Grundlagen des Rechts* 5 (2019), H. 2, S. 123–128, hier: S. 125.

delns und »mit sozialem Leben gefüllt« wird.[164] Zweitens gerät die Auslegung von Gesetzen in lokalen Kontexten z. B. durch Verwaltungen und Bewegungsakteur*innen in den Blick.[165] Drittens fokussiert die Perspektive auf die unterschiedlichen Formen der Mobilisierung von Recht, in denen es als Werkzeug genutzt wird, eine Möglichkeit der Kollektivierung darstellt oder Gegenstand der Verhandlung ist.[166]

Das Handeln und die Praktiken der Akteur*innen werden auf Basis einer großen Bandbreite an Quellen analysiert. Neben dem für die Diskursanalyse verwendeten Korpus an Zeitschriftenartikeln wurden hierfür weitere Texte aus Zeitschriften hinzugezogen, die einen Rückschluss auf das Handeln von Akteur*innen zulassen. Als ergiebig erwiesen sich insbesondere solche Zeitschriften, die an Gruppen angegliedert waren, wie etwa das *aha-info* (Allgemeine Homosexuelle Aktion), die *Rundgespräche* (Verband von ›74, Schwuler Verband Deutschland) und *Deutsche AIDS-Hilfe Aktuell* (Deutsche AIDS-Hilfe, lokale AIDS-Hilfen).

Die Überlieferung hinsichtlich der relevanten Akteur*innen und Gruppen ist von unterschiedlicher Qualität. Für den Bundesverband Homosexualität (BVH) konnte auf die erschlossenen Bestände im Schwulen Museum sowie auf den Nachlass von Andreas Salmen im Hamburger Institut für Sozialforschung zurückgegriffen werden. Für die Münchener Gruppen konnte Bestände im Forum Homosexualität genutzt werden. Zusätzlich musste die Berichterstattung in den Zeitschriften hinzugezogen werden. Für die Nürnberger Gruppe Komitee AIDS und Menschenrechte stand neben Zeitschriftenartikeln auch eine ausführlichere Dokumentation zur Verfügung, die im Mainzer Kultur- und Kommunikationszentrum für Lesben, Schwule, Bisexuelle, Trans* und Intersexuelle überliefert ist. Für ACT UP (insbesondere die Berliner Gruppe) stand der noch unerschlossene Bestand im Schwulen Museum zur Verfügung. Besonders lückenhaft ist die Überlieferung der Deutschen AIDS-Hilfe. Zwar existiert hier ein umfangreiches Online-Archiv der Publikationen, interne Dokumente sind jedoch nicht überliefert. Durch Interviews mit zentralen Akteur*innen konnte diese Überlieferungslücke jedenfalls zum Teil geschlossen werden. Zudem war es möglich, auf das Privatarchiv von Stefan Reiß zurückzugreifen. Die AIDS-Hilfe Hildesheim wiederum wurde wegen der für eine lokale AIDS-Hilfe guten Überlieferungssituation als Fallbeispiel ausgewählt. Zu dieser Gruppe sind die Jahresberichte und wichtige Dokumente im Stadtarchiv Hildesheim archiviert. Des Weiteren er-

---

164 Vgl. Binder, Beate: Rechtsmobilisierung. Zur Produktivität der Rechtsanthropologie für eine Kulturanthropologie des Politischen, in: Johanna Rolshoven/Ingo Schneider (Hg.): Dimensionen des Politischen. Ansprüche und Herausforderungen der Empirischen Kulturwissenschaft, Berlin 2018, S. 50–61, hier: S. 54.
165 Vgl. ebd., S. 56.
166 Vgl. ebd., S. 57.

möglichten die Bestände im Archiv Grünes Gedächtnis[167] die Verschränkungen zwischen Schwulenbewegung und der Partei Die Grünen zu untersuchen. Schließlich wurden Bestände aus dem Bundesarchiv und dem Archiv der Robert-Havemann-Gesellschaft herangezogen, um die Situation in Ostdeutschland kurz nach der Wende zu rekonstruieren.

1.4.3 Erfahrungen

Die lückenhafte archivalische Überlieferung konnte erfreulicherweise um Interviews mit vier noch lebenden[168] Aktivist*innen aus der Schwulenbewegung ergänzt werden. In chronologischer Reihenfolge waren dies Hans Hengelein, Manfred Bruns, Stefan Reiß und Albert Eckert. Aufgrund ihres einflussreichen Wirkens in der Bewegung sind ihre Erfahrungen, Sinnzuschreibungen und Narrative von besonderem Interesse.

Ziel dieser Interviews war es nicht, Zugang zu einem Abbild vergangener Wirklichkeiten zu erlangen. Dazu wären sie auch nicht geeignet. Dorothee Wierling weist im Kontext der Oral History darauf hin, dass »Erinnerungen nicht auf einfachem Wege zugänglich sind; und die, die zugänglichen sind, sind nicht einfache Abbilder von Ereignissen, nicht einmal unmittelbare von subjektiven Erlebnissen, sondern Reproduktionen von in eine komplexe lebensgeschichtliche Erfahrungsaufsicht eingebetteten Bildern«.[169] In Bezug auf Interviews von Zeitzeug*innen spricht Roswitha Breckner daher von einem in der Gegenwart geschaffenen Text, der auf eine in der Vergangenheit erlebte Wirklichkeit verweist. Die Art und Weise, wie diese Erzählung präsentiert wird, ist durch die persönliche Relevanzzuschreibung für die Gegenwart und die eigene Lebensgeschichte der interviewten Person geprägt.[170] Anders formuliert ist die Erzählung im Interview Teil einer Selbstvergewisserung, in der auch auf aktuelle gesellschaftliche Debatten Bezug genommen wird.[171]

---

167 Im Archiv Grünes Gedächtnis liegen sowohl Archivalien zur Geschichte der Partei Die Grünen und Ihrer Vorgängerorganisationen sowie Dokumente der Neuen Sozialen Bewegungen.
168 Manfred Bruns verstarb leider vor der Vollendung der Arbeit, am 22. Oktober 2019.
169 Wierling, Dorothee: Oral History, in: Michael Maurer (Hg.): Aufriß der Historischen Wissenschaften, Bd. 7: Neue Themen und Methoden der Geschichtswissenschaft, Stuttgart 2003, S. 81–151, hier: S. 96.
170 Vgl. Breckner, Roswitha: Von den Zeitzeugen zu den Biographen. Methoden der Erhebung und Auswertung lebensgeschichtlicher Interviews, in: Julia Obertreis (Hg.): Oral History. Basistexte, Stuttgart 2012, S. 131–151, hier: S. 134.
171 Vgl. Obertreis, Julia: Oral History. Geschichte und Konzeptionen, in: dies. (Hg.): Oral History. Basistexte, Stuttgart 2012, S. 7–30, hier: S. 25.

Um diesen individuellen Prozess der Rekonstruktion und Bedeutungszuschreibung nicht zu beeinflussen, wurden die Interviews mit der von Roswitha Breckner für die Oral History vorgeschlagenen Interviewtechnik, die wiederum auf der Konzeption des narrativen Interviews nach Fritz Schütze basiert, durchgeführt. Die Interviewtechnik gliedert sich in drei Phasen: (I) Eingangsfrage und Eingangserzählung, (II) narratives Nachfragen und (III) externaler Nachfrageteil (III).[172] Zum Start des Interviews und zur Einleitung der ersten Phase wurde den Interviewten als Eingangsimpuls zunächst eine Frage gestellt.[173] Diese lautete: »Wann spielte AIDS zum ersten Mal eine Rolle in Ihrem Leben?« Die Frage war bewusst so offen formuliert, denn Recht als Interpretationsrahmen für die Auseinandersetzung mit HIV/AIDS sollte nicht vorgegeben werden. Die Rückfragen in der zweiten Interviewphase dienten dazu, weitere Erzählungen zu generieren, zum Beispiel mehr Details oder anschließende Ereignisse.[174] In der dritten Interviewphase wurden Rückfragen zu Aspekten gestellt, die bisher nicht zur Sprache gekommen waren, sich aber aus dem Kontextwissen über die interviewte Person ergaben.[175]

Das erste Interview wurde gemeinsam mit Veronika Springmann am 31. Januar 2019 mit dem mittlerweile verstorbenen *Manfred Bruns* geführt. Bruns wurde sowohl aufgrund seines Engagements in der Schwulenbewegung als auch wegen seiner Mitarbeit in der AIDS-Enquete-Kommission für ein Interview ausgewählt. 1985 wurde er von der *Bild* geoutet und engagierte sich in der Folge in der westdeutschen Schwulenbewegung unter anderem im Kuratorium des Bundesverbandes Homosexualität (BVH). Von 1987 bis 1993 war Bruns Mitglied der Enquete-Kommission »Gefahren von AIDS und wirksame Wege zu ihrer Eindämmung« und verfasste eine Reihe von rechtswissenschaftlichen Aufsätzen zum Thema. Im Jahr 1990 wechselte er zusammen mit Volker Beck und Günter Dworek vom BVH in den Schwulenverband in Deutschland (SVD) und setzte sich dort für eine schwule Bürgerrechtspolitik ein.[176]

Das zweite Interview wurde am 2. März 2019 mit *Hans Hengelein* geführt. Das Gespräch mit ihm ist aufgrund seines teilweise überlappenden Engagements in der Schwulenbewegung, in der AIDS-Selbsthilfe und bei den Grünen relevant. Ab 1981 war er in der Schwulenbewegung in Erlangen aktiv und schrieb für die Bewegungszeitschriften *Siegessäule* und *Rosa Flieder*. Von 1984 bis 1987 war er Mitarbeiter bei den Grünen im Bundestag, unter anderem bei dem ersten offen schwulen Bundestagsabgeordneten Herbert Rusche. Schließlich war er der erste

---

172 Vgl. Breckner: Von den Zeitzeugen zu den Biographen.
173 Vgl. ebd., S. 137–139.
174 Vgl. ebd., S. 139–140.
175 Vgl. ebd., S. 140–141.
176 Vgl. Lesben- und Schwulenverband Deutschland: Wir verlieren einen Vorkämpfer der LSBTI-Emanzipationsbewegung, Oktober 2019, https://tinyurl.com/37dbrt5y [22.3.2025].

Leiter des neugeschaffenen Referats »HIV und AIDS« der Deutschen AIDS-Hilfe, das sich vor allem auf die Bedürfnisse von Menschen mit HIV und AIDS fokussierte.[177]

Das dritte Interview fand am 20. Juni 2019 mit *Stefan Reiß* statt und wurde zusammen mit Ulrike Klöppel und Eugen Januschke durchgeführt. Stefan Reiß war eine zentrale Figur der westdeutschen Schwulenbewegung. Er war Mitorganisator des Homolulu Festivals im Sommer 1979 und Mitgründer und Vorstandsmitglied der Homosexuellen Selbsthilfe. Zudem engagierte er sich bei den Schwulen Juristen. Als Interviewpartner war er vor allem für seine Beteiligung an der Gründung der Deutschen AIDS-Hilfe relevant.[178]

Das vierte Interview wurde über Videokonferenz am 7. April 2020 mit *Albert Eckert* aufgrund seines Engagements in der Berliner Schwulenbewegung, seiner Autorentätigkeit für die *Siegessäule* und seines Aktivismus gegen die Volkszählung geführt. Zudem war er ein enger Freund des 1992 verstorbenen AIDS-Aktivisten Andreas Salmen.

Alle Interviews wurden transkribiert und systematisch ausgewertet. Nur in den Fällen von Manfred Bruns und Stefan Reiß ergaben sich Informationen, insbesondere in Bezug auf persönliche Bedeutungszuschreibungen, die über die schriftlichen Quellen hinausgingen und für die Fragestellung des Buches relevant waren. Die Interviews mit Hans Hengelein und Albert Eckert sind daher nicht direkt eingeflossen.

1.5 Aufbau des Buches

Der Untersuchungsgegenstand zeichnet sich durch eine Reihe von parallel ablaufenden Prozessen aus. Daher folgen die einzelnen Kapitel keinem strikten chronologischen Verlauf, sondern sind thematisch unterteilt und decken – je nach Zuschnitt – überlappende Bereiche des Untersuchungszeitraums (1981–1996) ab.

Im Mittelpunkt von *Kapitel 2* steht die frühe Auseinandersetzung der Schwulenbewegung mit HIV/AIDS bis zur Verfügbarkeit des HIV-Antikörpertests im Jahr 1985. Es zeichnet Transfer, Aufbau und Zirkulation von Wissen über HIV/AIDS in der schwulen Bewegung und Community nach. Damit verbunden untersucht das Kapitel den AIDS-Diskurs in Community und Bewegung, bevor

---

[177] Vgl. NN: 2006. Hans Hengelein. »Visionär und Realo in einer Person« auf der Website von Rosa Courage, 2019, https://rosa-courage.de/preistraegerinnen/2006-preistraeger-hans-hengelein/ [22.3.2025].
[178] Vgl. den Lebenslauf auf seiner Website, 2022, https://stefan-reiss-berlin.de [22.3.2025].

ein Bezug zu Recht hergestellt wurde. Schließlich beleuchtet es die Struktur der Schwulenbewegung in Westdeutschland zu Beginn der AIDS-Krise.

Seuchen- und Strafrecht waren die beiden Rechtsfelder, die in den Debatten der Schwulenbewegung als erste und am intensivsten diskutiert wurden. In ihnen spiegelt sich auch das Verhältnis zum Staat wider. *Kapitel 3* nimmt daher das Strafrecht näher in den Blick, *Kapitel 4* das Seuchenrecht. Gemeinsam ist ihnen der Fokus auf die subjektivierende Wirkung der beiden Rechtsgebiete und die Untersuchung verschiedener Formen der Rechtspraktiken und Rechtsmobilisierung, die sich daraus ergeben. Anhand des Strafrechts untersucht *Kapitel 3* schwerpunktmäßig zwei Prozesse: Erstens interessiert, wie die zunächst abseits von Recht und Regulierung entwickelte Norm des Safer Sex über Gerichtsprozesse verrechtlicht und transformiert wurde. Zweitens wird untersucht, welche Rechtspraktiken gegen eine drohende strafrechtliche Verfolgung von (potenziellen) HIV-Übertragungen in Stellung gebracht wurden. In *Kapitel 4* verschiebt sich der Schwerpunkt auf AIDS- und rechtsbezogene Subjektivierungsprozesse. Es geht dem Transfer der epidemiologischen Risikogruppen in das Seuchenrecht nach. Zudem wird die Nutzung von Datenschutz als Mitigierungsstrategie gegenüber dem Staat und als Teil des Subjektivierungsprozesses diskutiert.

Die Auseinandersetzung mit HIV/AIDS bedeutete auch eine Transformation der Schwulenbewegung und von deren Verhältnis zu staatlichen Institutionen. *Kapitel 5* nimmt daher in den Blick, wie – basierend auf den in Kapitel 3 und 4 beschriebenen Subjektivierungs- und Kollektivierungsprozessen – sich Gruppen und Vereine institutionalisierten und inwieweit sich darin verschiedene Politisierungsprozesse widerspiegeln. Damit einhergehend wird gezeigt, wie sich die politischen Ziele innerhalb der Bewegung wandelten. Dieser Punkt wird schließlich in *Kapitel 6* detaillierter dargelegt. Hier wird aufgezeigt, wie die Schwulenbewegung auf rechtliche Diskriminierungen im Kontext von HIV/AIDS abseits des Seuchenrechts reagierte und wie in der Konfrontation mit HIV/AIDS insgesamt neue Emanzipationsziele und -strategien entstanden. Dabei wird auch beleuchtet, wie und warum nicht nur die Auseinandersetzung mit rechtsbezogener Diskriminierung im Kontext von HIV/AIDS Anfang der 1990er Jahren als Thema der Schwulenbewegung verschwand, sondern auch der schwulenpolitische AIDS-Aktivismus allgemein zurückging.

2 Die frühe Auseinandersetzung mit HIV/AIDS in der westdeutschen Schwulenbewegung

Zeitgleich mit dem ersten medizinischen Fachartikel über AIDS im September 1982 berichtete auch die Schwulenzeitschrift *Du&Ich* über das gehäufte Auftreten der Hauptkrebsvariante Kaposi-Sarkom bei jungen schwulen Männern in New York. Die Zeitschrift stellte fest, dass bereits im April 1982 in Los Angeles ein Kongress schwuler Männer sich mit den Konsequenzen dieser Krankheit beschäftigt hatte. Zudem wurde auf aktuelle Forschung verwiesen, der zufolge das Kaposi-Sarkom durch ein »Immundefizit« begünstigt werde. Ein solches Defizit sei in einer Untersuchung dann auch bei 80–85 Prozent der 100 sexuell aktiven schwulen Männer, die an der Studie teilnahmen, nachgewiesen worden.[179] Zu den politischen Konsequenzen hieß es:

> »Die Moral Majority hat selbstverständlich bereits zum Kaposi-Syndrom unter Homosexuellen Stellung genommen. Sie sieht darin eine gerechte Strafe Gottes für ein Leben in Sünde und Unmoral.«[180]

Besonders deutlich wird in diesem Artikel, wie AIDS – hier noch ohne Namen – in der Bundesrepublik anfangs als ein rein US-amerikanisches Phänomen diskutiert wurde. Zudem fragte der Artikel weder nach den Ursprüngen der Erkrankungen noch nach der Plausibilität der Berichte. Zwei Monate später, im November 1982, wurde AIDS – weiterhin als Kaposi-Sarkom – erneut in der *Du&Ich* thematisiert und nun auch über die Ursprünge spekuliert. Dieser Artikel deutete aber auch an, welche Verunsicherung die Erkrankung inzwischen in Teilen der Community in Westdeutschland auslöste.[181] Es dauerte jedoch bis weit in das Jahr 1983, bis die Debatte um AIDS wirklich in der westdeutschen Schwulenbewegung und der breiteren Community ankam.

---

179 Vgl. NN: Kaposi-Opfer, in: *Du&Ich* 14 (1982), H. 9, S. 67.
180 Ebd.
181 Vgl. Roedelheim, Wolf von: Panik um Poppers!, in: *Du&Ich* 14 (1982), H. 11, S. 62–65, hier: S. 62.

Im Fokus dieses Kapitels steht der Zeitraum von den ersten Berichten über AIDS in westdeutschen Medien vom Sommer 1981[182] bis zum 25. Oktober 1984. An diesem Tag berichtete das Berliner TV-Nachrichtenmagazin *Abendschau* über die Durchführung von HIV-Antikörpertests in der Justizvollzugsanstalt Moabit. Mit dieser Untersuchung wurde die Infektion von drei Häftlingen bekannt. Zudem vermutete der im Beitrag interviewte Leiter der klinischen Infektionsbiologie am Virchow-Klinikum in Berlin Hans D. Pohle eine hohe Dunkelziffer bei den Infektionen.[183] In der Folge kam es zu einer Intensivierung der bundesweiten Berichterstattung, mit der auch die Möglichkeiten des Tests stärker ins Zentrum der Debatte rückten.[184] Die Tests in der JVA stellten zugleich den Auftakt für Maßnahmen dar, die im Laufe des Jahres 1985 für eine weitreichende Verfügbarkeit des HIV-Antikörpertests sorgten. Gleichzeitig gab es erste Regulationsüberlegungen zur Eindämmung von HIV/AIDS durch die Regierungen auf Bundes- und Landesebene. Und nicht zuletzt sah sich die Schwulenbewegung gezwungen, auf HIV/AIDS zu reagieren. Wie der eingangs zitierte Artikel aus der *Du&Ich* zeigt, waren die USA ein wichtiger Bezugspunkt für die Debatten in Westdeutschland, weil AIDS dort zuerst beschrieben worden war und entsprechend erste Auseinandersetzungen in der Gesellschaft sowie in der schwulen Community und Bewegung angestoßen hatte.

2.1 Die »Entdeckung« von AIDS

Im Juni 1981 beobachteten Ärzt*innen in Los Angeles bei jungen schwulen Männern das gehäufte Auftreten der Pneumocystis-carinii-Pneumonie, einer Lungenentzündung, die üblicherweise durch eine Immunschwäche hervorgerufen wird. Dies alarmierte die Mediziner*innen und sollte in der Folge zur Beschreibung einer neuen Krankheit führen: AIDS. Einen Monat später wurde wiederum über eine überraschend hohe Zahl von ebenfalls jungen schwulen Männern berichtet, die mit Kaposi-Sarkom erkrankt waren, dieses Mal in New York.[185] Dieser seltene Hautkrebs war bis zu diesem Zeitpunkt fast nur bei älteren Menschen aufgetreten. Die weitere Forschung und daraus resultierende Publikationen machten die neue Krankheit zum ersten Mal beschreibbar. Über sie

---

182 Laut Sebastian Haus-Rybicki erschienen im Sommer 1991 erste Meldungen in kleineren Medien. Im Frühjahr gab es Berichte im *Stern* und *Spiegel*. *Die Zeit* veröffentlichte im März 1983 eine längere Dokumentation. Vgl. Sebastian Haus-Rybicki, Eine Seuche regieren, S. 39.
183 Vgl. *Abendschau* vom 25. Oktober 1984.
184 Vgl. Roland, Jürgen: AIDS-Test. Contra: Die AIDS-Falken, in: *Siegessäule* 1 (1984), H. 9, S. 29.
185 Vgl. Sepkowitz, Kent A.: AIDS. The First 20 Years, in: *The New England Journal of Medicine* 344 (2001), H. 23, S. 1764–1772, hier: S. 1765.

konnte nun gesprochen und Ansätze der Bekämpfung konnten diskutiert werden.

2.1.1 Medizinische Forschung

Die aus den frühen Beobachtungen hervorgegangenen Publikationen machten AIDS zum ersten Mal zu einem benennbaren Phänomen. Außerdem stellten sie eine enge Verbindung dieser neu entdeckten Krankheit zu männlicher Homosexualität her. Der erste Name der Krankheit, »gay-related immune deficiency syndrome«, spiegelt diesen Konnex wider. Die Krankheit AIDS ist jedoch älter. Entstanden war sie – nach heutigem Wissensstand – bedingt durch koloniale Praktiken im Kongobecken. Besonders relevant war die Versklavung von Arbeiter*innen. Diese wurden nicht mit Nahrungsmitteln versorgt und waren daher gezwungen, Buschfleisch zu konsumieren. Hierdurch kam es wahrscheinlich zu mindestens einem Übersprung des HI-Virus von Menschenaffen auf den Menschen. In der Folge konnte sich die dadurch ausgelöste Krankheit zunächst entlang des Kongo und im Anschluss in andere Teile der Welt ausbreiten.[186] Die USA erreichte AIDS wahrscheinlich mehrere Male unabhängig voneinander und deutlich vor dem Beginn der 1980er Jahre.[187] Bezeichnend ist, dass AIDS erst beim gehäuften Auftreten unter jungen weißen Männern Aufmerksamkeit erzeugte.

Im Laufe des Jahres 1982 folgte eine Reihe von medizinischen Veröffentlichungen, in denen – neben schwulen Männern – Haitianer*innen, Personen mit Hämophilie, also einer Blutgerinnungsstörung, und Frauen mit sexuellem Kontakt zu erkrankten Männern als Gruppen mit erhöhter Infektionsrate identifiziert wurden. Sie waren die Grundlage für das in den 1980er und 1990er Jahren wirksame Konzept der Risikogruppen, das eine enge Verknüpfung zwischen Bevölkerungsgruppen und HIV/AIDS herstellte. Mit einem Fachartikel, der im September 1982 erschien, wurde auch in der Benennung der Krankheit den diverser werdenden Betroffenengruppen Rechnung getragen: Der Artikel führte die Bezeichnung AIDS (acquired immuno deficiency syndrome) ein.[188]

---

186 Vgl. Pepin, Jaques: *The Origins of AIDS*, Cambridge 2011, S. 221–231. Eine kritische Auseinandersetzung mit kolonialen Einflüssen auf die Entstehung und Verbreitung von HIV/AIDS findet sich auch in: Giles-Vernick, Tamara/Didier, Gondola/Lachenal, Guillaume/Schneider, William H.: Social History, Biology, and the Emergence of HIV in Colonial Africa, in: *The Journal of African History* 54 (2013), H. 1, S. 11–30.
187 Vgl. Gilbert, M. Thomas P./Rambaut, Andrew/Walsiuk, Gabriela/Spira, Thomas J./Pitchenik, Arthur E.: The emergence of HIV/AIDS in the Americas and beyond, in: *PNAS* 104 (2007), H. 47, S. 18566–18570, hier: S. 18568–18569.
188 Vgl. Sepkowitz: AIDS, S. 1765.

Im Mai 1984 veröffentlichte ein Team von Forscher*innen um den Virologen Robert Gallo einen Artikel, in dem ein Virus als Verursacher von AIDS beschrieben wurde. Entsprechend der vermuteten Verwandtschaftsbeziehungen benannten sie es als Humanes T-Zell-Leukämie-Virus III (HTLV-III).[189] Fast gleichzeitig konnte auch ein französisches Forschungsteam das Virus beschreiben und gab ihm den Namen Lymphadenopathie-assoziiertes Virus (LAV).[190] Mit der Identifizierung des Virus rückte auch die Entwicklung eines in großen Mengen verfügbaren Tests, der das Virus im menschlichen Körper nachweisen konnte, in den Bereich des Möglichen. Diese Aussicht und die im Labor schon vorhandenen frühen Testverfahren führten in der Folge auch in der Bundesrepublik zu einer ersten Auseinandersetzung mit den gesellschaftlichen Auswirkungen des Tests, die maßgeblich von der im Jahr zuvor entstandenen Deutsche AIDS-Hilfe vorangetrieben wurde.[191] Die Zulassung eines ersten Tests erfolgte in den USA im März 1985, in der Bundesrepublik zwei Monate später.[192] Bis Mitte der 1980er Jahre verbreitete sich das Wissen über das HI-Virus[193] als ein übertragbarer Erreger von AIDS sowie über die Übertragungsmechanismen auch über die direkte Fachöffentlichkeit hinaus. Die Festigung von Erkenntnissen über die genaue Beziehung zwischen dem HI-Virus und der Erkrankung an AIDS sowie über die Latenzzeit zwischen Infektion und dem Ausbruch von AIDS dauerte hingegen deutlich länger. Genügend Daten dazu lagen erst Ende der 1980er Jahre vor.[194]

Welche Herausforderungen die Erfassung von HIV/AIDS vor der Einführung des Tests barg, zeigt das Beispiel der Vereinigten Staaten sehr deutlich. Nach dem Bekanntwerden der ersten AIDS-Fälle versuchten die Centers for Disease Control (CDC), eine Behörde des US-Gesundheitsministeriums, die Verbreitung der neuartigen Erkrankung zu ermitteln. Sie nutzten mit der Cluster-Methode ein Verfahren, das zur Ermittlung von Syphilis-Fällen bereits intensiv angewendet

---

189 Vgl. Gallo, Robert et al.: Frequent Detection and Isolation of Cytopathic Retroviruses (HTLV-III) from Patients with AIDS and at Risk for AIDS, in: *Science* 224 (1984), H. 4648, S. 500–503. Einen Hinweis auf ein Retrovirus als Verursacher von AIDS gaben bereits: Barré-Sinoussi et al.: Isolation of a T-Lymphotropic Retrovirus.
190 Das Virus trug daher zunächst die Bezeichnung HTLV-III/LAV, bis es 1986 mit HIV seinen endgültigen Namen erhielt. Vgl. HDH: Hallo Gallo, in: *Siegessäule* 3 (1986), H. 8, S. 6–7.
191 Deutsche AIDS-Hilfe (Hg.): AIDS Information. Der HTLV-III Virus. Ein neuer Bluttest. Was nutzt er? Wem tut er weh?, Berlin 1984.
192 Die Zulassung durch das Paul-Ehrlich-Institut erfolgte am 24. Mai 1985. Bei diesem Test handelte es sich um den Nachweis von Antikörpern gegen das HI-Virus im Körper. Er konnte eine Infektion also erst einige Wochen nach der Infektion anzeigen. Vgl. Scheu, Gerhard/Lohmann, Wolfgang/Schmidbauer, Horst/Schnittler, Christoph: Zweite Beschlußempfehlung und Schlußbericht des 3. Untersuchungsausschusses nach Artikel 44 des Grundgesetzes, 21.10.1994, Drucksache 12/8591 des Deutschen Bundestages, S. 1765.
193 Zu diesem Zeitpunkt noch HTLV-III bzw. LAV.
194 Vgl. McKay: Patient zero, S. 121.

worden war. Das Verfahren stand im Kontext einer zunehmenden Hinwendung der CDC zu statistischen Verfahren zur Krankheitsbekämpfung. Im Rahmen der Cluster-Methode wurden die Erkrankten ausführlich nach ihren vorherigen Sexualkontakten befragt. Das Ergebnis war ein Beziehungsnetz, das als Grundlage für die Ermittlung weiterer Erkrankter diente. Im Fall von HIV/AIDS war die Methode aufgrund der langen Latenzzeit jedoch nicht in der Lage, zuverlässige Aussagen über die Verbreitung des HI-Virus zu liefern. Häufig bildeten die Beziehungsnetze Sexualkontakte ab, die erst nach einer HIV-Infektion erfolgt waren, da eine AIDS-Erkrankung auch erst mehrere Jahre nach einer HIV-Infektion auftreten kann. Allerdings hatten die Ergebnisse der Cluster-Studien nachhaltige Auswirkungen auf den öffentlichen Diskurs. Zum einen verstärkten sie das Stereotyp vom promisken Sexualverhalten schwuler Männer als einer Triebkraft der Ausbreitung von HIV/AIDS. Zum anderen bildeten sie die Grundlage für den Mythos, nach dem der kanadische Flugbegleiter Gaëtan Dugas als »Patient Zero« maßgeblich zur Verbreitung von HIV/AIDS in Nordamerika beigetragen habe.[195]

Auch die deutschen Gesundheitsbehörden versuchten nach der ersten Diagnose von AIDS in der Bundesrepublik im Jahr 1983 einen Überblick über das Ausmaß der Verbreitung der Infektion zu bekommen. Ähnlich wie in den USA wurden hierfür epidemiologische Methoden genutzt, die definierten, was krank und was gesund bedeutete. Ein erstes Forschungsvorhaben sah ursprünglich die Befragung und Untersuchung von 300 Menschen vor, zu denen »mehr oder weniger promiskuitive männliche Homosexuelle (mit oder ohne Lymphknotenschwellungen[196]) in West-Berlin, Heterosexuelle und Hämophile«[197] gehören sollten. Diese vorgeschlagene Studie sollte die Grundlage bilden, auf der dann »seuchenhygienische Maßnahmen« vorbereitet und zwischen Juli 1983 und Dezember 1984 durchgeführt werden sollten.[198] Dieses Forschungsvorhaben wurde in der Berliner Schwulenbewegung intensiv diskutiert und durch deren Intervention im Juni 1983 gestoppt.[199] Weder die CDC noch die deutschen Gesundheitsbehörden verfügten somit in der ersten Hälfte der 1980er Jahre über zuverlässige Daten zur Verbreitung des HI-Virus, zu Übertragungswegen und der Beziehung zwischen einer Infektion mit dem HI-Virus und der Krankheit AIDS.

---

195 Vgl. ebd., S. 137.
196 In den frühen 1980er Jahren galt eine dauerhafte Schwellung der Lymphknoten als ein wichtiger Indikator für eine HIV-Infektion.
197 Tümmers: AIDS, S. 74.
198 Vgl. ebd.
199 Vgl. dazu den Abschnitt 2.3.4.

2.1.2 Regulierungsüberlegungen

Vor dem Hintergrund der fortschreitenden Erforschung der neuen Krankheit stellten staatliche Institutionen zunehmend Überlegungen an, was unternommen werden könnte, um die Krankheit einzudämmen, und ob dabei (Verhaltens-)Regulierungen eine Rolle spielen könnten. Diese Überlegungen hat der Historiker Henning Tümmers in seiner 2017 erschienenen Studie *AIDS. Autopsie einer Bedrohung im geteilten Deutschland* rekonstruiert. Als Möglichkeit stand die Anwendung des Bundesseuchengesetzes im Raum, wie sie unter anderen der Präsident des Bundesgesundheitsamtes Karl Überla befürwortete.[200] Um die Ausbreitung von Infektionskrankheiten zu erfassen und zu bekämpfen, ermöglichte das Gesetz als weitreichende staatliche Maßnahme die Aufhebung der Grundrechte der Unverletzlichkeit der Wohnung und der körperlichen Unversehrtheit. Zudem beinhaltete es konkrete Maßnahmen, wie eine (namentliche) Meldepflicht für eine Reihe von Krankheiten[201], die Anordnung der Beobachtung und zwangsweisen Isolierung von Krankheitsverdächtigen sowie die Strafbarkeit der Verbreitung der Krankheit.[202] Bereits in den frühen Konsultationsrunden äußerten Ärzt*innen die Befürchtung, dass die von ihnen als notwendig erachtete Kooperation mit schwulen Männern (nach dem Vorbild der USA, v. a. San Francisco) durch die Einführung dieser Maßnahmen, insbesondere die namentliche Meldepflicht, unmöglich würde.[203]

Auch auf Landesebene wurden in dieser Zeit restriktive Maßnahmen durchgespielt, wie ein Vorschlag des CDU-geführten Ministeriums für Soziales, Gesundheit und Umwelt des Landes Rheinland-Pfalz aus dem Juni 1983 zeigt. Die vorgesehenen Richtlinien legten die Bekämpfung von HIV/AIDS in die Hände der Gesundheitsämter, die somit für die Ermittlung von »Erkrankten und Ansteckungsverdächtigen« zuständig gewesen wären, und sahen zu diesem Zweck die Anwendung der im Bundesseuchengesetz vorgesehenen Maßnahmen vor. Neben der Option, Betroffene unter Beobachtung zu stellen, wurde hier erstmalig explizit die Möglichkeit einer Zwangsisolation von Menschen mit AIDS in Krankenhäusern ausformuliert.[204] Bis Ende 1983 setzte sich jedoch im Bundesgesundheitsamt und in den Landesregierungen die Ansicht durch, dass zunächst keine regulatorischen Eingriffe nötig seien und z. B. eine freiwillige Meldung von

---

200 Vgl. Tümmers: AIDS, S. 73.
201 Die Krankheiten, für die Meldepflicht bestand, wurden im Gesetz benannt. Jedoch ermöglichte das Gesetz, diese Liste durch eine Verordnung des Bundesinnenministers zu erweitern.
202 Vgl. Gesetz zur Verhütung und Bekämpfung übertragbarer Krankheiten beim Menschen (GeschlKrG) in der Fassung der Bekanntmachung vom 18. Juli 1961 (BGBl I, S. 1012–1029).
203 Vgl. Tümmers: AIDS, S. 76–77.
204 Vgl. ebd., S. 77.

Fällen ausreichend sei.[205] Maßgeblich waren auch fehlende Wissensbestände über Verbreitungswege und Epidemiologie des HI-Virus.

Die mit der ersten Beschreibung des HI-Virus verbundene Hoffnung, einen auf breiter Ebene durchführbaren Test zu entwickeln, befeuerte die Debatten in der Gesundheitspolitik und verschob sie deutlich in Richtung staatliche Intervention. Plötzlich erschien die Identifizierung von infizierten Personen und somit eine Unterbrechung der Infektionskette theoretisch möglich. Zudem führten frühe epidemiologische Erkenntnisse aus den USA zu einer Neubewertung von Risikogruppen. Damit rückten neben schwulen Männern (und Männern, die Sex mit Männern haben[206]) auch Drogennutzer*innen, Sexarbeiter*innen und an Hämophilie erkrankte Menschen in den Fokus. Dennoch definierte das Bundesgesundheitsministerium unter Leitung von Heiner Geißler (CDU) promiskuitives Sexualverhalten bei schwulen Männern als wesentlichen Faktor für die Ausbreitung von HIV/AIDS. Gleichzeitig erschien dem Ministerium aufgrund der Verbreitung von AIDS in Afrika eine Ansteckung mit HIV in der breiten Bevölkerung realistisch.[207] Im Bundesgesundheitsministerium wurde daher erneut die Anwendung des Bundesseuchengesetzes und des Geschlechtskrankheitengesetzes geprüft. Die mit der Begutachtung beauftragten Jurist*innen gaben dabei dem Bundesseuchengesetz gegenüber dem Gesetz zur Bekämpfung der Geschlechtskrankheiten den Vorrang, da – so ihre Begründung – Ersteres bereits umfassende Maßnahmen zur Verfügung stellte, die (wie erwähnt) auch auf nicht direkt im Gesetz gelistete Krankheiten anwendbar seien. Zudem sei das Gesetz zur Bekämpfung der Geschlechtskrankheiten mehr auf die Behandlung als auf die Verhinderung der Weiterverbreitung ausgerichtet.[208] Gleichzeitig wurde aber auch eine verschärfte Fassung des Geschlechtskrankheitengesetzes erarbeitet. Die Überlegungen zu direkten staatlichen Eingriffen zur Bekämpfung von AIDS führten jedoch nach ihrem Bekanntwerden zu Protesten unter anderem aus den Sexualwissenschaften. Daraufhin wurden die bestehenden Optionen erneut geprüft, mündeten aber nicht in ein Gesetzgebungsverfahren. Vielmehr wurden auf Bundes- und Landesebene primär Programme zur Aufklärung und Prävention forciert.[209] Ein Aspekt des Ge-

---

205 Vgl. ebd., S. 85.
206 Die Bezeichnung »Männer, die Sex mit Männern haben« (MSM), mit der auch Männer erfasst werden sollten, die sich selbst nicht als schwul und/oder homosexuell identifizierten, entstand erst nach dem Untersuchungszeitraum im Zuge der AIDS-Prävention. Die Begriffsverwendung im Untersuchungszeitraum ist sehr unscharf. Gerade der Begriff »homosexuelle Männer« wurde teilweise als MSM gedacht. Schwerpunkt in diesem Buch sind jedoch Männer, die sich selbst als »schwul« oder »homosexuell« bezeichneten. Für diese Gruppe benutzt die Arbeit daher den Begriff »schwule Männer«.
207 Vgl. Tümmers: AIDS, S. 98.
208 Vgl. ebd., S. 99.
209 Vgl. ebd., S. 101–104.

schlechtskrankheitengesetzes, nämlich die explizite Strafbarkeit der Weiterverbreitung der im Gesetz genannten Krankheiten, sollte in Bezug auf HIV/AIDS in der zweiten Hälfte der 1980er Jahre noch eine Rolle spielen.[210]

2.2 Die Schwulenbewegung Anfang der 1980er Jahre

Als 1983 AIDS die Bundesrepublik erreichte, gab es dort eine ausdifferenzierte schwule Community und eine vor allem links und studentisch geprägte Schwulenbewegung. Diese verfügte über einen gefestigten Diskursraum, eine ausdifferenzierte Szene und politisch mobilisierungsfähige Gruppen.

Die Entkriminalisierung von einvernehmlichem Sex zwischen erwachsenen Männern (ab 21 Jahren) im Jahr 1969 durch die Änderung des § 175 des Strafgesetzbuches sowie die Liberalisierung des Pornografieverbots Mitte der 1970er[211] hatten zu einem deutlichen Wandel in der Organisation von schwuler Community und Bewegung geführt. Diese rechtlichen Änderungen ermöglichten die Publikation von Zeitschriften wie der *Du&Ich* ab 1969 oder *Sunny* (später *Adonis* bzw. *Don &Adonis*), die sich durch offenere Darstellungen von Sexualität auszeichneten. Die später entstehenden Bewegungszeitschriften hatten im Gegensatz dazu einen deutlich politischeren Inhalt.[212] 1977 entstand mit dem *Rosa Flieder* in Nürnberg ein Magazin, das sich schnell als Plattform für linke schwule Bewegungen etablieren und eine bundesweite Verbreitung erreichen konnte.[213] Diese Zeitschriften waren deutlich einfacher zu erwerben als frühere Zeitschriften, wie zum Beispiel *Der Kreis*,[214] und schufen einen überregionalen Kommunikationsraum für schwule Männer. Dieser wurde nicht nur genutzt, um Kontakte zu knüpfen und zu pflegen. Darüber hinaus war er ein wesentlicher Bestandteil der politischen Meinungsbildung.

---

210 Vgl. § 6 GeschlKrG, sowie Kapitel 3.2.1.
211 Vgl. zur Freigabe von Pornografie in der Bundesrepublik Eder, Franz X.: Kultur der Begierde. Eine Geschichte der Sexualität, München ²2009, S. 227–228.
212 Vgl. Rehberg, Peter: »Männer wie Du und Ich«. Gay Magazines from the National to the Transnational, in: *German History* 34 (2016), S. 468–485, hier S. 471–473; Rehberg, Peter/ Boovy, Bradley: Schwule Medien nach 1945, in: Florian Mildenberger (Hg.): Was ist Homosexualität. Forschungsgeschichte, gesellschaftliche Entwicklungen und Perspektiven, Hamburg 2014, S. 529–556, hier: S. 541.
213 Darüber hinaus erschien eine große Vielfalt von bewegungsnahen und -fernen Zeitschriften, die zum Teil nur eine kurze Lebensdauer aufwiesen oder regional beschränkt blieben. Eine wichtige Rolle nahm laut Joachim Bartholomae auch der 1972 in Stuttgart gegründete Infodienst ein. Dieser fungierte als Verteilzentrum für Flyer, Broschüren und Plakate. Vgl. Bartholomae, Klappentexte – Verlage, Buchläden und Zeitschriften als Infrastruktur der Schwulenbewegung, S. 71–75.
214 *Der Kreis* war eine Zeitschrift der Homophilenbewegung und erschien zwischen 1943 und 1967 in Zürich.

2.2.1 Emanzipationsgruppen

Neben der Gründung explizit schwuler Zeitschriften ermöglichte die strafrechtliche und gesellschaftliche Liberalisierung auch die Formierung von schwulen Emanzipationsgruppen. Diese konnten sich nun formell konstituieren, ihren Zweck offen benennen und sich zum Beispiel in Form von Vereinen institutionalisieren. Frühe Gruppen waren die Internationale Homophile Weltorganisation (IHWO) oder die Interessensgemeinschaft Homophile Deutschlands (IHD). Wie die Namen bereits andeuten, knüpften diese Gruppen an Ziele und Strategien der 1950er und 1960er Jahre an.[215] Ehemalige Mitglieder der IHWO wiederum gründeten nach deren Auflösung 1974 neue Gruppen. Dazu gehörten unter anderem die Allgemeine Homosexuelle Arbeitsgemeinschaft (AHA) in Westberlin, der Verband von 1974 (Vv '74) in Hamburg und der Verein für sexuelle Gleichberechtigung (VSG) in München. Bei diesen Gruppen standen insbesondere die Abwehr von Diskriminierung, gegenseitige Unterstützung und der Erfahrungsaustausch über das Leben als schwuler Mann im Vordergrund.[216] Auch sie veröffentlichten eigene lokale Zeitschriften: in Berlin das *aha-info*, in Hamburg das *Rundgespräch* und in München das *Keller Journal*.

Die sich aus dem studentischen Bereich entwickelnde Schwulenbewegung (welche für die 1970er und 1980er Jahre prägend wurde) entstand kurz darauf und erhielt ihren Impuls unter anderem durch die Veröffentlichung des Films *Nicht der Homosexuelle ist pervers, sondern die Situation, in der er lebt* von Rosa von Praunheim[217] und Martin Dannecker[218] im Jahr 1971. Dieser Film hatte in der

---

215 Vgl. Dobler, Jens/Rimmele, Harald: Schwulenbewegung, in: Roland Roth/Dieter Rucht (Hg.): Die Sozialen Bewegungen in Deutschland seit 1945. Ein Handbuch, Frankfurt am Main 2013, S. 541–556, hier: S. 554.
216 Vgl. Haunss: Identität in Bewegung, S. 194.
217 Rosa von Praunheim (*1942) ist ein Filmemacher und Autor. Mit *Ein Virus kennt keine Moral* drehte er den ersten deutschsprachigen Film über AIDS. Zudem dokumentierte er mit seiner AIDS-Trilogie den AIDS-Aktivismus in der Bundesrepublik. Er initiierte die erste deutsche AIDS-Benefizveranstaltung, die 1985 im Berliner Tempodrom stattfand, und war eine*r der Mitinitiator*innen des Berliner ACT-UP-Ablegers. Im Zuge seines AIDS-Aktivismus outete er 1991 Hape Kerkeling und Alfred Biolek während der Sendung *Explosiv. Der heiße Stuhl* auf RTL. Vgl. Pretzel, Andreas/Weiß, Volker: Über die Autor_innen, in: dies. (Hg.): Rosa Radikale. Die Schwulenbewegung der 1970er Jahre, Hamburg 2017, S. 258–260; Grossmann, Thomas: AIDS-Benefiz in Berlin, in: *Du&Ich* 17 (1985), H. 8, S 8–13; NN: ACT UP Treffen am 13.7.1989 im MOM, 13.7.1989, Schwules Museum, Bestand ACT UP, Kiste 1.
218 Martin Dannecker (*1942) ist Soziologe und Sexualwissenschaftler. Die 1974 gemeinsam mit Reimut Reiche publizierte Studie *Der gewöhnliche Homosexuelle* war die erste sozialwissenschaftliche Untersuchung zu schwulem Leben in Deutschland. Ab 1977 war Dannecker zunächst als wissenschaftlicher Mitarbeiter von Volkmar Sigusch und später als außerplanmäßiger Professor am Institut für Sexualwissenschaft der Johann Wolfgang Goethe-Universität Frankfurt tätig. Zudem war er Aktivist in der westdeutschen Schwulenbewegung. 1971 war er Mitgründer der Roten Zelle Schwul (RotZSchwul). Vgl. Pretzel/

gesamten Bundesrepublik eine große Mobilisierungswirkung und führte zur Gründung zahlreicher lokaler Emanzipationsgruppen, so etwa der Homosexuellen Aktion West-Berlin (HAW).[219]

Im Laufe der 1970er Jahre fand ein umfassender Institutionalisierungs- und Differenzierungsprozess sowohl in der schwulen Community als auch in der Bewegung statt. Selbst in kleineren Städten entstanden Gruppen. Zunehmend formierten sich spezifische Interessengruppen (z. B. Lederclubs) und Gruppierungen innerhalb existierender gesellschaftlicher Institutionen wie Gewerkschaften (Schwule Lehrer in der Gewerkschaft Erziehung und Wissenschaft, GEW, Gruppierungen in der Gewerkschaft Öffentliche Dienste, Transport und Verkehr, ÖTV), Kirchen (Gruppe Homosexualität und Kirche) und Universitäten (Schwulenreferate in den Allgemeinen Studierendenausschüssen).[220]

Sebastian Haunss zufolge hatte in den 1970er Jahren insbesondere der Interpretationsrahmen von »staatlicher Repression« einerseits und »sexueller Befreiung« andererseits eine mobilisierende Wirkung für diese Gruppen- und Bewegungsaktivitäten. Damit bestand zum einen ein klarer Anschluss an die 68er-Bewegung bzw. die aus ihr hervorgehenden Einzelbewegungen. Zum anderen waren die Strafverfolgung nach § 175 sowie weitere staatliche Repressionen in Form von sogenannten Rosa Listen[221], Berufsverboten[222] und Polizeirazzien in Klappen[223] und an anderen Cruising-Orten spezifische Themen der Schwulen-

---

Weiß: Über die Autor_innen, S. 258–260, hier: S. 258; Plastargias, Jannis: RotZSchwul. Der Beginn einer Bewegung (1971–1975), Berlin 2015, S. 185.
219 Vgl. Dobler/Rimmele: Schwulenbewegung, S. 544; Griffiths, Craig: The Ambivalence of Gay Liberation. Male Homosexual Politics in 1970s West Germany, Oxford 2021, S. 71–86; Henze, Patrick: Schwule Emanzipation und ihre Konflikte. Zur westdeutschen Schwulenbewegung der 1970er Jahre, Berlin 2019, S. 153–183.
220 Vgl. Dobler/Rimmele: Schwulenbewegung, S. 545.
221 Als »Rosa Listen« bezeichneten Aktivist*innen Datensätze bei den Strafverfolgungsbehörden, in denen schwule Männer verzeichnet waren.
222 Infolge des Radikalenerlasses von 1972 kam es zur Entlassung aus dem und zu Zugangshindernissen zum öffentlichen Dienst, wenn Zweifel an der Verfassungstreue bestanden. Dies führte in der Praxis insbesondere zur Sanktionierung von Menschen, die sich in linken Bewegungen engagierten. Zahlenmäßig am größten waren die Auswirkungen im Bildungsbereich. Vgl. Hofmann, Birgit/Wolfrum, Edgar: Zur Einführung. Der »Radikalenerlass« – zeitgenössische Wahrnehmungen und gegenwärtige Forschungen, in: Edgar Wolfrum (Hg.): Verfassungsfeinde im Land. Der »Radikalenerlass« von 1972 in der Geschichte Baden-Württembergs und der Bundesrepublik, Göttingen 2022, S. 13–64, hier: S. 39–41; Friedrichs, Jan-Henrik: »Hier begann der Angriff der Systemveränderer«. Schulreform und Radikalenbeschluss in den frühen 1970er Jahren, in: Edgar Wolfrum (Hg.): Verfassungsfeinde im Land. Der »Radikalenerlass« von 1972 in der Geschichte Baden-Württembergs und der Bundesrepublik, Göttingen 2022, S. 562–596.
223 Klappen bezeichnet öffentliche Toiletten, an denen Männer sich zum anonymen Sex trafen.

bewegung.²²⁴ Für die politische Tätigkeit nahm der Prozess des Coming-outs bzw. des öffentlichen Bekennens zum eigenen Schwulsein eine wichtige Rolle ein, galt dieses doch vielen in der Bewegung als Voraussetzung, um Homosexualität als gesellschaftliche Normalität sichtbar zu machen.²²⁵ Insbesondere für den links und studentisch geprägten Teil der Bewegung ging es außerdem um die Hervorhebung eigener Differenz zur heterosexuellen Mehrheitsgesellschaft.²²⁶

Craig Griffiths beschreibt ein komplexes Verhältnis der westdeutschen Schwulenbewegung der 1970er Jahre zu Sex und Begehren. Demnach kann für diese Zeit nicht einfach von einem Liberalisierungsnarrativ gesprochen werden. Er diagnostiziert eine Diskrepanz zwischen der bestehenden Erotisierung intergenerationaler Sexualität und der zunehmenden Sichtbarkeit von SM-Praktiken auf der einen Seite und das auf gegenseitige und egalitäre Beziehungen Setzen auf der anderen Seite.²²⁷ Eine ähnliche Ambivalenz sieht Benno Gammerl für die Aushandlung von schwuler Identität, die sich auf der Ebene von inneren Ausschlüssen insbesondere in Bezug auf Effeminiertheit, Prostitution und Pädophilie auf der einen Seite und dem Verhältnis zum Außen (Coming-out, homophobe Bedrohungen) andererseits bewegte.²²⁸ In Bezug auf Partnerschaften konnte sich ein doppeltes Ideal im Spannungsfeld zwischen Monogamie und Promiskuität durchsetzen.²²⁹

Je nach Lebenssituation positionierten sich schwule Männer sehr unterschiedlich zu Bewegung und Community. Für die 1970er Jahre konnte Benno Gammerl feststellen, dass, je weiter die Entfernung von der Bewegung war, diese auch deutlicher kritisiert wurde.²³⁰

---

224 Vgl. Haunss, Sebastian: Von der sexuellen Befreiung zur Normalität. Das Ende der zweiten deutschen Schwulenbewegung, in: Andreas Pretzel/Volker Weiß (Hg.): Rosa Radikale. Die Schwulenbewegung der 1970er Jahre, Hamburg 2012, S. 199–214, hier: S. 201–202.
225 Vgl. Beljan: Rosa Zeiten?, S. 112.
226 Vgl. Henze: Schwule Emanzipation und ihre Konflikte, S. 362–363.
227 Vgl. Griffiths, Craig: Sex, Shame and West German Gay Liberation, in: *German History* 34 (2016), H. 3, S. 445–467, hier: S. 466.
228 Vgl. Gammerl, Benno: Ist frei sein normal? Männliche Homosexualitäten seit den 1960er Jahren zwischen Emanzipation und Normalisierung, in: Peter-Paul Bänziger/Magdalena Beljan/Franz X. Eder/Pascal Eitler (Hg.): Sexuelle Revolution? Zur Geschichte der sexuellen Revolution in Deutschland seit den 1960er Jahren, Bielefeld 2015, S. 223–243, hier: S. 232.
229 Vgl. Haunss: Von der sexuellen Befreiung zur Normalität, S. 237–238.
230 Vgl. Gammerl, Benno: Mit von der Partie oder aus Abstand? Biografische Perspektiven schwuler Männer und lesbischer Frauen auf die Emanzipationsbewegungen der 1970er Jahre, in: Andreas Pretzel/Volker Weiß (Hg.): Rosa Radikale. Die Schwulenbewegung der 1970er Jahre, Hamburg 2013, S. 160–177, hier: S. 174.

2.2.2 Schwule und Gesundheit vor AIDS

Bereits vor der Ankunft von AIDS gab es in der westdeutschen Schwulenbewegung eine Auseinandersetzung mit sexuell übertragbaren Krankheiten. Bis Mitte des 20. Jahrhunderts stellten diese Krankheiten neben den rechtlichen und kulturellen Rahmenbedingungen einen wichtigen Faktor bei der Beschränkung des Auslebens von Sexualität dar. Erst mit der Verfügbarkeit von Antibiotika gab es für viele sexuell übertragbare Krankheiten (wie Tripper oder Syphilis) eine effektive Behandlungsoption.[231] Die so entstandene Möglichkeit, Sexualität angstfreier auszuleben, bedingte jedoch auch ein auf schwule Männer eingestelltes Gesundheitssystem, das eine entsprechende Offenheit und eine zuverlässige Diagnostik der spezifischen Erscheinungsformen bereitstellte.[232] Bereits der Aufruf im Film *Nicht der Homosexuelle ist pervers, sondern die Situation, in der er lebt*[233] beinhaltete eine Forderung nach einer passenden Gesundheitsversorgung: »Wir müssen uns organisieren. Wir brauchen bessere Kneipen, wir brauchen gute Ärzte und wir brauchen Schutz am Arbeitsplatz. Werdet stolz auf eure Homosexualität!«[234]

In den USA entstand in den 1970er Jahren zusammen mit der schwulen Emanzipationsbewegung auch ein schwuler Gesundheitsaktivismus, der in einem Zusammenhang mit sich wandelnden sexuellen Normen in der schwulen Community stand. Gleichzeitig ermöglichte Lyndon B. Johnsons Great-Society-Programm, das im Zeitraum von 1963 bis 1969 zahlreiche Reformen im Sozial-,

---

231 Insbesondere in Bezug auf die Antibabypille ist der Einfluss von biomedizinischen Entwicklungen auf Sexualität dargelegt worden. Diese ermöglichte es Frauen, Sexualität frei von der Konsequenz einer möglichen Schwangerschaft auszuleben. Vgl. z. B. Dagmar Herzog: Sexuality in Europe. A Twentieth-Century History, Cambridge 2011, S. 137; Die Rolle von Antibiotika für die sich vergrößernden Möglichkeiten zum Ausleben von Sexualität ist noch nicht detaillierter erforscht worden und beschränkt sich vor allem auf die Begründung promisker Sexualität einiger schwuler Männer im Vorfeld von HIV/AIDS. Vgl. z. B. Baldwin: Disease and Democracy, S. 161; Sontag, Susan: AIDS and Its Metaphors, New York 1989, S. 114; Auch einige zeitgenössische Publikationen aus der westdeutschen Schwulenbewegung stellten die Wichtigkeit der Verfügbarkeit von Antibiotika für das freie Ausleben von Sexualität heraus. Vgl. hierzu Coester, Claus Henrich/Feldmann, Jürgen/Scholtyssek, Egon: Sumpffieber. Medizin für schwule Männer, Berlin ⁴1982, S. 156.
232 Gerade zu Beginn der AIDS-Krise wurden die Schwierigkeiten der Gesundheitsversorgung in Bezug auf sexuell übertragbare Krankheiten für schwule Männer neu thematisiert. Vgl. z. B. NN: AIDS aktuell. Trotz erster Erfolge der Forscher die Gefahr lauert weiter, in: *Keller Journal* (1984), H. 3, S. 4–5.
233 Zur Rezeption des Films vgl. Kühnlenz, Sophie: »Auf Stand der Perversen«. Zur Rezeption von Rosa von Praunheims *Nicht der Homosexuelle ist pervers, sondern die Situation, in der er lebt* in Medienberichten der Bundesrepublik Deutschland, in: *Invertito* 16 (2014), S. 125–152.
234 Nicht der Homosexuelle ist pervers, sondern die Situation, in der er lebt. Zeitmarke: 1:03:48–1:03:58.

Gesundheits-, und Bildungsbereich beinhaltete, die Etablierung von Strukturen wie den Aufbau eigener Gesundheitszentren.[235] Eine solche Unterstützung schwuler Gesundheitsinstitutionen existierte in der Bundesrepublik vor AIDS noch nicht. Dennoch spielten, wie im Folgenden gezeigt werden soll, auch Gesundheitsthemen und insbesondere sexuell übertragbare Krankheiten in der westdeutschen schwulen Community eine große Rolle. Die Bildung berufsbezogener Schwulengruppen fand zudem auch im Gesundheitswesen statt. Die 1980 gegründete Bundesarbeitsgemeinschaft Schwule im Gesundheitswesen (BASG) wollte zunächst Selbstreflexion und Selbsthilfe für schwule Männer, die im Gesundheitssystem arbeiteten, befördern. Erst später trat die Gesundheit schwuler Männer selbst in den Fokus der Gruppe.[236] Mit den schwulen Ärzten in West-Berlin entstand ein Zusammenschluss, der sich von Anfang an mit schwuler Gesundheit beschäftigte. Die beteiligten Ärzte und Medizinstudenten hatten sich zum Teil durch ihre gemeinsame Aktivität in der HAW kennengelernt. Der von ihnen herausgegebene Ratgeber *Sumpffieber. Medizin für Schwule* erschien in der ersten Auflage im Jahr 1978.[237] Der Ratgeber umfasste neben einer Übersicht und Hinweisen zu Sexualpraktiken zwischen Männern eine Liste der verbreitetsten Geschlechtskrankheiten und ihrer Symptome. Der Fokus lag dabei auf der richtigen Erkennung dieser Krankheiten.

Darüber hinaus beinhaltete der Ratgeber eine Liste von Beratungsstellen mit Kontaktdaten sowie einen Abschnitt zu rechtlichen Fragen. Dieser ging insbesondere auf die Bestimmungen des Bundesseuchengesetzes und des Gesetzes zur Bekämpfung der Geschichtskrankheiten ein. Der Ratgeber übersetzte diese Bestimmungen in konkrete Handlungsempfehlungen etwa zur Information von Sexualpartnern. Eine kritische Auseinandersetzung, z. B. das Infragestellen der Rechtsnorm und der Rechtmäßigkeit des staatlichen Handelns, erfolgte im Ratgeber hingegen nicht.[238] Sexuell übertragbare Krankheiten wurden also auch schon vor AIDS im Modus des Rechts verhandelt. Nicht nur tauchten staatliche Regulierungen in einem Sexratgeber auch, sondern sie waren auch der Anlass für konkrete Handlungsempfehlungen.

In den 1970er Jahren standen sowohl Antibiotika zur Behandlung von bakteriell verursachten Geschlechtskrankheiten zu Verfügung als auch Medikamente für andere, z. B. durch Pilze oder Einzeller hervorgerufene Krankheiten. Eine wichtige Ausnahme bildeten Hepatitis-B-Infektionen. Da das Virus über Köperflüssigkeiten übertragen wird, stellt ungeschützter Geschlechtsverkehr

---

235 Vgl. Batza, Katie: Before AIDS. Gay Health Politics in the 1970s, Philadelphia 2018, S. 6–7, 15.
236 Vgl. Gräfe, Udo: Medizin in Bewegung. Tagung der BASG in Frankfurt, in: *Rosa Flieder* (1988), H. 60, S. 28–30.
237 Vgl. Autorengruppe schwule Medizinstudenten: Sumpffieber. Medizin für schwule Männer, Berlin 1978.
238 Vgl. ebd.

einen Hauptübertragungsweg dar.[239] Die Krankheit nahm in einigen Fällen einen unbehandelbaren chronischen Verlauf, der schwere Leberschäden verursachen konnte. Daher war zu Beginn der 1980er der Umgang mit Hepatitis B und ab 1982 die Impfung dagegen ein Hauptthema für den schwulen Gesundheitsaktivismus.[240]

2.3 AIDS-Debatten in der Schwulenbewegung

Da der erste Fall einer AIDS-Erkrankung in der Bundesrepublik erst 1983 registriert wurde, war die westdeutsche Schwulenbewegung zunächst mit den Berichten aus den USA konfrontiert. Dem heutigen Kenntnisstand zufolge war das HI-Virus aber bereits in den 1970er Jahren in die Bundesrepublik und nach Westberlin gelangt.[241] Seine Ausbreitung hinkte der in den USA jedoch um etwa zwei Jahre hinterher. US-amerikanische Entwicklungen und Debatten bildeten daher wiederholt einen wichtigen Bezugspunkt für die hiesige Schwulenbewegung.

2.3.1 Die Krankheit ohne Namen

AIDS erreichte die (schwulen) Medien in der Bundesrepublik unter dem Namen einer jener Krankheiten, die infolge der vom HI-Virus verursachten Immunschwäche häufig auftraten: Kaposi-Sarkom.[242] Einige Monate nach der ersten Berichterstattung durch den *Spiegel* mit dem Artikel »Schreck von drüben« Ende Mai 1982[243] griff auch die *Du&Ich* als erste und zunächst auch einzige schwule Zeitschrift die Thematik explizit auf.[244] Im Zentrum des in der September-Aus-

---

239 Die Ähnlichkeit der Übertragungsmechanismen zwischen HIV und Hepatitis B wurde bereits in der ersten Hälfte der 1980er Jahre beobachtet.
240 Vgl. hierzu die Protokolle des Treffens Berliner Schwulengruppen sowie Aufrufe in schwulen Zeitschriften: Breuer, Michael J.: TBS-Protokoll vom 11.11.1983, Schwules Museum, Bestand Treffen Berliner Schwulengruppen, Kiste 1; Brüggemann, Thomas: TBS-Protokoll vom 9.3.1984, Schwules Museum, Bestand Treffen Berliner Schwulengruppen, Kiste 1; Axel: Hepatitis B, in: *Siegessäule* 1 (1984), H. 1, S. 11; Vael, Guido: Safe Sex, in: *Keller Journal* (1984), H. 6, S. 7; NN: Kostenlose Heptatitis-B-Impfung, in: *Siegessäule* 2 (1985), H. 7, S. 30.
241 Vgl. Tümmers: AIDS, S. 72–73.
242 Das Kaposi-Sarkom wurde neben der Pneumocystis-Pneumonie zu den AIDS definierenden Krankheiten gerechnet.
243 Vgl. NN: Schreck von drüben, in: *Der Spiegel* (1982), H. 22, S. 187–189.
244 Es gibt vereinzelt Hinweise, dass eine implizite Thematisierung von AIDS auch schon früher stattfand. Im *aha-Info* vom Dezember 1982 wurde ein Auszug aus dem *MSC-Infobrief* über schwule Gesundheit abgedruckt. Dieser war in Zusammenarbeit mit Mitarbeiter*innen der

gabe erschienenen Artikels über »Kaposi-Opfer« standen ein an AIDS verstorbener Mann aus New York, die Auseinandersetzung schwuler und lesbischer Aktivist*innen mit der neuen Krankheit und die frühen Versuche der fundamentalistisch-evangelikalen Organisation Moral Majority[245], mithilfe der neuen Krankheit in den USA Schwule und Lesben zu diskreditieren. Ein Bezug auf die Bundesrepublik fand dabei allerdings noch nicht statt.[246] In der folgenden Ausgabe der *Du&Ich* wurde in einem Artikel zu Herpes darauf verwiesen, dass zum Kaposi-Sarkom demnächst eine ausführlichere Berichterstattung folgen werde, aber kein Grund zur Panik bestehe.[247] Die November-Ausgabe enthielt noch keinen größeren Artikel, griff aber in den Medien kolportierte Gerüchte und Vermutungen auf, dass Poppers[248] AIDS verursachen würde, und verurteilte diese als unbegründete Panik. Als Beispiel führt der Artikel einen Mann an, der vor den ersten Berichten über die neue Krankheit regelmäßig in Lederclubs gegangen war, sich nun völlig zurückgezogen habe: »Eingeigelt hat er sich! Maik geht kaum noch aus dem Haus [...]. Maik hat sich von reißerisch aufgemachten Zeitschriften-Artikeln einschüchtern lassen. Heute behauptet er apodiktisch, Poppers verursache Krebs, genauer: Kaposi. Maik glaubt aber auch alles.«[249] Schließlich erfolgte auch hier der Verweis auf die USA und die Moral Majority, die gefährlicher sei als »der Herpes- oder Kaposi-Virus«.[250]

Der schwule Gesundheitsratgeber *Sumpffieber* griff in seiner vierten Auflage von 1982 das Kaposi-Sarkom auf, jenen »seltene[n] Hautkrebs, der bei einigen schwulen Männern in New York und Kalifornien aufgetreten ist und dessen Auftreten bisweilen zu Panik geführt hat«, und widmete ihm ein kurzes Kapitel.[251] Hier fokussieren die Autor*innen insbesondere auf die Fallbeschreibungen

---

Landesimpfanstalt erarbeitet worden. Schwerpunkt des Auszugs waren Amöbeninfektionen und die Hepatitis-B-Impfung. Zudem wurde jedoch auch die möglicherweise immunschwächende Funktion von Poppers diskutiert und darauf hingewiesen, dass Lymphknotenschwellungen am Hals und in den Achselhöhlen einer ärztlichen Abklärung in der Landesimpfanstalt bedurften. Vgl. Arbeitsgruppe Soziales des MSC: Es geht um Deine Gesundheit, in: *aha-info* (1982), H. 12, S. 17–18.
245 Die Moral Majority war 1979 vom baptistischen Prediger Jerry Falwell Sr. gegründet worden. Sie stand wie auch die Kampagnen der homophoben Aktivistin Anita Bryant für den konservativen Backlash der späten 1970er und insbesondere 1980er Jahre. Vgl. Bronski, Michael: A queer History of the United States, Boston 2011, S. 221.
246 Vgl. NN: Kaposi-Opfer, S. 67.
247 Vgl. NN: Herpes. Ein Gespenst geht um!, in: *Du&Ich* 14 (1983), H. 10, S. 2–3.
248 Bei Poppers handelt es sich um die in der Community verbreitete umgangssprachliche Bezeichnung für Präparate, die Substanzen aus der Gruppe der Akylnitrite enthalten. Es hat gefäßerweiternde Wirkung und führt zur Entspannung der glatten (d. h. nicht bewusst steuerbaren) Muskulatur. Poppers wurde und wird wegen seiner schmerzhemmenden Wirkung bei rezeptivem Analverkehr verwendet.
249 Roedelheim: Panik um Poppers!, S. 63.
250 Vgl. ebd., S. 65.
251 Vgl. Coester/Feldmann/S./Schlotyssek: Sumpffieber, S. 7.

in den USA und klären über den Immundefekt auf, der ursächlich sei für das Kaposi-Sarkom. Als Ursache werden eine Reihe von Möglichkeiten aufgeführt, unter anderem der Konsum von Poppers, Infektionen mit dem Herpes-Simplex-Virus oder Medikamente gegen das Cytomegalievirus[252], das ebenfalls eine Immunschwächung bewirken könne. Eine übertragbare Infektion als direkte Ursache des Immunsystemdefekts taucht in diesen Aufführungen noch nicht auf.[253] Jedoch findet sich hier ein erster Verweis auf eine mögliche neue Beurteilung von Promiskuität im Zusammenhang mit der neuen Krankheit:

> »Bis zu dem Beginn der Antibiotika-Ära konnte man gegen die Promiskuität rein medizinisch argumentieren, sie führe zu Krankheiten mit schrecklichem Ende. Seit Syphilis, Gonorrhoe etc. mit Penicillinen oder anderen Antibiotika geheilt werden können, sind diese Krankheiten ihrer Schrecken beraubt. Somit fehlte bisher die Basis einer medizinischen Argumentation gegen Promiskuität. Sie wäre wieder vorhanden, könnte man beweisen oder auch nur unterstellen, Promiskuität führe zu Infektionen, die dann zusammen in Krebs mündeten, gegen den es bisher kein Mittel gibt, wie vor hunderten Jahren gegen die Syphilis. Wie schon gesagt, entbehrt diese Mutmaßung jeglicher wissenschaftlicher Basis.«[254]

Diese frühen Auseinandersetzungen mit AIDS im Verlauf des Jahres 1982 sowohl in der *Du&Ich* als auch im *Sumpffieber* teilen einige der Themen, die sich auch in großen Medien wie dem *Spiegel* fanden.[255] Dabei waren die Berichte in den schwulen Medien durch Unklarheit über die neue Krankheit geprägt, die in den USA verortet wurde. Der Fokus auf die USA war ein wiederkehrendes Element, in Bezug auf die Manifestation der Krankheit, aber auch auf den Umgang mit AIDS in Gesellschaft und Bewegung. Es ging vor allem darum, das vorhandene Wissen zusammenzutragen, zu systematisieren und einzuordnen. Als mögliche Ursache für AIDS wurden der Konsum von Poppers diskutiert, auch von Verbindungen mit einem promisken Sexualverhalten war die Rede. Im Gegensatz zur reißerischen Berichterstattung des *Spiegels* plädierten die *Du&Ich* sowie *Sumpffieber* dafür, Ruhe zu bewahren, und verwiesen auf die Bedrohung durch eine Moralisierung der Krankheit, die erneut zu einer stärkeren Regulation von (schwuler) Sexualität führen könne. Zu betonen ist hier, dass es zu dieser Zeit noch nicht um konkrete Gesetze ging. Auch eine Veränderung von sexuellen Normen und Selbst-Regulierungen wurden noch nicht diskutiert. Zudem zeigt sich, dass sich innerhalb der schwulen Bewegung und Community noch kein konsistenter Denkstil zu HIV/AIDS herausgebildet hatte. Es fand aber eine schnelle Rezeption

---

252 Das Cytomegalievirus gehört zur Familie der Herpesviren und führt nur bei einem Teil der Infektionen zu Symptomen wie z. B. langanhaltendem Fieber. Bei Schwächung des Immunsystems können sich weitere Komplikationen ergeben.
253 Vgl. Coester/Feldmann/S./Schlotyssek: Sumpffieber, S. 155–57.
254 Ebd., S. 157.
255 Vgl. Eitz: Aids, S. 80.

der medizinischen Wissensproduktion statt. Bezeichnend ist außerdem, dass ein Wissenstransfer zu AIDS stattfand, noch bevor sich der Name etabliert hatte.

2.3.2 Konsolidierung des Denkstils in Bewegungszeitschriften

Der schnelle Zuwachs an Wissen über HIV/AIDS ab dem Frühjahr 1983 spiegelt sich auch in der Berichterstattung wider, die nun bereits unter dem Namen AIDS stattfand. Mit »Neue Epidemie« (März) und »AIDS. Gefährliche Krankheit aus den USA« (Mai) wurden in der *Du&Ich* deutlich ausführlichere Artikel veröffentlicht. Zudem setzte auch die Berichterstattung in den Bewegungszeitschriften ein. Mit der Mai/Juni-Ausgabe startet das Westberliner *aha-info* eine vierteilige Serie über AIDS.[256] Die Artikel im *aha-info* und in der *Du&Ich* fassten den aktuellen Stand des Wissens zusammen. Die *Du&Ich* unterstrich den sachlichen und wissenschaftlichen Anspruch ihrer Berichterstattung mit dem Abdrucken eines Artikels aus dem *Ärzteblatt*.[257] Im *aha-info* erschien eine detaillierte Liste der frühen Anzeichen einer AIDS-Erkrankung, etwa Grippesymptome und Lymphknotenschwellungen, sowie immunschwächebedingter Krankheiten, wie Kaposi-Sarkom und Pneumocystis-Pneumonie, die im weiteren Verlauf der Krankheit auftreten können.[258] Zudem berichteten die Zeitschriften ausführlich über die Situation in den USA und die Forschungen der CDC zur Verbreitung der Krankheit. Die Artikel im *aha-info* wie auch in der *Du&Ich* betonten zudem, dass zwischen Poppers-Konsum und AIDS-Erkrankung kein Zusammenhang bestehe. Sie gingen darüber hinaus auf die unterschiedlichen von AIDS betroffenen Gruppen ein und verwiesen auf die Parallelität in der Verbreitung von AIDS und Hepatitis B. In den beiden Artikeln in der *Du&Ich* und dem ersten Teil der Serie im *aha-info* ging es dabei kaum um die Bundesrepublik, wobei es unter anderem hieß, dass die Situation dort noch unklar sei.[259] Die folgenden drei Teile der Serie im *aha-info* enthielten die Ergebnisse erster Erkenntnisse über die Verbreitung von AIDS in Westdeutschland.

Das *aha-info* enthielt außerdem einen Text zu den Auswirkungen von AIDS auf den schwulen Aktivismus in den USA.[260] Berichtet wurde in diesem Kontext

---

256 Vgl. Hermann: Bericht über AIDS – Teil 1: Amerika, in: *aha-info* (1983), H. Mai/Juni, S. 8–10; Hermann: Bericht über AIDS Teil II, in: *aha-info* (1983), H. Juli/August/September 83, S. 12–13; Hermann: AIDS III, in: *aha-info* (1983), H. Okt., S. 11; Hermann: Aidsendes ... IV, in: *aha-info* (1983), H. Dezember, S. 5–6.
257 Vgl. NN: Neue Epidemie, in: *Du&Ich* 15 (1983), H. 3, S. 54; Bundesgesundheitsamt: AIDS. Gefährliche Krankheit aus den USA, in: *Du&Ich* 15 (1983), H. 5, S. 8–11.
258 Vgl. NN: Bericht über AIDS – Teil 1: Amerika, S. 8.
259 Vgl. ebd.
260 Vgl. Kramer, Larry: 1112 und steigend, in: *aha-info* (1983), H. Mai/Juni, S. 11–12; NN: Seuchenalarm, in: *aha-info* (1983), H. Okt., S. 10.

über einen Versuch, im New Yorker Stadtrat ein Antidiskriminierungsgesetz zu verabschieden. Der Artikel hob hervor, dass AIDS als Argument gegen ein solches Gesetz verwendet werde. Zugleich würden andere Minderheiten AIDS nutzen, um sich von schwulen Männern abzugrenzen.[261]

Anfang 1984 wurde dann ein Ergänzungsband zum *Sumpffieber* veröffentlicht, da das dort zusammengetragene Wissen, etwa im Kapitel zum Kaposi-Sarkom, nicht mehr dem aktuellen Wissensstand zu HIV/AIDS entsprach. Der neue Band sollte daher ausführlich über neue Erkenntnisse zum Thema informieren.[262]

Im Laufe des Jahres 1983 fand so in der Berichterstattung schwuler (Bewegungs-)Medien eine Konsolidierung des Wissens über HIV/AIDS und damit die Entstehung eines Denkstils statt. Dies beinhaltete insbesondere die Anerkennung eines übertragbaren Erregers als Ursache für AIDS und die Zurückweisung anderer Erklärungen hierfür, insbesondere Poppers. Die Verhandlung von AIDS als eine US-amerikanische Krankheit blieb jedoch bestehen. Die frühe Berichterstattung über und Auseinandersetzung mit AIDS in der schwulen Community und Bewegung stand zudem in engem Zusammenhang mit der Berichterstattung in der breiteren Öffentlichkeit, und hier besonders der im *Spiegel*. Dieser hatte in den 1980er Jahren eine große Reichweite und galt als eines der wichtigsten Leitmedien in der Bundesrepublik. Besonders Anfang der 80er Jahre war die Berichterstattung in Bezug auf HIV/AIDS reißerisch und skandalisierend. AIDS wurde als »Seuche« mit hohem Bedrohungspotenzial für die Gesellschaft beschrieben, die primär von schwulen Männern und insbesondere ihrem Sexualverhalten ausgehe.[263] Schwule Medien reagierten auf die *Spiegel*-Berichterstattung mit intensiver Kritik und dem bewussten Versuch, dieser eine neutralere Berichterstattung entgegenzusetzen, anstatt Panik zu schüren. Der *Rosa Flieder* hatte mit »Rosa Veilchen« sogar eine eigene Kategorie für die Auseinandersetzung mit der *Spiegel*-Berichterstattung. Die *Spiegel*-Berichterstattung bildete einen bedeutenden Diskursstrang im AIDS-Diskurs auf Ebene der schwulen Zeitschriften.[264]

---

261 Vgl. NN: Bericht über AIDS – Teil 1: Amerika, S. 10.
262 Vgl. Coester, Claus Heinrich/Feldmann, Jürgen/S., H.R./Schlotyssek, Egon: AIDS. Nachtrag zum Sumpffieber, Berlin 1984.
263 Vgl. Beljan: Rosa Zeiten?, S. 181–186. Eine ausführliche Analyse der frühen *Spiegel*-Berichterstattung über AIDS findet sich auch in: Birkner, Siân: »Nicht der Homosexuelle ist pervers, sondern die Szene, in der er verkehrt«. Der Aids-Diskurs in Der Spiegel 1982–1985, in: *History | Sexuality | Law*, 31.1.2019, https://hsl.hypotheses.org/630 [22.3.2025].
264 Vgl. für diesen Diskursstrang zum Beispiel Du&Ich Redaktion: Editorial – Betrifft: »Spiegel«, in: *Du&Ich* 15 (1983), H. 7, S. 3; NN: Rosa Veilchen ... für den Spiegel. SPIEGEL und AIDS: Blut muß fließen, in: *Rosa Flieder* (1985), H. 38, S. 13; Frings, Matthias: Die vier Buchstaben, in: Siegessäule 2 (1985), Sonderheft, S. 34–35.

2.3.3 Ausdifferenzierung der Debatte

Neben einer Konsolidierung des Wissens über HIV/AIDS fand 1983/84 auch eine thematische Ausweitung und Ausdifferenzierung der Debatte über HIV/AIDS in der Schwulenbewegung statt. Dabei ging es um die Erweiterung des wissenschaftlichen Bezugsrahmens, die Einordnung in den politischen Kontext und die Infragestellung der Gefahr von HIV/AIDS.

Im Rahmen der Ausdifferenzierung der Debatte wurde nun nicht mehr nur auf medizinische und biowissenschaftliche Expertise zurückgegriffen, sondern auch sozialwissenschaftliche Veröffentlichungen zum Thema wurden vermehrt rezipiert. So umfasste der erste Artikel zum Thema AIDS im *Rosa Flieder* vom August 1983 neben einer umfangreichen Beschreibung der Symptome von AIDS, des Krankheitsverlaufs, potenzieller Krankheitsnachweise, möglicher Ursachen und Behandlungsmöglichkeiten auch einen Abschnitt über »Krankheit als Metapher«, der sich auf den gleichnamigen Text von Susan Sontag bezog. Darin warnte der Autor vor Schuldzuweisungen an AIDS-Erkrankte und plädierte für die »Entmythisierung« der Krankheit.[265] Das Einbeziehen sozialwissenschaftlicher Perspektiven war ein wichtiger Schritt hin zu einer differenzierten Auseinandersetzung mit den gesellschaftlichen Auswirkungen von HIV/AIDS, für deren Analyse Susan Sontag neben anderen ein zentraler Bezugspunkt blieb. Gleichzeitig wurde die Debatte auch zurück in die (Sozial-)Wissenschaft getragen.[266]

Im Vergleich zum Umfang der Berichterstattung über die Symptome und die Verbreitung von AIDS sowie den Umgang mit der Krankheit in den USA wurde staatliches Handeln auf Bundes- und Länderebene bis in den Herbst 1984 nur selten in den schwulen Medien thematisiert. Eine erste mahnende Stimme kam in der Ausgabe des Münchener *Keller Journals* vom April 1983 zu Wort. Allgemein, ohne AIDS direkt zu erwähnen, warnte der Autor Rainer Schilling[267] vor der Möglichkeit eines zunehmend repressiven und konservativen Klimas infolge des Bruchs der sozialliberalen Koalition im Bund und der Regierungsübernahme durch CDU/CSU und FDP unter Helmut Kohl (CDU) im Herbst 1982:

---

265 Vgl. Jürgen: Was ist AIDS?, in: *Rosa Flieder* (1983), H. 31, S. 7–9.
266 Vgl. u. a. Rühmann, Frank: AIDS. Eine Krankheit und ihre Folgen, Frankfurt am Main 1985; Rosenbrock, Rolf: Aids kann schneller besiegt werden. Gesundheitspolitik am Beispiel einer Infektionskrankheit, Hamburg 1986. Auch Rosa von Praunheim bezog sich in seiner Kritik am Sexualverhalten in der Schwulencommunity auf Sontag. Vgl. Praunheim, Rosa von: Gibt es Sex nach dem Tode?, in: *Der Spiegel* (1984), H. 48, S. 228–229.
267 Rainer Schilling (*1943) war zunächst in der Münchener Schwulenbewegung tätig, aber auch an der Gründungsversammlung der Deutschen AIDS-Hilfe beteiligt. Später war er verantwortlich für die Plakatkampagnen der Deutschen AIDS-Hilfe. Vgl. Aretz, Bernd: »Dr. Lore Seidenzahn«: Rainer Schilling zum Siebzigsten, in: *magazin.hiv*, 21.1.2013, https://tinyurl.com/2p8y83hj [22.3.2025].

»Durch die Wende in Bonn hat sich das Klima für Schwule bestimmt nicht verbessert, denn nicht wenige wünschen sich auch in der Moral eine Wende. Diese Wende könnte schon bald eintreten, evtl. beschleunigt durch neue Geschlechtskrankheiten bzw. durch neue Krankheiten, die vornehmlich durch Geschlechtsverkehr verbreitet werden. Was wiederum bedeutet, daß wir nicht nur keine Fortschritte in unserer politischen Arbeit erzielen könnten, sondern daß sich auch das Rad der Geschichte zurückdrehen würde, die Unterdrückung zunähme. (Ob die derzeitigen polizeilichen Kontrollen in Lokalen und Saunen oder Herrn Gauweilers[268] Ausfälle schon Beweis für eine allgemeine Wende sind, läßt sich nicht sagen.)«[269]

Diese frühe Intervention muss unter Berücksichtigung zweier unterschiedlicher Rahmenbedingungen gelesen werden: Zunächst war aus Perspektive linker Gruppen in der Bundesrepublik mit Kohls Kanzlerschaft das allgemeine »Bedrohungsszenario« einer konservativen Gesellschaftspolitik entstanden. Sie befürchteten die Umsetzung von Positionen, die CDU und CSU unter dem Schlagwort »geistige-moralischen Wende« zusammenfassten. Dazu gehörte neben der Unterstützung von NATO und sozialer Marktwirtschaft auch das Bekenntnis zur »deutschen Nation« und zur Familie.[270] Die Regierungserklärung Kohls nach der Bundestagswahl 1983, die das Bündnis von Union und FDP gestärkt hatte, enthielt zudem die Formulierung des Ziels einer »geistigen Erneuerung«. In der Folge etablierte sich der Begriff »geistig-moralische Wende« bei linken Kritiker*innen dieses Programms. Er wurde jedoch auch von konservativer Seite genutzt, um das empfundene Ausbleiben dieser Veränderungen zu kritisieren.[271] Schilling befürchtete also, dass infolge dieser politischen Entwicklungen die Verbreitung von AIDS (und anderen Geschlechtskrankheiten) zur Durchsetzung konservativer gesellschaftspolitischer Ziele genutzt wird. Gleichzeitig verdeutlicht das Statement den gesellschaftlichen Gestaltungs- und Emanzipationsanspruch der Münchener Schwulenbewegung und deren Verortung in linken Bewegungskonstellationen.

Eine politische Besonderheit der Münchener Stadtpolitik verstärkte diesen Eindruck. Im Juni 1982 wurde der CSU-Politiker Peter Gauweiler mit der Leitung des Kreisverwaltungsreferats betraut. Dieses übernahm in der kreisfreien Stadt München die Aufgaben, die in anderen Orten den Kreisverwaltungen oblagen,

---

268 Peter Gauweiler (*1949) ist ein bayerischer CSU-Politiker. Von 1982 bis 1986 war er Leiter des Münchener Kreisverwaltungsreferats und wechselte Ende 1986 als Staatssekretär ins Bayerische Innenministerium, wo er die bayerische AIDS-Politik bestimmte. 1990 wurde er bayerischer Umweltminister. Vgl. die biografischen Daten auf der Website des Deutschen Bundestags, 2017, https://tinyurl.com/fdmafby5 [22.3.2025].
269 Schilling, Rainer: Auf ein Wort, in: *Keller Journal* (1983), H. 2, S. 3.
270 Vgl. Hoeres, Peter: Von der »Tendenzwende« zur »geistig-moralischen Wende«. Konstruktion und Kritk konservativer Signaturen in den 1970er und 1980er Jahren, in: *Vierteljahrshefte für Zeitgeschichte* (2013), H. 2013, S. 93–119, hier: S. 106.
271 Vgl. ebd., S. 108–109.

insbesondere den Ordnungsämtern.[272] Bereits 1982 war im *Keller Journal* berichtet worden, wie Gauweiler gezielt gegen Orte vorging, an denen ein Verdacht bestand, dass dort Sex-Arbeit angeboten wird.[273] Schilling sah nun die Gefahr, dass diese von der CSU auf kommunaler Ebene betriebenen Maßnahmen gemäß der von konservativer Seite geäußerten gesellschaftspolitischen Ziele auf die Bundesebene übertragen werden könnten und dass AIDS hierbei eine besondere Rolle spielen könnte.

Auch wenn der Begriff »geistig-moralische Wende« zunächst nicht weiter aufgegriffen wurde, war die Sorge, dass es zu einer moralisierenden Nutzung von HIV/AIDS zum Zweck eines konservativen Wandels der Gesellschaft und gegen Errungenschaften der Schwulenbewegung kommen könnte, wiederholt Teil der Berichterstattung in den schwulen Medien und bildete einen eigenen Diskursstrang.[274]

Ausführlicher griff Hans Hengelein[275] im September 1984 im bundesweit zirkulierenden Magazin *Rosa Flieder* die politische Dimension von AIDS auf und stellte sie neben den Kießling-Wörner-Skandal.[276] Am 23. Dezember 1983 hatte Verteidigungsminister Manfred Wörner den NATO-General Günter Kießling aufgrund der vom Militärischen Abschirmdienst (MAD) aufgestellten Behauptung, Kießling sei homosexuell, entlassen.[277] Die Bundeswehr behandelte Homosexualität zu dieser Zeit als Sicherheitsrisiko, da von einer Erpressbarkeit der Betroffenen ausgegangen wurde. Das Bekanntwerden der Homosexualität eines Soldaten führte zwar seit Anfang der 1970er Jahre nicht mehr zur Ausmuste-

---

272 Vgl. Mildenberger, Florian Georg: Schwulenbewegung in München: 1969 bis 1996, München 2000, S. 20.
273 Vgl. Rehm, Martin: Gauweiler will »Peep-Shows« schließen, in: *Süddeutsche Zeitung*, 3.11.1982, abgedruckt in: *Keller Journal* (1982), H. 6.
274 Vgl. für den Diskursstrang »geistig-moralische Wende« zum Beispiel Schilling, Rainer: Auf ein Wort, in: *Keller Journal* (1983), H. 2, S. 3; Jarzombek, Dieter: Ein Gespenst geht um, in: *Rosa Flieder* (1983), H. 31, S. 14; Kraushaar, Elmar: Wieviele Männer braucht ein Mann? Der Schwule als Sexmonster, in: *Siegessäule* 2 (1984), H. 4, S. 27–28.
275 Hans Hengelein (*1955) war in der Schwulen- und »Krüppel«-Bewegung aktiv. Von 1984 bis 1987 war er Mitarbeiter des Grünen-Politikers und ersten offen schwulen Bundestagsabgeordneten Herbert Rusche. Von 1988 bis 1991 war er der erste Referatsleiter für den Bereich »HIV und AIDS« bei der Deutschen AIDS-Hilfe und ab 1992 der Referent für homosexuelle Lebensweisen beim Land Niedersachsen. Vgl. NN: 2006. Hans Hengelein. »Visionär und Realo in einer Person« auf der Website von Rosa Courage, 2019, https://rosa-courage.de/preistraegerinnen/2006-preistraeger-hans-hengelein/ [22.3.2025].
276 Vgl. Hengelein, Hans: Die geistig-moralische Wende, in: *Rosa Flieder* (1984), H. 35, S. 16.
277 Vgl. Möllers, Heiner: Die Kießling-Affäre 1984. Zur Rolle der Medien im Skandal um die Entlassung von General Dr. Günter Kießling, in: *Vierteljahrshefte für Zeitgeschichte* 64 (2016), H. 3, S. 517–550, hier: S. 523–526; Storkmann, Klaus: Tabu und Toleranz. Der Umgang mit Homosexualität in der Bundeswehr 1955 bis 2000, Berlin 2021, S. 288–308.

rung, jedoch war ihm das Ausüben von Führungs- und Ausbildungsaufgaben untersagt.[278]

Der Fall wurde schnell von den Medien aufgegriffen, zuerst von der *Bild*. Die Berichterstattung konzentrierte sich vor allem auf die Frage, ob Kießling tatsächlich homosexuell sei, und wenn ja, wie er habe General werden können. Grundkonsens blieb dabei, dass Homosexualität in der Bundeswehr ein Problem darstelle. Letztendlich konnte Kießling seine vermeintliche Homosexualität nicht »nachgewiesen« werden und das Bundesverteidigungsministerium und der MAD gerieten wegen der mangelhaften Ermittlungstätigkeit unter Druck. Kießling wurde anschließend rehabilitiert und später erneut, diesmal mit Ehren, in den Ruhestand verabschiedet.[279] Die Affäre wurde innerhalb der Schwulenbewegung als ein Zeichen für die weiterbestehende Nicht-Akzeptanz von Homosexualität in der westdeutschen Gesellschaft gelesen.[280]

In seiner Analyse im *Rosa Flieder* betonte Hengelein den Druck, der auf bestimmte Lebensformen (wie promiskes Sexualverhalten) mit Hinweis auf die Gefahr der Verbreitung von AIDS insbesondere durch Medien aufgebaut worden sei. Er sah darin jedoch keine Anzeichen einer geistig-moralischen Wende, sondern mit dem Verweis auf die Kießling-Wörner-Affäre eine Weiterführung bestehender Homophobie mit neuen Argumenten.[281]

Die Artikel von Hengelein und von Schilling waren die ersten Versuche vonseiten schwuler Medien, die Debatte über AIDS in einen gesellschaftspolitischen Kontext einzuordnen. Dabei wurden die bedrohliche Wirkung von HIV/AIDS auf die bereits erreichte Emanzipation und die Gefahr eines konservativen Gesellschaftswandels durch eine moralisierende Aufladung von HIV/AIDS betont.

Die Berichterstattung in westdeutschen schwulen Medien drehte sich darüber hinaus um die Auswirkungen, welche die Ausbreitung von AIDS auf die Community in den USA hatte, und darum, welche Strategien die US-amerikanische Bewegung im Umgang mit der medizinischen und politischen Krise verfolgte.[282] Eindrücklich beschrieb dies der Berliner Aktivist Jürgen Roland[283] in einem

---

278 Vgl. Schwartz, Michael: Homosexuelle, Seilschaften, Verrat. Ein transnationales Stereotyp im 20. Jahrhundert, München 2019, S. 283–283.
279 Vgl. ebd., S. 291.
280 Vgl. Samuel Clowes Huneke, States of Liberation, S. 175–176; Hierzu zeitgenössisch auch Cruse, Karl-Georg: Der Skandal. Der Fall Kiessling und die Schwulen, in: *Keller Journal* (1984), H. 1, S. 6–7.
281 Vgl. Hengelein: Die geistig-moralische Wende.
282 Vgl. für den Diskursstrang mit Fokus auf HIV/AIDS in den USA u. a. NN: AIDS. Eine gefährliche Krankheit aus den USA, in: *Du&Ich* 15 (1983), H. 8, S. 8–11; NN: Sexverbot in Saunen, in: *Siegessäule* 1 (1984), H. 2, S. 5; Reiml, Dieter: Was machen die AMIS gegen AIDS, in: *Rosa Flieder* (1985), H. 41, S. 16.
283 Jürgen Roland (1958–2014) war ein Berliner Jurist. In den 1980er Jahren war er in der Westberliner Schwulenbewegung aktiv und frühes Mitglied der Deutschen AIDS-Hilfe,

Erfahrungsbericht in der *Siegessäule*. Er nutzte den Verweis auf die USA, um die Dramatik der Verbreitung von AIDS zu beschreiben, die als Gefahr nicht unterschätzt werden dürfe. Als positive Auswirkung der Entscheidung der US-amerikanischen Regierung, nicht auf die AIDS-Krise zu reagieren, beschrieb er den Aktivismus der schwulen Bewegung, etwa die verschiedenen Hilfsangebote der 1982 gegründeten Selbsthilfeorganisation Gay Men's Health Crisis (GMHC), die auch zu Rechtsfragen bei AIDS-bedingten Entlassungen und Kündigungen von Mietverträgen berieten. Laut Roland organisierte die GMHC auch die finanzielle Unterstützung Betroffener, um den durch AIDS-bedingte Kündigungen fehlenden Krankenversicherungsschutz zu kompensieren. Zudem stellte er das Konzept Safe(r) Sex[284] vor, das Aktivist*innen unter anderem mittels Broschüren bewarben. Er schloss seinen Artikel mit dem Appell, dass auch in Berlin eine AIDS-Organisation dringend aufgebaut werden müsse.[285]

Die Vorbildfunktion US-amerikanischer Initiativen zeigte sich besonders in der Anfangsphase der Verbreitung von HIV/AIDS.[286] Aufgrund der zu dieser Zeit noch geringen Fallzahlen in der Bundesrepublik machten sich zunächst vor allem die Auswirkungen der medialen Berichterstattung, nicht jedoch persönliche, materielle und politische Folgen der Krankheit bemerkbar. Hier wirkte das US-amerikanische Beispiel als Impulsgeber für Strategien.

Die Intensivierung der Debatte zu HIV/AIDS resultierte aber auch in einer Kritik, nach der das Thema zu dominant werde.[287] Im Juni 1984 schrieb Andreas Langbein in der *Siegessäule:*

»Das Killer-Virus, der Schwulenpesterreger, die kleine Geißel Gottes. Die ständige Angst beim kurzen Sonnabendnachmittagsspaziergang um die Siegessäule, im Schwitzkasten Apollos oder in Toms heimischer Wärme scheint der Hoffnung zu weichen, noch mal davongekommen zu sein. Aufgepeitscht durch profitorientierte Medien, profilsüchtige Medizinmänner (und -frauen) und moralsaure Heteros mit pandabärähnlichem Sexualleben, begannen die Schwulen sich noch mehr für ihre Körper zu interessieren. Man schwebte zum AIDS-Symposium, übernahm bereitwillig

---

deren Geschäftsführer er von 1985 bis 1987 war. Durch ein Praktikum Anfang der 1980er in New York hatte er Eindrücke von der beginnenden AIDS-Krise in den USA und der Arbeit von GMHC aus erster Hand. Vgl. Paul, Gerd: »Mensch Jürgen, das tut weh«, in: *magazin.hiv*, 3.9.2014, https://magazin.hiv/magazin/szene-community/mensch-juergen-tut-das-weh/ [22.3.2025]; Interview Stefan Reiß, Zeitmarke: 00:00:19-1.
284 In der ersten Hälfte der 1980er Jahren existierten unterschiedliche Konzepte von Safe Sex / Safer Sex. Mehr zur Etablierung von Safer Sex in Kapitel 3.1.
285 Vgl. Roland, Jürgen: AIDS heißt helfen. Erfahrungen aus New York, in: *Siegessäule* 1 (1984), H. 7, S. 27–28.
286 Mehr zur Vorbildfunktion US-amerikanischer AIDS-Hilfe-Organisationen, insbesondere von GMHC und ACT UP, findet sich in Kapitel 5.
287 In der Berichterstattung wurde wiederholt eine »Panikmache« und »Überdramatisierung« von AIDS angeprangert. Vgl. NN: Was ist AIDS?; Kraushaar, Elmar: Wieviele Männer braucht ein Mann? Der Schwule als Sexmonster, in: *Siegessäule* 2 (1984), H. 4, S. 27–28.

für Insider geprägte Fachtermini [...] und ließ bei dem obligaten Wochenendabenteuer unauffällig die eigenen Tastorgane über Leiste, Nacken und Achsel gleiten.
Medizin ist in, mehr als je zuvor, denn man ist ja medizinisch im Gerede. Es gibt endlich wieder ein Thema, das alle angeht, ob Verkäufer im KaDeWe oder schwule Dermatologin.
Auch an guten Tipps aus der Schwulenszene fehlt es nicht. Philosophierte doch da im letzten November der Gründer der amerikanischen Gruppe ›Gay Men With AIDS‹ in der Zeitschrift ›Mandate‹ über ›safe-sex‹, daß man besser mit geschlossenen Lippen küssen, kreativ masturbieren, mehr Voyeurismus und Exhibitionismus üben, ›Dirty-talks‹ führen sollte und am besten vor jedem EREIGNIS ein ›sex-talk‹ abhalten sollte, das auch sehr erotisch sein könne. Wohl dem, der sich daran halten mag.
Nun, da sich der Kreis zu schließen scheint (und ja auch der Sommer beginnt), was bleibt nach all der Aufregung? Na, auf jeden Fall 6 % mehr Männer mit medizinischem Halbwissen.«[288]

Langbein beginnt seinen Kommentar mit der Beschreibung der Angst vieler schwuler Männer vor AIDS beim Cruising.[289] Angesichts der vom Autor empfundenen übermäßigen Aufmerksamkeit für AIDS präsentiert er die Krankheit vor allem als ein mediales und durch konservative Moralvorstellungen geprägtes Phänomen, das sich real als deutlich weniger gravierend darstelle als ursprünglich befürchtet. Er stellt zudem die anfänglichen Bemühungen, Safer-Sex-Praktiken zur Verhinderung der Ausbreitung der Krankheit zu popularisieren, als unrealistisch dar. Des Weiteren kritisiert er die Bedeutungszunahme von Medizin und Körperkult innerhalb der schwulen Community. Der Text steht in einer Reihe mit der Bemühung, sich der Panik angesichts von HIV/AIDS entgegenzustellen, stellt aber im Gegensatz zur sonstigen Berichterstattung den Erklärungsanspruch medizinischer Expertise infrage. Zudem räumt er dem Deutungsrahmen, dem zufolge konservative Kreise vor allem nichtmonogame schwule Sexualität einhegen wollten, eine so zentrale Rolle ein, dass die Gefahren der Krankheit heruntergespielt werden. Unabhängig von der Position des Autors gibt der Text aber einen Hinweis darauf, welch große Rolle HIV/AIDS in den Gesprächen der schwulen Community spielte. Anknüpfend an das Verständnis von kollektiver Identität nach Bernhard Giesen und Robert Seyfert zeigen sich in diesem Ringen um eine gemeinsame Position hier die Anfänge von HIV/AIDS als ein Teil kollektiver schwuler Identität.[290] Zudem belegen die Beiträge und Langbeins Bericht in der Siegessäule, dass öffentlich darum gerungen wurde, welchen Anteil HIV/AIDS an schwuler Identität haben solle.

---

288 Langhein, Andreas: AIDS, in: *Siegessäule* 1 (1984), H. 3, S. 17.
289 Cruising bezeichnet hier anonymen, unverbindlichen Sex. Langbein spielt in seinem Text auf unterschiedliche Orte an, an dem dieser stattfand: in Parks (hier: im Berliner Tiergarten um die Siegessäule), Bars (hier: die Lederbar Tom's) und in schwulen Saunen (hier: die Apollo Sauna).
290 Vgl. Kapitel 1.3.2.

All diese neuen Aspekte in der Auseinandersetzung mit HIV/AIDS waren wichtig für die Integration von HIV/AIDS in die schwulenpolitische Arbeit. Sie beförderten die Debatten über die Relevanz der Krankheit, ihre Auswirkungen auf die Gesellschaft und Bezüge zu anderen schwulenpolitischen Themen. Zudem wurden mögliche Strategien zum Umgang mit HIV/AIDS erörtert.

2.3.4 Informationsveranstaltungen und Kontakt zur Politik

Zeitgleich mit den ersten Berichten über AIDS in den allgemeinen und schwulen Medien setzte auch eine Auseinandersetzung mit dem Thema in den einzelnen Emanzipationsgruppen ein. Im Gegensatz zu den Autor*innen der schwulen Presse nahmen diese von Anfang an auch die sich entwickelnde AIDS-Politik in den Blick. Im Folgenden liegt der Fokus auf den Aktivitäten solcher Gruppen in Westberlin und München als zwei Städten mit einer großen schwulen Community und einer aktiven Bewegungsinfrastruktur. Das in Westberlin angesiedelte Bundesgesundheitsministerium bemühte sich zudem früh um Kontakte zur dortigen Community.[291]

In Westberlin hatten Community und Bewegung Anfang der 1980er einen hohen Differenzierungsgrad erreicht. Es existierten mehrere Bars, Beratungsstellen, Selbsthilfe- und Emanzipationsgruppen. Neben der Allgemeinen Homosexuellen Arbeitsgemeinschaft (AHA) bestanden schwule Gruppen innerhalb der Gewerkschaften ÖTV und GEW, studentische Gruppen wie die Schwulenreferate an Technischer und Freier Universität, eine Gruppe des Arbeitskreises Homosexualität und Kirchen und der Verein Motorsport und Contacte, der sich insbesondere als Vertretung und Infrastruktur der Leder- und Fetischszene sah.[292] Zur Koordination dieser unterschiedlichen Gruppen entstand 1980 das Treffen Berliner Schwulen- (und Lesben-)gruppen (TBS).[293] Bei dem Treffen handelte es sich um eine lose Versammlung von in den unterschiedlichen Gruppierungen engagierten Personen. Es gab weder ein Delegationsprinzip noch weitere institutionalisierte Strukturen. Mit dem zunehmenden verfügbaren Wissen über HIV/AIDS entwickelten sich das TBS und seine AIDS-Arbeits-

---

291 Vgl. Tümmers: AIDS, S. 74–79.
292 Vgl. Zudem wird in den Gruppenlisten die Arbeitsgemeinschaft Pädophilie Berlin genannt. Die Beziehungen zwischen Schwulen- und Pädophilenbewegung bzw. die Auseinandersetzung darum, ob die Pädophilenbewegung ein Teil der Schwulenbewegung sei, ist nicht Thema dieser Arbeit, jedoch zentral für die Vorstellung eines Kollektivs schwuler Männer und von den 1960er bis in die 1990er Jahre einem starken Wandel unterlegen. Vgl. NN: Gruppen-Teilnahme am TBS, September 1984, Schwules Museum, Bestand Treffen Berliner Schwulengruppen, Kiste 1.
293 In der Anfangszeit des Treffens gab es auch den Anspruch der Beteiligung von lesbischen Frauen. De facto waren diese bei den Treffen aber nicht vertreten.

gruppe in Westberlin zu einem Forum, auf dem sich die Aktiven über HIV/AIDS austauschten und Aktionen planten.

Am 5. Mai 1983 organisierte das TBS eine Informationsveranstaltung mit dem Titel »AIDS. Eine Krankheit verbreitet Angst und Schrecken!« in der Amerika-Gedenkbibliothek. Als Referent*innen wurden Ulrich Bienzel als Vertreter der Landesimpfanstalt[294], der Gesundheitsstadtrat des Bezirks Schöneberg Reinhold Grün und Claus-Heinrich Coester als Mediziner der FU Berlin angekündigt. Coester war zugleich in der Bewegung aktiv, unter anderem als Mitglied der schwulen Ärzte und als Mitautor des *Sumpffiebers*.[295] Die Veranstaltung ermöglichte es den beteiligten Gruppen, Wissen über HIV/AIDS zu verbreiten und gleichzeitig mit politischen Repräsentant*innen ins Gespräch zu kommen. Die Gruppen bemühten sich aber auch, über andere Kanälen mit Politiker*innen Kontakt aufzunehmen.

Kurz nach dieser Veranstaltung setzte sich das TBS mit dem Forschungsprojekt des Robert-Koch-Instituts (RKI)[296] zur Schaffung einer Datengrundlage für Maßnahmen der AIDS-Prävention auseinander, wofür unter anderem das Sexualverhalten abgefragt werden sollte.[297] Es wurde eine weitere Diskussion über den vom RKI geplanten Fragebogen vereinbart, zudem sollte versucht werden, auf das RKI-Projekt einzuwirken.[298] Die Aktivist*innen fürchteten insbesondere einen Missbrauch der gesammelten Daten. Die ebenfalls im Mai gebildete Arbeitsgruppe AIDS des TBS formulierte hierzu ein Arbeitspapier mit zentralen Forderungen. Diese richteten sich zum einen an die Community, die aufgefordert wurde, AIDS ernst zu nehmen und die Erforschung von Ursache und Therapie zu unterstützen. Des Weiteren appellierte die Arbeitsgruppe an schwule Männer, nicht in Panik zu verfallen, sondern sich um Erkrankte zu kümmern, damit diese nicht isoliert würden, und gegebenenfalls Selbsthilfegruppen zu gründen. Schließlich forderte die Gruppe eine bessere Koordination der Aktivitäten zu AIDS innerhalb der Schwulenbewegung, um auch aus der Bewegung heraus als Ansprechpartner*innen für staatliche Stellen fungieren zu

---

294 Die Landesimpfanstalt Berlin beinhaltete auch eine tropenmedizinische Beratungsstelle und war daher in Westberlin die erste Anlaufstelle für AIDS.
295 Vgl. Homosexuelle Selbsthilfe e.V./MSC Berlin e.V./Schwulenberatungsstelle Hollmannstr./ allgemeine homosexuelle arbeitsgemeinschaft e.V.: Sie bedroht auch dich ... AIDS. Eine neue Krankheit verbreitet Angst und Schrecken!, in: aha-info (1983), H. Mai/Juni, S. 9; NN: TBS-Protokoll vom 8.4.1983, Schwules Museum, Bestand Treffen Berliner Schwulengruppen, Kiste 1.
296 Das RKI war Teil des Bundesgesundheitsamtes, bis dieses infolge der Aufarbeitung des »Bluterskandals« 1994 aufgelöst und das RKI eine selbstständige Bundesoberbehörde wurde.
297 Vgl. Kapitel 2.1.
298 Vgl. Brüggemann, Thomas: TBS-Protokoll vom 13.5.1983, Schwules Museum, Bestand Treffen Berliner Schwulengruppen, Kiste 1.

können. Zum anderen richteten sich die Forderungen nach außen. So kritisierte die Gruppe den Versuch, »Homosexualität zurück in Richtung Krankheit« zu schieben, und verwies auf damit möglicherweise wieder aufkeimende repressive Maßnahmen wie Razzien. Auch wandte sich die Gruppe gegen die Form der vom Bundesgesundheitsamt bzw. RKI durchgeführten Forschung, da sie von Vorurteilen gegen schwule Männer geprägt sei. Die Frage nach dem Zusammenhang zwischen Sexualverhalten und Erkrankungsrisiko sei zwar zulässig, aber in der vorliegenden Version würde es nur um den »Datenhunger der Behörden bzw. Sensationshunger der Medien gehen«.[299]

Bereits beim Treffen der Berliner Schwulengruppen am 10. Juni 1983 konnte über Resultate aus dem Gespräch mit dem Bundesgesundheitsministerium berichtet werden. Demzufolge hatte das Bundesgesundheitsministerium dazu bewegt werden können, die Befragung zurückzuziehen, und schlug nun stattdessen vor, dass eine solche Befragung aus den Reihen der Schwulenbewegung selbst heraus organisiert werden sollte.[300]

Informationsveranstaltungen waren nicht das einzige Element in den Bemühungen aus den Reihen der Schwulenbewegung, Wissen über HIV/AIDS weiterzuverbreiten und auch die eigene Perspektive und Expertise in den Diskurs einzubringen. Im Sommer 1983 wurde beim Treffen Berliner Schwulengruppen über die Möglichkeit diskutiert, Berichte über AIDS selbst zu verfassen und in medizinischen Zeitschriften und Pflichtblättern unterzubringen. Erklärtes Ziel war dabei, Ärzt*innen und Gesundheitsbehörden im eigenen Sinne zu informieren.[301] Zudem entwickelte das TBS einen Flyer, der den aktuellen Wissensstand zu HIV/AIDS enthielt und während des Christopher Street Day in Berliner Szenekneipen verteilt werden sollte.[302] Der Flyer zirkulierte nicht nur in Westberlin, sondern wurde auch in andere Städte Westdeutschlands verschickt.[303]

Schließlich gab es auch Bemühungen, bei der Wissensproduktion zu HIV/AIDS mit Mediziner*innen zusammenzuarbeiten. Als im Frühjahr 1983 der oben bereits erwähnte Ulrich Bienzle[304] sowie Sabine Lange[305], die als Vertreter*innen

---

299 Vgl. ebd.
300 Vgl. Breuer, Michael J.: TBS-Protokoll vom 10.6.1983, Schwules Museum, Bestand Treffen Berliner Schwulengruppen, Kiste 1.
301 Vgl. NN: TBS-Protokoll vom 12.8.1983, Schwules Museum, Bestand Treffen Berliner Schwulengruppen, Kiste 1.
302 Vgl. Breuer: TBS-Protokoll vom 10.6.1983; Brüggemann, Thomas: TBS-Protokoll vom 8.7.1983, Schwules Museum, Bestand Treffen Berliner Schwulengruppen, Kiste 1.
303 Der Flyer fand sich auch als Beilage im Münchener *Keller Journal* 4 vom August 1983. Im gleichen Heft fand sich auch ein Artikel, in dem über die uneindeutige Berichterstattung referiert wurde. Vgl. NN: Zu AIDS erscheinen die widersprüchlichsten Meldungen, in: *Keller Journal* (1983), H. 4, S. 15.
304 Ulrich Bienzle (1939–2008) war Tropenmediziner. Von 1982 bis 2006 leitete er die Berliner Landesimpfanstalt, die 1995 in Institut für Tropenmedizin umbenannt wurde. Vgl. West-

der Westberliner Landesimpfanstalt die frühe Forschung und Erfassung von AIDS-Fällen vorantrieben, private Mittel einsetzen mussten, um ihre Forschung fortsetzen zu können, brachte der AIDS-Arbeitskreis des TBS 700 DM zu ihrer Unterstützung auf. Diese wurden dem Arbeitskreis im September 1983 wiederum aus der Kasse des TBS erstattet.[306] Seine Geldmittel bezog das TBS aus den Einnahmen der nach dem Christopher Street Day stattfindenden Party.[307]

Letztlich legte der AIDS-Arbeitskreis des TBS den Grundstein für die Entstehung der Deutschen AIDS-Hilfe (DAH),[308] die am 23. September 1983 ins Leben gerufen wurde. Als Gründungsvorstand des Vereins wurden der Rechtsanwalt Stefan Reiß, der Wirt der Knolle[309] Siegfried Zobel und die Mitarbeiterin der Landesimpfanstalt Sabine Lange gewählt.[310] Vor allem die Namensgebung wurde nach der Gründung von im TBS vertretenen Gruppen heftig kritisiert. Diese warfen der DAH vor, ihren schwulenbewegten Ursprung aus Angst vor Problemen bei der Anerkennung der Gemeinnützigkeit zu verleugnen.[311] Die Verortung der DAH innerhalb der schwulen Bewegung und Community blieb über viele Jahre ein Streitpunkt.[312]

Die Organisation der Informationsveranstaltung im Mai 1983 sowie die Formierung des AIDS-Arbeitskreises zeigen, dass es zumindest in Teilen der Westberliner Schwulenbewegung eine Sensibilität für die durch HIV/AIDS verursachten Gefahren gab. Aus den vom Arbeitskreis ausgearbeiteten Forderungen wird zudem deutlich, dass HIV/AIDS auch als ein Problem wahrgenommen wurde, das spezifische Aktivität aus der Bewegung und der Community erforderte. Zudem werden die Sorgen vor zusätzlicher Diskriminierung und vor

---

hoff, Justin: Ein Kämpfer gegen Aids. Der Berliner Tropenmediziner Ulrich Bienzle ist tot, in: *Der Tagesspiegel*, 20.3.2008, https://www.tagesspiegel.de/wissen/ein-kaempfer-gegen-aids/1192328.html [22.3.2025].

305 Sabine Lange (1936–1998) war Krankenpflegerin. Ab den 1970er Jahren arbeitete sie bei der Landesimpfanstalt mit tropenmedizinischer Beratung bzw. beim Landesinstitut für Tropenmedizin. Sie war Mitgründerin der Deutschen AIDS-Hilfe und später Aktivistin bei ACT UP. Vgl. NN: ACT UP Treffen am 13.7.1989 im MOM, 13.7.1989, Schwules Museum, Bestand ACT UP, Kiste 1; Biografie auf der Website der Deutschen AIDS-Hilfe, 2013, https://wusstensie.aidshilfe.de/de/sabine-lange [22.3.2025].

306 Vgl. Jürgen: TBS-Protokoll vom 9.9.1983, Schwules Museum, Bestand Treffen Berliner Schwulengruppen, Kiste 1.

307 Vgl. u. a. de Briquette, Chou-Chou: TBS-Protokoll vom 10.7.1987, 27.7.1987, Schwules Museum, Bestand Treffen Berliner Schwulengruppen, Kiste 1.

308 Vgl. Brüggemann, Thomas: TBS-Protokoll vom 14.10.1983, Schwules Museum, Bestand Treffen Berliner Schwulengruppen, Kiste 1; Tb: Weiter voran oder erst nochmal zurück?, in: *Siegessäule* 1 (1984), H. 4, S. 25.

309 Bei der Knolle handelte es sich um eine Leder- und Fetischbar.

310 Vgl. Bartz, Achim: Gründungsprotokoll der »Deutschen A.I.D.S.-Hilfe e.V.« vom 23. Sept. 1983, Privatarchiv Stefan Reiß.

311 Vgl. Brüggemann: TBS-Protokoll vom 14.10.1983.

312 Hierauf geht Kapitel 5 detaillierter ein.

Eingriffen des Staates sichtbar, auch wenn noch kein direkter Bezug zum Bundesseuchengesetz oder anderen staatlichen Regulierungen gezogen wurde.

Wie in Westberlin setzten auch in München in den frühen 1980er Jahren Aktivitäten der Schwulenbewegung zu HIV/AIDS ein, wobei ebenfalls auf eine etablierte schwule Infrastruktur zurückgegriffen werden konnte. Auch hier gab es Emanzipationsgruppen und kommerzielle Einrichtungen wie Bars. Ähnlich wie die AHA in Westberlin existierte mit dem Verein für Sexuelle Gleichberechtigung (VSG) eine politisch aktive Gruppe, die ursprünglich aus der IHWO hervorgegangen war.[313] Der VSG war Anfang der 1980er Jahre neben der von ihm abgespaltenen Homosexuellen-Alternative (HALT) der primäre Ort politischer Artikulation der schwulen Bewegung in der bayerischen Hauptstadt. Der Verein verfügte über eigene Räumlichkeiten und gab mit dem *Keller Journal* eine eigene Zeitschrift heraus. Aus dem VSG heraus konnte auch eine Münchener Gruppe von Homosexualität und Kirche (HuK) gegründet werden.[314] Parallel dazu bestand mit dem Münchner Löwen Club (MLC) auch eine Gruppe für Leder- und Fetischinteressen.[315]

Entsprechend seiner Rolle als Plattform der Bewegung in München veranstaltete der VSG im Frühjahr 1983 eine erste Informationsveranstaltung zum Thema HIV/AIDS. Der Gastredner und Arzt Dr. Baer[316] trug vor allem die bisher bekannten Informationen zusammen.[317] Ausgelöst von einer sich intensivierenden und als uneindeutig wahrgenommenen Berichterstattung in den regionalen und überregionalen Medien wurde im September 1983 zu einer weiteren Informationsveranstaltung eingeladen. Als Redner war hier erneut ein Arzt, der Internist Dr. D. Loos, vorgesehen. Zudem wurde auch das Gesundheitsamt München zur Veranstaltung eingeladen.[318]

Eine dritte Informationsveranstaltung folgte im Januar 1984. Dieses Mal war der Münchener Löwenclub der Organisator. Sie wurde als eine gemeinsame Veranstaltung des MLC und des Münchener Gesundheitsamtes angekündigt. Die Veranstaltung wurde auch im *Keller Journal* des VSG beworben und eine Teilnahme empfohlen mit dem Verweis auf Falschinformationen über HIV/AIDS in der Presse.[319] Inhaltlich wurde der Informationsabend von zwei Mitarbeiter*innen des Gesundheitsamtes, dem Amtsleiter Dr. Krattke und der Leiterin der Seuchenabteilung, gestaltet. Auch hier stand die Vermittlung des aktuellen Wissensstands im Vordergrund. In der auswertenden Berichterstattung des

---

313 Vgl. Mildenberger: Schwulenbewegung in München, S. 7.
314 Vgl. ebd., S. 17.
315 Vgl. ebd., S. 20.
316 Der Vorname ist nicht überliefert und ließ sich nicht rekonstruieren.
317 Vgl. Mildenberger: Schwulenbewegung in München, S. 20.
318 Vgl. NN: Zu AIDS erscheinen die widersprüchlichsten Meldungen, S. 15.
319 Vgl. NN: AIDS, in: *Keller Journal* (1983), H. 6, S. 16.

Keller Journals wurde zudem die Wichtigkeit der Veranstaltung betont, um einer »Panikmache« in den Medien zu begegnen. Die Veranstaltung gab zudem den Impuls, in der AIDS-Selbsthilfe und in Bezug auf die Berichterstattung selbst tätig zu werden. Als eine Plattform für diesen Zweck wurde im Anschluss an die Veranstaltung die Münchener AIDS-Hilfe von VSG, HuK und MLC gegründet.[320]

Auch abseits dieser Veranstaltungen gab es intensive Kontakte zur medizinischen Forschung. Ab Anfang 1984 forschte der Arzt Hans Jäger am Schwabinger Krankenhaus zu AIDS. Er hatte zuvor am Memorial Sloan Kettering Cancer Center New York Erfahrungen mit AIDS sammeln können und war nach den ersten Fällen in München 1984 dorthin zurückgekehrt.[321] Über seine Tätigkeiten wurde im *Keller Journal* regelmäßig berichtet. In einem Artikel von Juni 1984 wurde gemeldet, dass ein Gespräch zwischen ihm und schwulen Gruppen aus München über den zur AIDS-Forschung verwendeten Fragebogen stattgefunden habe. Ergebnis des Gesprächs sei gewesen, dass der Fragebogen so modifiziert wurde, dass die Identifizierung der Befragten erschwert wurde, insbesondere in Bezug auf Personen, die nur als Teil der Kontrollgruppe befragt wurden.[322]

Der Autor des Berichts reflektierte zudem über die mögliche Brisanz der Forschungsergebnisse, von denen einige Bewegungsaktivist*innen befürchteten, dass sie z. B. in Form von staatlichen Eingriffen gegen sie verwendet werden könnten. Von anderen wurde dagegen betont, wie wichtig neue Erkenntnisse seien und dass hierfür auch ein Eingriff in die Intimsphäre gerechtfertigt sein könnte. Der Bericht endet mit dem Aufruf, an den Studien teilzunehmen sowie Geld für die Forschung zu spenden.[323] In der Folge wurden bis Oktober 1984 insgesamt 6.000 DM gesammelt. Im Gegenzug trug Jäger den aktuellen Stand der Forschung auch weiterhin zurück in die Community.[324]

Die Parallelen in den Aktionen der schwulen Bewegungsgruppen in Westberlin und München sind bezeichnend. In beiden Städten wurden Informationsveranstaltungen organisiert (im Fall von Westberlin auch Informationsmaterial hergestellt), medizinische Expertise eingebunden, Forschungstätigkeit aktiv unterstützt und nach Kontakten zu staatlichen Stellen gesucht. Die bereits bestehende Infrastruktur ermöglichte es, die entsprechenden Aktivitäten zu entfalten, und war ein Grund dafür, dass sich in Westberlin und München die

---

320 Vgl. Vael, Guido: AIDS, in: *Keller Journal* (1984), H. 1, S. 8–9.
321 Vgl. Bräutigam, Hans Harald: Im schiefen Licht. »Enthüllung« und die Folgen. Die unverdiente Abschiebung eines engagierten Arztes und Aids-Forschers, in: *Die Zeit* (1989), H. 47, S. 22; Schmidt, Klaus: Hans Jäger. Einsatz für HIV-Patienten, in: *Deutsches Ärzteblatt* 110 (2013), H. 3, S. A85.
322 Vgl. NN: AIDS aktuell, S. 4–5.
323 Vgl. ebd.
324 Vgl. Cruse, Karl-Georg: Münchner AIDS-Hilfe, in: *Keller Journal* (1984), H. 5, S. 8–10.

ersten AIDS-Selbsthilfeorganisationen der Bundesrepublik gründen konnten. Ziel in beiden Fällen war es, Informationen zu verbreiten, dem Entstehen von Panik entgegenzuwirken und die AIDS-Forschung zu unterstützen.

2.4 Fazit

Die in der Folge der ersten Beschreibung von AIDS im Jahr 1981 einsetzende medizinische Wissensproduktion schlug sich bald auch in der Verbreitung des neuen Wissens in der westdeutschen schwulen Community und der Schwulenbewegung nieder. Zu beobachten ist dabei, dass diese Wissensvermittlung fast zeitgleich mit der Berichterstattung in den großen Medien einsetzte, noch bevor AIDS zu seinem Namen kam. Schwule Medien legten einen Fokus auf möglichst sachliche Berichte, die Panik und »Dramatisierung« zu vermeiden suchten. Dementsprechend war diese frühe Berichterstattung gekennzeichnet durch eine Konzentration auf medizinische und epidemiologische Themen. Parallel dazu formierten sich in den Gruppen der Schwulenbewegung Initiativen, um den jeweils aktuellen Wissensstand zu HIV/AIDS in der Community zu verbreiten. Zudem wurde aktiv Kontakt zu den Gesundheitsämtern, dem Bundesgesundheitsamt und der medizinischen Forschung gesucht. Insgesamt kann hier von einer Phase der Wissenskompilation gesprochen werden, wobei das angesammelte Wissen in der Folge auch die eigenen Positionen und den eigenen Aktivismus informieren sollte. Im Zuge dessen wurden Vertreter*innen der Schwulenbewegung selbst zu Akteur*innen des Wissens bzw. mit Ludwik Fleck formuliert zu Eingeweihten eines Denkkollektivs.[325] Zurückgreifen konnten die Akteur*innen dabei auf einen bereits (im kleinen Maßstab) vorhandenen schwulen Gesundheitsaktivismus und eine bestehende Infrastruktur aus Zeitschriften, Emanzipationsgruppen und Szeneorten. Die innerhalb von Bewegung und Community geführten Debatten machen deutlich, dass sich im Verlauf des Jahres 1982 ein bestimmter Denkstil etablieren konnte und dass die Verteilung von Wissen innerhalb der Bewegung und Community ungleich war.

Einen wichtigen Referenzpunkt für das Wissen über HIV/AIDS, aber auch für das bewegungspolitische Handeln bildete das Geschehen in den USA. Die dort verwendeten Strategien im Umgang mit HIV/AIDS wurden evaluiert und zum Teil übernommen. In diesem Zusammenhang wird auch zum ersten Mal die Bedeutung von Recht in der Auseinandersetzung mit HIV/AIDS deutlich, zum Beispiel um sich gegen Entlassungen oder die Kündigung der Wohnung wehren zu können. In der westdeutschen Schwulenbewegung waren rechtliche Fragen bis zur Einführung des HIV-Antikörpertests 1985 hingegen kein Thema. Dement-

---

325 Vgl. Kapitel 1.3.1, Abschnitt Recht und Wissen.

sprechend fanden das Bundesseuchengesetz und das Geschlechtskrankheitengesetz in der Berichterstattung schwuler Medien keine Erwähnung, auch wenn ihre Relevanz in Bezug auf Geschlechtskrankheiten nicht gänzlich unbekannt war. Vielmehr stand der Wunsch nach Kooperation mit staatlichen Stellen im Mittelpunkt, um kursierenden Falschinformationen zu begegnen und einer diskursiven Verknüpfung von Homosexualität und Krankheit entgegenzuwirken, aber auch um die Forschung zu HIV/AIDS zu unterstützen. Eine solche Kooperation war wenige Jahre zuvor noch umstritten gewesen.

Mit dem wachsenden Wissen über HIV/AIDS nahmen auch die Berichterstattung und die Themenvielfalt in den Bewegungszeitschriften zu. Ab dem Frühjahr 1983 wurden erste Überlegungen angestellt, was das Auftreten von AIDS für das Verhältnis der schwulen Community zu Gesellschaft und Politik in der Bundesrepublik bedeuten könnte. Insbesondere der in linken Kreisen befürchtete konservative Umbau der Gesellschaft nach der Wahl von Helmut Kohl zum Bundeskanzler im Herbst 1982 spielte hierbei eine Rolle. Gleichzeitig wurden auch Stimmen laut, die sich kritisch mit der starken Präsenz des Themas HIV/AIDS in schwulen Kreisen beschäftigten. In der sich ausweitenden Debatte kann ein erstes Indiz dafür gesehen werden, wie AIDS langsam zu einem Teil kollektiver Identität schwuler Männer wurde.

Die vorhandene Literatur über die Verhandlung von HIV/AIDS in der bundesdeutschen Schwulenbewegung hat konstatiert, dass die bundesdeutsche Schwulenbewegung erst spät begonnen habe, sich mit HIV/AIDS zu beschäftigen. Die ausgewerteten Quellen zeigen jedoch, dass diese Beschäftigung im Verhältnis zum zur Verfügung stehenden Wissen in Teilen durchaus früh einsetzte und in der Interaktion mit staatlichen Stellen sogar Wirkung erzielen konnte.[326]

---

[326] Dies wird insbesondere von Sebastian Haunss mit der 1983 einsetzenden Berichterstattung im *Rosa Flieder* begründet. Vgl. Haunss: Von der sexuellen Befreiung zur Normalität, S. 207.

3 Safer Sex und Strafrecht

In München gingen am 4. April 1987 rund 10.000 Menschen gegen die bayerische AIDS-Politik auf die Straße. Ein halbes Jahr später, am 24. Oktober, fand eine zweite, kleinere Demonstration statt.[327] Ausgelöst wurden die Proteste durch die Ankündigungen der von Franz Josef Strauß (CSU) geführten Bayerischen Staatsregierung und des in Bayern in der AIDS-Politik federführenden Staatssekretärs Peter Gauweiler, auf straf- und seuchenpolitische Maßnahmen zur AIDS-Prävention zu setzen. Der sogenannte bayerische AIDS-Maßnahmenkatalog stellte eine Abkehr von der im Bund verfolgten Strategie der Aufklärung und des Verzichts auf direkte staatliche Intervention dar.[328] Bei diesem Ansatz der AIDS-Politik wurde in der Folge auch von der bayerischen AIDS-Politik gesprochen.

Ein intensiv rezipierter Slogan der ersten Münchener Demonstration gegen die bayerische AIDS-Politik lautete »Kondome statt Gauweiler-Pogrome«. Dieser fand sich sowohl auf Plakaten als auch auf einem Transparent, das auf dem Sockel der Mariensäule ausgerollt wurde.[329] Der Slogan brachte zum Ausdruck, dass die Demonstrant*innen den angekündigten AIDS-Maßnahmenkatalog als gewalttätig empfanden. Zugleich verwies er auf die Bedeutung, die dem Kondom

---

327 Vgl. Hamm, Patrick: Auslöser. Schwule im Kampf gegen AIDS seit 1993, Köln 1997, S. 28–29; Ein Bericht in der *Nürnberger Schwulenpost* beklagte, dass bei der zweiten Demonstration nur noch ca. 2.500 Personen teilgenommen hätten, von denen bei der Abschlusskundgebung nur 1.500 übrig gewesen seien. Vgl. Harald: Demonstrationen oder warum gehe ich eigentlich noch auf die Straße?, *Nürnberger Schwulenpost* 3 (1987), H. 30, S. 7.
328 Vgl. Tümmers S. 225.
329 Fotos von dem Plakat sind in mehreren Publikationen abgedruckt, u. a. in Hamm: Auslöser, S. 30. In der Berichterstattung des *Rosa Flieders* wurde über das Entrollen des Transparents auf dem Mariannenplatz berichtet. Von dieser Aktion soll laut Artikel Gauweiler erfahren haben und daraufhin bei einer Bierzeltveranstaltung öffentlich für die Demonstrant*innen gebetet haben. Vgl. NN: Parade der »Ausgedünnten«, in: *Rosa Flieder* (1987), H. 53, S. 7. Der Slogan war immer wieder Thema bei neueren Besprechungen der Demonstrationen, vgl. u. a. Reichert, Martin: Kondome statt Progrome, *taz*, 1. April 2015, S. 14; Schock, Axel: Die schwule Infrastruktur zerschlagen, in: *magazin.hiv* (blog), 2011, https://magazin.hiv/magazin/gesellschaft-kultur/pogrome-statt-kondome/ [22.3.2025].

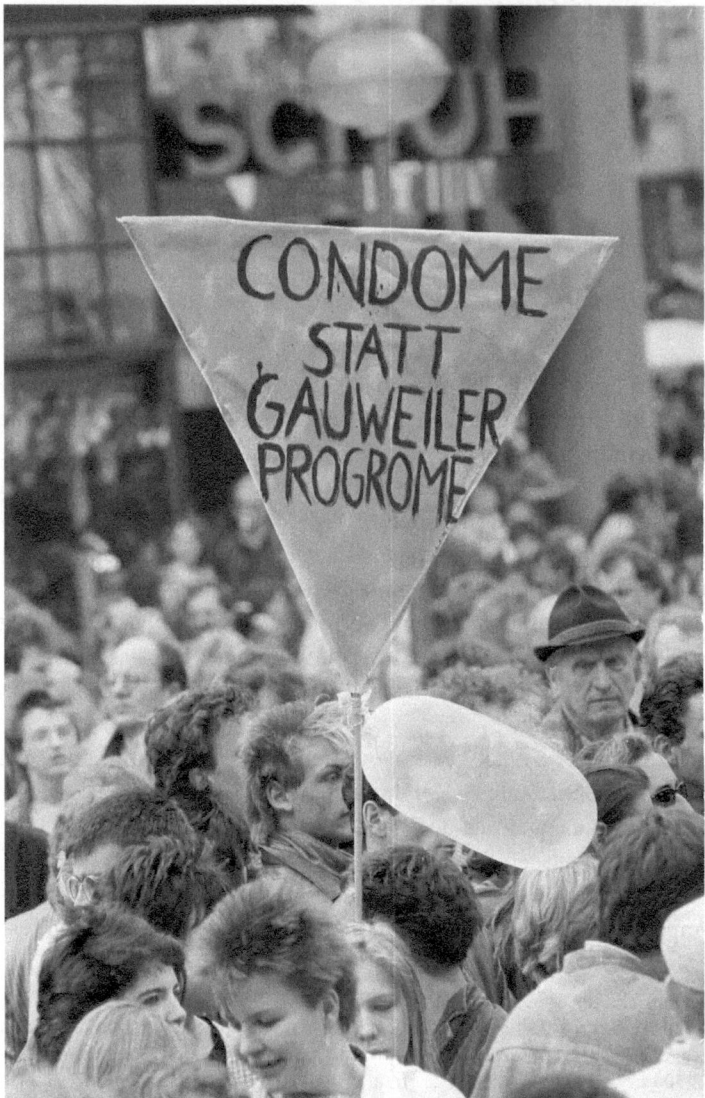

Abbildung 1: Plakat auf der ersten Münchener Demonstration gegen die bayerische AIDS-Politik, © picture alliance / Dieter Endlicher.

in der AIDS-Prävention, aber auch als Schutz vor staatlicher Intervention zukam. Gleichzeitig stellte der Slogan einen positiven Bezug zum Ausleben von Sexualität trotz AIDS her.

In den 1980er Jahren bedeutete die Prävention vor sexuellen Übertragungen des HI-Virus eine Veränderung des Sexualverhaltens.[330] Eben darauf zielten sowohl Überlegungen innerhalb der schwulen Community als auch staatliche Präventionskonzepte. Die Auseinandersetzung mit mann-männlicher Sexualität und damit, wie sie ausgelebt werden sollte, war seit Beginn der studentisch geprägten Schwulenbewegung Teil der kollektiven Identität schwuler Männer. Der Fokus dieses Kapitels liegt daher auf der Verhandlung mann-männlicher Sexualität in der schwulen Community und Bewegung im Rahmen der Auseinandersetzung mit HIV/AIDS und den damit verbundenen Regulierungsprozessen insbesondere im Strafrecht.

3.1 »Diese Liste schaut vielleicht schrecklich aus.«[331] – Safer-Sex als Selbstregulation

Die Entstehung des Konzepts Safer Sex kann in die Jahre vor der ersten Beschreibung von AIDS zurückverfolgt werden und steht im Zusammenhang mit einer zunehmenden Beschäftigung mit der Prävention sexueller Krankheiten in der schwulen Bewegung und Community. Safer Sex erfuhr jedoch vor allem in der Auseinandersetzung mit HIV/AIDS eine größere Verbreitung. Im Rahmen der Debatten um sichere Sexualität[332] infolge des Aufkommens von HIV/AIDS erfolgte auch eine Normierung von mann-männlicher Sexualität innerhalb der schwulen Bewegung und Community. Gleichzeitig entwickelte sich hier in den Jahren 1983 bis 1986 Safer Sex als ein normatives Präventionskonzept. Eine externe Regulierung zum Beispiel durch eine Kodifizierung in Recht oder durch Rechtsprechung fand zu dieser Zeit noch nicht statt.

3.1.1 Eindämmung von Geschlechtskrankheiten vor AIDS

Vor AIDS spielte das Kondom in der westdeutschen schwulen Community in Debatten über Sexualität und (die Vermeidung von) Geschlechtskrankheiten kaum eine Rolle.[333] Das änderte sich in der zweiten Hälfte der 1980er Jahre. Zwar

---

330 Aktuelle Therapieregime und Präexpositions-Prophylaxe ermöglichen eine AIDS-Prävention, ohne am Sexualverhalten anzusetzen.
331 Vael: Safe Sex, S. 30.
332 Mit sicherer Sexualität bezeichne ich die Beschränkung auf sexuelle Praktiken, die das Risiko einer Infektion mit sexuell übertragbaren Krankheiten und insbesondere dem HI-Virus reduziert.
333 Auch für den heterosexuellen Bevölkerungsanteil ist bisher unklar, ob in den Jahren vor AIDS das Kondom primär als Schwangerschaftsverhütung oder als Mittel des Schutzes vor

besprachen die Autor*innen in den ersten Ausgaben des schwulen Sexratgebers *Sumpffieber* (1979–1982) ausführlich Geschlechtskrankheiten und deren Ausprägungen bei Männern, die Sex mit Männern haben. Jedoch konzentrierten sich die vorgeschlagenen Präventionsmaßnahmen auf Empfehlungen wie das Praktizieren der persönlichen Körperhygiene, die Begrenzung der Anzahl der Sexpartner und – dies galt für den penetrierenden Partner beim Analverkehr – das Urinieren nach dem Sex. Diese Aspekte flossen auch in frühe Konzepte von Safer Sex ein. Der Fokus lag jedoch auf der Erkennung und Behandlung von Geschlechtskrankheiten sowie auf Appellen, im Falle einer Erkrankung erst nach deren erfolgreicher Behandlung wieder Sex zu haben. Die *Sumpffieber*-Autor*innen unterstrichen diese Botschaft, indem sie auf die entsprechenden Regelungen im Geschlechtskrankheitengesetz verwiesen.[334] Sie appellierten somit nicht nur an ein verantwortungsvolles Verhalten gegenüber sich selbst und gegebenenfalls anderen. Die Erwähnung des Geschlechtskrankheitengesetzes zeigt darüber hinaus, dass sie versuchten, kodifiziertes Recht zu nutzen, um eine soziale Norm zu etablieren.[335]

Bemerkenswert erscheint, dass schwule Medien vor AIDS am Geschlechtskrankheitengesetz bzw. den Szenarien, in denen es zur Anwendung kommen sollte, keinerlei Kritik übten. Ein möglicher staatlicher Eingriff in Sexualität wurde also nicht grundsätzlich als problematisch angesehen. Dies kann als Akzeptanz der im Gesetz enthaltenen Normen verstanden werden, die jedoch nicht immer auch befolgt wurde. Hinzu kam, dass das Gesetz von Akteur*innen in der Bewegung und Community nicht als spezifisch auf schwule Sexualität ausgerichtet wahrgenommen wurde, da es ja gleichermaßen Menschen mit anderen sexuellen Orientierungen betraf. Aus schwuler Perspektive stellte das Gesetz das Konstrukt von individualisierten und gleichen Rechtssubjekten also nicht infrage.[336] Mit anderen Worten sahen Akteur*innen in der Bewegung und Community in dem Gesetz keine Andersbehandlung schwuler Männer. Hier zeigt sich ein entscheidender Unterschied zu dem zur gleichen Zeit diskutierten § 175 StGB[337], aber auch zu AIDS-spezifischen Bemühungen zur Normierung und Regulierung von Sexualität.

Geschlechtskrankheiten gesehen wurde. Der Rückgang der Kondomnutzung infolge der Zulassung der Antibabypille lässt Letzteres vermuten. Eine systematische Untersuchung steht hier noch aus. Vgl. König, Wolfgang: Das Kondom. Zur Geschichte der Sexualität vom Kaiserreich bis in die Gegenwart, Stuttgart 2016, S. 183–184.

334 Vgl. Autorengruppe schwule Medizinstudenten: Sumpffieber, S. 83–93; Die schwulen Medizinmänner: Sumpffieber. Medizin für schwule Männer, Berlin ³1981, S. 83–93.
335 Anders formuliert nutzten die Autor*innen hier mit Bourdieu gesprochen die Wirkmächtigkeit von Recht in der symbolischen Ordnung. Vgl. Kapitel 1.3.1.
336 Vgl. Kapitel 1.3.1.
337 Paragraf 175 des Strafgesetzbuches wurde nach der Gründung der Bundesrepublik in seiner in der NS-Zeit verschärften Fassung beibehalten und stellte sexuellen Kontakt zwischen

3.1.2 Entwicklung von Safer Sex in den USA

Die Entwicklung und Etablierung von Safer Sex in der Bundesrepublik beruhte in hohem Maße auf den Erfahrungen der US-amerikanischen schwulen Community, die aufgrund der dortigen ersten Beschreibung von AIDS früher mit Fällen konfrontiert war. Sie ist daher nicht ohne die Wissenstransfers aus den USA zu verstehen. Bereits in den 1970ern Jahren war vor dem Hintergrund eines Anstiegs der sexuell übertragbaren Krankheiten in den USA wie auch der Bundesrepublik ein schwuler Gesundheitsaktivismus entstanden. Der Historiker Thomas R. Blair zeigt, wie schwule Aktivist*innen in den USA beim Auftreten von HIV/AIDS auf bestehende Initiativen zur Prävention von Geschlechtskrankheiten zurückgreifen konnten. Die National Coalition of Gay Sexually Transmitted Disease Services, ein schwulenfreundlicher und sexpositiver Zusammenschluss von Ärzt*innen und Menschen aus unterschiedlichen Gesundheitsberufen, begann bereits 1979 Empfehlungen für sicheres mann-männliches Sexualverhalten zu entwickeln. Die Empfehlungen unterteilten sexuelle Aktivität in Bezug auf Kontext, Frequenz und Praktiken in drei Risikolevel. Die Autor*innen wollten hiermit einen Verhaltenswandel hin zu sicher(er)em Sexualverhalten anregen.[338]

Das erste aus der Community entstandene Flugblatt zu Safer Sex in den USA, das von den Sisters of Perpetual Indulgence[339] in Zusammenarbeit mit den Bay Area Physicians for Human Rights verfasste wurde, nutzte die Empfehlungen der National Coalition of Gay Sexually Transmitted Disease Services und übertrug sie in eine auch für die breite Community verständliche Form. Der Flyer wurde im Juni 1982 auf dem Pride March in San Francisco verteilt. Er enthielt bereits Hinweise auf das Kaposi-Sarkom und die Pneumocystis-Pneumonie. Der Fokus lag jedoch auf dem starken Anstieg von sexuell übertragbaren Krankheiten insgesamt. Die Aktivist*innen empfahlen, als primäre Präventionsmethode

---

Männern generell unter Strafe. Im Rahmen der Strafrechtsreform von 1969 wurde Sex zwischen volljährigen Männern (ab 21 Jahren) entkriminalisiert. In einem zweiten Schritt wurde 1973 die Altersgrenze auf 18 Jahre abgesenkt. Damit legte der Paragraf 175 ab 1973 eine höhere Schutzaltersgrenze für mann-männliche als für heterosexuelle (oder lesbische) Sexualität fest. Mit Beginn der Schwulenbewegung war damit die Abschaffung von Paragraf 175 ein zentrales Thema der Bewegung. Vgl. Haunss: Identität in Bewegung, S. 202–204.

338 Vgl. Blair, Thomas R.: Safe Sex in the 1970s. Community Practitioners on the Eve of AIDS, in: *American Journal of Public Health* 107 (2017), H. 6, S. 872–879, hier: S. 874–875.

339 Die Sisters of Perpetual Indulgence (deutsch: Schwestern der Perpetuellen Indulgenz), schwule Aktivist*innen, deren Markenzeichen das Auftreten in Nonnen-Drag war, entstanden 1979 in San Francisco als Protest gegen religiös motivierte Diskriminierung von Menschen, die nicht der heterosexuellen Gesellschaftsordnung entsprachen. In den 1980er Jahren entwickelte sich HIV/AIDS zu ihrem Tätigkeitsschwerpunkt. Vgl. Schock, Axel: Habit, Schminke und universelle Freude, in: *magazin.hiv*, 14. 4. 2019, https://tinyurl.com/5n7stmrz [22.3.2025].

Kondome zu benutzen und bei einer akuten Infektion mit einer sexuell übertragbaren Krankheit auf Sex zu verzichten.[340]

In den USA waren in der frühen Phase der AIDS-Epidemie die Reduktion der Sexualpartner*innen und der Verzicht auf anonyme Sexualkontakte die am weitesten verbreiteten Reaktionen auf HIV/AIDS. Mit dem zunehmenden Wissen über HIV/AIDS, insbesondere in Bezug auf die Parallelen im Verbreitungsmechanismus zu Hepatitis B, setzte sich jedoch ein Präventionsmodell durch, bei dem die Verhinderung des Austauschs von Körperflüssigkeiten im Mittelpunkt stand. Damit wurde die Verwendung des Kondoms zur zentralen Präventionsstrategie, worüber laut dem Historiker Jeffrey Escoffier in der US-amerikanischen schwulen Community ab 1983 auch ein weitgehender Konsens herrschte. Die tatsächliche Umsetzung durch die Community als Teil der vorherrschenden Sexualpraktik dauerte jedoch deutlich länger.[341]

Die Entwicklung von Safer-Sex-Praktiken war somit von medizinischen Wissensbeständen beeinflusst und griff auch auf informelles Wissen aus der Community zurück. Im Gegensatz zu früheren Strategien der Bekämpfung von Geschlechtskrankheiten stand dabei jedoch ein sexpositiver Ansatz im Mittelpunkt. Es ging also weniger um die Beendigung bestehender Verhaltensweisen als vielmehr um deren Modifizierung. Da diese Ansätze, etwa die Verwendung von Kondomen, in Reaktion auf eine zunehmende Verbreitung von Geschlechtskrankheiten und Hepatitis B entwickelt worden waren, standen sie bei der ersten Beschreibung von HIV/AIDS bereits zur Verfügung. Aus der Auseinandersetzung mit Hepatitis B entwickelten die Aktivist*innen wiederum die Regel »kein Austausch von Körperflüssigkeiten«. Der Empfehlungskatalog war jedoch insgesamt ein heterogener, der neben dem Rat, Kondome zu nutzen, auch das Abwägen des Risikos unterschiedlicher Praktiken, die Minimierung der Partner*innenzahl und den Verzicht auf anonyme Kontakte beinhaltete. Erfolgreich war die Etablierung von Safer Sex als soziale Norm in der schwulen Bewegung und Community der USA, weil sie in Form einer Selbstregulierung innerhalb der Community stattfand. Die Strategien wurden unter Beteiligung der Community entwickelt, nahmen die spezifische Sprache und Wissensbestände der Community auf und wurden von wichtigen Vertreter*innen der Community beworben.

---

340 Vgl. Blair: Safe Sex in the 1970s, S. 875.
341 Vgl. Escoffier, Jeffrey: The Invention of Safer Sex. Vernacular Knowledge, Gay Politics and HIV Prevention, in: *Berkeley Journal of Sociology* 43 (1998), S. 1–30, hier: S. 18–23.

3.1.3 Etablierung von Safer Sex in der Community und Bewegung

Die Safer-Sex-Konzepte aus den USA waren direktes Vorbild für die Entwicklung und Etablierung entsprechender Empfehlungen in schwulen Gruppen und Zeitschriften in der Bundesrepublik.[342] Die Übernahme der englischen Bezeichnung Safer Sex zeugt deutlich von diesem Wissensimport. Bereits in der ersten Hälfte der 1980er Jahre informierten schwule Zeitschriften über Präventionsmöglichkeiten, was darauf hindeutet, dass sich zu dieser Zeit Safer Sex als primärer Präventionsmechanismus etablierte. Die Analyse des Diskursstrangs zu Safer Sex zeigt, dass die Empfehlungen in Westdeutschland wie auch in den USA zunächst uneinheitlich waren und neben dem Gebrauch von Kondomen weitere Vorschläge umfassten, etwa den Verzicht auf anonyme Sexualkontakte oder deren Reduzierung. Gleichzeitig äußerten schwule (Bewegungs-)Medien in den Anfängen der Epidemie noch Zweifel an der Notwendigkeit der Änderungen des Sexualverhaltens. In seinem ersten Artikel zum Thema HIV/AIDS im August 1983 verwies der *Rosa Flieder* auf eine Fallzahl von 30 Personen in der gesamten Bundesrepublik und diagnostizierte eine überzogene Reaktion in der Community:[343]

> »Die Tatsache, daß erst jetzt, mit dem Auftreten von AIDS, eine Diskussion einsetzt, spricht dafür, daß wir Schwulen uns von den Heteros wieder eine Kritik unserer Lebensweisen aufdrängen lassen. [...] Soweit sind Schwule mit ihrem Selbstverständnis und Stolz gekommen, daß sie sich von einer seltenen Krankheit, die in den Medien entsprechend hochgespielt wird, ins Bockshorn jagen lassen. Deshalb hier auch kein Ratschlag außer dem, bei tatsächlichen oder eingebildeten Symptomen zum Arzt zu gehen. [...] Auch wenn alle Schwulen in Zukunft Pflanzenfett nur noch auf Brötchen schmieren[344] und das Frühstück nur noch mit dem »Lebens-lang-Freund« einnehmen, wir werden weder einen vollkommenen Schutz vor AIDS bekommen, noch bei den Heteros endlich als die braven Normalbürger anerkannt werden.«[345]

---

342 In der *Siegessäule* berichtet Andreas Langbein über Safe Sex, der in den USA als Präventionsmechanismus entwickelt wurde; vgl. Langbein, Andreas: »AIDS«, in: *Siegessäule* 1 (1984), H. 3, S. 17. Jürgen Roland berichtete vier Monate später in der *Siegessäule* darüber, dass es in den USA bereits einen Flyer für Safer-Sex-Techniken gebe, die auch in Berlin dringend gebraucht würden; vgl. Roland, Jürgen: AIDS heißt helfen. Erfahrungen aus New York, in: *Siegessäule* 1 (1984), H. 7, S. 27-28. Teilweise wurden auch die USA direkt als Ursprung von Safer-Sex-Konzepten benannt. Zum Beispiel schrieben die Autor*innen eines Artikels über Safer Sex in der Ausgabe der *Siegessäule* vom Juni 1987: »Safer Sex – eine Reaktion auf die Bedrohung durch AIDS, made in USA – ist mittlerweile, wie so vieles von drüben, auch bei uns im Kommen.« Vgl. Erwin/Jörn: Safer Sex. Sozialmedizinische Notwendigkeit oder neue alte Moral, in: *Siegessäule* 2 (1985), H. 6, S. 30-31.
343 Vgl. NN: Was ist AIDS?, S. 9.
344 Bevor die Verwendung von Kondomen wasserlösliches Gleitgel erforderlich machte, wurde von schwulen Männern häufig Pflanzenmargarine als Gleitmittel genutzt.
345 NN: Was ist AIDS?, S. 9.

Das Zitat lässt erahnen, welche Wirkmächtigkeit die Diskussion über Safer Sex bzw. eine Veränderung des Sexualverhaltens bereits 1983 in der schwulen Community und Bewegung erlangt hatte. Ebendieser Entwicklung versuchte der Artikel im *Rosa Flieder* sich entgegenzustellen. So nutzt er die damals noch geringen Fallzahlen, um HIV/AIDS zu trivialisieren und präventives Verhalten als einen äußeren Regulationsversuch zu beschreiben. Dabei postuliert der Autor eine schwule Identität, die sich durch Abweichung von gesellschaftlichen Normen insbesondere in Bezug auf die Wahl der Sexualpartner (wechselnd und anonym) sowie die Sexualpraktiken (Analverkehr) auszeichnet. HIV/AIDS wird vor diesem Hintergrund als Mittel der heterosexuellen Mehrheitsgesellschaft porträtiert, um der schwulen Minderheit die tradierten, durch die sexuelle Liberalisierung zurückgedrängten Moralvorstellungen und damit Normen im Hinblick auf Sexualität wieder verstärkt aufzudrängen. Die Vorstellung, dass HIV/AIDS als ein Katalysator zur Regulation von Sexualverhalten genutzt werden könnte, blieb auch in der Folge in schwulen Medien präsent. Dies war auch eine Reaktion auf die allgemeine Presseberichterstattung zu AIDS. Insbesondere die Berichterstattung des *Spiegels* skandalisierte mann-männliche Sexualität sowie Promiskuität und präsentierte sie als maßgebliche Faktoren der Ausbreitung von HIV/AIDS, womit eine politische Regulierung tendenziell legitim erscheinen musste.[346]

Als sich jedoch im Verlauf der folgenden Jahre die Zahl der HIV-Infektionen und insbesondere der an AIDS Gestorbenen in der Bundesrepublik erhöhte und zugleich das Wissen über das Virus und seine fatale Wirkung zunahm, wurde die Sinnhaftigkeit präventiven Verhaltens immer weniger bestritten und entwickelte sich zur hegemonialen Diskursposition innerhalb des Diskursstrangs zu Safer Sex. Der weitere Einfluss des Topos einer Regulation von Sexualität von außen zeigt sich in den Debatten darum, wie präventives Verhalten genau umzusetzen und wer dafür verantwortlich sei.[347] Dieser Trend spiegelt sich exemplarisch in den Diskussionen im Rahmen einer ersten großen AIDS-Veranstaltung am 13. Dezember 1984 im Audimax der TU Berlin unter dem Titel »AIDS – Wie gehen wir Schwule damit um?«. Neben einem Vertreter der Berliner Senatsverwaltung diskutierten die schwulen Ärzte Peter Nottebaum[348] und Hans-Dieter Heil[349], der Publizist Matthias Frings[350], der Soziologe Frank Rühman[351] und

---

346 Vgl. Birkner: Nicht der Homosexuelle ist pervers; Eitz: Aids, S. 99–102.
347 Vgl. zum Diskursstrang Safer Sex u. a. Schernikau, Ronald M.: Fickt Weiter, in: *Siegessäule* 1 (1984), H. 5, S. 27; Vael, Guido: Safer Sex, in: *Keller Journal* (1984), H. 6, S. 7; NN: Interview mit Martin Dannecker. »Mit AIDS leben lernen«, in: *Du&Ich* 18 (1986), H. 1, S. 15–16.
348 Peter Nottebaum (1948–2018) war ein Berliner Dermatologe.
349 Hans-Dieter Heil (*unbek.) ist ein Berliner Internist. Er war u. a. im Arbeitskreis AIDS der niedergelassenen Ärzt*innen tätig.

Jürgen Roland als Vertreter der Deutschen AIDS-Hilfe. Moderiert wurde die Veranstaltung vom Sexualwissenschaftler Martin Dannecker. Im anschließenden Bericht in der *Siegessäule* bezeichnete der Autor die Diskussion zum individuellen Umgang mit der AIDS-Prävention als besonders emotional. Einigkeit habe auf dem Podium jedoch darin bestanden, dass der Umgang mit der Gefahr einer Ansteckung eine individuelle Entscheidung sei, also nicht verordnet werden könne. So warnte Dannecker laut Bericht etwa davor, »Schwule mit Verhaltensvorschriften zu infantilisieren«.[352]

In der auf der Veranstaltung vertretenen Haltung wird eine Diskursposition deutlich, die noch einmal deutlich zugespitzt in einem Artikel im *Rosa Flieder* formuliert wurde. Der Autor reagierte auf ein Interview mit Peter Gauweiler in der vorherigen Ausgabe des *Rosa Flieders*, indem dieser sein hartes Vorgehen gegen schwule Bars und Saunen als Teil der AIDS-Prävention verteidigt hatte:[353]

> »Ein über AIDS aufgeklärter Mensch kann sich (theoretisch) so verhalten, daß er keinerlei Ansteckungsgefahr ausgesetzt ist. Aller Sex, der darüber hinausgeht, ist sein persönliches (ihn allein betreffendes!) freigewähltes Risiko, ist seine Handlungsfreiheit als mündiger Bürger.«[354]

Diese Diskursposition definierte individuelle Verantwortung als zentrale Entscheidungsgrundlage für die Nutzung von Präventionsstrategien. Verantwortlich war demnach im Falle einer Infektion mit dem HI-Virus die Person, die sich angesteckt hatte, da sie sich an risikobehaftetem Verhalten beteiligt hatte. Die Person, die das Virus übertragen hatte, trug in dieser Konzeption hingegen keine Verantwortung, da der*die Sexualpartner*in mit der Einwilligung in risikobehaftetes Sexualverhalten auch das Risiko einer HIV-Infektion eingegangen war. Magdalena Beljan hat bereits darauf hingewiesen, dass der Topos Verantwortung in der schwulen Community eine gewisse Wirkmächtigkeit bei der Durchsetzung von Safer Sex besaß. Beljan geht jedoch von einem Konzept gegenseitiger Ver-

---

350 Matthias Frings (*1953) ist ein schwuler Publizist. Er schrieb für den *Rosa Flieder*, die *Siegessäule* und die *taz*. Im Jahr 1986 brachte er einen Sammelband zum Thema AIDS heraus. Dieser war eine der ersten Publikationen, die sich mit den persönlichen und sozialen Folgen von HIV/AIDS beschäftigte: Frings, Matthias (Hg.): AIDS. Dimensionen einer Krankheit, Reinbek 1986.
351 Frank Rühmann (gest. 1991) war Soziologe und veröffentlichte das erste deutschsprachige Buch zu den gesellschaftlichen Folgen von HIV/AIDS: Rühmann, Frank: AIDS. Eine Krankheit und ihre Folgen, Frankfurt am Main 1985.
352 Zastrau, Eberhard: Zwischen Angst und Trieb. AIDS-Diskussion im TU-Audimax, in: *Siegessäule* 2 (1985), H. 1, S. 5–6.
353 Vgl. NN: Subkultur: Treibminen für die Verbreitung von AIDS?, in: *Rosa Flieder* (1986), H. 47, S. 9–10.
354 Ryschawy, Claus: Bemerkungen zum Interview mit Dr. Gauweiler in RF 47, in: *Rosa Flieder* (1986), H. 48, S. 4.

antwortung aus, das Verantwortung für sich und andere umfasst.[355] Ich argumentiere hier, dass es darüber hinaus in den 1980er Jahren auch eine Diskursposition gab, die Verantwortung als eine individuelle und persönliche konstruierte.

Ein im Juni 1985 in der *Siegessäule* erschienener Artikel über Safer Sex und die darauf folgenden Leser*innenbriefe verdeutlichen zum einen, wie insbesondere Empfehlungen für unterschiedliche Sexualpraktiken als moralisierender Eingriff in das Sexualleben empfunden wurden. Zum anderen zeigen sie auch, wie sich der Topos von gegenseitiger Verantwortung aus einer kritischen Haltung gegenüber einer zunächst verbreitet postulierten individuellen Verantwortung heraus entwickelte und an Bedeutung gewann. Die Autor*innen des Artikels bestritten die Gefahr von HIV-Übertragungen nicht, sahen jedoch moralische Untertöne in den frühen Empfehlungen, die in der *Siegessäule* und durch die Deutsche AIDS-Hilfe[356] (DAH) veröffentlicht worden waren. Mit Verweis auf die Verbreitungswege von Hepatitis B identifizierten die Autor*innen Analverkehr als das Hauptrisiko, das sich durch die Verwendung von Kondomen reduzieren lasse. Dabei kritisierten sie insbesondere eine fehlende abgestufte Gefahrenmarkierung von Sexpraktiken, die keine Übertragung von Sperma beinhaltete (z. B. Fisting oder Anilingus). Diese würden zwar die Gefahr in sich bergen, sich mit anderen sexuell übertragbaren Krankheiten zu infizieren, die im Unterschied zu HIV/AIDS jedoch behandelbar seien. Sie sahen daher in den Empfehlungen zu Safer Sex einen Versuch, die »Lederscene um[zu]erziehen«. Dementsprechend formulierten sie ihre Schlussfolgerungen für ein verändertes Sexualverhalten:

> »Wir halten weder Safer-Sex, made in USA, noch das Weitermachen wie bisher für eine angemessene Lösung. Es ist durchaus sinnvoll sein Sexualverhalten vorübergehend zu ändern. In diesem Artikel haben wir versucht auszuführen, welche Praktik das größte Infektionsrisiko für HTLV-III darstellt (Voraussetzung für eine mögliche AIDS-Erkrankung): zum Ersten, sich ficken lassen, und zum Zweiten sicher auch das Ficken. Mit Gummis haben wir dieses Problem vom Schwanz. Beim Abspritzen im Mund ist es sicherlich auch noch ein gewisses Risiko. Wenn wir uns noch bemühen, im Umgang mit unseren Partnern keine ›offenen Wunden‹ zu riskieren, dann können wir das Restrisiko, was immer bleiben wird getrost eingehen.«[357]

Die in Reaktion auf den Artikel verfassten Leser*innenbriefe betonten neben einer inhaltlichen Kritik an den Empfehlungen auch die Wichtigkeit von gegenseitiger Verantwortung. In ihnen spiegelt sich eine Diskursposition wider, die sich gegen eine ausschließlich individuell gefasste Verantwortung stellte. Ian

---

355 Vgl. Beljan: Rosa Zeiten?, S. 212.
356 Die Deutsche AIDS-Hilfe wurde 1983 von Aktivist*innen aus der schwulen Bewegung und Community gegründet. Auf ihre Entwicklung und Positionierung gehe ich in Kapitel 5 detaillierter ein.
357 Erwin/Jörn: Safer Sex.

Schäfer[358] vom Vorstand der Deutschen AIDS-Hilfe betonte in seinem Leserbrief, dass eine Verharmlosung von AIDS verantwortungslos sei, und wies zudem darauf hin, dass das Praktizieren von Safer Sex wichtig sei, um die Infektionsketten zu unterbrechen.[359] Schäfer plädierte somit für die Übernahme von Verantwortung gegenüber zukünftigen Sexualpartner*innen. Noch drastischer formulierte es ein weiterer Leserbrief:

> »Die Medizin erklärt, was offensichtlich ist: AIDS, das ist ein erworbenes Immunschwäche-Syndrom. Wir erwerben die Krankheit, die wir verdienen. Das ist nicht zynisch oder ein Schuldurteil oder eine Strafe – diese Betrachtungsweise ist höchstens etwas, was wir daraus machen können. Wir haben durch unser Tun AIDS produziert, und für unser Tun sind wir zuständig. Krankheiten sind Botschaften, die uns auf etwas hinweisen. Es ist aber üblich geworden, daß wir uns Mittelchen holen, um bestimmte Krankheiten zu unterdrücken.«[360]

Dem Autor ging es nicht darum, nun eine bestimmte Form von Safer Sex zu etablieren, mit der das Infektionsrisiko ausgeschlossen oder minimiert werden könnte. Vielmehr forderte er, das Risiko zu akzeptieren und »einen bewußteren, achtsameren und liebevolleren Umgang mit uns und anderen« zu erreichen.[361] Die Verhandlung darüber, was Verantwortung sein könnte, war also ein weiterer Schritt im Umgang mit HIV/AIDS.

Die beiden identifizierten Diskurspositionen (individuelle Verantwortung vs. gegenseitige Verantwortung) hatten auch Konsequenzen für die Beteiligung und für die Bewertung von Versuchen, schwule Sexualität (erneut) zu regulieren oder zu normieren. Mit der Konzentration auf individuelle Verantwortung wurde HIV/AIDS keineswegs die Gefährlichkeit abgesprochen und auch nicht behauptet, dass eine Aufklärung über HIV/AIDS nicht sinnvoll wäre. Die Argumentation barg jedoch die Möglichkeit, sich solchen Regulierungs- und Normierungsversuchen zu entziehen. Noch bedeutsamer war sie für die Begründung der Ablehnung von Regulierungen gegenüber staatlichen Institutionen.

Eine Konzentration auf Verantwortung für sich und andere wiederum versprach eine Durchsetzung von Safer Sex als soziale Norm. Dementsprechend verhielt sich dieses Konzept ambivalenter zu externen Regulierungsprozessen. Mit Bourdieu kann argumentiert werden, dass eine Nähe zu bestehenden sozialen Normen wichtig für die Durchsetzung von kodifiziertem Recht ist.[362] Gleichzeitig konnten Aktivist*innen darauf verweisen, dass soziale Normen nur

---

358 Ian Schäfer (1951–1989) war Arzt und von 1985 bis 1988 zusammen mit Jürgen Roland und Gerd Paul Teil des Vorstands der Deutschen AIDS-Hilfe. Vgl. NN: Ian Schäfer ist tot, in: *taz*, 8.11.1989, S. 15.
359 Schäfer, Ian: Schmierseife (Leserbrief), in: *Siegessäule* 2 (1985), H. 7, S. 4.
360 Ettner, Bernd: Viva la muerte (Leserbrief), in: *Siegessäule* 2 (1985), H. 7, S. 5.
361 Vgl. ebd.
362 Vgl. Kapitel 1.3.1.

eingeschränkt von außen durchsetzbar und Regulierungen damit auch nur bedingt hilfreich seien.

3.1.4 Wandel der Empfehlungen

Die Vorstellungen darüber, ob und wie Safer Sex eine effektive Prävention gegen HIV/AIDS ist oder sein kann, veränderte sich ständig. Grund dafür waren nicht nur neue Forschungserkenntnisse zu Übertragungswegen, sondern auch die Bewertung der praktischen Durchführbarkeit von Safer-Sex-Regeln.

Die Arbeitsgruppe AIDS des Treffens Berliner Schwulengruppen (TBS) veröffentlichte die erste Broschüre einer schwulen Gruppe im deutschsprachigen Raum zum Thema AIDS.[363] Die Gruppe erarbeitete den Flyer im Mai und Juni 1983, damit er auf dem Christopher Street Day (CSD) verteilt werden konnte.[364] Intention der Broschüre war es weniger, genaue Verhaltensregeln für sichereren Sex bereitzustellen, sondern vielmehr mehrere Handlungsmöglichkeiten aufzuzeigen. Doch findet sich in dem Dokument weder der Begriff Safer Sex noch ein Hinweis auf die Nutzung von Kondomen. Vielmehr wurden die gleichen Hinweise wie zur Vermeidung anderer sexuell übertragbarer Krankheiten gegeben, deren Gefährlichkeit angesichts der neuen Bedrohung durch AIDS auch noch einmal in Erinnerung gerufen wurde. An erster Stelle empfahlen die Autor*innen die Begrenzung der Anzahl von Sexualpartner*innen. Zudem wurde den Leser*innen eine halbjährliche ärztliche Untersuchung nahegelegt. Schließlich riefen die Autor*innen der Broschüre dazu auf, Betroffene von HIV/AIDS nicht zu isolieren.[365]

Weitere Veröffentlichungen, die Informationen und Empfehlungen zum Umgang mit HIV/AIDS bereitstellten, nahmen Hinweise von US-amerikanischen Aktivist*innen auf. Die Liste, die der spätere Gründer der Münchener AIDS-Hilfe, Guido Vael, auf Basis der Empfehlungen von Gay Men's Health Crisis (GMHC) in der Münchener Zeitschrift *Keller Journal* formulierte, umfasste viele Punkte und ging weit über bloße Hinweise zum Sexualleben hinaus. Vael betonte, dass er es vermeiden wolle, mit einem »moralischen Zeigefinger« zu

---

363 Im Zusammenhang mit der AIDS-Informationsveranstaltung in der Amerika-Gedenkbibliothek wurde die Erstellung eines Flugblatts diskutiert. Laut TBS-Protokoll wurde erwogen, das Flugblatt der HOSI Wien zu übernehmen. Zudem wurde ein Flugblatt der FU Berlin erwähnt. Dieses ist jedoch in den Beständen des Schwulenreferats des AStA der FU nicht überliefert. Vgl. NN: TBS-Protokoll vom 8.4.1983, Schwules Museum, Bestand Treffen Berliner Schwulengruppen, Kiste 1.
364 Vgl. Breuer: TBS-Protokoll vom 10.6.1983.
365 Vgl. Arbeitsgruppe AIDS der Berliner Schwulengruppen (Hg.): AIDS Informationen, Berlin 1983, Schwules Museum, Bestand Treffen Berliner Schwulengruppen, Kiste 1.

argumentieren oder gar die »AIDS-Hysterie« weiter zu befeuern. In Bezug auf das Sexualleben empfahl er, Sexualkontakte auf bekannte Partner*innen zu beschränken. Zudem riet er zu nichtpenetrativen Sexualpraktiken und zur Nutzung von Kondomen und wasserlöslichen Gleitmitteln beim Analverkehr. Von Fisting[366] riet er ausdrücklich ab. Die Empfehlungen umfassten aber auch allgemeine Hinweise zur Gesundheit, etwa zu persönlicher Körperhygiene, Drogen- und Alkoholkonsum sowie zu einer gesunden und ausgewogenen Ernährung. Schließlich rief Vael dazu auf, auf Blutspenden zu verzichten und sich gegen Hepatitis B impfen zu lassen.[367] Er schloss mit einem Verweis auf die Umsetzbarkeit seiner Ratschläge:

> »Diese Liste schaut vielleicht schrecklich aus, aber wenn du ein bißchen dabei nachdenkst, steht auch vieles drin, was in den Bereich des ›gesunden Menschverstands‹ gehört. Wenn du ein bißchen Acht gibst, werden wir uns noch oft begegnen und noch viel Freude erleben.«[368]

Mit diesem Satz wird die Umsetzung der Empfehlungen zu einer Frage des Überlebens und der Selbstsorge. Beljan ordnet solche Aussagen zur persönlichen Lebensführung in Safer-Sex-Richtlinien als eine Anknüpfung an bürgerlicher Hygienediskurse des 19. Jahrhunderts ein.[369] In diesem Zusammenhang sollten jedoch die Transferprozesse aus den USA nicht in den Hintergrund rücken, die gerade in den frühen 1980er Jahren für die Entwicklung einer Safer-Sex-Strategie in der westdeutschen schwulen Community bedeutend waren.

Das erste Flugblatt der Deutschen AIDS-Hilfe (DAH) zu Safer Sex aus dem Jahr 1985 listete wie Vaels Artikel verschiedene Risiken beim Sex auf. Gefordert wurde ein weitestgehender Verzicht auf intensives Küssen, Oralverkehr, Fisting und Rimming[370]. Analverkehr solle, wenn überhaupt, nur mit Kondom und wasserlöslichem Gleitgel durchgeführt werden. Zudem mahnte das Dokument mit dem Spruch »Lieber mit den Vögeln schwärmen, als mit Schwärmen vögeln!« zur Begrenzung der Partnerzahl.[371] Die jeweiligen Empfehlungen der DAH wandelten sich in der Folge immer wieder. Der Flyer »Safer Sex. Macht Mit!« aus dem Jahr 1986 vereinfachte die Botschaft zu Safer Sex stark, sodass sie nur noch aus drei klaren Regeln bestand: »Nie Sperma in den Körper des Partners! Blut-

---

366 Fisting bezeichnet eine Sexualpraktik, bei der die Hand in den Anus (oder die Vagina) eingeführt wird.
367 Vgl. Vael: Safe Sex, S. 30.
368 Ebd.
369 Vgl. Beljan, Rosa Zeiten?, S. 219–222.
370 Rimming bezeichnet oral-anale Sexualpraktiken.
371 Vgl. Deutsche AIDS-Hilfe: Safer Sex. Tipps die jeder kennen sollte, um das Infektionsrisiko beim Sex zu verringern, Berlin 1985.

kontakte ausschließen! Bumse nie ohne Pariser!«[372] Oralverkehr ohne Kondom und Küssen ohne Verletzungen im Mund wurden als unproblematisch präsentiert. Dazu wurde im Abschnitt »allgemeine Gesundheitstips« auf die Gefahren von »Faustfick, Arschlecken, Gummischwänzen und Spielzeug und Pissen« eingegangen. Diese Praktiken würden zwar nur ein geringes Risiko einer HIV-Übertragung in sich bergen, könnten aber andere Gesundheitsschäden verursachen. Devise des Faltblatts war es, dass es bei Safer Sex darum gehe, Verantwortung für sich und andere zu übernehmen.[373] An dieser prinzipiellen Präventionsbotschaft änderte sich bis in die 1990er Jahre nichts Wesentliches mehr.[374]

Auch wenn die Präventionsbotschaften von Bewegungsgruppen und der Deutschen AIDS-Hilfen von 1983 bis 1986 einen deutlichen Wandel zeigten und bald ein breites Spektrum an Empfehlungen gaben, etablierte sich das Kondom als zentrales Präventionsmittel. Botschaften, die auf die Begrenzung von Sexualpartner*innen setzten, verschwanden hingegen. Problematisiert wurde nun vor allem die Ejakulation in den Mund oder Anus ohne Kondom, nicht jedoch sexueller Kontakt an sich.

Die DAH war bei der Durchsetzung von Safer Sex in der schwulen Community entscheidend. Mit ganz unterschiedlichen Maßnahmen versuchte sie den Diskurs über AIDS-Prävention zu prägen und Safer Sex als soziale Norm zu etablieren. Die für die DAH von dem bekannten Comic-Zeichner und Autor Ralf König entworfenen Safer-Sex-Comics beispielsweise thematisierten auf unterhaltsame Weise die Unsicherheiten und Widerstände, die mit der Kondomnutzung verbunden waren, und betonten zugleich deren Notwendigkeit.[375] Eine andere Maßnahme war die von Rainer Schilling vorangetriebene Plakatkampagne, mit der die DAH die Nutzung von Kondomen mit Erotik zu verbinden suchte. Ein weiterer Schritt in dieser Kampagnenserie war die Produktion

---

372 Pariser waren eine in den 1980er Jahren verwendete umgangssprachliche Bezeichnung für Kondome. Vgl. Deutsche AIDS-Hilfe (Hg.): Safer Sex. Mach mit!, Berlin ³1986, S. 1.
373 Vgl. ebd.
374 Vgl. z. B. Deutsche AIDS-Hilfe: Safer Sex. Mach Mit!, Berlin ⁴1987; Deutsche AIDS-Hilfe: Vorbeugen. Safer Sex. Basisinformationen zu HIV, AIDS und Safer Sex, Berlin ⁹1991.
375 Von der DAH herausgegeben erschienen folgende Comics von Ralf König: Safer Sex Comic 1 – Der Verhüter, Berlin 1985; Safer Sex Comic 2 – Der König und der Narr, Berlin 1985; Safer Sex Comic 3 – Die Videonummer, Berlin 1985; Safer Sex Comic 4 – Diesmal: Was besonders Versautes, Berlin 1985; Safer Sex Comic 5 – Sag Bescheid wenn's losgeht!, Berlin 1987; Safer Sex Comic 6 – 114 Stufen, Berlin 1987; Safer Sex Comic 7 – Spermaschlabber im Hot Rubber, Berlin 1987; Safer Sex Comic 8 – Der Hypochonder, Berlin 1987; AIDS – was ist das?! – Ein Safer-Sex-Comic (nicht nur) für gehörlose Schwule, Berlin 1988. Zu Safer Sex im Werk von Ralf König vgl. Jones, James W.: Cartoons and AIDS. Safer Sex, HIV, and AIDS in Ralf König's Comics, in: *Journal of Homosexuality* 60 (2013), H. 8, S. 1096–1116.

mehrerer Safer-Sex-Pornos, die unter anderem auf der Welt-AIDS-Konferenz[376] in Montréal 1989 vorgestellt wurden.[377] Bei allen diesen Aktivitäten griff die Deutsche AIDS-Hilfe eine Strategie aus den USA auf, nämlich für die Präventionsbotschaften Wissen und Sprache der Community zu verwenden.

3.1.5 Thematisierung von Safer Sex durch staatliche Stellen

Die Präventionsbotschaften der staatlichen Stellen, insbesondere der Bundeszentrale für gesundheitliche Aufklärung (BZgA), blieben im Vergleich zu denen der Deutschen AIDS-Hilfe (DAH) deutlich diffuser. Die BZgA hatte sich mit der DAH im März 1985 auf eine Arbeitsteilung bei der AIDS-Prävention geeinigt. Demzufolge widmete sich die DAH der Aufklärung der »Risikogruppen«, während sich die BZgA auf die Aufklärung der Allgemeinbevölkerung und der mit AIDS befassten Berufsgruppen konzentrierte (z. B. Ärzt*innen). Die BZgA übernahm dabei zwar das in der schwulen Bewegung und Community entstandene Konzept Safer Sex und propagierte das Kondom als Mittel der AIDS-Prävention, hielt aber zugleich an Appellen etwa zu »Treue« im Sexualleben fest.[378] Es ging hier nicht nur um das Erreichen einer Verhaltensänderung im Sinne einer AIDS-Prävention, sondern mit dem Verweis auf »Treue« auch um die Rückbesinnung auf eine traditionellere Sexualmoral. Um diese zu erreichen, wurde mit Emotionen, insbesondere mit Angst gespielt. Betont wurde die Gefahr für die gesamte Bevölkerung.[379] Im Anschluss an Debatten um Safer Sex in der schwulen Community und die Kampagnen der DAH setzte auch die BZgA auf eine kollektive Änderung des Verhaltens der gesamten Bevölkerung. Günter Frankenberg hat dieses Vorgehen als gesellschaftliche Lernstrategie bezeichnet.[380] Ab 1987 stand die Kampagne »Gib AIDS keine Chance« für diese Strategie.[381]

---

376 Die erste Welt-AIDS-Konferenz fand 1985 in Atlanta statt. Seitdem kommen für die jährlich an unterschiedlichen Orten stattfindenden Konferenzen Forscher*innen, Betroffene, Angehörige und Personen aus den Gesundheitsberufen zusammen.
377 Vgl. NN: Gibt Sex eine Chance – mit Lust gegen AIDS, in: *Nürnberger Schwulenpost* (1989), H. 51, S. 13; Hengelein, Hans/Speck, Wieland: Interview zu Montréal. Gespräch zwischen Hans Hengelein, dem D.A.H.-Referenten für Menschen mit HIV/AIDS, und Wieland Speck, dem Regisseur des Safer-Sex-Pornos (»Porno ›90«) und der Porno-Spots der D.A.H., in: Deutsche AIDS-Hilfe (Hg.): Aspekte der AIDS-Diskussion auf internationalen Kongressen 1989. Montreal – Wien – New York, Berlin 1990.
378 Vgl. Geene: AIDS-Politik, S. 18, 20.
379 Vgl. Tümmers: AIDS, S. 124–125; Beljan: »AIDS geht uns alle an!«.
380 Vgl. Frankenberg: Deutschland, S. 136.
381 Vgl. Tümmers, Henning: Gib AIDS keine Chance. Eine Präventionsbotschaft in zwei deutschen Staaten, in: *Zeithistorische Forschungen* 10 (2013), H. 3, S. 491–501, hier: S. 492–495.

Die Literaturwissenschaftlerin Brigitte Weingart hat in ihrer Studie *Ansteckende Wörter. Repräsentationen von AIDS* gezeigt, dass die Etablierung von Safer Sex in der breiten Bevölkerung in einem engen Zusammenhang stand mit einer Verschiebung der Wahrnehmung von der Gefahr einer HIV-Infektion von außen hin zu einem individuellen Infektionsrisiko. Die Figur eines zu schützenden und nach außen abzugrenzenden »Volkskörpers« verlor dabei an Wirkmächtigkeit und an ihre Stelle trat die individuelle Verantwortung, die eigenen Körpergrenzen zu schützen.[382] Dementsprechend interpretiert Weingart die Safer-Sex-Kampagnen eher als ein Werben für Gesundheit denn als eine Drohung mit Krankheit.[383] In Bezug auf die Durchsetzung von Safer Sex konstatiert sie, dass die Regulierung von sexuellem Verhalten nie direkt verlaufen könne. Vielmehr werde diese in das Subjekt hineinverlegt, vermittelt durch die Suggestion von individueller Verantwortung bzw. der Stimulation von Ängsten.[384] Als eine Technik, die auf die Disziplinierung des Individualkörpers auf der einen Seite und die Regulierung der Bevölkerung auf der anderen Seite setzt, stellt die Etablierung von Safer Sex insofern einen Mechanismus von Bio-Macht dar.[385]

3.2 Strafrecht und Seuchenprävention

Während sich in der schwulen Community Safer Sex als Präventionsmittel und Möglichkeit, Verantwortung zu übernehmen, zunehmend durchsetzte, stieß der bayerische Justizminister August R. Lang (CSU)[386] mit einem Interview am 14. November 1985 in der *Bild* eine Debatte in der breiten Öffentlichkeit über die Rolle des Strafrechts für die AIDS-Prävention an:

---

382 Vgl. Weingart, Brigitte: Ansteckende Wörter. Repräsentationen von AIDS, Frankfurt am Main 2002, S. 119.
383 Zu einem ähnlichen Schluss kommt Peter-Paul Bänziger in seiner Beschreibung des gesunden »Präventionskörpers«. Dessen Auftreten wird auf die zweite Hälfte der 1980er datiert und erst mit Beginn der 1990er ein Durchbruch attestiert. Diese Ergebnisse beziehen sich jedoch primär auf die staatlichen Aufklärungskampagnen in der Bundesrepublik und der Schweiz. Vgl. Bänziger, Peter-Paul: Vom Seuchen- zum Präventionskörper? Aids und Körperpolitik in der BRD und der Schweiz in den 1980er Jahren, in: *Body Politics* 2 (2014), H. 3, S. 201–206.
384 Vgl. Weingart: Ansteckende Wörter, S. 131.
385 Vgl. Kapitel 1.3.1.
386 August R. Lang (1929–2004) war ab 1970 Mitglied des Bayerischen Landtags und übernahm 1974 den Vorsitz der CSU-Fraktion. Am 27. Oktober 1982 wurde er von Franz Josef Strauß als Justizminister berufen, vier Jahre später wechselte er an die Spitze des Innenministeriums. Vgl. seinen Lebenslauf der Website des Bayerischen Landtags, https://www.bayern.landtag.de/abgeordnete/abgeordnete-von-a-z/profil/august-richard-lang/ [22.3.2025].

»Wer weiß, daß er Aids-Virusträger ist und einen anderen gedankenlos ansteckt, macht sich wegen fahrlässiger Körperverletzung strafbar. Geldstrafe oder Gefängnis bis zu drei Jahren drohen. Stirbt das Opfer – bis zu fünf Jahre Gefängnis! [...] Ich will keine Aids-Hysterie, aber die Betroffenen müssen wissen, welche Folgen ihr fehlendes Verantwortungsbewußtsein haben kann.«[387]

In diesem Interview findet sich bereits die Vorstellung, das Strafrecht zu nutzen, um über Abschreckung präventives Verhalten zu erreichen. Um diesen Ansatz durchzusetzen, griff Lang auf die medial verstärkt zirkulierenden Figur des »Unbelehrbaren« bzw. »AIDS-Desperados«, die absichtlich das HI-Virus verbreite, zurück.[388] Infolge der öffentliche Debatte wurde auch in der rechtswissenschaftlichen Literatur die Frage der Strafbarkeit diskutiert.

3.2.1 Strafe als Mittel der Seuchenprävention

Rechtliche Bestimmungen zur Strafbarkeit der Weiterverbreitung von übertragbaren Krankheiten existierten bereits vor der Ankunft von HIV/AIDS in der Bundesrepublik. Beide Gesetze, deren Anwendung zur Bekämpfung von AIDS diskutiert wurde, enthielten Strafbestimmungen bei Verstößen gegen die in ihnen geregelten Verbote.[389] Das Gesetz zur Bekämpfung der Geschlechtskrankheiten regelte den Umgang mit Syphilis, Tripper, dem Weichen Schanker (Ulcus molle) und bestimmten Chlamydieninfektionen.[390] Alle diese Krankheiten konnten mit Antibiotika behandelt werden. Das 1953 verabschiedete Gesetz zur Bekämpfung der Geschlechtskrankheiten ersetzte das gleichnamige Gesetz von 1927 sowie mehrere in den 1940er Jahren erlassene einschlägige Verordnungen und verschiedene Landesgesetze. Es sah ein Verbot von Geschlechtsverkehr während der Infektion mit einer der genannten Krankheiten vor. Bei Kenntnis der Infektion und Zuwiderhandlung gegen das Verbot konnte eine Geld- oder eine Gefängnisstrafe von bis zu drei Jahren verhängt werden. Eine Strafverfolgung trat laut Gesetz jedoch nur auf Antrag ein.[391] Mit dem Aufkommen von HIV/AIDS in Westdeutschland Anfang der 1980er Jahre kamen

---

387 Kurz, Friederich: Aids. Wer andere Ansteckt muss ins Gefängnis, in: *Bild*, 14. 11. 1985, S. 1–2, hier: S. 2.
388 Vgl. Eitz: Aids, S. 194.
389 Vgl. zu ersten Regulierungsbemühungen Kapitel 2.1.2.
390 Vgl. Gesetz zur Bekämpfung der Geschlechtskrankheiten vom 23. Juli 1953, in: *Bundesgesetzblatt* 41 (30. Juli 1953), S. 700–706, hier: S. 700.
391 Vgl. § 4 GeschkKrG, Gesetz zur Bekämpfung der Geschlechtskrankheiten vom 23. Juli 1953, in: *Bundesgesetzblatt* 41 (30. Juli 1953), S. 700–706, hier: S. 701.

bald auch Überlegungen zu einer Reform des Gesetzes sowie zu seiner Ausweitung auf AIDS auf.[392]

Das ebenfalls in Zusammenhang mit AIDS diskutierte Bundesseuchengesetz konnte grundsätzlich auf alle übertragbaren Krankheiten angewendet werden. Darüber hinaus benannte es spezifische Krankheiten, die einer Meldepflicht unterlagen. Für besonders schwere Krankheiten und beim Auftreten von Epidemien ermöglichte das Gesetz dem*der Gesundheitsminister*in, mit der Zustimmung des Bundesrates, per Verordnung eine Meldepflicht für eine nicht gelistete Krankheit einzuführen. Sollte diese nicht erfolgen, bestand für die Landesregierungen die Möglichkeit, eine solche Meldepflicht zu verordnen oder diese Möglichkeit weiterzudelegieren.[393] Das Bundesseuchengesetz sah nur bei der Verbreitung von Cholera, Pest, Pocken oder virusbedingtem hämorrhagischem Fieber eine Freiheitsstrafe von sechs Monaten bis fünf Jahren vor. Darüber hinaus konnten Geldstrafen oder Freiheitsstrafen von bis zu zwei Jahren verhängt werden, sollten sich Veranstalter*innen von Versammlungen oder Eigentümer*innen von Theatern, Kinos, Versammlungsräumen oder ähnlichen Einrichtungen einer Schließungsanordnung zur Verhinderung der Verbreitung einer meldepflichtigen Krankheit widersetzen.[394]

Das Gesetz zur Bekämpfung der Geschlechtskrankheiten enthielt also im Gegensatz zum Bundesseuchengesetz konkrete Bestimmungen, welche die Verbreitung bestimmter Geschlechtskrankheiten unter Strafe stellte. Um den Geltungsbereich des Gesetzes auch auf AIDS auszudehnen, musste es jedoch geändert werden. Das Bundesseuchengesetz konnte demgegenüber in Bezug auf neue Krankheiten flexibler angewendet werden, sah jedoch keine Strafbestimmungen für die Weitergabe einer Krankheit durch Infizierte vor.

Aufgrund des damals noch geringen Wissens über HIV/AIDS sowie der fehlenden Möglichkeit, das HI-Virus nachzuweisen, entschieden sich die Regierungen auf Bundes- und Landesebene Ende 1983 zunächst gegen die Anwendung eines der beiden Gesetze. Die strafrechtliche Ahndung der Übertragung von HIV stand somit zunächst nicht zur Diskussion. Mit der Zulassung des HIV-Antikörpertests im Mai 1985 änderten sich die Sichtweisen und Möglichkeiten. Es dauerte zwar mehrere Wochen, um eine erfolgte Infektion nachweisen zu können, dennoch schienen die Zeiträume kurz genug, um eine Nachverfolgbarkeit zu gewährleisten. Damit wurde es denkbar, Methoden der klassischen »Seuchenbekämpfung« auch zur Eindämmung von HIV/AIDS einzusetzen. Einzelne Kommunen, wie zum Beispiel München oder Frankfurt am Main, nutzten nun

---

392 Vgl. Kapitel 2.1.2.
393 Vgl. §§ 1,2, 7, BSeuchG, Bekanntmachung der Neufassung des Bundes-Seuchengesetzes vom 18. Dezember 1979, in: *Bundesgesetzblatt* 75 (1979), S. 2262–2281, hier: S. 2264–2265.
394 Vgl. ebd., §§ 63, 65 BSeuchG, S. 2279.

entsprechend die Mittel des Bundesseuchengesetzes.[395] Nicht auf eine Neufassung des Gesetzes zur Bekämpfung der Geschlechtskrankheiten zu setzen, bedeutete, dass zunächst kein Fokus auf der Sanktionierung der individuellen Weitergabe des HI-Virus lag, denn das Bundesseuchengesetz sah nur im Fall der Verbreitung von meldepflichtigen Krankheiten eine Strafverfolgung vor.[396]

3.2.2 »Die generalpräventive Wirkung des Strafrechts«

Während die politische und juristische Debatte über die Anwendbarkeit des Bundesseuchengesetzes mit dem ersten Auftreten von AIDS in der Bundesrepublik in Gang kam, setzte die Debatte zur möglichen Anwendung des Strafrechts bei einer HIV-Übertragung erst später ein. Den Anstoß dazu gab der bayerische Justizminister Lang mit dem oben zitierten Interview in der *Bild*, das am Folgetag auch in der Münchener *Abendzeitung* veröffentlicht wurde. Lang brachte die Möglichkeit der Ahndung einer HIV-Übertragung nach § 223 StGB (Körperverletzung) ins Gespräch. Wenige Tage später äußerte sich auch der Bundesjustizminister Hans Engelhard (FDP) zu einer möglichen Strafverfolgung im Falle einer HIV-Übertragung und ergänzte, dass auch § 223a StGB (gefährliche Körperverletzung) in diesen Fällen relevant sein könnte.[397]

In die rechtswissenschaftliche Debatte zum Umgang mit HIV/AIDS gelangten diese Positionen über die 1986 gegründete Zeitschrift *AIDS-Forschung*, die darin neben klassischen rechtswissenschaftlichen Zeitschriften eine wichtige Rolle spielte. Gründer und Herausgeber der *AIDS-Forschung* waren der Münchner Medizinprofessor Rüdiger Hehlmann[398] und der CSU-Politiker und Leiter des Münchener Kreisverwaltungsreferats Peter Gauweiler. Gauweiler hatte sich zu dieser Zeit bereits einen Namen gemacht als Vertreter einer interventionistischen und restriktiven AIDS-Politik in München.[399] Die *AIDS-Forschung* hatte den Anspruch, den aktuellen Stand der medizinischen Forschung und der rechtswissenschaftlichen Debatte über HIV/AIDS zu bündeln. Die Kombination von Medizin und Rechtswissenschaft zeigt, wie sehr die Aufarbeitung von medizi-

---

395 Vgl. Kapitel 4.4.
396 Auf die Diskussion zur Anwendungsmöglichkeit des Bundesseuchengesetzes geht Kapitel 4 im Detail ein.
397 Vgl. Eberbach, Wolfram: Rechtsprobleme der HTLV-III-Infektion (AIDS). Straf- und zivilrechtliche Aspekte gefährlicher ansteckender Krankheiten, Berlin 1986, S. 8.
398 Rüdiger Hehlmann (*1941) ist Internist und war ab 1981 Professor für Innere Medizin an der LMU München. 1988 wechselte er zur Medizinischen Fakultät Mannheim an der Universität Heidelberg. Schwerpunkt seiner Forschung war Leukämie. Vgl. seinen Lebenslauf auf der archivierten Website der Universität Heidelberg, 8.3.2005, https://tinyurl.com/36b uyk4m [22.3.2025].
399 Vgl. Mildenberger: Schwulenbewegung in München, S. 20–28.

nischem Wissen mit der Etablierung einer rechtswissenschaftlichen Debatte verzahnt wurde. Beiträge zur sozialwissenschaftlichen AIDS-Forschung fanden hingegen (zunächst) keinen Eingang in die Zeitschrift. Die Aufnahme von rechtswissenschaftlichen Artikeln begründeten die Herausgeber in der ersten Ausgabe der Zeitschrift mit der gesellschaftspolitischen Bedeutung der Krankheit:

> »AIDS ist als übertragbare Krankheit mit einer nicht absehbaren juristischen und gesellschaftlichen Problematik behaftet. Über die rechtlichen und gesundheitspolitischen Konsequenzen des Auftretens dieser Krankheit herrscht Uneinigkeit. Die Zeitschrift AIDS-Forschung wird auch dieser Fachdiskussion ein Forum bieten und über die rein medizinischen Aspekte hinaus Beiträge zu aktuellen Fragestellungen des Gesundheitswesens, der gesundheitsbehördlichen Praxis und der Rechtspflege veröffentlichen.«[400]

Der Text räumt dem Recht eine entscheidende Funktion im politischen und gesellschaftlichen Umgang mit HIV/AIDS ein. Er greift zudem die infolge der Zulassung des HIV-Antikörpertests erneut debattierten Eingriffsmöglichkeiten des Staates auf.[401] Gauweiler versuchte mit der Gründung dieser Zeitschrift seine Positionen in die Debatte um HIV/AIDS einzubringen und mit wissenschaftlicher Evidenz zu versehen.

Mit einem Artikel in der dritten Ausgabe der *AIDS-Forschung* vom März 1986 eröffnete der bayerische Justizminister Lang die rechtswissenschaftliche Debatte zur Strafbarkeit der Übertragung des HI-Virus. Die ursprünglich in der *Bild* geäußerten Forderungen übersetzte er so noch einmal gezielt in eine rechtswissenschaftliche Argumentation. Entsprechend der Ausrichtung der Zeitschrift betonte Lang, dass Recht eine wichtige Funktion für die Zielsetzung habe, die Ausbreitung von HIV/AIDS einzudämmen. Zwar konstatierte er die begrenzten Möglichkeiten, AIDS mit den Mitteln des Strafrechts zu bekämpfen, was auch primär die Aufgabe der Medizin sei. Dennoch hob er die Bedeutung des Rechts bei der Prävention von HIV-Infektionen hervor:

> »Im Hinblick auf die generalpräventive Wirkung des Strafrechts ist es jedoch auch unter dem Aspekt der Vorbeugung lohnend, sich mit den strafrechtlichen Fragen im Zusammenhang mit AIDS zu beschäftigen. Es ist vor allem zu untersuchen, ob bzw. wie sich jemand strafbar macht, der bewußt oder unbewußt [sic!] das Virus überträgt. [...] Einzugehen ist ferner auf die Zulässigkeit einer Blutentnahme, weil davon der Tatnachweis häufig abhängen wird.«[402]

---

400 Hehlmann, Rüdiger/Gauweiler, Peter: Vorwort, in: *AIDS-Forschung* 1 (1986), H. 1, S. 3.
401 Vgl. Tümmers: AIDS, S. 126–133. Laut Tümmers herrschte jedoch Ende 1986 Konsens über ein auf Aufklärung setzendes Präventionskonzept.
402 Lang, August R.: Strafrechtliche und strafprozessuale Aspekte des AIDS-Problems, in: *AIDS-Forschung* 1 (1986), H. 3, S. 148–151, hier: S. 148.

Die von Lang postulierte präventive Wirkung des Strafrechts ging mit der Annahme einher, dass die Strafandrohung abschreckende Wirkung entfalten könne. Erstens sollte sie HIV-positive Menschen davon abhalten, andere Personen bewusst zu infizieren. Zweitens sollte sie dazu motivieren, Vorsichtsmaßnahmen einzuhalten, um sich nicht durch eine unbewusste Übertragung von HIV strafbar zu machen. Lang erkannte in seinem Artikel die zentrale Funktion des HIV-Antikörpertests für die Beweisführung, konstatierte aber, dass seine zwangsweise Durchführung einen Eingriff in die körperliche Unversehrtheit darstellen würde. Mögliche Herausforderungen in der Beweisführung bestünden, so Lang weiter, in der Schwierigkeit der Blutentnahme sowie in der Verwendung einer HIV-Infektion als eindeutiger Prädiktor für eine spätere AIDS-Erkrankung, das Fehlen der zeitlichen Bestimmung einer erfolgten Infektion und das »Streben nach Anonymität« bei den Hauptbetroffenengruppen.[403] Gerade dieser Gedanke an Zwangstests wurde von der Schwulenbewegung vehement zurückgewiesen.

Anschließend diskutierte Lang die verschiedenen Umstände, unter denen eine Übertragung von HIV strafrechtlich relevant werden könnte. Bei einer wissentlichen und absichtsvollen Übertragung von HIV sah er die Grundlage einer Einordnung als eine Vergiftung nach § 229 StGB gegeben. Dabei sei es irrelevant, ob eine Erkrankung erfolge oder nicht. Im Falle eines direkten Vorsatzes[404] sah er die Voraussetzung für (gefährliche) Körperverletzung (§ 223–226 StGB) gegeben.[405] Sollte die infizierte Person daran sterben, sei auch eine schwere Körperverletzung (§§ 224, 226 StGB) denkbar. Für den Fall, dass eine Übertragung nicht wissentlich erfolgt oder billigend in Kauf genommen worden sei, also kein Vorsatz vorliege, sah Lang fahrlässige Körperverletzung (§ 229 StGB) gegeben, im Falle des Todes der geschädigten Person fahrlässige Tötung (§ 222 StGB).[406]

Lang stellte also verschiedene Auslegungsvarianten dar, in denen die Übertragung des HI-Virus strafrechtlich relevant wäre. Strafbarkeit sah er unabhängig davon gegeben, ob die Übertragung absichtlich, vorsätzlich oder fahrlässig geschieht. Lang blieb jedoch vage hinsichtlich der Frage, ob die Kenntnis der eigenen Infektion erforderlich wäre, um sich strafbar zu machen. Auch traf er keine Aussage darüber, wie eine Situation zu bewerten wäre, in der eine Übertragung möglich gewesen wäre, aber nicht stattfand. Auf Grundlage seiner Prämisse, dass das Strafrecht eine Funktion in der Prävention von HIV/AIDS erfüllen könne, entwickelte Lang mit seinem klassischen rechtsdogmatischen Vorgehen die Vorstellung der Strafbarkeit von HIV-Übertragungen.

---

403 Vgl. ebd.
404 Bei einem direkten Vorsatz weiß der*die Täter*in, dass sein*ihr Handeln zu einer Straftat führt.
405 Vgl. Lang: Strafrechtliche und strafprozessuale Aspekte des AIDS-Problems, S. 149.
406 Vgl. ebd.

Der Experte für Medizinrecht und Mitarbeiter im Bundesjustizministerium Wolfram Eberbach[407] verfasste den ersten Artikel zum selben Thema in einer etablierten rechtswissenschaftlichen Zeitschrift. In seinem im Juni 1986 in der *Juristischen Rundschau*[408] erschienenen Artikel mit dem Titel »Juristische Probleme der HTLV-III-Infektion (AIDS)« fasste Eberbach zentrale Gedanken seines im gleichen Jahr veröffentlichten Buchs *Rechtsprobleme der HTLV-III-Infektion (AIDS)* zusammen.[409] Ausgehend von der Notwendigkeit des Schutzes der Rechtsgüter Leben und Gesundheit stellte Eberbach unterschiedliche Szenarien der Relevanz des Strafrechts in Bezug auf HIV/AIDS vor. Dabei betonte er, dass eine Beschädigung der Gesundheit bereits mit einer Infektion erfolgt sei. Dies sei Voraussetzung dafür, dass die Infektion als Körperverletzung gelten könne.[410] Dementsprechend sah Eberbach nur bei einer erfolgten Übertragung eine Straftat, nicht aber bei Handlungen mit bloßem Übertragungspotenzial.[411]

In den Vorschlägen zur Anwendung der unterschiedlichen Bestimmungen des Strafrechts auf HIV-Übertragungen stimmte Eberbach weitgehend mit Lang überein. Entsprechend kamen für ihn als Straftatbestände je nach Sachverhalt vorsätzliche (§ 223 StGB) und fahrlässige (§ 230 StGB) Körperverletzung, gefährliche Körperverletzung (§ 223a StGB), Körperverletzung mit Todesfolge (§ 226 StGB) und verschiedene Tötungsdelikte (§§ 211, 212, 222 StGB) infrage. In einer Fußnote wies er zudem darauf hin, dass aufgrund der Schwere der AIDS-Erkrankung die Wahrscheinlichkeit für die Anwendung von §§ 223a, 226 StGB bzw. die Anklage wegen eines Tötungsdelikts hoch sei. Damit würde eine Verfolgung nicht nur aus Anlass einer Anzeige, sondern auch von Amts wegen erfolgen. Um die Anwendung dieser Straftatbestände zu begründen, verwies Eberbach in der Besprechung der Tötungsdelikte zudem auf die mediale Berichterstattung, insbesondere die des *Spiegels*, über absichtliche und angedrohte Ansteckungen mit dem HI-Virus. Auf die Möglichkeit, eine Weitergabe von HIV juristisch als Vergiftung zu werten, ging Eberbach nur in einer Fußnote ein. Er

---

407 Wolfram Eberbach (*unbek.) war nach seinem Jura-Studium in Heidelberg in Augsburg als Richter und Staatsanwalt tätig, bevor er 1984 ins Bundesjustizministerium mit einem Schwerpunkt in Gesundheitsrecht und später ins Bundesgesundheitsministerium wechselte, wo er u. a. zum Thema Gentechnik arbeitete. 1992 wurde Eberbach Zentralabteilungsleiter im neu entstehenden Thüringer Justizministerium. Vgl. den Lebenslauf auf der Website der Friedrich-Schiller-Universität Jena, https://www.ethik.uni-jena.de/mitarbeitende/wolfram-eberbach [22. 3. 2025].
408 Die *Juristische Rundschau* ist eine seit 1925 monatlich erscheinende rechtswissenschaftliche Zeitschrift mit einem Schwerpunkt in Zivil- und Strafrecht.
409 Eberbach, Wolfram: Juristische Probleme der HTLV-III-Infektion (AIDS). Unter besonderer Berücksichtigung arztrechtlicher Fragen, in: *Juristische Rundschau* (1986), H. 6, S. 230–235; Eberbach: Rechtsprobleme der HTLV-III-Infektion (AIDS).
410 Vgl. Eberbach: Juristische Probleme der HTLV-III-Infektion (AIDS), S. 231; Vgl. Eberbach: Rechtsprobleme der HTLV-III-Infektion (AIDS), S. 5–6.
411 Vgl. Eberbach: Rechtsprobleme der HTLV-III-Infektion (AIDS), S. 7.

hielt dies nicht für anwendbar, da er annahm, dass eine HIV-Infektion zum Tod führt. Für den Tatbestand der Vergiftung müsste jedoch eine vorsätzliche Schädigung ohne Tötungsabsicht vorliegen.[412]

In seinem Artikel wie auch in dem zugrundeliegenden Buch legte Eberbach zudem die Grundlage für die Idee von zulässigen Handlungen, mit denen sich eine Strafe nach der Übertragung von HIV vermeiden ließe. Diese lägen in dem Praktizieren von Safer Sex und der Aufklärung der Sexualpartner*innen über den eigenen HIV-Status.[413] Zudem nutzte er das Konzept »sozialadäquates Verhalten«, um die Übertragung des HI-Virus von der Übertragung anderer Krankheiten (z. B. Grippe) unterscheiden zu können. Eine Übertragung, die durch »alltägliches« Handeln ausgelöst würde, sei somit nicht strafbar. Das Ausleben von Sexualität mit hohem Übertragungsrisiko sei jedoch vermeidbar und damit nicht sozialadäquat. Entsprechend komme hier eine Strafverfolgung in Betracht.[414] Damit wurde das Praktizieren von Safer Sex als sozialer Norm erstmals mit rechtlicher Relevanz aufgeladen, wenn auch zunächst auf HIV-positive Menschen beschränkt. Eberbach markierte ein sexuelles Verhalten abseits dieser Norm als nicht »sozialadäquat« und damit als potenziell strafbar.

Ähnlich wie Lang sah Eberbach Probleme in der konkreten Umsetzung einer strafrechtlichen Verfolgung einer HIV-Übertragung, vornehmlich die Schwierigkeit eines eindeutigen Nachweises des Übertragungsweges. Als eine wichtige Ursache für die Verbreitung des HI-Virus sah Eberbach eine große Anzahl an Sexualpartnern. Diese würden die Zuordnung von Infektionsketten deutlich erschweren. Schließlich sei ein Gerichtsverfahren aufgrund des bevorstehenden Todes des Angeklagten unwahrscheinlich.[415]

Wie auch Lang griff Eberbach insbesondere auf rechtswissenschaftliche Literatur, Presseberichte und die Zeitschrift *AIDS-Forschung* zurück. Im Kapitel zur medizinischen Beschreibung von HIV/AIDS seines Buches stützte er sich zudem auf Veröffentlichungen im *Ärzteblatt* und einzelne medizinische Monografien. Sozialwissenschaftliche Literatur, die zu diesem Zeitraum bereits vorlag, wurde nicht herangezogen.[416]

Ein großer Unterschied zwischen Eberbachs und Langs Artikeln besteht in der Reflexion der Auswirkungen einer Debatte über die Anwendung des Strafrechts

---

412 Vgl. Vgl. Eberbach: Juristische Probleme der HTLV-III-Infektion (AIDS), S. 232; Eberbach: Rechtsprobleme der HTLV-III-Infektion (AIDS), S. 8–9. Der Verweise darauf, dass in den meisten Fällen keine einfache Körperverletzung vorliegen wird (Fußnote 13), und auf das Vorliegen von Vergiftung (Fußnote 15) finden sich nur im Artikel.
413 Vgl. Vgl. Eberbach: Juristische Probleme der HTLV-III-Infektion (AIDS), S. 231.
414 Vgl. Vgl. Eberbach: Juristische Probleme der HTLV-III-Infektion (AIDS), S. 10.
415 Vgl. Eberbach: Rechtsprobleme der HTLV-III-Infektion (AIDS), S. 12–13.
416 Vgl. z. B. Rühmann: AIDS. Eine Krankheit und ihre Folgen.

auf HIV/AIDS. So heißt es bei Eberbach, der dies in seinem Artikel ausführlich diskutiert, in der Einleitung:

> »Die – verkürzt gesagt – AIDS-Infektion ist ein zur Zeit emotional hoch besetztes Thema. Ihr epidemiehaftes Anwachsen setzt Ängste frei. In ihr steckt ein beträchtliches Diffamierungspotential gegenüber sog. Randgruppen, insbesondere Homosexuellen, Fixern und Prostituierten, denn sie scheinen vor allen anderen gefährdet. In dieser Situation befürchtet der Jurist, der in Bezug auf AIDS die Anwendbarkeit straf- und zivilrechtlicher Normen erörtert, mißverstanden – und einem mittelalterlichen Folterknecht gleich gesetzt zu werden. Denn so wie damals dem Delinquenten vor der Anwendung die Folterinstrumente gezeigt und vorgeführt wurden, um ihn in Furcht und Schrecken zu versetzen (sog. Territion) –, so könnte mancher das Klappern mit juristischen Tatbeständen als Drohgebärde empfinden, als die Ankündigung eines Übels, um Wohlverhalten zu erzwingen. Genau so sind die folgenden Ausführungen aber nicht gemeint. Vielmehr wollen sie, statt Furcht und Schrecken zu verbreiten, dem Phänomen AIDS jene Normalität verleihen helfen, die erst nüchternen und sachlichen Umgang mit dieser neuen Infektionskrankheit ermöglicht. Zu dieser Normalität gehört es aber eben auch, die juristischen Aspekte aufzuzeigen, die AIDS – nicht anders als andere schwere, ansteckende Erkrankungen – kennzeichnet.«[417]

Ganz im Gegensatz zu Lang grenzte sich Eberbach von einer erzieherischen bzw. präventiven Funktion des Strafrechts ab. Ihm ging es also nicht darum, (Straf-)Recht als restriktives Mittel der AIDS-Prävention zu nutzen, sondern vielmehr darum, eine Normalisierung im Umgang mit AIDS voranzutreiben. Wie auch bei Übertragungen von anderen gefährlichen oder schweren Krankheiten finde die Übertragung des HI-Virus nicht in einem rechtsfreien Raum statt. Die Logik und die konsequente Anwendung des Rechts auch im Hinblick auf HIV/AIDS aufrechtzuerhalten, bedeute demnach keine Diskriminierung. Anders formuliert argumentierte Eberbach, dass sein Beitrag nur die Einordnung eines neuen Phänomens (HIV/AIDS) in die bestehende Rechtsordnung darstelle. Entsprechend reflektierte er weder, wie sich die Anwendung von Strafrecht auf Präventionsmaßnahmen auswirken könnten, noch thematisierte er die epidemiologischen Unterschiede zwischen anderen übertragbaren Krankheiten und AIDS. In diesem Sinne schrieb er in der zusammenfassenden Wertung:

> »Die Anwendung rechtlicher Kategorien wie Vermeidbarkeit und Schuld; die Ermittlung der betroffenen Rechtsgüter Leben und Gesundheit; sowie die Einordnung in straf- und zivilrechtliche Tatbestände bedeuten keine Diskriminierung des AIDS-Infizierten. Dies zeigt auch ein Blick auf andere gefährliche Krankheiten, bei denen wir längst gewohnt sind, solche – und zum Teil noch gravierendere – Einordnungen vorzunehmen. Man denke nur etwa an Syphilis oder die anderen im Geschlechtskrankheitengesetz aufgeführten Erkrankungen. Wer an ihnen leidet, wird nicht – wie bei AIDS – erst

---

417 Eberbach: Juristische Probleme der HTLV-III-Infektion (AIDS), S. 230–231.

dann bestraft, wenn er andere tatsächlich angesteckt hat. Sondern es ist sogar schon der – nur potentiell gefährdende – Geschlechtsverkehr bei Strafe verboten.«[418]

Eberbach nutzte den Verweis auf das Gesetz zur Bekämpfung der Geschlechtskrankheiten, um zu demonstrieren, dass die von ihm umrissene strafrechtliche Verfolgung von HIV-Übertragung im Vergleich zu anderen Krankheiten keineswegs rigide wäre. Er ignorierte jedoch die grundsätzliche Unterschiedlichkeit der genannten Krankheiten, insbesondere in Bezug auf deren kürzere Latenzzeit und Behandelbarkeit. In der Zusammenfassung verdeutlichte er zudem, dass risikobehaftetes Verhalten, das nicht zu einer Übertragung des HI-Virus führt, seines Erachtens auch keine strafrechtliche Verfolgung nach sich ziehen würde.

Es stießen also weder rechtswissenschaftliche Erörterungen noch erste Verhandlungen vor Gericht die Debatte über die Strafbarkeit von HIV-Übertragungen an. Die ersten Aussagen zu dem Thema tätigten vielmehr Ministerien. Im Fall des Bundesjustizministers war es eine Reaktion auf die Berichterstattung über absichtsvolle HIV-Übertragungen. Der HIV-Antikörpertest, der die Nachverfolgung von Infektionsketten möglich erscheinen ließ, war kurz zuvor im Jahr 1985 zugelassen worden. Ein Zusammenhang mit den infolge der Testmöglichkeiten aufkommenden Debatten über politische Handlungsmöglichkeiten war also durchaus gegeben. Bemerkenswert aber ist, dass die ersten rechtswissenschaftlichen Aufsätze ebenfalls von ministeriellen Stellen und nicht von universitär verorteten Rechtswissenschaftler*innen stammten. Die Beteiligung von Bundesjustizminister Engelhard an der Debatte zeigt zudem, dass die teilweise in der aktuellen Forschungsliteratur noch vorhandene Dichotomie zwischen »liberaler« AIDS-Politik des Bundes und »restriktiver« bayerischer Landespolitik in Bezug auf AIDS differenzierter betrachtet werden muss.[419] Festgehalten werden kann, dass Peter Gauweiler bereits als Münchener Kreisverwaltungsreferent, wenn auch nur indirekt über die Gründung und Herausgabe der *AIDS-Forschung*, Einfluss auf die Debatte ausüben konnte.

Die Medienberichterstattung ist für das Verständnis, wie ein medizinischer Sachverhalt in einen rechtlichen übersetzt werden kann, nicht zu unterschätzen. Im Falle der Übertragung von HIV beeinflusste sie nicht nur indirekt die Argumentation der oben besprochenen Autor*innen, vielmehr wurde die Medienberichterstattung von diesen explizit zitiert. Mit Ausnahme von medizinischer Literatur stellten journalistische Texte also die einzigen nicht juristischen Quellen dar, die in den rechtswissenschaftlichen Erörterungen berücksichtigt wurden. Sozialwissenschaftliche Wissensbestände und Literatur zu Präventionskonzepten fanden in ihnen hingegen keinen Widerhall. Entsprechend beriefen sich diese rechtswissenschaftlichen Texte nur auf die klassischen Metho-

---

418 Ebd., S. 235.
419 Vgl. Haus-Rybicki: Eine Seuche regieren, S. 191–209; Tümmers: AIDS, S. 224–253.

den der Bekämpfung von übertragbaren Krankheiten. Zudem wurde eine soziale Norm, das Praktizieren von Safer Sex, als eine Bedingung etabliert, um als Mensch mit HIV keiner Strafverfolgung ausgesetzt zu sein. Dabei wurde weder auf die genauen Praktiken, die Safer Sex umfassen konnte, noch auf Untersuchungen zu deren Wirksamkeit eingegangen. Die Etablierung von Safer Sex als wirkmächtiges Präventionskonzept und zirkulierendes Wissen schien ausreichend, um das Konzept ohne Erläuterung zu übernehmen.[420]

Die dargelegten Überlegungen zur Strafbarkeit von HIV-Übertragungen fanden zur Zeit ihrer Veröffentlichung weder in der Schwulenbewegung noch in den AIDS-Hilfen Beachtung. Entsprechend gab es zunächst auch keine Interventionen von dieser Seite. Mit dem Artikel »Die AIDS-Infizierung als Straftat« von Rolf Dietrich Herzberg[421] von Anfang 1987 erhob sich in der *AIDS-Forschung* eine erste Stimme aus dem universitären Kontext. Der Artikel stellte eine direkte Fortführung der Überlegungen von Eberbach dar, dessen Texte Herzberg ausführlich besprach, insbesondere in Bezug auf die Anwendbarkeit spezifischer Strafnormen auf HIV-Übertragungen. Entgegen Eberbachs Ausführungen betonte Herzberg eine präventive Funktion des Strafrechts, die zwar schwach, aber dennoch wichtig sei. Diese bestehe in der Abschreckung. Sie solle nicht eingeschränkt werden, indem von HIV/AIDS Betroffene über die schwierige Nachweisbarkeit der Schuld bei einer HIV-Übertragung informiert würden. Vielmehr plädierte er dafür, auf die Strafbarkeit einer Übertragung hinzuweisen.[422] An Eberbach anschließend sah er in der Aufklärung von Sexualpartner*innen über die eigene HIV-Infektion oder im Praktizieren von Safer Sex Möglichkeiten, trotz des Wissens über eine eigene HIV-Infektion straffreien Sex zu haben. Wichtig für die Strafbarkeit sei das Wissen über eine Infektion. Er sah sie jedoch weder in der Zugehörigkeit zu einer »Risikogruppe« noch durch das Praktizieren eines bestimmten »Risikoverhaltens« gegeben.[423] Bei den von Eberbach diskutierten Möglichkeiten sei eine Verfolgung nur dann möglich, wenn eine tatsächliche Infizierung und ihre Verursachung durch den Beschuldigten nachgewiesen werden könne. Die Verfolgung als versuchte Körperverletzung wiederum setze einen Vorsatz voraus, der vor Gericht einfach bestritten werden könne.[424]

---

420 Vgl. Kapitel 1.3.1.
421 Rolf Dietrich Herzberg (*1938) war von 1974 bis zu seiner Emeritierung 2003 Professor für Strafrecht, Strafprozessrecht und Allgemeine Rechtstheorie an der Ruhr-Universität Bochum. Sein Schwerpunkt lag auf Fragen von Tun und Unterlassen, Vorsatz und Irrtum, Fahrlässigkeit, Versuch und Rücktritt sowie Beteiligungslehre. Vgl. Hörnle, Tatjana: Rolf Dietrich Herzberg zum 70. Geburtstag, in: *Juristenzeitung* 63 (2008), H. 4, S. 189–190.
422 Vgl. Herzberg, Rolf Dietrich: Die AIDS-Infizierung als Straftat, in: *AIDS-Forschung* 2 (1987), H. 1, S. 52–55, hier: S. 52, 55.
423 Vgl. ebd., S. 53–54.
424 Vgl. ebd., S. 54.

Ausgelöst von einem Bericht in der *Bild* über einen an AIDS erkrankten Sex-Arbeiter, der seine Kunden wissentlich einem HIV-Infektionsrisiko ausgesetzt habe, veröffentlichte der Bundesanwalt Manfred Bruns[425] 1987 einen Beitrag zu Strafrecht und Prostitution in der *Neuen Juristischen Wochenschrift* (NJW).[426] Bruns, der sich 1985 öffentlich geoutet hatte, war der erste offen schwul lebende Bundesanwalt, engagierte sich in der Schwulenbewegung und arbeitete in der Gruppe Schwule Juristen mit. Im Mai 1987 wurde er in den Beirat des im Jahr zuvor gegründeten Bundesverbandes Homosexualität (BVH) gewählt.[427] Zudem beteiligte er sich an Debatten zu Recht und AIDS in schwulen Zeitschriften.[428]

In seinem Artikel in der NJW schloss Bruns sich den bisher geäußerten Auffassungen zu den anwendbaren Strafnormen an. Die Rolle des Praktizierens von Safer Sex bzw. die Aufklärung über den eigenen Gesundheitszustand zur Strafvermeidung bewertete er ebenfalls ähnlich. Und auch er sah das Nachweisproblem bei der Verfolgung von erfolgten Infektionen.[429] Darüber hinaus erweiterte Bruns die bisherige Perspektive durch den Hinweis auf die Probleme, die sich aus den besonderen Eigenschaften von HIV/AIDS und der Anwendung von bestehenden Straftatbeständen auf Fälle einer HIV-Übertragung ergeben würden. Insbesondere die vergleichsweise lange Zeit zwischen der Infektion und der Nachweisbarkeit von Antikörpern führe dazu, dass ein Infektionsrisiko (außer durch das grundsätzliche Praktizieren von Safer Sex) nicht ausgeschlossen werden könne. Jeder ungeschützte Sex sei damit auch ein bewusstes Eingehen von Risiko, und die Übertragung des HI-Virus könne demzufolge auch als Beteiligung an einer Selbstgefährdung oder Selbstverletzung gewertet werden. Daraus ergab sich für Bruns eine Verantwortung aller beteiligten Sexualpartner*innen, Safer Sex zu praktizieren, sowie die Notwendigkeit, Aufklärungs-

---

425 Manfred Bruns (1934–2019) war Staatsanwalt und schwuler Aktivist. Ab 1963 war er bei der Bundesanwaltschaft tätig. 1985 outet sich Bruns. In der Folge engagierte er sich zunächst beim Bundesverband Homosexualität und später beim Schwulenverband in Deutschland. Vgl. Lesben- und Schwulenverband Deutschland: Wir verlieren einen Vorkämpfer der LSBTI-Emanzipationsbewegung, Oktober 2019, https://tinyurl.com/37dbrt5y [22.3.2025].
426 Die *Neue Juristische Wochenschrift* verfügt über eine Auflage im fünfstelligen Bereich. Sie stellt in der juristischen Praxis (Gerichte, Anwält*innen etc.) eine der am meisten rezipierten Fachzeitschriften dar. Zum ersten Mal erschien die NJW im Jahr 1947.
427 Vgl. Bundesverband Homosexualität (Hg.): Personen und Funktionen, Schwules Museum, Bestand Bundesverband Homosexualität (BVH), Nr. 1 – Grundsätzliches, S. 2.
428 Vgl. z. B. Bruns, Manfred: Schwule wehrt Euch!, in: *Rosa Flieder* (1987), H. 52, S. 12; Bruns, Manfred: Thesen über den Umgang mit der Krankheit AIDS, in: *Rosa Flieder* (1987), H. 54, S. 14–16; Bruns, Manfred: AIDS, gesunder Menschenverstand und Ideologie, in: *Rosa Flieder* (1987), H. 51, S. 8–9; Knapheide, Claus: Bundesanwalt Bruns in Nürnberg, in: *Nürnberger Schwulenpost* 3 (1987), H. 27, S. 12.
429 Vgl. Bruns, Manfred: AIDS, Prostitution und das Strafrecht, in: *Neue Juristische Wochenschrift* (1987), H. 12, S. 693–695, hier: S. 693–694; Herzbergs Artikel in der *AIDS-Forschung* erschien ungefähr zur gleichen Zeit und konnte von Bruns noch nicht rezipiert werden.

kampagnen als wichtigste Strategie gegen AIDS zu intensivieren.[430] Noch deutlicher formulierte er seine Position in dem kurze Zeit später in der *Monatsschrift für deutsches Recht* (MDR)[431] erschienenen Artikel »Aids, Alltag und Recht«. Bruns konzentrierte sich hier auf Gesundheit als zu schützendes Rechtsgut, das in den Aufsätzen von Lang, Eberbach und Herzberg eine strafrechtliche Verfolgung begründete, und formulierte dabei eine klare Gegenposition: »Die Gesunden müssen sich selbst schützen. Es besteht deshalb keine Notwendigkeit zu einem besonderen strafrechtlichen Schutz der Gesunden.«[432]

Durch die Beteiligung von Manfred Bruns an der rechtswissenschaftlichen Debatte war die Schwulenbewegung nun auch abseits von Demonstrationen, Petitionen oder Pressearbeit im rechtlichen Feld präsent. Als Bundesanwalt konnte Bruns dort agieren. Dabei brachte er insbesondere die Forderung nach Aufklärung über Präventionsmittel und die Idee der individuellen Verantwortung, sich vor einer HIV-Infektion zu schützen, aus den Debatten der Schwulenbewegung ein.[433] Zwar konnte er sich mit seiner Auffassung nicht durchsetzen, speiste aber maßgeblich nicht-rechtliche und nicht-medizinische Wissensbestände in die Debatte ein. Er war also ein wichtiger Akteur für diesen Wissenstransfer.[434]

Einen neuen Impuls bekam die Debatte 1987 mit den ersten Strafprozessen in Bayern, die sich mit der Strafbarkeit von HIV-Übertragungen auseinandersetzten. Dass diese Fälle zunächst in Bayern auftraten, kann unter anderem auf den bayerischen Maßnahmenkatalog zurückgeführt werden. Unter dem Eindruck eines Urteils des Landgerichts München I[435] in dieser Sache und der Verhandlung gegen den US-Amerikaner Linwood B. vor dem Landgericht Nürnberg-Fürth, auf die im folgenden Unterkapitel genauer eingegangen wird, überarbeitete Herzberg seinen Artikel von Anfang des Jahres in der *AIDS-Forschung* und veröffentlichte ihn in einer modifizierten und erweiterten Fassung in der *Neuen Juristischen Wochenschrift*.[436] Obwohl der Artikel nur kurz nach der Zustellung der Anklageschrift an das Gericht erschien, konnte er auf Details daraus zurück-

---

430 Vgl. ebd., S. 694–695.
431 Die *Monatsschrift für Deutsches Recht (MDR)* ist eine 14-tägig erscheinende rechtswissenschaftliche Fachzeitschrift. Zum ersten Mal erschien sie im April 1947. Ihr Schwerpunkt liegt im Zivilrecht.
432 Bruns, Manfred: Aids, Alltag und Recht, in: *Monatsschrift für Deutsches Recht* (1987), H. 5, S. 353–358, hier: S. 356.
433 Vgl. Kapitel 3.1.
434 Zum Begriff Akteur des Wissens vgl. Sarasin, Philipp: Was ist Wissensgeschichte?, S. 170.
435 In diesem Fall ging es um eine Vergewaltigung in Verbindung mit Diebstahl. Aufgrund des positiven HIV-Status des Täters wollte die Staatsanwaltschaft auch eine Anklage wegen Totschlags vorbringen. Dies wurde jedoch vom Gericht abgelehnt. Vgl. Landgericht München I: Infizierung mit Aids, in: *Neue Juristische Wochenschrift* (1987), H. 24, S. 1495.
436 Herzberg, Rolf Dietrich: Die Strafandrohung als Waffe im Kampf gegen AIDS, in: *Neue Juristische Wochenschrift* (1987), H. 24, S. 1461–1466.

greifen. Entsprechend beklagte der Anwalt von Linwood B., Karl-Heinz Becker, in einer Pressemitteilung vom 18. Mai 1987, dass Herzberg bereits beim Verfassen des Artikels über die Anklageschrift verfügt haben müsse. Denn der Artikel erschien am 15. April 1987 in der NJW, die Anklageschrift war aber erst kurz vorher, am 31. März 1987 beim Gericht eingegangen. Eine englische Übersetzung für Linwood B. sei sogar erst am 8. Mai 1987 verfügbar gewesen. Becker schlussfolgerte daraus, dass die Anklageschrift entweder vom bayerischen Justizministerium oder von der Staatsanwaltschaft an Herzberg weitergegeben worden sein musste.[437] Infolge einer Anfrage des Grünen-Landtagsabgeordneten Hans-Günther Schramm bestätigte das Justizministerium die Weitergabe der Akten. Diese sei auf Anfrage von Herzberg und in anonymisierter Form gleichzeitig mit der Weiterleitung an das Gericht am 31. März 1987 erfolgt. Darüber hinaus sei die Gewährung von Akteneinsicht zu wissenschaftlichen Zwecken zulässig.[438] Die Weitergabe der Akte war aber nicht nur ein klarer Versuch, die rechtswissenschaftliche Debatte zu beeinflussen, sie schuf auch eine argumentative Grundlage für die Verurteilung von Linwood B. Aufgrund der Wirkung als Präzedenzfall konnte damit die »Bayerische Linie« der AIDS-Politik gestützt werden.

Neben der Erwähnung der bestehenden Verfahren griff Herzbergs revidierter Artikel auch Bruns' ebenfalls in der NJW erschienenen Artikel »AIDS, Prostitution und Strafrecht« auf. Die entscheidende Neuerung in Herzbergs Argumentation war die Fokussierung auf die Frage, ob eine Verfolgung von möglichen HIV-Übertragungen als versuchte (schwere) Körperverletzung juristisch denkbar sei. Er unterschied zwischen einer absichtsvollen Schädigung und einer absichtslosen Gefährdung. Wie in dem älteren Artikel wurde für den Fall der absichtsvollen Schädigung ein drastisches Beispiel aus der Presse angeführt, um den Fall zu verdeutlichen. Dabei handelte es sich um einen Bericht im *Spiegel* über einen HIV-positiven schwedischen Jugendlichen, der unter Überwachung stand, sich dieser entzog und versuchte ungeschützt Sex zu haben. Damit bezog Herzberg sich auf die im AIDS-Diskurs wirkmächtige Figur des »Unbelehrbaren« bzw. »AIDS-Desperados«. Sie verwies auf Menschen, denen unterstellt wurde, dass sie andere absichtlich mit HIV infizieren würden.[439] Entsprechend seiner ursprünglichen Argumentation sah Herzberg bei einer solchen vorsätzlichen Gefährdung eine eindeutige Strafwürdigkeit, jedoch gleichzeitig keine »präven-

---

437 Vgl. Becker, Karl-Heinz: Presseerklärung des Verteidigers, in: Komitee AIDS und Menschenrechte (Hg.): AIDS langd's!, Nürnberg 1988, S. 4.
438 Vgl. Bayerisches Staatsministerium der Justiz: Schriftliche Anfrage des Abgeordneten Schramm DIE GRÜNEN vom 22.06.87. Weitergabe einer Anklageschrift, 30.7.1987, Drucksache 11/2993 des Bayerischen Landtags, S. 1–2.
439 Vgl. Eitz: Aids, S. 194.

tive« Funktion des Strafrechts.[440] Wichtiger war Herzberg zufolge der Regelfall, in dem ein*e Beschuldigte*r das Ansteckungsrisiko kannte, aber auf ein Nicht-Eintreten der Ansteckung hoffte. Um ein solches Verhalten als versuchte (schwere) Körperverletzung zu werten, sei der Nachweis eines Vorsatzes notwendig. Mit Blick auf die Anklage gegen Linwood B. griff der Autor in seiner Begründung seinen Vorschlag zur Ausweitung der Vorsatzdefinition auf. »[F]ür den Vorsatz [käme] es nicht darauf an, daß der Täter eine erkannte Gefahr ernstgenommen (so aber die h[errschende] L[ehrmeinung]), sondern daß eine ernstzunehmende Gefahr erkannt wird.«[441] Damit sei eine Tat als vorsätzlich zu werten, wenn eine Gefahr (Übertragung des HI-Virus) erkannt und nichts zur Reduzierung der Gefahr (Nutzung von Safer-Sex-Praktiken) unternommen wird. Anders formuliert sah Herzberg eine versuchte (schwere) Körperverletzung beim Praktizieren von unsicherem Sex, wenn die betreffende Person wusste, dass er*sie HIV-positiv sein könnte. Er machte zudem deutlich, dass es sich bei der dafür notwendigen Konzeption von Vorsatz nicht um die herrschende Lehrmeinung handelte. Er sah seine Einschätzung der Strafbarkeit »risikoreichen Verhaltens« in der Anklagebegründung der Staatsanwaltschaft Nürnberg-Fürth in der Klage gegen Linwood B. bestätigt, auch wenn er mit dem Rest der Begründung der Anklage nicht übereinstimmte.[442]

Herzberg schuf mit diesem Artikel eine Begründung für die Strafbarkeit des Unterlassens von Safer-Sex-Praktiken von HIV-Positiven. Dafür musste er sich um eine Neukonzeption des Vorsatzes bemühen, die zur Zeit der Veröffentlichung in rechtswissenschaftlichen Debatten und in der richterlichen Praxis nicht vorherrschend war. Zudem nahm er, indem er Linwood B.s Verhalten juristisch bewertete, eine vorzeitige Beurteilung des Verfahrens vor. Entsprechend monierte Linwood B.s Anwalt auch, dass der Artikel die Bewertung der Tat und eine mögliche Verteidigungsstrategie vorwegnahm, bevor überhaupt die Anklage vom Gericht zugelassen war.[443]

Drei Monate nach seinem ersten rechtswissenschaftlichen Artikel zu HIV/AIDS veröffentlichte Bruns einen weiteren Artikel ausschließlich zum Thema AIDS und Strafrecht in der *Neuen Juristischen Wochenschrift*. Hier setzte er sich auch mit den Argumenten von Herzberg auseinander und unterstrich seine Position, dass eine Verfolgung wegen vorsätzlicher oder fahrlässiger Körperverletzung bzw. Tötung aufgrund mangelnder Beweismöglichkeiten auszuschließen sei. Zugleich revidierte er seine Ansicht aus dem Artikel »Aids, Alltag und Recht«, dass ungeschützter Geschlechtsverkehr einer HIV-positiven Person

---

440 Vgl. Herzberg: Die Strafandrohung als Waffe im Kampf gegen AIDS, S. 1463.
441 Ebd., S. 1464.
442 Vgl. ebd., S. 1464–1465.
443 Vgl. Becker: Presseerklärung des Verteidigers, S. 4.

bereits als eine gefährliche Handlung zu werten sei, und widersprach damit Herzbergs Position, wonach einer HIV-positiven Person, die ungeschützten Geschlechtsverkehr hatte, versuchte schwere Körperverletzung angelastet werden könne. Laut Bruns wäre dafür der Nachweis notwendig, dass der*die Angeklagte dabei mit der Möglichkeit rechnete, dass das Opfer zu Tode kommen könnte.[444] Zudem bekräftigte er in diesem Artikel noch einmal seine Haltung, dass das Strafrecht im Fall von HIV/AIDS keine präventive Funktion erfüllen könne, sondern das Gegenteil bewirken würde. Daher solle darauf hingewiesen werden, dass ungeschützter Sex immer mit dem Risiko einer HIV-Infektion einhergehen könne und die Einwilligung dazu auch eine Einwilligung zu einem Ansteckungsrisiko bedeute (und damit gleichzeitig auch die Straffreiheit für eine*n HIV-positive*n Sexpartner*in).[445]

Im selben Heft der NJW wurde auch eine Antwort von Herzberg auf Bruns' Artikel abgedruckt. Diese enthielt unter anderem Richtigstellungen zu Punkten, an denen sich Herzberg von Bruns missverstanden fühlte (z. B. dass er fordern würde, auf den Nachweis der Verursachung bei § 226 StGB zu verzichten). Die weitere Argumentation knüpft wiederum an seine Neubestimmung des Vorsatzes an, um Bruns in dem bisher vorherrschenden Modell zu verorten. Herzberg warf Bruns vor, auch in diesem Modell nicht konsequent zu argumentieren, und kritisierte dessen Positionsänderung in Bezug auf die Strafbarkeit des Unterlassens von Safer-Sex-Praktiken durch HIV-Positive. Diese begründe Bruns ausschließlich mit der Überzeugung, dass ein Strafverzicht für die Prävention mehr bewirken würde als die Strafandrohung.[446] Dass dies nicht haltbar sei, versuchte Herzberg mit einem Vergleich zu untermauern:

> »Er [Bruns] könnte das gleiche zum lebensgefährlichen Rauschgiftkonsum sagen und so für die Straffreiheit dessen eintreten, der leichtgläubig anderen vortäuscht, der Genuß sei ein harmloser Spaß.«[447]

Die Argumentation Herzbergs erfolgte primär aus dem Recht heraus und machte außerrechtliche Bezüge kaum transparent. Entsprechend der Logik des Rechts[448] stellte er die Kohärenz seiner Argumentation, zu der auch der Bezug auf Drogen gehört, in den Mittelpunkt. Der Bezug auf Drogen zeigt zudem, wie hier durch den geringen Bezug auf Außerrechtliches sehr unterschiedliche Phänomene vergleichbar gemacht wurden. Im gleichen Zug warf Herzberg somit Bruns einen

---

444 Vgl. Bruns, Manfred: Nochmals: Aids und Strafrecht, in: *Neue Juristische Wochenschrift* (1987), H. 37, S. 2281–2282.
445 Vgl ebd., S. 2282.
446 Vgl. Herzberg, Rolf Dietrich: Zur Strafbarkeit des Aids-Infizierten bei unabgeschirmtem Geschlechtsverkehr, in: *Neue Juristische Wochenschrift* (1987), H. 37, S. 2283–2284.
447 Ebd., S. 2284.
448 Vgl. Kapitel 2.

Mangel an Kohärenz in seiner Argumentation vor, die sich nicht allein aus dem Recht heraus erschließe.

Die bereits in den Veröffentlichungen von Lang und Eberbach deutlich werdende unterschiedliche Funktion, die dem Strafrecht zugesprochen wurde, zeigt sich nunmehr besonders deutlich. Welche Rolle die Strafandrohung für eine Verhaltensänderung spielt, ist bis in die Gegenwart Teil der Debatte.[449] In der hier nachgezeichneten Auseinandersetzung zwischen Bruns und Herzberg ging es insbesondere darum, ob eine Strafandrohung ein gewünschtes Verhalten evoziert oder ob sie genau das Gegenteil bewirkt. Auch wenn die Argumentation in den Artikeln jeweils eine rechtswissenschaftliche ist, unterscheidet sie sich in der Vorstellung, wie betroffene Menschen handeln würden und welche Maßnahmen durchführbar wären. Hieran zeigt sich, dass das vorhandene Wissen über HIV/AIDS und auch Präventionskonzepte einen entscheidenden Einfluss auf die rechtliche Argumentation hatte: In Herzbergs Argumentation ging es nicht um die Einbeziehung von Ausbreitungs- und Übertragungsmechanismen von HIV, bei Bruns hingegen spielten sie eine entscheidende und explizite Rolle. In den ab 1987 gefällten Urteilen zur (potenziellen) HIV-Übertragung konnte sich Bruns' Auffassung jedoch nicht durchsetzen.

Die Intervention der Bayerischen Staatsregierung durch das Bereitstellen von Ermittlungsakten aus dem Fall Linwood B. an Manfred Herzberg zeigt, wie die Regierung als Akteurin im juridischen Feld agieren konnte, ohne selbst in Erscheinung zu treten oder die Fiktion der Autonomie des Rechts anzugreifen. Sie konnte trotzdem eine Präventionspolitik im Recht durchsetzen, die ein strafrechtliche Verfolgung beinhaltete.

Safer Sex wurde in diesen Debatten neben der Aufklärung über den eigenen HIV-Status zu einem zentralen Mittel erhoben, Strafverfolgung zu entgehen. Keiner der hier untersuchten Autoren definierte jedoch näher, was genau unter Safer Sex zu verstehen sei.

3.2.3 Strafverfolgung im bayerischer Maßnahmenkatalog

Dass die rechtswissenschaftliche Debatte zur Strafbarkeit der Übertragung von HIV/AIDS keine theoretische blieb, dafür sorgte die bayerische Landesregierung. In ihrer Sitzung vom 25. Februar 1987 beschloss sie eine Reihe von Maßnahmen, unter anderem auch solche zur Verfolgung von Übertragungen von HIV.[450] In

---

449 Vgl. hierzu auch die Debatte zur Funktion von Recht in: Baer: Rechtssoziologie, S. 109–115.
450 Auf die seuchenrechtlichen Bestimmungen des Maßnahmenkatalogs gehe ich in Kapitel 4.5.1 ein.

einer Bekanntmachung der Bayerischen Staatskanzlei, die im März 1987 in der *AIDS-Forschung* veröffentlicht wurde, hieß es zur Strafverfolgung:

> »Die Staatsregierung wird zum Schutz der Bevölkerung vor einer weiteren Ausbreitung der Immunschwächekrankheit AIDS alle sachlich notwendigen und rechtlich vertretbaren Maßnahmen ergreifen. Ab sofort werden in Bayern […] Polizeibehörden und Staatsanwaltschaften angewiesen, das bewußte oder fahrlässige Infizieren anderer als schwere Straftat mit Nachdruck zu verfolgen.«[451]

In einem vom Innenministerium ausgearbeiteten Text wurden die beschlossenen Maßnahmen noch einmal als Vollzugshinweise für die Anwendung des Seuchen-, Ausländer- und Polizeirechts ausformuliert und am 25. Mai 1987 im Ministerialblatt der Verwaltung veröffentlicht. Sie enthielten auch die Auslegung der Staatsregierung zur Strafbarkeit von HIV-Übertragungen im Abschnitt Polizeirecht:

> »Die schuldhafte (vorsätzliche oder fahrlässige) Weitergabe des HI-Virus ist insbesondere nach §§ 223, 223 a, 224, 226, 229 und 230 des Strafgesetzbuches strafbar.
> Bei Ausländern kommen daneben auch Straftaten nach § 47 AuslG wegen Verstoßes gegen ausländerrechtliche Anordnungen in Betracht.
> Die Polizeidienststellen sind im Rahmen ihrer gesetzlichen Aufgaben gehalten, die o.g. Straftaten zu verhüten und zu unterbinden und Straftäter mit Nachdruck zu verfolgen (Art. 11 Abs 2 Nr. 1 PAG, § 163 StPO).«[452]

Die Vollzugshinweise griffen folglich die Debatte über die Strafbarkeit der Übertragung von HIV auf, indem sie die dort bereits verhandelten Straftatbestände explizit auflisteten. Die genannten Paragrafen des Strafrechts regelten die Tatbestände Körperverletzung, gefährliche Körperverletzung, schwere Körperverletzung, Körperverletzung mit Todesfolge, Vergiftung und fahrlässige Körperverletzung. Zudem wurde die Polizei explizit aufgefordert, in entsprechenden Fällen zu ermitteln und mögliche Straftaten nach den einschlägigen Rechtsnormen zu verfolgen. Zusätzlich wurden die Gesundheitsämter im Abschnitt Seuchenrecht dazu verpflichtet, bei einem vorliegenden positiven HIV-Test auf die Strafbarkeit von HIV-Übertragungen hinzuweisen.[453] Die Verordnung zeigt, dass die Landesregierung auf direkte Intervention der Polizei auf der einen Seite und auf die abschreckende Wirkung des Strafrechts auf der anderen Seite setzte, um HIV-Übertragungen zu verhindern. Die Überlegungen (u. a. von Herzberg),

---

451 Bayerische Staatskanzlei (Hg.): Aus der Ministerratssitzung vom 25.2.1987, in: *AIDS-Forschung* 2 (1987), H. 3, S. 177.
452 Bayerisches Staatsministerium des Innern: AIDS; Vollzug des Seuchenrechts, des Ausländerrechts und des Polizeirechts. Bekanntmachung des Bayerischen Staatsministeriums des Innern vom 19. Mai 1987, in: *Ministerialamtsblatt der Bayerischen Inneren Verwaltung* 39 (1987), H. 10, S. 246–255, hier: S. 252.
453 Vgl. ebd., S. 249.

gemäß denen bereits ungeschützter sexueller Kontakt von HIV-Positiven als versuchte schwere Körperverletzung geahndet werden könnte, wurden erst nach der Verabschiedung des Maßnahmenplans veröffentlicht und konnten sich daher noch nicht in der Verordnung finden.

Auch der Topos, dass HIV/AIDS gewissermaßen von außen in die Bundesrepublik gekommen sei, spielte eine wichtige Rolle bei den Entscheidungen der bayerischen Landesregierung.[454] Die Vollzugshinweise beinhalteten einen eigenen Abschnitt zum Ausländerrecht. Er umfasste zum Beispiel den Hinweis darauf, dass Personen ohne deutsche Staatsangehörigkeit zum Erlangen einer Aufenthaltserlaubnis einen negativen HIV-Antikörpertest vorlegen mussten.[455] Auch im Abschnitt zur Strafbarkeit der HIV-Übertragung war dieser Topos präsent, wie der explizite Verweis auf § 47 des Ausländergesetzes deutlich machte, der die »Ausweisung wegen besonderer Gefährlichkeit« regelte und unter anderem bestimmte, dass Ausländer*innen bei einer Verurteilung zu einer Freiheitsstrafe ausgewiesen werden mussten.[456]

In Bayern wurden diese Bestimmungen umgesetzt: Fast alle Verfahren wegen (versuchter) Körperverletzung im Zusammenhang mit einer (möglichen) HIV-Übertragung wurden in den 1980er Jahren in Bayern verhandelt.[457] In den anderen Bundesländern fand in solchen Fällen auch Strafverfolgung statt, wurde aber nicht durch die jeweiligen Regierungen forciert.

3.3 Linwood B. – ein bayerischer Fall[458]

Safer Sex als Selbstregulation wurde in der Schwulenbewegung intensiv diskutiert, eine mögliche juristische Sanktionierung der Nichtbefolgung von Safer-Sex-Praktiken war jedoch zunächst – trotz der einsetzenden rechtswissenschaftlichen Debatte – kein Thema. Dementsprechend thematisierten die schwulen Zeitschriften abseits von einzelnen Erwähnungen in ihren Pressespiegeln die Möglichkeit einer strafrechtlichen Verfolgung von HIV-Übertragungen zunächst

---

454 Vgl. Weingart: Ansteckende Wörter, S. 103–118.
455 Vgl. Bayerisches Staatsministerium des Inneren: AIDS, S. 251.
456 Vgl. § 47 Ausländergesetz in der Fassung vom 9. Juli 1990, in: *Bundesgesetzblatt* 34 (14. Juli 1990), S. 1354–1387, hier: S. 1366.
457 Von den acht Verfahren, welche bis 1990 geführt wurden, fanden sechs in Bayern statt. Vgl. Lemmen, Karl/Gekeler, Corrina/Hösl, Jacob: Strafrechtliche Verfolgung der HIV-Exposition und HIV-Transmission. Urteile in Deutschland von 1987–2016, Berlin 2017, S. 1.
458 Der nach der Vollendung des Manuskripts des Buches erschienene Artikel von Eugen Januschke und Ulrike Klöppel konnte leider nicht mehr eingearbeitet werden, ergänzt jedoch die hier vorgestellte Perspektive. Vgl. Januschke/Klöppel: Collective Identity in German AIDS Movement.

nicht.⁴⁵⁹ Selbst in der Berichterstattung über den bayerischen Maßnahmenkatalog nahm das Strafrecht gegenüber den seuchenrechtlichen Maßnahmen zunächst eine weniger prominente Rolle ein. Dies änderte sich erst durch den Prozess gegen den US-Amerikaner Linwood B. Dieser Fall hatte eine enorme Präsenz, sodass selbst die *New York Times* im Zusammenhang mit der Urteilsverkündung berichtete:

> »A former United States Army cook with AIDS was sentenced to two years in prison by a court in the Bavarian city of Nuremberg for attempting to inflict ›grievous bodily harm‹ by practicing unprotected sex.«⁴⁶⁰

Dass der Angeklagte laut Gericht nicht im ausreichendem Maße Safer Sex praktiziert hätte, war in dem Verfahren gegen ihn ausschlaggebend für eine Verurteilung zu zwei Jahren Gefängnis wegen versuchter schwerer Körperverletzung. Prozess und Urteil standen für eine signifikante Bedeutungstransformation von Safer Sex: von einer sozialen Norm, die sich in einem Selbstregulierungsprozess innerhalb der schwulen Community und Bewegung etabliert hatte, hin zu einer Präventionstechnik, deren Unterlassen strafrechtlich geahndet werden konnte. Der Fall wurde in der bundesdeutschen Presse intensiv rezipiert.⁴⁶¹

3.3.1 Person und Akte Linwood B.

Der Fall Linwood B. spielte nicht nur eine entscheidende Rolle für die Mobilisierung zur AIDS-Politik in der Schwulenbewegung. Er war auch für die folgende Auslegung des Strafrechts im Fall von (potenziellen) HIV-Übertragungen prägend. Der Prozess wurde bis vor den Bundesgerichtshof (BGH) fortgeführt und stellte einen Präzedenzfall für den strafrechtlichen Umgang mit HIV/AIDS dar. Dennoch wurde die Akte als nicht archivwürdig markiert und nach der obligatorischen 30-jährigen Aufbewahrungsfrist vernichtet⁴⁶² – und dies obwohl die Staatsanwaltschaft bereits während des Verfahrens ein Interesse des Falls für die Wissenschaft festgestellt hatte, wie sich an der Weiterleitung von Aktenauszügen an Rolf Dietrich Herzberg im März 1987 zeigt. Die folgende Beschreibung des

---

459 Vgl. NN: Heilen und Vernichten, in: *Rosa Flieder* (1986), H. 44, S. 18.
460 Schemann, Serge: Bavarian Court Convicts American in AIDS Case, in: *New York Times*, 17.11.1987, S. A5.
461 Vgl. u. a. Siegler, Bernd: Einzelhaft für AIDS-Virusträger, in: *taz*, 21.02.1987, S. 4; NN: Sogar Mord kommt in Betracht, in: *Der Spiegel* (1987), H. 9, S. 20; Siegler, Bernd: AIDS. Mordkommission ermittelt, in: *taz*, 5.6.1987, S. 9; Schmitt, Peter: Aids-Kranker muß vor Gericht, in: *Süddeutsche Zeitung*, 17.9.1987.
462 Auskunft des Leitenden Oberstaatsanwalts bei der Staatsanwaltschaft Nürnberg-Fürth Walter Kimmel in einer E-Mail an den Autor vom 28. Mai 2019.

Falls kann sich daher ausschließlich auf die überlieferten Urteilsbegründungen des Oberlandesgerichts und des BGH sowie auf Zeitungsartikel, Veröffentlichungen in Medien der Schwulenbewegung und Bestände des Bundesverbandes Homosexualität stützen. Für das Gericht waren Details der Sexualkontakte von Linwood B. für die Urteilsfindung relevant. Diese spielten in den folgenden Debatten ebenfalls eine Rolle. Daher kann nicht vollständig auf die Rekonstruktion dieser intimen Handlungen verzichtet werden.

Genaueres über das Leben von Linwood B. ist nicht bekannt. Es liegen weder Selbstzeugnisse noch Interviews mit ihm vor. Die über ihn vorhandenen Informationen stammen aus der Presse, aus Veröffentlichungen des Verteidigers und der Dokumentation der Prozesse. Sie beruhen damit auf Fremdbeschreibungen. Unbekannt ist auch sein weiterer Lebensweg nach dem Prozess. Aus der Presseberichterstattung kann entnommen werden, dass Linwood B. zu Prozessbeginn 45 Jahre alt war, aus dem US-Bundesstaat Virginia stammte und über die US-amerikanische Staatsbürgerschaft verfügte.[463] Er kam als Soldat der US-Armee nach Deutschland und war in Nürnberg stationiert. Nach seinem regulären Ausscheiden aus der Armee arbeitete er als ziviler Angestellter weiter für die US-Armee in Nürnberg.[464]

3.3.2 Ermittlung

Ausgelöst wurden die Ermittlungen gegen Linwood B. durch seinen behandelnden Arzt Dr. Gregory Smith im Nürnberger US-Militärkrankenhaus. Der Arzt führte im Rahmen einer Behandlung einer akuten Geschlechtskrankheit im Februar 1986 bei Linwood B. einen HIV-Antikörpertest durch. Am 3. Juni 1986 wurde ihm sein positives Testergebnis eröffnet und Smith belehrte ihn darüber, dass er nun bei sexuellen Kontakten grundsätzlich Kondome zu nutzen habe. Ende August suchte Linwood B. den Arzt wegen einer erneuten Infektion mit einer Geschlechtskrankheit auf. Auf die Frage, wie er sich die Infektion zugezogen habe, verwies er auf sexuelle Kontakte mit Sexarbeiterinnen und anderen Männern. Daraufhin habe Smith ihn auf die möglichen Konsequenzen seines Handelns hingewiesen und damit gedroht, nach Wegen zu suchen, ihn aus der Bundesrepublik auszuweisen.[465] Auch fand eine weitere Belehrung durch einen Psychologen statt.[466] In der Folge informierte Smith seine Vorgesetzten. Die US-

---

463 Vgl. NN: Sogar Mord kommt in Betracht; NN: Einzelhaft für AIDS-Virusträger.
464 Vgl. Siegler, Bernd: Zwei Jahre Knast für HIV-Positiven, in: *taz*, 17.11.1987, S. 4.
465 NN: Belastende Aussage des zentralen Zeugen, in: *Nürnberger Nachrichten*, 13.10.1987, S. 12.
466 Die Belehrung wurde anhand einer von Psycholog*innen erarbeiteten Informationsliste durchgeführt. Vgl. Kölbl, Adolf: Urteil der 13. Strafkammer bei dem Landgericht Nürnberg-

Armee wiederum wandte sich an die Nürnberger Staatsanwaltschaft, die Ermittlungen einleitete.⁴⁶⁷ Die spätere Vernehmung der Ärzte als Zeugen vor Gericht verlief laut Linwood B.s Anwalt Karl-Heinz Becker ohne die Entbindung der Ärzte von der Schweigepflicht.⁴⁶⁸

Im Laufe der polizeilichen Ermittlung suchten Nürnberger Polizist*innen Bars und andere Orte auf, an denen Sexarbeiter*innen verkehrten. Sie zeigten ein Foto von Linwood B., erklärten, dass der abgebildete Mensch »AIDS habe«, und erkundigten sich, wer mit ihm sexuellen Kontakt gehabt hatte.⁴⁶⁹ Zudem sollte das Foto in der AIDS-Hilfe Nürnberg und im Gesundheitsamt Nürnberg ausgestellt werden, um weitere Zeug*innen zu finden. Beide Institutionen setzten den Wunsch der Kriminalpolizei jedoch nicht um.

Insgesamt konnten drei Zeugen ausfindig gemacht werden, die mit Linwood B. sexuellen Kontakt hatten, und im Zeitraum zwar nach der Aufforderung des Arztes Dr. Smith, nur noch Safer Sex zu praktizieren: der Spanier Cardenas M., ein unbekannter Italiener, sowie der deutsche Roland D. Die Polizei ermittelte Cardenas M. mithilfe eines Bildes, das sie bei der Hausdurchsuchung von Linwood B. gefunden hatte. Auf Roland D. und den unbekannten Italiener stieß die Polizei nach einem Tipp in der Bar Colt 67.⁴⁷⁰

3.3.3 Angeklagte Handlungen

Die Aussage von Cardenas M. wurde aufgrund von Widersprüchen letztlich nicht verwendet.⁴⁷¹ Die Kontakte mit dem unbekannten Italiener und Roland D. waren hingegen Teil des im April 1987 beginnenden Gerichtsprozesses. Linwood B.

Fürth, 16. November 1987, Archiv Grünes Gedächtnis, 1304 B.I.1 Bundesvorstand, 1304 Kongreß: AIDS und Menschenrechte, S. 5.
467 Vgl. NN: Streit um die ärztliche Schweigepflicht im AIDS-Prozeß, in: *Bild* (1987), abgedruckt in: Komitee AIDS und Menschenrechte (Hg.): AIDS langd's!, S. 23.
468 Vgl. Siegler: AIDS. Mordkommission ermittelt.
469 Vgl. ebd.; NN: Sogar Mord kommt in Betracht. Die *taz* zitiert die Polizei zudem mit dem Ausspruch »der hat AIDS, jeder, der mit ihm was gehabt hat, kann jetzt davon ausgehen, daß er auch AIDS hat«; NN: Anwalt zeigt Zeugen an, in: *Nürnberger Nachrichten*, 3.10.1987, S. 17.
470 Vgl. NN: Anwalt zeigt Zeugen an; Schamel, Christa: Erhebliche Gefahr, die vom Angeklagten ausgeht, in: *Bild* (1987), abgedruckt in: Komitee AIDS und Menschenrechte (Hg.): AIDS langd's!, S. 24. In dem Artikel von Christa Schamel wird der Richter Adolf Koelbl mit einer Kritik an dem Leiter des Nürnberger Gesundheitsamts zitiert: »›Unverständlich‹ war für den Vorsitzenden Richter Adolf Koelbl, daß zwar und ›sogar‹ der Geschäftsführer eines Homo-Clubs der Polizei hilfreiche Tipps gab, der Leiter des Nürnberger Gesundheitsamtes dagegen eine Zusammenarbeit ablehnte. Er weigerte sich, den Prostituierten bei den Routinekontrollen das Foto des bisexuellen Linwood B. zu präsentieren.«
471 Nach seiner ersten richterlichen Befragung stellte Cardenas M. Strafanzeige gegen Linwood B. für den Fall, dass er sich beim Sex mit ihm mit HIV infiziert habe. Allerdings wusste er

wurde vorgeworfen, nach seiner Belehrung durch Smith mehrmals ungeschützten Sex mit den beiden Männern gehabt zu haben, ohne diese über seinen HIV-Status informiert oder für ausreichend Schutz gesorgt zu haben. Mit dem Italiener hatte er – nach Aussage des Ersteren – im August 1986 zweimal ohne Kondom Analverkehr begonnen und mit Kondom fortgeführt. Der HIV-Status des Italieners konnte nicht überprüft werden. Mit D. wurden zwei sexuelle Kontakte ermittelt, einer im Dezember 1986 und einer im Januar 1987. Beide fanden also nach Linwood B.s zweiter Belehrung durch Smith und nach dem Gespräch mit dem Psychologen statt. Der erste Kontakt wurde als Oralverkehr ohne Kondom begonnen und als Analverkehr mit Kondom fortgeführt. Der zweite Kontakt verlief laut Gericht ähnlich: Das Kondom wurde erst später, beim Analverkehr genutzt. Die Kondome wurden jeweils von D. zur Verfügung gestellt. D. wurde negativ auf das HI-Virus getestet.[472]

3.3.4 Juristische Bearbeitung

Die juristische Aufarbeitung des Falls erfolgte in drei Etappen. Sie begann im April 1987 mit einer Anklage vor der großen Strafkammer des Landgerichts Nürnberg-Fürth, das im November 1987 sein Urteil verkündete. Es folgten ein Revisionsverfahren am BGH, das im November 1988 endete, und eine erneute Verhandlung vor dem Landgericht Nürnberg-Fürth. Dass der Prozess gleich beim Landgericht geführt wurde und nicht zuerst vor einem Amtsgericht, war ungewöhnlich und wurde von Linwood B.s Anwalt auch kritisiert.[473] Das Landgericht begründete die Übernahme des Falls nicht mit der Schwere der Vorwürfe, sondern mit der übergeordneten Bedeutung des Falls. Hier werde der bundesweit erste Fall verhandelt, in dem ein HIV-Positiver[474] seine Sexualpartner nicht über seine HIV-Infektion aufgeklärt und so der Gefahr einer Infektion ausgesetzt habe – ohne dass gleichzeitig der Vorwurf weiterer Straftaten, wie Vergewalti-

---

bereits von seiner AIDS-Erkrankung. Ein Prozess wegen Falschaussage wurde jedoch eingestellt. Vgl. Staatsanwaltschaft Nürnberg-Fürth: Einstellungsverfügung der Staatsanwaltschaft Nürnberg-Fürth vom 21.03.1990, in: *Rundbrief AIDS und Recht* 2 (1990), H. 3/4, S. 2.

472 Vgl. Bundesgerichtshof: Strafbarkeit eines HIV-Infizierten bei ungeschütztem Geschlechtsverkehr, in: *Neue Juristische Wochenschrift* (1989), H. 12, S. 781–786, hier: S. 782.

473 Vgl. Becker: Presseerklärung des Verteidigers, S. 4. Üblicherweise werden Strafsachen nur vor dem Landgericht zur Anklage gebracht, wenn eine Freiheitsstrafe von über vier Jahren zu erwarten ist. Kleine Sachen werden in erster Instanz vor Amtsgerichten verhandelt.

474 Das Gericht spricht von »AIDS-Kranker«; ob tatsächlich eine AIDS-Erkrankung vorgelegen hat, kann nicht überprüft werden. Die begrifflichen Ungenauigkeiten in den Dokumenten des Gerichts deuten darauf hin, dass hier keine klare begriffliche Trennung zwischen HIV-Infektion und AIDS-Erkrankung vorgenommen wurde.

gung oder Prostitution,[475] vorlag. Unter Verweis auf die rechtswissenschaftliche Debatte zu dieser Konstellation betonte das Gericht die Klärungsbedürftigkeit dieser Frage, die gegebenenfalls auch dem BGH vorgelegt werden müsse.[476]

Aufgrund der fehlenden Prozessakten lässt sich nicht mehr genau rekonstruieren, welche Gutachter*innen geladen wurden und mit welchen Aussagen sie sich in den Prozess einbrachten. Die Urteilsbegründung zitiert Prof. Dr. F. und Prof. Dr. K., bei denen es sich gemäß Berichterstattung der *Nürnberger Nachrichten* um die Immunologen Joachim Kalden[477] und Bernhard Fleckenstein[478] handelte. Beide wurden geladen, um Aussagen über die Übertragungswahrscheinlichkeiten von HIV zu treffen. Sie betonten, dass dies anhand des aktuellen Wissensstandes schwierig sei, hielten jedoch jeden Kontakt mit Körperflüssigkeiten für gefährlich und gingen auch auf eine Übertragungsmöglichkeit bei ungeschütztem Oralverkehr ein.[479]

Linwood B.s Anwalt Becker schlug in diesem Zusammenhang vor, die Sexualwissenschaftlerin Sophinette Becker[480] als Gutachterin zu laden bzw. einen Artikel aus *The Lancet* über die Ungefährlichkeit von Oralverkehr für die HIV-Übertragung verlesen zu lassen. Der Anwalt versuchte somit weitere Wissensbestände insbesondere aus den Sozial- und Sexualwissenschaften in den Prozess einzubringen, scheiterte jedoch damit.[481]

Das Landgericht sprach Linwood B. am 16. November 1987 wegen versuchter schwerer Körperverletzung (§§ 223, 223a StGB) in drei Fällen für schuldig und verurteilte ihn zu einer zweijährigen Freiheitsstrafe. In einem Revisionsverfah-

---

475 Sexarbeit war zum Zeitpunkt der Verhandlung des Falls in der Bundesrepublik Deutschland noch strafbar.
476 Vgl. Landgericht Nürnberg-Fürth: Homosexueller Geschlechtsverkehr eines AIDS-Infizierten, in: *Neue Juristische Wochenschrift* (1988), H. 37, S. 2311–2313, hier: S. 2313.
477 Joachim Robert Kalden (1937–2021) war Immunologe und Rheumatologe. Von 1977 bis 2006 leitete er die Medizinische Klinik für Rheumatologie und Immunologie der Friedrich-Alexander-Universität Erlangen-Nürnberg. Vgl. Burmester, Gerd-Rüdiger: Zum 60. Geburtstag von Prof. Dr. med. Joachim Robert Kalden, in: *Zeitschrift für Rheumatologie* 57 (1998), H. 1, S. 53–54.
478 Bernhard Fleckenstein (1944–2021) war von 1978 bis 2012 Leiter des Instituts für klinische und molekulare Immunologie der Friedrich-Alexander-Universität Erlangen-Nürnberg. Vgl. den Lebenslauf auf der Website der Universität Erlangen, 2001, https://tinyurl.com/2reej7k3 [22.3.2025].
479 Vgl. sz: Fragen an Mediziner, in: *Nürnberger Nachrichten*, 23.9.1987, S. 13–14, hier: S. 13.
480 Sophinette Becker (1950–2019) war Psychotherapeutin und Sexualwissenschaftlerin. Ab 1989 war sie am Institut für Sexualwissenschaft der Universität Frankfurt tätig. Sie arbeitete u. a. zu den psychosozialen Folgen von HIV/AIDS. Vgl. Becker, Hans: Nachruf auf Sophinette Becker, gestorben am 24. Oktober 2019 in Frankfurt. Eine persönliche Würdigung, in: *Psychoanalyse im Widerspruch* 32 (2020), Nr. 63, S. 111–114.
481 Vgl. für die vorgeschlagene Einbindung von Sophinette Becker: Kay, Axel: »Bayern aktuell«. Zur Lage im Frei-Staat Bayern, in: *Rosa Flieder* (1987), H. 55, S. 12–13, hier: S. 13.

ren[482] hielt der BGH den Schuldspruch aufrecht, hob jedoch das konkrete Urteil aufgrund des hohen Strafmaßes auf und verwies den Fall an eine andere Strafkammer des Landgerichts Nürnberg-Fürth zurück. In dem Folgeverfahren reduzierte diese das ursprüngliche Strafmaß auf ein Jahr und drei Monate.[483]

In seiner ursprünglichen Urteilsbegründung stellte das Landgericht unter Bezug auf den Aufsatz von Wolfram Eberbach fest, dass die Infektion mit HIV eine »das Leben gefährdende Behandlung« darstelle. Wenngleich bei den beiden angehörten Zeugen keine Infektion mit dem HI-Virus nachgewiesen wurde und somit der Tatbestand der Körperverletzung nicht erfüllt war, stellte das Gericht fest, dass aufgrund des bedingten Vorsatzes des Angeklagten eine versuchte schwere Körperverletzung vorliege. Den bedingten Vorsatz begründete das Gericht damit, dass Linwood B. durch die Gespräche mit seinem Arzt um die Gefährlichkeit ungeschützter Sexualkontakte gewusst habe, die unter Umständen zum Tod seiner Sexualpartner*innen hätten führen können. Dass Linwood B. das Risiko auch willentlich einging, machte das Gericht im Fall des Italieners an der konkreten Situation fest. Durch die Verwendung des Kondoms vor der Ejakulation beim ersten Sexualkontakt zwischen den beiden habe Linwood B. gezeigt, dass er die Mahnungen seines Arztes verstanden habe. Darin, dass er beim Beginn des zweiten Analverkehrs am selben Tag, bei dem die Möglichkeit des Vorhandenseins von Spermaresten bestanden habe, kein Kondom verwendet hatte, sah das Gericht das bewusste Eingehen eines Risikos. In seiner Begründung eines Vorsatzes bezog sich das Gericht auf die Argumentation von Rolf Dietrich Herzberg[484], wonach eine HIV-positive Person sich durch ungeschützten Geschlechtsverkehr der versuchten schweren Körperverletzung schuldig mache. Zwar nutzte Herzberg hierfür eine andere Vorsatztheorie, doch das Gericht stellte fest, dass der Vorsatz sowohl nach herrschender Meinung als auch nach Herzbergs Modell gegeben sei.

Im Fall von D. konstatierte das Gericht auch für das Praktizieren von Oralverkehr ohne Ejakulation ein Ansteckungspotenzial. Dies sei Linwood B. durch die Aufklärung des behandelnden Arztes Dr. Smith und die von ihm zur Verfügung gestellten Broschüren, anhand derer Linwood B. sich weiter informiert habe, bekannt gewesen.

Bei seinem Urteilsspruch war für das Gericht entscheidend, dass Linwood B. seine Sexualpartner nicht über seinen HIV-Status informiert hatte, diese sich also des Risikos einer Infektion nicht bewusst sein konnten.

---

482 Das Verfahren endete am 4. November 1988.
483 Vgl. Scherf, Klaus: AIDS und Strafrecht. Schaffung eines Gefährdungstatbestandes zur Bestrafung ungeschützten Geschlechtsverkehrs, Baden-Baden 1992, S. 31.
484 Vgl. Kapitel 3.2.2.

Der Bundesgerichtshof evaluierte die Entscheidung des Landgerichts Nürnberg-Fürth in seiner Entscheidung vom 4. November 1988. In einem ersten Schritt bestätigte der BGH die mögliche Wertung der Tat als versuchte schwere Körperverletzung. Dazu bejahte der Gerichtshof unter Verweis auf den juristischen Diskurs und die drei Verfahren (vor dem Amtsgericht München I, dem Landgericht München I und dem Landgericht Hechingen), in denen bereits zuvor über Fälle von HIV-Übertragung geurteilt worden war, die Auffassung, dass die Infektion mit HIV eine schwere Körperverletzung darstelle. Wie das Landgericht sah auch der Bundesgerichtshof in den konkreten Sexualpraktiken – ungeschützter Oral- und Analverkehr auch ohne Ejakulation – ein Verhalten, welches das Risiko einer Übertragung des HI-Virus in sich getragen habe. Zum Versuch der Verteidigung, eine Studie über die Ungefährlichkeit von Oralverkehr in das Verfahren vor dem Landgericht einzubringen, führte der BGH aus, dass das Landgericht deren Verlesen zu Recht abgelehnt habe und die vor Gericht gegebene immunologische Expertise durch die geladenen Sachverständigen als maßgeblich zu gelten habe. Deren Aussagen, so das Gericht unter Verweis auf rechtswissenschaftliche Literatur, Artikel im *Deutschen Ärzteblatt* und den Zwischenbericht der Enquete-Kommission AIDS[485], stünden im Einklang mit der aktuellen Forschung.[486]

Auch in der Begründung des bedingten Vorsatzes, der für die Verurteilung als versuchte schwere Körperverletzung notwendig war, schloss sich der BGH der Argumentation des Landgerichts an. Er nahm zwar Herzbergs Vorschlag zur Änderung der Vorsatztheorie zur Kenntnis, nutzte für die Feststellung eines Vorsatzes aber weiter die der herrschenden Lehrmeinung zufolge maßgeblichen Kriterien des Wissens und Wollens. Entscheidend dabei sei, dass Linwood B. infolge der Belehrung durch den Arzt und das anschließende Gespräch mit dem Psychologen über ausreichend Wissen zum Risiko der einzelnen Handlungen verfügt habe. Insbesondere ein hoher Wissensstand über die Gefahr einer Handlung konnte laut BGH den Willensaspekt einer Handlung mitbegründen. Aber auch das Nicht-Mitbringen von Kondomen bei sexuellen Handlungen mit D. und die Aussage gegenüber der Polizei, »einen schweren Fehler begangen zu haben«, wurde von beiden Gerichten berücksichtigt. Mit der Beurteilung, dass bei den Linwood B. vorgeworfenen Taten keine gewollte Selbstgefährdung auf-

---

485 Die Enquete-Kommission »Gefahren von Aids und wirksame Wege zu ihrer Eindämmung« wurde 1987 vom Deutschen Bundestag einberufen. Sie entstand, um den Konflikt über die AIDS-Politik zwischen Bayern auf der einen Seite und dem Bund und den restlichen Ländern auf der anderen Seite aufzulösen. Ihr Zwischenbericht erschien im Sommer 1988. Sie beendete ihre Arbeit mit der Vorlage des Schlussberichts im Sommer 1990. Kapitel 6.2. geht detailliert auf die Arbeit der Enquete-Kommission ein.
486 Vgl. Bundesgerichtshof: Strafbarkeit eines HIV-Infizierten bei ungeschütztem Geschlechtsverkehr, S. 782–783.

seiten der Partner von Linwood B. vorgelegen habe, bestätigte der Bundesgerichtshof das Urteil des Landgerichts.[487]

Der BGH kritisierte jedoch das vom Landgericht verhängte Strafmaß als zu hoch, welches das Maß der Gefährlichkeit des Handelns des Angeklagten nicht ausreichend berücksichtigt habe. Entscheidend sei unter anderem, dass es nicht ungeschützt zu einer Ejakulation gekommen sei. Für die Einschätzung der Ansteckungsgefahr wurde auf einen Artikel in der *Münchener Medizinischen Wochenschau*, einer Publikation Gauweilers, sowie das Buch *Wege aus der Angst* von Rita Süssmuth[488] verwiesen.[489] Für die erneute Verhandlung vor dem Landgericht wies der Bundesgerichtshof darauf hin, dass der Verweis auf die »generalpräventive Wirkung« der Strafe rechtlich bedenklich sei und daher nicht zu einer Verschärfung des Strafmaßes führen dürfe.[490]

Die Prozesse um Linwood B. stellten in der Folge einen Präzedenzfall für die strafrechtliche Bewertung von (potenziellen) HIV-Übertragungen dar. In der Argumentation und durch explizite Bezüge griffen die Gerichte auf die zuvor begonnene rechtswissenschaftliche Debatte zurück. Die Debatte wurde von Akteuren aus der Bayerischen Staatsregierung (und deren Umfeld) vorangetrieben und betonte die Wichtigkeit der strafrechtlichen Verfolgung von (potenziellen) HIV-Übertragungen. Die Rezeption von außerrechtlichen Wissensbeständen verlief hingegen zufällig und eklektisch. Medizinisches Wissen wurde, wenn überhaupt, in Form von Veröffentlichungen des *Deutschen Ärzteblatts* oder populärwissenschaftlicher Literatur berücksichtigt. Sozialwissenschaftliche Studien zur Verbreitung von HIV/AIDS wurden von den Gerichten praktisch nicht verwendet. Eine Ausnahme bildete der Verweis des BGH auf einen Artikel Rolf Rosenbrocks in der *AIDS-Forschung*, der herangezogen wurde, um die »hohe Sensibilität« für das Thema AIDS bei den »Risikogruppen« zu verdeutlichen. Entscheidend für das Einbringen von Wissen über die Übertragung und Verbreitung von HIV waren die vom (Land-)Gericht bestellten Gutachter*innen, über die das Gericht ein bestimmtes Wissensfeld, namentlich die Medizin bzw. Immunologie, fokussierte. Sozialwissenschaftliche Expertise oder konkrete Praxiserfahrung in der Arbeit mit HIV-Positiven bzw. der AIDS-Selbsthilfe wurde nicht berücksichtigt. Weder die Schwulen- noch die AIDS-Selbsthilfebewegung konnten auf den Prozessverlauf und den Wissenstransfer einwirken.

---

487 Vgl. ebd., S. 783–785.
488 Rita Süssmuth (*1937) war von 1985 bis 1988 Bundesgesundheitsministerin und prägte die AIDS-Politik des Bundes. Sie vertrat die Linie, dass Aufklärung und nicht staatliche Maßnahmen die AIDS-Prävention bestimmen müsse.
489 Vgl. Bundesgerichtshof: Strafbarkeit eines HIV-Infizierten bei ungeschütztem Geschlechtsverkehr, S. 786.
490 Vgl. ebd.

Dieses Verfahren übersetzte jedoch nicht nur Wissen über die Übertragung von HIV in Recht. Es definierte auch ein Verständnis von Safer Sex. Während die zuvor und gleichzeitig stattfindende Debatte in den Rechtswissenschaften offen ließ, wie das Praktizieren von Safer Sex umzusetzen sei, und sich die Empfehlungen hierzu je nach Organisation und Bundesland unterschieden, führten die Gerichte eine genaue Bewertung der einzelnen Praktiken durch. Damit wirkten sie auf Safer Sex als eine soziale Norm mit einem Spektrum von Handlungsoptionen ein und verengten die Bandbreite akzeptablen Verhaltens. Griff eine Person auf eine andere Auslegung von Safer-Sex-Praktiken zurück, drohte nun potenziell eine strafrechtliche Verfolgung. Zudem etablierten die Urteile die Pflicht von HIV-Positiven, Sexualpartner*innen über ihre HIV-Infektion Auskunft zu geben, sofern sie nicht in ausreichendem Maße für die Anwendung von Safer-Sex-Praktiken sorgten.

3.4 »Aids bekommt man nicht. Aids holt man sich!« – Mobilisierung in der schwulen Bewegung

Das Interesse am Prozess gegen Linwood B. war nicht nur in den regionalen und überregionalen Medien groß, sondern auch in der Schwulenbewegung. Sowohl in dem in Nürnberg erscheinenden *Rosa Flieder* als auch in der Berliner *Siegessäule* wurde ausführlich über die Verhandlungen berichtet. Aufgrund seiner Fallkonstellation waren die Debatten um den Prozess eng verbunden mit der Auseinandersetzung um den bayerischen Maßnahmenkatalog mit seiner restriktiven Auslegung des Seuchen-, Polizei- und Ausländerrechts in Bezug auf AIDS. Eine erste Mobilisierung gegen die Maßnahmen fand bereits am 4. März 1987 statt, also wenige Tage nach der Ministerratssitzung, in welcher der Maßnahmenkatalog beschlossen wurde, bzw. kurz nachdem Linwood B. verhaftet worden war sowie einen Monat vor der Zustellung der Anklageschrift an das Landgericht. Für diesen Tag rief die Deutsche AIDS-Hilfe zu einem politischen Aschermittwoch auf. In München versammelten sich ehrenamtliche Mitarbeiter*innen aus 45 lokalen AIDS-Hilfen und verteilten Broschüren und Kondome in der Münchener Fußgängerzone. Auf der sich anschließenden Versammlung bekräftigte Ian Schäfer, der Vertreter der Deutschen AIDS-Hilfe, die Forderung nach der Rücknahme der beschlossenen Maßnahmen in Bayern mit dem Hinweis »Aids bekommt man nicht. Aids holt man sich!«. Mit diesem Satz wollte Schäfer Eigenverantwortung betonen und die Notwendigkeit staatlicher Intervention verneinen.

Zudem zeigten sich mehrere Politiker*innen von FDP und Grünen solidarisch und es sprachen Vertreter*innen des BVH.[491] Auch in Köln fand eine Solidaritätsveranstaltung statt.[492] Der bayerische Maßnahmenkatalog rief nach seiner Veröffentlichung ein enormes Mobilisierungspotenzial hervor.

3.4.1 Reaktionen in Nürnberg und das Komitee AIDS und Menschenrechte

In Nürnberg bildete sich an besagtem Aschermittwoch das Komitee AIDS und Menschenrechte. Laut *Rosa Flieder* waren 200 Personen bei der Gründungsversammlung anwesend, von denen 80 dem Komitee als Mitglied beitraten.[493] Der Bericht in der *Nürnberger Schwulenpost* betonte, dass es sich bei den Anwesenden nicht überwiegend um Angehörige der »Risikogruppen« handelte, sondern um »Frauen und Männer, die das Entsetzen über das bayerische Maßnahmenpaket mit Ausländern, Drogenabhängigen, Prostituierten, Schwulen und natürlich den HIV-Positiven und AIDS-Kranken teilen«.[494] Dennoch nahmen an der Gründungsversammlung auch Vertreter*innen von lokalen Gruppen der Schwulenbewegung, der AIDS-Hilfe Nürnberg, der Nürnberger Drogenberatung »Mudra«, Pro-Familia Nürnberg, des Ausländerbeirats der Stadt Nürnberg und der Grünen sowie Sexarbeiter*innen teil. Das Komitee konnte die Räumlichkeiten und das Büro der Nürnberger AIDS-Hilfe benutzen.[495]

Es handelte sich bei dem Komitee also um eine breite Koalition, die anders als die Deutsche AIDS-Hilfe nicht nur aus der schwulen Selbsthilfe heraus entstand, sondern sich als Reaktion auf die als bedrohlich bewertete Verabschiedung des bayerischen Maßnahmenkatalogs formierte. Entscheidend für die Formierung dieser Gruppe waren die Betroffenheit von der Verordnung und die Solidarität mit den Betroffenen. Im Unterschied zu den AIDS-Hilfen bestand das primäre Ziel des Komitees nicht in Prävention und Umgang mit HIV/AIDS, sondern vor allem in der Auseinandersetzung mit den politischen Konsequenzen des Maßnahmenkatalogs und in Interventionen im politischen und rechtlichen Feld, wie sich in der Selbstbeschreibung des Komitees widerspiegelt. Darin formulierte es die Befürchtung, dass sich die Zwangsmaßnahmen vor allem gegen »soziale Randgruppen wie Drogenabhängige, Homosexuelle, Prostituierte und Strafge-

---

491 Vgl. Letsch, Fritz: Einig(-e) gegen Gauweiler, in: *Rosa Flieder* (1987), H. 52, S. 13.
492 Vgl. NN: Aktionen in Köln gegen bayrische AIDS-Maßnahmen, in: *Rosa Flieder* (1987), H. 52, S. 14.
493 Vgl. NN: Nürnberg: Komitee »AIDS und Menschenrechte« gegründet, in: *Rosa Flieder* (1987), H. 52, S. 16.
494 NN: Komitee AIDS und Menschenrechte, in: *Nürnberger Schwulenpost* 3 (1987), H. 22, S. 11.
495 Vgl. Ferrari, Thomas: AIDS und Menschenrechte, in: *Siegessäule* 87 (1987), H. 4, S. 10–11; NN: Nürnberg: Komitee »AIDS und Menschenrechte« gegründe, S. 16.

fangene« richten würden und durch sie zudem Gründe zur Abschiebung von Ausländer*innen und Asylbewerber*innen geschaffen würden. Auf diese Weise werde AIDS instrumentalisiert, um eigene politische Ziele zu verfolgen. In Reaktion darauf wollten sich die Aktivist*innen daher »für die Erhaltung der Menschenwürde von HIV-Positiven und AIDS-Kranken, eine umfassende Aufklärung der Bevölkerung [...], die Schaffung eines repressionsfreien Klimas im Umgang mit [HIV/AIDS], eine sachliche, nicht diskriminierende Berichterstattung in den Medien, die Verhinderung der Kriminalisierung eines Gesundheitsproblems und die Erhaltung von sozialen und kulturellen Strukturen in den sog. ›Risikogruppen‹ und Nutzung der selben für Aufklärungsarbeit« einsetzen.[496]

Um diese Ziele effektiv verfolgen zu können, formierten sich innerhalb des Komitees eine Arbeitsgruppe zur Bearbeitung der »rechtlichen Situation von HIV-Positiven und AIDS-Kranken«, eine Arbeitsgruppe für die Medienarbeit und schließlich eine für »Organisation, Büro, Infoblatt, Infotelefon und Finanzierungsmöglichkeiten«.[497] Die Aktivitäten konzentrierten sich dabei auf zwei Bereiche, die im Folgenden genauer untersucht werden. Erstens zielten sie darauf ab, den Diskurs um die Strafbarkeit von HIV/AIDS und den bayerischen Maßnahmenkatalog zu beeinflussen. Zweitens sollten Betroffene und Aktivist*innen befähigt werden, selbst auf dem rechtlichen Feld zu agieren.

Das Komitee AIDS und Menschenrechte nutzte unterschiedliche Wege, um seine Positionen in den Diskurs einzubringen. Am deutlichsten wird dies in der Medienarbeit. Zum einen beobachtete es die Berichterstattung, insbesondere über den Fall Linwood B. Hierzu entstand eine umfangreiche Presseschau, die für den Zeitraum von Februar 1987 bis März 1988 ganze 48 Presseartikel und Pressemitteilungen von Parteien und AIDS-Hilfen umfasste.[498] Zudem intervenierte das Komitee auch mit eigenen Pressemitteilungen in den medialen Diskurs. Anhand dieser lässt sich nachzeichnen, wie sich das Komitee im Diskurs positionierte und welche Ziele es verfolgte. Dabei waren die Interventionen sowohl an eine breite Öffentlichkeit als auch an die Leser*innen von schwulen Zeitschriften gerichtet.

Vor dem Prozessbeginn gegen Linwood B. beschäftigten sich diese Interventionen des Komitees zunächst mit den Bestimmungen des bayerischen Maßnahmenkatalogs gegen AIDS. In einer Presseerklärung zum Maßnahmenkatalog nutzte das Komitee drei Argumente, um die fehlende Legitimität der Maßnahmen zu betonen. Zunächst verwies es auf die Ineffektivität der Maßnahmen, denn

---

496 Vgl. Komitee AIDS und Menschenrechte: Komitee AIDS und Menschenrechte, in: Komitee AIDS und Menschenrechte (Hg.): AIDS langd's!, S. 44–45, hier: S. 44.
497 NN: Komitee AIDS und Menschenrechte, S. 11.
498 Komitee AIDS und Menschenrechte (Hg.): AIDS langd's!.

statt einen Beitrag zur AIDS-Prävention zu leisten, würden sie das genaue Gegenteil bewirken, weil Betroffene wegen der angedrohten Sanktionen abtauchen würden. Das zweite Argument bestand in dem Vorwurf, dass den Betroffenen durch die Maßnahmen ihre Menschenrechte entzogen würden, wobei dies nicht näher ausgeführt wurde. Schließlich wurden die Maßnahmen als ein Vehikel präsentiert, um ordnungspolitische und konservative Gesellschaftsvorstellungen durchzusetzen.[499] Es wurde somit auf der einen Seite mit den Auswirkungen von Recht, in diesem Fall des Maßnahmenkatalogs, auf Individuen argumentiert. Auf der anderen Seite stand mit dem Hinweis auf den Widerspruch zu den Menschenrechten ein innerrechtliches Argument. Blieben diese Argumente in der Auseinandersetzung mit dem Maßnahmenkatalog noch relativ abstrakt und unkonkret, bedeutete die Beschäftigung mit dem Fall von Linwood B. auch eine Schärfung der eigenen Position.

In der ersten Presseerklärung nach Prozessbeginn machte das Komitee deutlich, welche Menschenrechtsverletzungen es in Bezug auf den Umgang mit Linwood B. identifizierte: In der langen Untersuchungshaft, der fehlenden Möglichkeit, eine Haftentlassung per Kaution zu erreichen, und der Ablehnung von Haftverschonung wurden Maßnahmen gesehen, die zu einer »Absonderung AIDS-Infizierter« führten.[500] Zudem beanstandete das Komitee ganz grundsätzlich die Verfolgung von vorsätzlicher oder fahrlässiger Weitergabe von HIV als Straftat:

> »Nach einer Repräsentativbefragung über AIDS wissen 96 % der Bundesbürger, daß AIDS durch Geschlechtsverkehr übertragen werden kann. Mit Recht ist also davon auszugehen, daß jeder, der heute Sex mit unbekannten Partnern hat oder solchen, die häufig wechselnden ungeschützten Geschlechtsverkehr praktizieren, sich der Gefahr bewußt sein muß mit HIV infiziert zu werden, falls er/sie sich nicht angemessen dagegen schützt. AIDS-Kranke werden zu Schuldigen oder gar Verbrechern abgestempelt.«[501]

Weiter kritisierte die Presseerklärung die Verhältnismäßigkeit des Vorgehens und der Kriminalisierung von Menschen mit HIV und AIDS und stellte Gerichtsprozesse als Mittel zu einem konservativen Umbau der Gesellschaft dar.[502] Die Presseerklärung griff somit die eingangs im Kapitel beschriebene Diskursposition der individuellen Verantwortlichkeit von präventivem Handeln auf und

---

499 Vgl. Komitee AIDS und Menschenrechte: Presseinformation des Komitees AIDS und Menschenrechte, in: *Nürnberger Schwulenpost* 3 (1987), H. 24, S. 5.
500 Vgl. Komitee AIDS und Menschenrechte: Presseerklärung vom 27. Juli 1987, in: Komitee AIDS und Menschenrechte (Hg.): AIDS langd's!, S. 9–11, hier: S. 9. Auf das Thema der »Absonderung von AIDS-Kranken« insbesondere auch für die Mobilisierung gegen die bayerische AIDS-Politik geht Kapitel 4 detaillierter ein.
501 Ebd.
502 Vgl. ebd., S. 10–11.

bezog sie auf die Situation von Linwood B. Demnach trug bei einer HIV-Infektion nicht die positive Person die Verantwortung, sondern die Person, die sich im Kontakt nicht ausreichend geschützt hatte.

Dieses für das Komitee zentrale Argument wurde in einem Leserbrief zwei Monate später weiter ausgeführt. Der Brief stellte eine Reaktion auf den in den *Nürnberger Nachrichten* veröffentlichten Artikel »Anwalt lehnt Gericht ab« dar, der den Prozessauftakt beschrieb. Dort wurde Linwood B. mit der Aussage zitiert, dass er, nachdem er von seiner Infektion mit dem HI-Virus erfahren hatte, nur noch Safer Sex praktiziert habe.[503] Der Leserbrief ergänzte die im Artikel nicht aufgegriffenen Zeugenaussagen zweier Sexualpartner von Linwood B., Roland D. und Cardenas M. Roland D. hatte dem Leserbrief zufolge bestätigt, mit Linwood B. nur Safer Sex praktiziert zu haben und bis vor Kurzem selbst auf die Durchführung von Safer Sex keinen Wert gelegt zu haben. Der Unterschied, so der Leserbrief des Komitees, bestehe also vor allem darin, dass Linwood B. positiv sei und von ihm verlangt werde, über seinen HIV-Status aufzuklären. Damit problematisierte der Leserbrief nicht nur die Überführung von Safer Sex in Recht, sondern auch die Schwächung von individueller Verantwortung. Darüber hinaus warf der Leserbrief dem Vorsitzenden Richter im Prozess Voreingenommenheit vor.[504]

Die Presseerklärung in Reaktion auf das erste Urteil gegen Linwood B. griff die Themen der vorherigen Interventionen noch einmal auf und spitzte die Position des Komitees weiter zu. Der Erklärung zufolge sollten mit dem Urteil gezielt Menschen zweiter Klasse geschaffen werden, für die dann persönliche Freiheiten und Grundrechte nicht mehr gelten würden. Das Ziel sei die Durchsetzung konservativer Ordnungs- und Gesellschaftsvorstellungen.[505]

Zusammenfassend kann gesagt werden, dass das Komitee AIDS und Menschenrechte mit Interventionen in den Diskurs auf Ebene der Medien die bayerische AIDS-Politik im Allgemeinen und den Prozess um Linwood B. im Speziellen als einen intentionellen konservativen Gesellschaftsumbau zu präsentieren versuchte. Es verwies dabei insbesondere auf die negativen Konsequenzen für marginalisierte Gruppen. Die Aktivist*innen sahen in der staatlichen Intervention in Sexualität keine positiven Wirkungen für die AIDS-Prävention und sprachen ihr daher die Legitimität ab. Zudem – und dies war das entscheidende Argument – nutzten sie die bereits im Diskurs (zumindest auf Ebene der schwulen Community) vorhandene Konzeption von individueller

---

503 Vgl. s.z.: Anwalt lehnt Gericht ab, in: *Nürnberger Nachrichten*, 18.9.1987, S. 13.
504 Vgl. Komitee AIDS und Menschenrechte: Leserbrief vom 20.9.1987. Anwalt lehnt Gericht ab. AIDS-Prozeß, in: Komitee AIDS und Menschenrechte (Hg.): AIDS langd's!, S. 12.
505 Vgl. Komitee AIDS und Menschenrechte: Presseerklärung vom 16.11.1987. Ein Urteil schafft Menschen zweiter Klasse, in: Komitee AIDS und Menschenrechte (Hg.): AIDS langd's!, S. 30.

Verantwortung in der Einhaltung von Safer-Sex-Regeln und damit von individueller Verantwortung für die Infektion mit dem HI-Virus. Aus ihrer Perspektive stellte sich eine staatliche Regulierung von Sexualität als Eingriff in die Freiheits- und Menschenrechte dar. Diese Einschätzung wurde noch gestützt durch die empfundene Parteilichkeit des Gerichts, das sich vor allem von Vorurteilen gegenüber AIDS und schwulen Männern leiten lasse, statt die Rechte des Einzelnen zu respektieren und ein für die Prävention hilfreiches Vorgehen neutral zu beurteilen. Ein Mobilisierungsfaktor, der in Nürnberg für unterschiedliche Gruppen wirkte, war also die empfundene Sonderbehandlung von marginalisierten Gruppen vor Gericht. Mit Sonja Buckel gesprochen bestand ein Widerspruch zum Ideal des einzelnen und gleichen Rechtssubjekts.[506]

Neben der Medienarbeit mobilisierte das Komitee AIDS und Menschenrechte für Demonstrationen. Zunächst stand die große Demonstration gegen den Maßnahmenkatalog in München am 4. April im Mittelpunkt. Sie stellte die erste Aktivität des Komitees dar.[507] Die Gruppe nutzte das Inkrafttreten des Maßnahmenkatalogs Anfang Juni 1987 für einen weiteren Demonstrationsaufruf in Nürnberg für den 30. Mai 1987. Dem Aufruf folgten rund 200 Menschen. Auf der Demonstration wurden die Maßnahmen als rassistisch und gegen das Grundgesetz verstoßend markiert.[508]

Mit Judith Butler verstehe ich Demonstrationen als eine »verkörperte Form des Infragestellens der inchoativen[509] und mächtigen Dimension herrschender Vorstellungen des Politischen«.[510] Damit erlangen sie bereits eine Bedeutung dadurch, dass sich Körper versammeln, und nicht erst durch die geschriebene und gesprochene Intervention in den Diskurs.[511] Für diesen Fall bedeutet dies – gerade im Kontext der Stigmatisierung von HIV/AIDS und Homosexualität –, dass das Zeigen von Körpern, die zum Teil auch selbst Ziel der Maßnahmen waren, einen wichtigen politischen (und auch diskursiven) Akt konstituierte. Gezeigt wurde, dass es konkrete Menschen gab, die von den bayerischen Maßnahmen und den Konsequenzen aus dem Verfahren gegen Linwood B. betroffen waren.[512] Ein weiterer Effekt, den Butler beschreibt, besteht darin, »dass [De-

---

506 Vgl. Kapitel 1.3.1.
507 NN: Nürnberg: Komitee »AIDS und Menschenrechte« gegründet, S. 16.
508 Vgl. Ak: Franken ist nicht Bayern. Demonstration des Komitees »AIDS und Menschenrechte« in Nürnberg, in: *Rosa Flieder* (1987), H. 54, S. 22.
509 Hier: auslösend / am Anfang stehend.
510 Butler, Judith: Anmerkungen zu einer performativen Theorie der Versammlung, Berlin 2018, S. 17.
511 Ebd., S. 15.
512 Butler schreibt hierzu: »Die Bekräftigung, dass eine Gruppe von Menschen noch existiert, dass sie Raum einnimmt und hartnäckig weiterlebt, ist bereits eine expressive Handlung, ein politisch signifikantes Ereignis, und dies kann wortlos im Verlauf einer unvorhersehbaren und flüchtigen Versammlung geschehen.« Vgl. ebd., S. 28.

monstrationen] das Gemeinschaftliche einer Situation manifestieren und jene individualisierende Moral anfechten, die die wirtschaftliche Unabhängigkeit zur sittlichen Norm erklärt, und zwar ausgerechnet dann, wenn die Unabhängigkeit zunehmend unrealistisch wird«.[513] Dies lässt sich mit Einschränkungen auch auf die beschriebene Situation übertragen. Hier stand nicht die individualisierende Wirkung der Erwartung wirtschaftlicher Unabhängigkeit im Fokus, sondern die Fiktion individueller Rechtswirkung. Die Demonstrationen drückten auch eine kollektive Betroffenheit von Regulierungen aus.

Damit manifestiert sich auch eine soziale Pluralität. Das Recht wirkt dabei als externe Beschreibung. In der Demonstration in Nürnberg kann hier ein Hinweis auf die spezifisch subjektivierende Wirkung von Recht, in diesem Fall die Wirkung der Bestimmungen des Maßnahmenkatalogs und die der Verrechtlichung von Safer-Sex-Praktiken durch den Prozess gegen Linwood B., gesehen werden. Die Demonstration formierte also eine neue, wenn auch flüchtige kollektive Identität (im Sinne Hauswalds), die nicht nur schwule Männer erfasste.[514]

Neben der Intervention in den Diskurs ging es dem Komitee AIDS und Menschenrechte auch um die Erarbeitung und Nutzung von Recht. Während der Prozess gegen Linwood B. in erster Instanz verhandelt wurde, bewarb das Komitee in der *Nürnberger Schwulenpost* einen Vortrag von Manfred Bruns mit dem Titel »AIDS, Alltag und Recht«.[515] Mit Bruns stand dem Komitee ein wichtiger Akteur auf dem juridischen Feld zur Verfügung, der sich gegen eine einseitige strafrechtliche Verantwortung von HIV-Positiven bei (potenziellen) HIV-Übertragungen aussprach. In dem Vortrag ging es neben der Strafbarkeit der Übertragung des HI-Virus um verschiedene rechtliche Themen, die vor allem für HIV-Positive relevant waren: die Schweigepflicht von Ärzt*innen, die Offenbarungspflicht gegenüber Ärzt*innen und Zahnärzt*innen sowie Kündigungen von HIV-Positiven und HIV-Antikörpertests bei Bewerbungsverfahren und Einstellungen.[516]

Das Komitee stellte zudem in unregelmäßigen Abständen einen Rundbrief über rechtliche Fragen zu HIV/AIDS zusammen. Diese Zusammenstellung war speziell für in der AIDS-Beratung Tätige gedacht, um über die rechtlichen Rahmenbedingungen »in der BRD und speziell Bayern« zu informieren.[517] In

---

513 Ebd., S. 29.
514 Vgl. zu den Begriffen soziale Pluralitäten und Subjektivierungsprozesse Kapitel 1.3.2.
515 Der Vortrag hatte denselben Titel wie ein Aufsatz von Bruns in der *Monatsschrift für deutsches Recht*. Vgl. Bruns: Aids, Alltag und Recht.
516 Vgl. NN: AIDS, Alltag und Recht, in: *Nürnberger Schwulenpost* 3 (1987), H. 26, S. 4.
517 Die einzelnen Rundbriefe sind nicht überliefert. Der beworbene Abo-Dienst macht es jedoch wahrscheinlich, dass mindestens eine Ausgabe verschickt worden ist. Vgl. Komitee AIDS und Menschenrechte: Rundbrief-Abo, in: *Komitee AIDS und Menschenrechte (Hg.): AIDS langd's!*, S. 47.

diesem Zusammenhang wurden auch Informationen über das Handeln der Behörden in Bayern gesammelt.[518]

Schließlich vermittelte das Komitee bei rechtlichen Schwierigkeiten Betroffene an Anwält*innen und stellte Geld aus Spenden für Prozesskosten zur Verfügung.[519] Beides war bei Linwood B. der Fall.[520] Zudem wurde enger Kontakt zu dessen Anwalt Becker gehalten.[521]

Das Komitee bewegte sich auch direkt im juridischen Feld. Es ging also nicht nur darum, Recht von außen (z. B. über politische Akteur*innen) zu verändern, sondern auch bestehendes Recht zu nutzen. Hierzu wurde Wissen über die bestehende Rechtslage akkumuliert und disseminiert.

Entgegen seinem weitergehenden Anspruch konzentrierte sich das Komitee AIDS und Menschenrechte vor allem auf den bayerischen Maßnahmenkatalog und den Fall Linwood B. Der Fall verlor nach seinem Abschluss schnell an Mobilisierungspotenzial und auch der bayerische Maßnahmenkatalog nahm in der Bewegung bereits ab 1988 eine deutlich weniger prominente Rolle ein. Dies war auch durch die laufende Arbeit der AIDS-Enquete-Kommission bedingt.[522] Die *Nürnberger Schwulenpost* vermeldete im März 1989 die Auflösung des Komitees AIDS und Menschenrechte aufgrund eines Mangels von Aktiven. Die Aufgaben sollten jedoch von der AIDS-Hilfe Nürnberg/Fürth/Erlangen weitergeführt werden.[523]

Neben kollektiven Handlungsstrategien, wie sie das Komitee verfolgte, gab es auch Handlungen von einzelnen Personen aus der Bewegung, die die Einforderung von Recht zum Ziel hatten. In der *Nürnberger Schwulenpost* wurde eine Auseinandersetzung zwischen dem Aktivisten Martin Tröbs[524] und dem Nürnberger Polizeipräsidenten dokumentiert. Tröbs reichte mit einem Schreiben an den Nürnberger Polizeipräsidenten Helmut Kraus wegen einer Polizeirazzia im

---

518 Vgl. NN: Wissen ist Macht, in: *Rosa Flieder* (1987), H. 55, S. 13.
519 Vgl. ebd.
520 Vgl. Komitee AIDS und Menschenrechte: Komitee »AIDS und Menschenrechte«, in: *Rosa Flieder* (1987), H. 53, S. 18.
521 Auf einen direkten Kontakt des Komitees zu Linwood B. finden sich nur indirekte Hinweise. Vgl. NN: Protokoll der Vorstands- und Beiratssitzung vom 12. & 13.11.1987 in Hagen, Schwules Museum, Bestand Bundesverband Homosexualität (BVH), Nr. 9a – Vorstandssitzungen.
522 Die Enquete-Kommission wurde am 6. März 1987 eingesetzt und veröffentlichte ihren ersten Zwischenbericht am 16. Juni 1988. Der Abschlussbericht wurde am 31. Mai 1990 veröffentlicht. Vgl. AIDS-Enquete-Kommission: Endbericht der Enquete-Kommission »Gefahren von AIDS und wirksame Wege zu ihrer Eindämmung«, 31.5.1990, Drucksache 11/7200 des Deutschen Bundestags, S. 22–23.
523 Vgl. NN: AIDS-Nachrichten, in: *Nürnberger Schwulenpost* (1989), H. 44.
524 Martin Tröbs (*unbek.) war Aktivist im Komitee AIDS und Menschenrechte und von 1988 bis 1996 hauptamtlicher Mitarbeiter bei der AIDS-Hilfe Nürnberg-Erlangen-Fürth. Heute ist er Referent bei der AIDS-Hilfe Nürnberg-Erlangen-Fürth.

Nürnberger Colt 67 am 19. Februar 1987 im Zusammenhang mit der Ermittlung gegen Linwood B. eine Dienstaufsichtsbeschwerde ein. Im Zuge der Razzia hätten die Polizist*innen den Angestellten und Besucher*innen des Clubs ein Bild von Linwood B. gezeigt und einer der Beamten habe verkündet: »Dieser Mann hat AIDS. Jeder der mit ihm was gehabt hat, kann davon ausgehen, daß er jetzt auch AIDS hat.«[525] In seinem Brief warf Tröbs der Polizei vor, dass das Vorgehen der Polizist*innen nicht der Ermittlung einer Straftat gedient habe, sondern allein dazu, die Information zu verbreiten, dass der abgebildete Mann AIDS habe bzw. HIV-positiv sei. Er beklagte, dass diese Vorgehensweise nicht dazu beitrage, die Verbreitung des HI-Virus zu verhindern. Zudem verletze sie die Privatsphäre der Betroffenen. Es sei die Pflicht »jedes einzelnen sich bzw. den Partner vor einer Infektion zu schützen, sowie seine Umgebung von seiner Infektion zu unterrichten«.[526]

In dem Antwortschreiben der Staatsanwaltschaft wurde die Dienstaufsichtsbeschwerde als unbegründet abgewiesen. Der den Fall bearbeitende Oberstaatsanwalt Schmied wies darauf hin, dass die polizeilichen Handlungen Teil einer Straftatermittlung waren und zum Ziel hatten, mögliche Opfer einer Straftat zu identifizieren. Der Staatsanwalt betonte in seinem Schreiben, dass es »nicht um die Meldepflicht oder gar die ›Stigmatisierung‹ AIDS-Kranker geht, sondern um den Verdacht unverantwortlichen, strafbaren Verhaltens eines einzelnen, der das Leben und die Gesundheit seiner Mitmenschen bewußt auf Spiel setzt«.[527]

Zudem ist zu diesem Vorgang auch ein Schreiben der Nürnberger SPD-Bundestagsabgeordneten Renate Schmidt[528] überliefert, in dem sie sich für das Schreiben von Herrn Tröbs bedankt und vermutet, dass mit dem Vorgehen bereits dem Maßnahmenkatalog vorgegriffen werden sollte. Schmidt schrieb ebenfalls an das Polizeipräsidium Mittelfranken und veröffentlichte eine Presseerklärung zu dem Thema.[529] Sowohl die Pressemitteilung als auch der Brief an den Polizeipräsidenten fanden Widerhall in den *Nürnberger Nachrichten*. Diese

---

525 Vgl. Tröbs, Martin: An den Polizeipräsidenten Herrn Helmut Kraus, in: *Nürnberger Schwulenpost* 3 (1987), H. 3, S. 5.
526 Ebd.
527 Oberstaatsanwalt Schmid: Ihre Dienstaufsichtsbeschwerde vom 16.2.1987 über Polizeibeamte wegen angeblich unzulässiger Ermittlung weiterer möglicher AIDS-Kranker, in: *Nürnberger Schwulenpost* 3 (1987), H. 4, S. 14.
528 Renate Schmidt (*1943) ist eine Politikerin der SPD. Von 1980 bis 1994 und von 2005 bis 2009 war sie Mitglied im Deutschen Bundestag. Zudem war sie 1994 bis 2002 Mitglied des Bayerischen Landtags. Von 2002 bis 2005 war sie im zweiten Kabinett Schröder als Bundesministerin für Familie, Senioren, Frauen und Jugend Teil der Bundesregierung. Vgl. Vierhaus, Rudolf (Hg.): Biographisches Handbuch der Mitglieder des Deutschen Bundestages 1949–2002, München 2002, S. 759–760.
529 Vgl. Schmidt, Renate: Sehr geehrter Herr Tröbs, in: *Nürnberger Schwulenpost* 3 (1987), H. 4, S. 14.

berichteten über die Kritik Schmidts am Vorgehen der Nürnberger Polizei bei den Ermittlungen gegen Linwood B., die sich mit den von Tröbs vorgebrachten Punkten deckte.[530]

Der Vorgang zeigt exemplarisch, wie auch einzelne Vertreter der Schwulenbewegung versuchten, Recht durchzusetzen. Martin Tröbs griff hier auf ein bestehendes Verfahren, die Dienstaufsichtsbeschwerde, zurück, um gegen ein als Unrecht empfundenes Handeln staatlicher Stellen vorzugehen. In der Argumentation ging es jedoch nur zum Teil um rechtliche Argumente (Verletzung des Datenschutzes) und primär um die Wirksamkeit des polizeilichen Vorgehens im Hinblick auf die AIDS-Prävention. Dabei griff Tröbs mit der Thematisierung von Verantwortung auf in der Schwulen- und AIDS-Selbsthilfebewegung vorhandene Diskurspositionen zurück. Gleichzeitig verschaffte er seinem Anliegen mit der Involvierung der Bundestagsabgeordneten Renate Schmidt zusätzlich politische Öffentlichkeit.

3.4.2 (Kein) Sexverbot für Positive – Debatten in der Schwulenbewegung

Ab Anfang 1987 berichteten auch schwule Zeitschriften über die Ermittlungen und die sich anschließenden Gerichtsprozesse gegen Linwood B. Besonders umfassend war die Berichterstattung in der *Nürnberger Schwulenpost* und im ebenfalls in Nürnberg erscheinenden *Rosa Flieder*. Darüber hinaus fanden sich in geringerem Ausmaß auch Berichte in der Berliner *Siegessäule* und der *Du&Ich*. Im Magazin *Magnus*, das Mitte 1989 aus der Fusion von *Rosa Flieder* und *Siegessäule* hervorging, wurde diese Berichterstattung weitergeführt. Auf der Diskursebene der schwulen Zeitschriften lassen sich in der Auseinandersetzung mit dem Fall Linwood B. drei eng miteinander verwobene Diskursstränge ausmachen: (I) die Markierung des Verfahrens als parteiisch, (II) die Interpretation des Strafprozesses als Mittel konservativer Moral und Verantwortungsvorstellungen und (III) das Verhältnis der Schwulenbewegung zum Fall. In den ersten beiden Strängen finden sich die Themen und Interpretationen wieder, die vom Komitee AIDS und Menschenrechte eingebracht wurden.

In der Zeit der Verhandlung des Falls vor dem Landgericht Nürnberg-Fürth und in geringerem Maß auch darüber hinaus findet sich der erste Diskursstrang, der sich mit dem Verlauf der Verhandlung beschäftigt. Die diesem Strang zuzuordnenden Artikel betonen die gespannte Stimmung und das parteiische Verhalten des Gerichts.[531] Teil dieses Diskursstrangs sind die Presseerklärungen

---

530 Vgl. NN: Verhaftung kritisiert, in: *Nürnberger Nachrichten*, 27.2.1987.
531 Vgl. für den Diskursstrang zum Verlauf der Verhandlung u.a. NN: AIDS-Prozeß, in: *Nürnberger Schwulenpost* 3 (1987), H. 29, S. 14; Kay, Axel: »Bayern aktuell«. Zur Lage im

von Linwood B.s Verteidiger Karl-Heinz Becker.[532] In einer ersten Presseerklärung vom November 1987 stellte Becker den seiner Meinung nach politischen Charakter des Falls und das Involviert-Sein der Bayerischen Staatsregierung heraus, was er beides an einer Reihe von Ereignissen festmachte. Die fortwährende Weiterführung der Untersuchungshaft sei bereits eine Umsetzung des Ziels der Bayerischen Staatsregierung, HIV-Positive und an AIDS erkrankte Menschen »abzusondern«. Auch die Verhandlung vor dem Landgericht sei nur durch das politische Interesse zu erklären, ein Exempel zu statuieren. Zudem hätten sich politische Amtsträger*innen der CSU mehrfach geäußert und die Ermittlungsakten seien bereits vor ihrer Zustellung an seinen Mandanten zur wissenschaftlichen Bearbeitung weitergegeben worden. Schließlich kritisierte Becker die Grundrechtsverletzungen, die im Rahmen des Ermittlungsverfahrens stattgefunden hätten.[533] In seiner zweiten Presseerklärung im Zusammenhang mit der Veröffentlichung der Urteilsbegründung des Landgerichts Nürnberg-Fürth kritisierte Becker zudem die Beweisaufnahme, welche die Einbindung von weiteren Sachverständigen oder die Verlesung von Fachveröffentlichungen verhindert habe.[534] Die Berichterstattung in der schwulen Presse griff diese Vorwürfe auf und benannte verschiedene Aspekte im Verfahren, welche die Stimmung gegen den Angeklagten verdeutlichten. Hierzu verwiesen die entsprechenden Artikel auf das Verlangen der Dolmetscherin nach einem Sicherheitsabstand zum Angeklagten, die Ablehnung des Antrags des Verteidigers auf Akteneinsicht[535] sowie die Aussage des Richters, dass Aufklärung im Hinblick auf HIV/AIDS bisher nicht genug gebracht habe und daher die generalpräventive Wirkung des Strafrechts genutzt werden müsse.[536]

In diesem Diskursstrang auf Ebene der schwulen Medien wurde das Verfahren vor allem wegen seines parteiischen Charakters und der politischen Einmischung kritisiert. Dabei ging es noch nicht um die Bedeutung der Konsequenzen des Verfahrens und später des Urteils, sondern darum, dass die Bedingungen nicht den Anforderungen eines gerechten Verfahrens entsprächen. Folglich wurde das Urteil auch als Folge dieser Fehler und nicht als eine neutrale Auslegung des Rechts interpretiert. Eine solche hätte gemäß dieser Argumentation einen Freispruch von Linwood B. ergeben müssen. In diesem Diskursstrang

---

Frei-Staat Bayern, in *Rosa Flieder* (1987), H. 55, S. 12–13; NN: Jagd eröffnet, in *Vor-Sicht* 3 (1988), H. 10, S. 11.
532 Vgl. Becker, Karl-Heinz: Presseerklärung des Verteidigers, in: *Rosa Flieder* (1987), H. 55, S. 13; Becker: Presseerklärung des Verteidigers, S. 4.
533 Vgl. Becker: Presseerklärung des Verteidigers, S. 13.
534 Vgl. Becker, Karl-Heinz: Presseerklärung zum »Nürnberger Prozess«. Neuster Stand, in: *Rosa Flieder* (1988), H. 58, S. 15.
535 Vgl. NN: AIDS-Prozeß, in: *Nürnberger Schwulenpost* 3 (1987), H. 28, S. 7; Kay: »Bayern aktuell«. Zur Lage im Frei-Staat Bayern, S. 12–13.
536 Vgl. Bernhard/Helmut: AIDS der Prozess, in: *Nürnberger Schwulenpost* 3 (1987), H. 30, S. 10.

spiegelt sich auch die Wahrnehmung vom Gericht als einem Ort wider, an dem die Möglichkeit, die eigenen Rechte einzuklagen, bestehen müsse und der daher vor parteiischen und moralischen Einflüssen geschützt werden müsse.

Neben der Auseinandersetzung mit dem Gericht war die weitere Auseinandersetzung mit den (möglichen) Konsequenzen der Verurteilung Gegenstand des zweiten Diskursstrangs auf Ebene der schwulen Medien. Dabei ging es um die Befürchtung, der Fall könnte dazu dienen, konservative Vorstellungen von Moral und Verantwortung in der Gesellschaft durchzusetzen. Diese Diskussion fand sich in allen untersuchten Zeitschriften wieder und intensivierte sich nach der Veröffentlichung der Urteilsbegründung des Oberlandesgerichts Nürnberg-Fürth.[537]

Resümierend schrieb Friedrich Baumhauer im November 1989 ein Jahr nach dem Urteil des Bundesgerichtshofs im Magazin *Magnus*:

> »Sicherlich vollziehen die Gerichte damit nur nach, was ein großer Teil der Bevölkerung ohnehin denkt – daß früher einmal so bezeichnete gesunde Volksempfinden grenzt sich gern ab von dem, was es als ungesund ansieht. Zumal die logische Konsequenz dieser Abgrenzung, nämlich das einseitige Überwälzen der Verantwortung für AIDS-Prävention auf die Menschen mit HIV, ausdrücklich Bestandteil der Urteilsbegründung ist: ›Es geht nicht an‹, heißt es dort, ›die Verantwortung für das Vermeiden einer so schwerwiegenden Gefahr von demjenigen, von dem die Gefährdung ausgeht und der dies weiß, zu verlagern auf den Gefährdeten‹.«[538]

Diese Argumentation einer problematischen und rückwärtsgewandten Verantwortungsverschiebung durch das Urteil findet sich in allen Artikeln des Diskursstrangs. In der Verschiebung wurde das zentrale Werkzeug gesehen, um mit den Mitteln des Strafrechts in das Sexualverhalten Einzelner eingreifen zu können. Ein Zusammenhang wurde auch mit der medialen Figur des »Unbelehrbaren« bzw. »AIDS-Desperados« hergestellt.[539] Dies ist eine Parallele zu den Bezügen auf diese Figur in den rechtswissenschaftlichen Veröffentlichungen, welche die Figur verwendeten, um eine harte Auslegung des Strafrechts zu begründen. Immer wieder wiesen die Berichte in den schwulen Medien in diesem Zusammenhang darauf hin, dass das Gericht damit einer konservativen Sexualmoral folge. Um die Unrechtmäßigkeit dieser Verantwortungsverschiebung zu

---

537 Vgl. für den Diskursstrang zu den möglichen Konsequenzen der Verurteilung von Linwood B. u. a. Sontmann, Michael: Das schlimme Urteil von Nürnberg, in: *Du&Ich* 20 (1988), H. 1, S. 71–72; Werner, Franz: Von Ausdünnung keine Spur! Zu einer neuen Infrastruktur in Bayern, in: *Rosa Flieder* (1988), H. 57, S. 16–17; Baumhauer, Friedrich: Justiz missachtet Menschenwürde, in: *Magnus* 1 (1989), H. 2, S. 19.
538 Baumhauer, Friedrich: Justiz missachtet Menschenwürde, in: *Magnus* 1 (1989), H. 2, S. 19.
539 Vgl. z. B. Glas, Wido: Keine Gnade für HIV-Infizierte, in: *Siegessäule* 4 (1988), H. 1, S. 12–13, hier: S. 12; Stelten, Axel: Uneinsichtige, Verzweifelte, Desperados, in: *Siegessäule* 4 (1988), H. 8, S. 13–14, hier: S. 13; Salmen, Andreas: Im Namen des gesunden Volksempfindens, in: *Siegessäule* 4 (1988), H. 12, S. 13.

markieren, argumentierten die Autor*innen mit Grundrechten. Im oben zitierten *Magnus*-Artikel hieß es dazu etwa:

> »Dies ist in unserem Nachkriegsrechtssystem denn doch neu: Noch niemals ist ein unabänderliches persönliches Merkmal [hier: HIV-Infektion] als Grund für einen Rechtsnachteil herangezogen worden. Daß dies eine Fundamentalnorm unserer Verfassung berührt, nämlich den Gleichheitssatz des Artikels 3 Grundgesetz, wollten die Bundesrichter offensichtlich nicht erkennen.«[540]

In diesem Artikel nutzte der Autor den Verweis auf den Gleichheitsgrundsatz, um zu zeigen, dass eine einseitige Verantwortungszuschreibung auch eine Diskriminierung auf Basis des HIV-Status darstelle.[541] In anderen Artikeln erfolgte der Bezug auf Grundrechte weniger spezifisch, aber auch sie sprachen dem Staat das Recht ab, in das Sexualleben seiner Bürger*innen einzugreifen.[542] Vermutlich bezogen sich die Autor*innen hier auf das Recht der freien Entfaltung der Persönlichkeit (Art. 2 Abs. 1 GG).

Wiederkehrend in der Berichterstattung der schwulen Medien wurde in dem Verfahren gegen Linwood B. der Versuch seitens des Staates erkannt, einen Präzedenzfall zu schaffen.[543] Dies ging auch mit einer intensiveren Beschäftigung mit den für den Fall relevanten Strafrechtsbestimmungen einher. So sollten die dem Gericht vorgeworfene Einseitigkeit der Auslegungen und der Versuch, Strafrecht als Präventionsmittel gegen HIV/AIDS zu nutzen, verdeutlicht werden.[544] Als Konsequenz aus dem Verfahren und des folgenden Urteils rieten mehrere Autor*innen ihren Leser*innen von der Durchführung eines HIV-Antikörpertests ab, denn in der Konsequenz bedeutete das Urteil auch, dass sich nur Personen strafbar machen konnten, die von ihrem positiven HIV-Status wussten. Diese Position wurde auch von der Deutschen AIDS-Hilfe vertreten.[545] Dieser Diskursstrang zeichnet sich durch eine besondere Nähe zur Argumentation des Komitee AIDS und Menschenrechte aus und zeigt, wie erfolgreich ihre Intervention in den Diskurs auf Ebene der schwulen Zeitschriften war.

---

540 Baumhauer: Justiz mißachtet Menschenwürde, S. 19.
541 Neben dem Artikel von Friedrich Baumhauer findet sich der Hinweis auf Diskriminierung von Menschen mit HIV und AIDS durch das Urteil auch in weiteren Artikeln. Vgl. z. B. Glas: Keine Gnade für HIV-Infizierte, S. 12–13.
542 Diese Argumentation findet sich in vielen Berichten wieder, vgl. z. B. Werner, Franz: Von Ausdünnung keine Spur! Zu einer neuen Infrastruktur in Bayern, in: *Rosa Flieder* (1988), H. 57, S. 16–17.
543 Vgl. Kay, Axel: CSU erklärt AIDS-Opfern den Krieg, in: *Rosa Flieder* (1987), H. 53, S. 17–18; Glas: Keine Gnade für HIV-Infizierte, S. 12.
544 Vgl. Stelten: Uneinsichtige, Verzweifelte, Desperados, S. 13–14; Salmen: Im Namen des gesunden Volksempfindens, S. 13; Baumhauer: Justiz mißachtet Menschenwürde, S. 12–13.
545 Vgl. Peter: AIDS langts – oder???, in: *Nürnberger Schwulenpost* (1989), H. 42; Stelten: Uneinsichtige, Verzweifelte, Desperados, S. 13–14; Salmen: Im Namen des gesunden Volksempfindens, S. 13; Baumhauer: Justiz mißachtet Menschenwürde, S. 12–13.

Der dritte Diskursstrang drehte sich darum, welche Rolle der Fall Linwood B. für die Schwulenbewegung spielen sollte.[546] Die Autor*innen machten die Notwendigkeit einer Mobilisierung der Bewegung und des Aufbaus einer Infrastruktur stark, um dem Handeln des bayerischen Staates etwas entgegenhalten zu können.[547] Damit verbunden beklagten die Autor*innen die geringe Anteilnahme der Bewegung. Kritisiert wurden eine als zu niedrig eingeschätzte Beteiligung an Demonstrationen und eine empfundene Passivität des Bundesverbandes Homosexualität sowie der Deutschen AIDS-Hilfen,[548] aber auch, dass der Fall in der Bewegung selbst unter prominenten Vertreter*innen zu wenig bekannt sei.[549]

Eine Sonderrolle in Bezug auf die Berichterstattung über den Prozess gegen Linwood B. nahm die Berichterstattung der Zeitschrift *Du&Ich* ein, auch wenn diese im Gegensatz zu den bewegungsnäheren Publikationen im geringeren Maße berichtete. Zwar wurde bereits im April 1987 im Rahmen eines Artikels über den bayerischen Maßnahmenkatalog von der Verhaftung von Linwood B. berichtet, ohne jedoch seinen Namen zu nennen.[550] Der erste Artikel zum Prozess wurde erst im Januar 1988, also nach der Urteilsverkündung durch das Landgericht Nürnberg-Fürth, veröffentlicht. In der entsprechenden Ausgabe fand sich ein kurzer Text, der von zwei Vertreter*innen des Komitees AIDS und Menschenrechte verfasst worden war und sich in den oben beschriebenen Diskursstrang zur Durchsetzung von konservativen Moral- und Verantwortungsvorstellungen einordnen lässt. Ein zweiter Artikel zu dem Fall in der *Du&Ich* von Michael Sontmann versuchte sich hingegen in einer ausführlicheren Analyse des Urteils. Aufgegriffen wurde dabei die Kritik an der politischen Natur des Urteils, mit dem ein Exempel statuiert werden solle. Zudem sprach der Artikel von einer

---

546 Vgl. für den Diskursstrang zur Rolle des Falls Linwood B. für die Schwulenbewegung u. a. Kay, Axel: CSU erklärt AIDS-Opfern den Krieg, in: *Rosa Flieder* (1987), H. 53, S. 17; Glas, Wido: Keine Gnade für HIV-Infizierte, in: *Siegessäule* 4 (1988), H. 1, S. 12–13; Peters, Dirk: Aids ist keine Verhandlungssache, in: *Magnus* 1 (1989), H. 3, S. 27.

547 Vgl. Werner: Von Ausdünnung keine Spur!, S. 17; Offermann, Bernd: Aktionstag gegen BGH-Urteil, in: *Magnus* 1 (1989), H. 1, S. 36; Kay: CSU erklärt AIDS-Opfern den Krieg, S. 17–18.

548 Vgl. Behrens, Christoph/Ehmke, Hans-Peter: Warten auf die Basis? Braunschweig: Schwule, AIDS und politische Wirklichkeit, in: *Rosa Flieder* (1988), H. 57; Glas: Keine Gnade für HIV-Infizierte, S. 12–13; AG Öffentlichkeitsarbeit der Aids-Hilfe Konstanz: Die Straße zum Bundesgerichtshof war den Streetworkern wohl zu windig, in: *Magnus* 1 (1989), H. 3, S. 7; Peters, Dirk: Aids ist keine Verhandlungssache, in: *Magnus* 1 (1989), H. 3, S. 27.

549 Vgl. Sarotti, More: Wärst Du doch in New York geblieben. Zu Praunheims AIDS-Kampagne in den Medien, in: *Rosa Flieder* (1988), H. 59, S. 8.

550 Vgl. Schwarze, Wilfried D.: Bayern: Die Jagd ist freigegeben!, in: *Du&Ich* 19 (1987), H. 4, S. 58–61, hier: S. 58.

verheerenden Wirkung, die von einer Auskunftspflicht über den eigenen HIV-Status ausgehen würde.[551]

Das Urteil des Bundesgerichtshofs fand keinen Widerhall in der Berichterstattung der *Du&Ich*. Das mag zum einen daran liegen, dass die *Du&Ich* kein Bewegungsmagazin war. Zum anderen könnte es aber auch dafür sprechen, dass sie die Position, Safer Sex sei nur aus Verantwortung für sich selbst zu praktizieren, nicht teilte. Diese Position war jedoch, wie oben gezeigt, eines der zentralen Motive, die die Berichterstattung der Bewegungszeitschriften prägte. Möglich wäre also, dass hier die Diskursposition von Safer Sex als integralem Bestandteil einer für sich und andere gelebten Sexualität vorherrschte. Zudem flossen in der *Du&Ich* die Positionen von HIV-positiven Menschen deutlich seltener in die Berichterstattung ein, als dies bei bewegungsnäheren Zeitschriften der Fall war.

Die intensive Berichterstattung in den bewegungsnahen Zeitschriften verdeutlicht das bewegungspolitische Potenzial, das in diesem Fall lag, illustrierte er doch bayerische AIDS-Politik und ihre Folgen an einem konkreten Beispiel. Festzuhalten ist, dass es dem Komitee AIDS und Menschenrechte gelungen war, seine Position so in den Diskurs einzubringen, dass sie von schwulen Bewegungszeitschriften übernommen wurde. Hilfreich war hier mit Sicherheit die Verortung des *Rosa Flieders* in Nürnberg. Aber auch in der *Siegessäule* und später in der *Magnus* fand der Fall Beachtung. Die Beiträge beschrieben den Fall als politisch, das Gericht als parteiisch und das Urteil als ein Mittel, gesellschaftspolitische Vorstellungen durchzusetzen. Gleichzeitig wurde auch auf der juridischen Ebene argumentiert, indem Grundrechte und dem Urteil widersprechende rechtswissenschaftliche Beurteilungen angeführt wurden. Recht wurde also nicht per se abgelehnt, sondern eine spezifische Auslegung des Rechts. Zentral für die Argumentation war die Konzeption von Verantwortung für eine HIV-Infektion als eine individuelle. Eine direkte staatliche Intervention, z. B. in Form von Strafverfolgung, wurde somit als ungerechtfertigt abgelehnt.

Das Fehlen von Leser*innenbriefen zu dem Thema und die Klagen über die mangelnde Teilnahme an Demonstrationen in den Jahren 1988 und 1989 verdeutlichen aber auch eine andere Seite der Mobilisierungsbemühungen. Das Verfahren gegen Linwood B. konnte im Prozessverlauf und über Bayern hinaus nicht die mobilisierende Wirkung erzeugen, auf die manche Aktivist*innen gehofft hatten. Hierfür lassen sich mehrere Gründe ausmachen. Auch nach dem Urteil des Bundesgerichtshofs wurde die Kriminalisierung von HIV-Positiven, die keinen Safer Sex praktizierten, von vielen Menschen in der Bewegung und Community vor allem als bayerisches Problem wahrgenommen. Wahrscheinlich

---

551 Vgl. Sontmann, Michaek: Das schlimme Urteil von Nürnberg, in: *Du&Ich* 20 (1988), H. 1, S. 71-72.

bezogen viele Männer den Fall nicht auf sich, da sich die Konsequenzen vor allem auf Menschen bezogen, die von ihrem HIV-Status wussten. Der Einfluss des Falls beschränkte sich vermutlich auf die Entscheidung, einen HIV-Antikörpertest durchzuführen oder nicht. Schließlich war auch die Konzeption von Verantwortung für Safer Sex wichtig. Der Fall Linwood B. war im Safer-Sex-Diskurs in deutlich geringerem Maße anschlussfähig. Denn dort setzte sich nun zunehmend eine Position durch, gemäß der mit Safer Sex Verantwortung nicht nur für sich selbst, sondern auch für andere übernommen wurde und werden sollte, womit die Verantwortung für eine HIV-Infektion bei allen an sexuellen Kontakten Beteiligten lag. Für Menschen mit einer solchen Position taugte Linwood B. nur eingeschränkt als Identifikationsfigur. Allerdings bleibt erstaunlich, dass trotz der Konzeption von Verantwortung oder verantwortungsvoller Sexualität Linwood B. in den schwulen Medien nicht mehr kritisiert wurde. Subjektivierungstheoretisch gesprochen findet mit dem Prozess gegen Linwood B. eine Anrufung statt. Die während des Prozesses erfolgende Berichterstattung wie auch die Mobilisierung können als Annahme dieser Anrufung verstanden werden. Wie oben gezeigt war die Bedeutung des Prozesses für die schwule Community jedoch nicht stark genug, um das Zugehörigkeitsgefühl (kollektive Identität im Sinne von Rico Hauswald) von schwulen Männern signifikant zu beeinflussen. Es entstand aber auch keine neue kollektive Identität.

Vereinzelt gab es auch über Nürnberg hinaus Bemühungen, dem Verfahren und dem anschließenden Urteil etwas entgegenzustellen. Ähnlich wie das Komitee AIDS und Menschenrechte versuchte der Bundesverband Homosexualität, auf die diskursive Verhandlung des Falls einzuwirken. Die Möglichkeit, dass Fälle von HIV-Übertragung strafrechtlich verfolgt werden könnten, wurde bereits kurz nach der Veröffentlichung des bayerischen Maßnahmenkatalogs Thema für den BVH. In einem Flugblatt, das der Verband während der Demonstration gegen den Maßnahmenkatalog im Mai 1987 in München verteilte, findet sich folgende Positionierung:

> »Auch die Diskussion ›AIDS & Strafrecht‹ führt in die Irre. Wer einen anderen Menschen vorsätzlich oder fahrlässig infiziert, handelt verantwortungslos und verwerflich (auch wenn zu einer Ansteckung immer zwei gehören, die auf Schutzmaßnahmen verzichten). Von Körperverletzung, Vergiftung, gar Mord ist die Rede. Jedoch werden sich solche Delikte in der Regel nicht nachweisen lassen [...]. Kurz: der erforderliche Nachweis ist alles in allem ein Ding der Unmöglichkeit. Das Drohen mit dem Strafrecht wird negative Folgen haben, denn verantwortungsvolles Verhalten der Betroffenen kann nur erwartet werden, wenn sich die Gesellschaft ihnen gegenüber solidarisch verhält, anstatt sie auszugrenzen.«[552]

---

552 Bundesverband Homosexualität: AIDS und Bürgerrechte, Schwules Museum, Bestand Bundesverband Homsexualität (BVH), Nr. 0, S. 1.

In dieser frühen Intervention ging es insbesondere um eine Auseinandersetzung mit dem juristischen Diskurs zur Kriminalisierung von (möglichen) HIV-Übertragungen. Sie konzentrierte sich auf die fehlende Möglichkeit einer Verfolgung. Die widersprüchliche Zuschreibung von Verantwortung deutet wiederum darauf hin, dass Verantwortung zu diesem Zeitpunkt nicht das Hauptargument des Verbandes war. Das änderte sich in der Folge und drückte sich zum Beispiel in der Presseerklärung zum ersten Jahrestag der Verhaftung von Linwood B. aus. Dort teilte der BVH mit:

> »Am 5. 2. 1987 wurde Linwood B. in Nürnberg verhaftet und sitzt seitdem in Untersuchungshaft. Ihm wird versuchte schwere Körperverletzung vorgeworfen, da er trotz der Kenntnis seiner HIV-Infektion Geschlechtsverkehr gehabt hatte. Das Landgericht Nürnberg-Fürth sah es nach einem Prozeß, der allen rechtsstaatlichen Regeln Hohn sprach, als nicht ausreichend an, daß Linwood B. Safer Sex praktiziert hatte. [...]
> Jeder ist selbst für seinen Schutz vor Ansteckung verantwortlich. Den Infizierten darf nicht die Schutzverantwortung für alle anderen aufgebürdet werden. Den Testpositiven darf weder rechtlich noch moralisch ein ›Bekenntniszwang‹ auferlegt werden. Wer sich bewußt macht, welche Folge es heutzutage hat, sich als ›Positiver‹ zu bekennen, wird den Zynismus solcher Moral leicht erkennen. Wer sich in Kenntnis der Übertragungswege für ungeschützten Geschlechtsverkehr entscheidet, tut dies auf eigenes Risiko. Das ›Restrisiko‹ von Safer Sex ist so weit bekannt, daß jeder selbst entscheiden muß, in wie weit er es eingehen will. Der Strafrichter hat nicht das Recht, diese Entscheidungen zu reglementieren.
> Daher fordern wir:
> Sofortige Freilassung von Linwood B.!
> Kein Sexverbot für Positive!«[553]

Hier findet sich nun, wie auch in den Artikeln in der schwulen Presse und den Mitteilungen des Komitees AIDS und Menschenrechte, eine Fokussierung auf die Unausgewogenheit des Verfahrens und auf die Verantwortungszuweisung an HIV-Positive. Hier wurde nun noch weiter zugespitzt formuliert und das Urteil gegen Linwood B. als ein Sexverbot für HIV-Positive gesehen.

Die Herausgabe von Pressemitteilungen war ein Versuch, die Interpretation des Verfahrens und des Urteils gegen Linwood B. zu beeinflussen. Im Gegensatz zum Komitee AIDS und Menschenrechte gelang es dem Bundesverband Homosexualität nicht, jeden Schritt des Verfahrens mit einer entsprechenden Pressearbeit zu begleiten. So merkte der Vorstand in seiner Sitzung im November

---

553 Bundesverband Homosexualität: Presseerklärung A/1988/2-II-Linwood B. seit einem Jahr in U-Haft. Ein nicht rechtskräftiges Urteil wird vollzogen, Schwules Museum, Bestand Bundesverband Homosexualität (BVH), Nr. 64 – Pressemitteilungen.

1987 an, dass man es nicht geschafft habe, rechtzeitig eine Presseerklärung zur Urteilsverkündung durch das Landgericht Nürnberg-Fürth zu verfassen.[554]

Eine weitere Parallele zwischen den Mobilisierungsbemühungen des BVH und denen des Komitees AIDS und Menschenrechte stellt der Versuch dar, Menschen auf die Straße zu bringen, um den eigenen Anliegen politisch Nachdruck zu verschaffen. Auch hiermit tat sich der BVH zunächst schwer, insbesondere auch damit, ein geeignetes Format dafür zu finden.[555] Schließlich stimmte die vom 4. bis 6. März 1988 abgehaltene Mitgliederversammlung des BVH jedoch dafür, im Juni desselben Jahres einen bundesweiten Aktionstag abzuhalten.[556] Im Fokus sollten neben dem Fall Linwood B. auch der bayerische Maßnahmenkatalog und der britische Clause 28 stehen. Clause 28 war ein Zusatz zum Local Government Act 1988 und verbot es Kommunen, Material zu finanzieren oder zu verbreiten, in dem Homosexualität positiv dargestellt wurde. Die Verabschiedung dieses Zusatzes stand im engen Zusammenhang mit der AIDS-Krise.[557] Konkrete Vorschläge für Aktionen wurden von schwulen Gruppen in Bremen und Mainz gemacht. Die meisten lokalen Gruppen waren jedoch zurückhaltend bzw. meldeten, keine Kapazitäten für eine Beteiligung zu haben.[558] Der Aktionstag sollte gemeinsam mit der Deutschen AIDS-Hilfe geplant und durchgeführt werden, wofür in Köln ein Büro zur Koordinierung der dezentralen Aktionen eingerichtet wurde.[559] Die Kooperation wurde jedoch von der Deutschen AIDS-Hilfe zwei Wochen vor dem Aktionstag einseitig aufgekündigt.[560] Der Aktionstag fand schließlich unter dem Motto »Gib dem AIDS-Staat keine Chance« statt und nahm so den im Jahr zuvor durch die Bundeszentrale für gesundheitliche Aufklärung

---

554 Vgl. NN: Protokoll der Vorstands- und Beiratssitzung vom 12. & 13. 11. 1987 in Hagen, 13. 11. 1987, Schwules Museum, Bestand Bundesverband Homosexualität (BVH), Nr. 9a - Vorstandssitzungen.
555 So wurde im Vorstand auch diskutiert, Proteste in Kirchen zu organisieren. Dies wurde mit dem fehlenden Bezug zu Linwood B. abgelehnt. Vgl. NN: Protokoll der Vorstandssitzung vom 16./17. 1. 1988 in Köln, 17. 1. 1988, Schwules Museum, Bestand Bundesverband Homosexualität (BVH), Nr. 9a - Vorstandssitzungen.
556 Vgl. Bundesverband Homosexualität e.V.: Presseerklärung, Juni 1988, Schwules Museum, Bestand Bundesverband Homosexualität (BVH), Nr. 64 - Pressemitteilungen.
557 Auf die Auseinandersetzung mit Clause 28 geht Kapitel 5.5.3 ausführlicher ein.
558 Skeptisch waren insbesondere die Gruppen in Osnabrück, Bielefeld, Braunschweig, Hannover, Mannheim, dem Ruhrgebiet, Münster, Karlsruhe, Heidelberg, Saarbrücken, Würzburg und (West-)Berlin; vgl. NN: Protokoll der 3. Mitgliederversammlung des Bundesverbandes Homosexualität vom So. 6. 3. 1988, Schwules Museum, Bestand Bundesverband Homosexualität (BVH), Nr. 10a - Mitgliederversammlung. Die Zurückhaltung der Gruppen wird auch in einem Artikel des BVH-Vorstandsmitglieds Milka Suchard deutlich, der mit Ideen für unterschiedliche Aktionen dem Aktionstag einen neuen Impuls zu geben versuchte; vgl. Suchard, Milka: Aktionstag gegen Zwangsmassnahmen. BVH und DAH planen für den 4. Juni, *Rosa Flieder* (1988), H. 58, S. 4.
559 Vgl. NN: Schwuler Aktionstag, in: *Nürnberger Schwulenpost* 4 (1988), H. 36.
560 Vgl. Fahrenholz, Michael: BVH im Sack, in: *Rosa Flieder* (1988), H. 60, S. 15.

entwickelten Safer-Sex-Slogan »Gib AIDS keine Chance« auf. Laut einem Bericht in der *Siegessäule* fanden in 30 verschiedenen Städten Aktionen statt.[561] Das für den Aktionstag erstellte Plakat zeigt, aus welcher Richtung der Verband Gefahr für schwule Männer im Zusammenhang mit AIDS sah. Auf dem abgebildeten Plakat versammeln sich um ein Bett, in dem zwei Männer liegen, ein Priester, ein Arzt und ein Richter. Religion, Medizin und Recht wurden damit zu Gegnern von schwuler Sexualität stilisiert.

Neben diskursiven Interventionen in Form von Pressemitteilungen und Aktionstagen entwickelte der BVH in Reaktion auf den bayerischen Maßnahmenkatalog ein weiteres Werkzeug, um Recht zu beeinflussen. Die Idee war es, den von den Maßnahmen betroffenen Menschen zu ermöglichen, dagegen »Rechtsmittel einzulegen«.[562] Der aus dieser Idee entstandene Rechtshilfefonds wurde maßgeblich durch eine Spende von Manfred Bruns im Umfang von 14.000 DM gespeist. Bruns stellte damit sein Honorar für die Tätigkeit in der AIDS-Enquete-Kommission zur Verfügung.[563] Der Rechtshilfefonds wurde unter dem Namen »Unterstützungsfonds für AIDS-Betroffene« in das Vereinsregister aufgenommen und am 1. Juni 1987, dem Tag des Inkrafttretens des Maßnahmenkatalogs, auf der Bundespressekonferenz vorgestellt.[564] In der begleitenden Presseerklärung erläuterte der Verband seine Zielsetzung:

> »Das Sexualleben kann so [durch den bayerischen Maßnahmenkatalog] staatlicher Kontrolle unterworfen werden, da die bayerische Verordnung den Begriff des ›anzunehmenden Ansteckungsverdachts‹ bewußt nicht präzisiert. Dr. Gauweiler schafft damit ein Instrumentarium, um auch gegen alle Schwulen vorgehen zu können. [...] Der liberale Rechtsstaat verkommt so zum Seuchenpolizeistaat. [...] Die Schwulen in der Bundesrepublik werden sich nicht in die Kriminalität zurückdrängen lassen. Der Bundesverband Homosexualität (BVH) hat daher die Errichtung eines Rechtshilfefonds für die Opfer der AIDS-Zwangsmaßnahmen beschlossen. Wir rufen alle, die

---

561 Vgl. Kohler, Robert: Der Versuch, offensiv zu werden, in: *Siegessäule* 4 (1988), H. 7, S. 12.
562 Bundesverband Homosexualität: Presseerklärung, Oktober 1987, Schwules Museum, Bestand Bundesverband Homosexualität (BVH), Nr. 64 – Pressemitteilungen.
563 Vgl. NN: BVH-Rechtshilfefonds, in: *Rosa Flieder* (1987), H. 53, S. 22; NN: Protokoll der Vorstandssitzung vom 14.6.1987, Schwules Museum, Bestand Bundesverband Homosexualität (BVH), Nr. 9a – Vorstandssitzungen.
564 Vgl. Bundesverband Homosexualität: 1 Jahr BVH. Rechenschaftsbericht des Vorstandes, 25.10.1987, Schwules Museum, Bestand Bundesverband Homosexualität (BVH), Nr. 10a – Mitgliederversammlung, S. 6–7; Zum Zeitpunkt der Gründung des Rechtshilfefonds hatte der Bundesverband die Anerkennung seiner Gemeinnützigkeit noch nicht erreicht. Mit der Gründung als eigenständiger Verein mit Sitz in Bremen erhoffte man sich eine zügige Anerkennung der Gemeinnützigkeit. Für den Vorstand des Rechtshilfefonds waren neben dem Bremer Jörg Hutter als Schatzmeister mit Heinz-Jürgen Büchner ein Mitglied des zu der Zeit amtierenden Vorstands des BVHs und mit Peter Humann ein Mitglied des darauffolgenden Vorstands des BVH vorgesehen. Vgl. Hutter, Jörg: Protokoll der konstituierenden Sitzung des BVH Beirates, 10.8.1987, Schwules Museum, Bestand Bundesverband Homosexualität (BVH), Nr. 8 – Vorstand, Beirat, Kuratorium, S. 2.

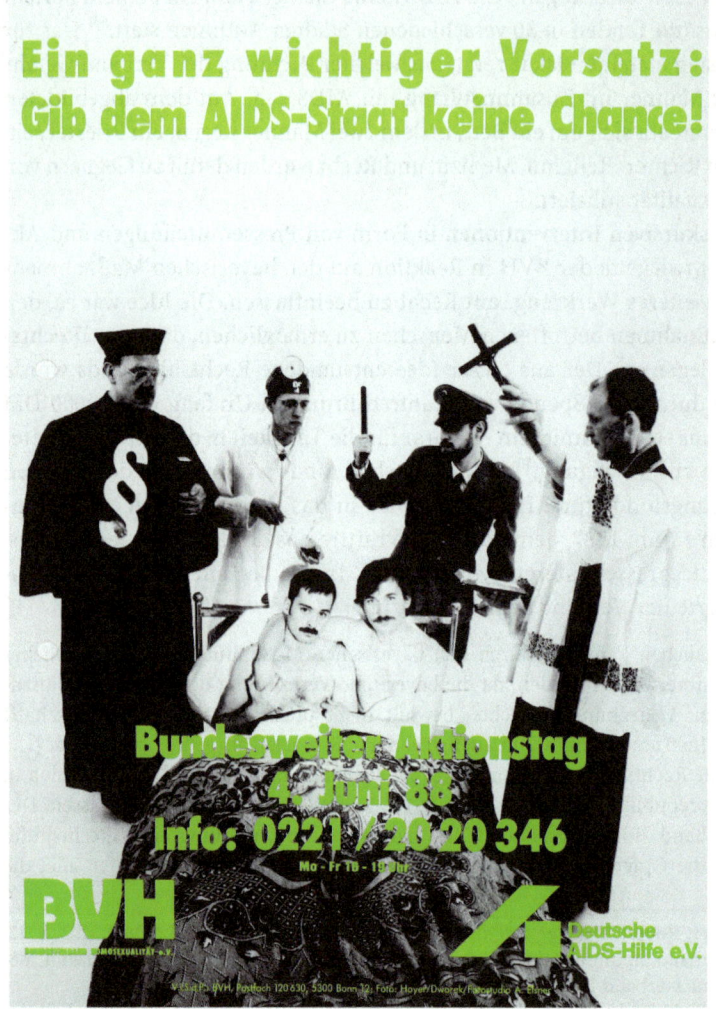

Abbildung 2: Gib dem AIDS-Staat keine Chance, Archiv Schwules Museum Berlin, Bestand A-AD-BVII.

gegen ihren Willen auf HIV-Antikörper getestet werden sollen, auf, gegen diesen Test Widerspruch einzulegen und so die bayerische Staatsregierung mit einer Prozeßlawine zu überziehen. [...] Massenhafte Klagen Betroffener gegen die Zwangstestung können den politischen Druck auf Herrn Gauweiler erhöhen, die Zwangsmaßnahmen zurückzunehmen. Mit der Errichtung des Rechtshilfefonds unterstützen wir durch schnelle und unbürokratische Hilfe Klagen gegen das Land Bayern. Insbesondere hoffen wir, in einem Musterprozeß bis zum BVerfG [Bundesverfassungsgericht] die

Verfassungswidrigkeit der unzweckmäßigen und panikschürenden Verordnungen nachweisen zu können.«[565]

Aus diesem Text wird die Hoffnung des BVH deutlich, mithilfe von Gerichten gegen den Maßnahmenkatalog vorgehen zu können. Das Gericht erscheint hier als ein Ort, an dem eine als Unrecht und liberalen Rechtsprinzipien widersprechende Landesverordnung gekippt werden kann. Angesetzt wurde dabei an der Möglichkeit, Zwangstests durchzuführen. Ein Werkzeug, das von der Schwulenbewegung, wie im folgenden Kapitel deutlich wird, als zentral für die Durchsetzung einer repressiven und interventionistischen AIDS-Politik bewertet wurde. Die erhoffte Prozesswelle kam jedoch nicht zustande. Aus dem Rechtshilfefonds wurde auch kein Geld für Klagen gegen Zwangstests ausgezahlt. In den Fokus des BVH geriet stattdessen der Fall von Linwood B., mit dem sich ebenfalls ein Signal gegen die bayerische AIDS-Politik und ein Präzedenzfall im eigenen Sinne schaffen ließe, so die Hoffnung.

Im Januar 1987 beschloss der Vorstand dem Komitees AIDS und Menschenrechte, für die Rechtskostenunterstützung im Fall Linwood B., 4.000 DM zu gewähren.[566] Dieser Entschluss wurde auf der dritten Mitgliederversammlung des BVH unter der Bedingung bestätigt, dass es keine finanziellen Zusagen aus anderen Quellen gab.[567] Für die Kosten des Prozesses vor dem Bundesgerichtshof wurde wiederum eine Bürgschaft über 7.000 DM übernommen.[568] Neben der Unterstützung im Prozess gegen Linwood B. und der Erstattung einer Strafzahlung von Holger App, ein Vorstandsmitglied des BVH, die aus einer gerichtlichen Auseinandersetzung mit Peter Gauweiler resultierte, wurden keine weiteren Fördersummen ausgezahlt.[569] Auf der BVH-Vorstandssitzung im November 1991 wurde schließlich die Auflösung des Fonds und die Überführung der Mittel an die AIDS-Stiftung Positiv leben beschlossen.[570]

---

565 Bundesverband Homosexualität: Bundespressekonferenz des BVH zur Errichtung des »Rechtshilfefonds des BVH für Opfer der AIDS-Zwangsmaßnahmen«, 1.6.1987, Schwules Museum, Bestand Bundesverband Homosexualität (BVH), Nr. 64 – Pressemitteilungen.
566 Vgl. NN: Protokoll der Vorstandssitzung vom 16./17.1.1988 in Köln, 17.1.1988, Schwules Museum, Bestand Bundesverband Homosexualität (BVH), Nr. 9a – Vorstandssitzungen.
567 Vgl. NN: Protokoll der 3. Mitgliederversammlung des Bundesverbandes Homosexualität vom So. 6.3.1988, Schwules Museum, Bestand Bundesverband Homosexualität (BVH), Nr. 10a – Mitgliederversammlung.
568 Vgl. NN: Protokoll Sitzung des BVH-Vorstandes am 12.6.1988, 12.6.1988, Schwules Museum, Bestand Bundesverband Homosexualität (BVH), Nr. 9a – Vorstandssitzungen.
569 Vgl. NN: Protokoll der Mitgliederversammlung des Unterstützungsfonds für AIDS-Betroffene am 12.06.1988, Schwules Museum, Bestand Bundesverband Homosexualität (BVH), Nr. 10b – Mitgliederversammlung.
570 Vgl. NN: Protokoll der Sitzung des erweiterten Vorstandes am 16./17. November 1991, Schwules Museum, Bestand Bundesverband Homosexualität (BVH), Nr. 9b – Vorstandssitzungen.

Sowohl die diskursiven Interventionen des Komitees AIDS und Menschenrechte, des BVH und einzelner Aktivist*innen als auch die Auflage des Rechtshilfefonds können als Versuch gesehen werden, eine strategische Prozessführung zu betreiben. Eine solche Prozessführung stellt nach Alexander Glaser ein »inszeniertes Narrativ normativen Protests«[571] dar. Es geht dabei über das eigentliche Verfahren hinaus um soziale Veränderungen.[572] Im Fall von Linwood B. richteten sich die Bemühungen gegen die Einmischung des Staates in Sexualität im Allgemeinen und die Verrechtlichung von Safer-Sex-Praktiken im Speziellen. Mit der Ausübung von Protest mittels eines Gerichtsverfahrens konnten die Aktivist*innen die rechtliche Relevanz des Anliegens betonen.[573] In den Ausführungen des Komitees AIDS und Menschenrechte sowie des Bundesverbandes Homosexualität drückte sich dies beispielsweise im Verweis auf Grund- und Menschenrechte aus. Die Motivation für einen solchen Prozess war nicht nur der Sieg vor Gericht, sondern – und das wird an den vielen Interventionen in den Diskurs deutlich – vor allem auch die Artikulation des eigenen Anliegens.[574]

Allerdings konnten das Mobilisierungspotenzial und die Aufmerksamkeit in der schwulen Bewegung nicht über die gesamte Verfahrensdauer aufrechterhalten werden. Bereits nach der Verkündigung des ersten Urteils durch das Landgericht Nürnberg-Fürth verschob sich die Aktivität weg von den Schwulengruppen und dem Bundesverband Homosexualität und hin zu den lokalen AIDS-Hilfen und der Deutschen AIDS-Hilfe. Die zunehmende Überzeugung in der Schwulenbewegung, dass Safer Sex in der Verantwortung aller beteiligten Sexualpartner*innen liege, und mehr noch die Wahrnehmung, dass die Problematik im Fall Linwood B. zum einen eine spezifisch bayerische sei und zum anderen vor allem (wissentlich) HIV-Positive betreffe, sorgten dafür, dass das Interesse immer weiter abnahm. Hier deutet sich zudem erstmals die Vorstellung in Community und Bewegung an, dass es sich bei HIV-Positiven und bei schwulen Männern um zwei unterschiedliche Gruppen handele.[575]

3.5 Fazit

Der Fokus auf Regulierungs- und Normierungsprozesse von Safer Sex gibt den Blick auf die sich verändernde Verhandlung von Sexualität unter schwulen Männern im Verlauf der 1980er Jahre frei. Normierungsprozesse einer Sexualität,

---

571 Graser, Alexander: Strategic Litigation. Ein Verstehensversuch, in: ders./Christian Helmrich (Hg.): Strategic Litigation: Begriff und Praxis, Baden-Baden 2019, S. 37–42, hier: S. 37.
572 Vgl. ebd.
573 Vgl. ebd., S. 38.
574 Vgl. ebd., S. 37.
575 Auf diesen Aspekt geht ausführlicher Kapitel 5.5.4 ein.

die sich um die Vermeidung der Übertragung von Geschlechtskrankheiten drehten, spielten bereits vor dem Aufkommen von HIV/AIDS eine Rolle und flossen danach in die Konzipierung von Safer Sex ein. Diese Normierungsprozesse waren immer dann besonders erfolgreich, wenn sie mit bzw. aus der Community heraus entwickelt wurden. Dabei wurde das Wissen über Safer-Sex-Praktiken von schwulen Aktivist*innen in den AIDS-Diskurs eingebracht. Auf diesen (Selbst-)Regulierungsprozess setzte zunächst auch die bundesdeutsche AIDS-Politik.[576]

Wie dieses Kapitel zeigen konnte, entwickelte sich jedoch innerhalb des juristischen Diskurses eine Verrechtlichung von Safer Sex unabhängig von diesem (Selbst-)Regulierungsprozess und wurde von Akteur*innen unter anderem aus dem Bundesgesundheitsministerium vorangetrieben, die sich mehr staatliche Intervention in der AIDS-Prävention wünschten. Die Einordnung der Bundespolitik in Bezug auf HIV/AIDS als allein auf Aufklärung setzend greift also zu kurz. Die Konzeption von Safer Sex in den rechtswissenschaftlichen Debatten unterschied sich dabei deutlich von dem, was in der Community praktiziert wurde. Insbesondere gingen aber auch die Auffassungen darüber, wer Verantwortung für das Praktizieren von Safer Sex trug, auseinander. Auf der einen Seite stand die Idee von absoluter Eigenverantwortung bzw. der gegenseitigen Verantwortung beider Sexualpartner*innen, auf der anderen die Vorstellung der alleinigen oder jedenfalls hauptsächlichen Verantwortung der HIV-positiven Person. Erstere wurde im juristischen Diskurs vor allem von Manfred Bruns vertreten. Für die zweite standen die Autoren aus dem Umfeld der Bayerischen Staatsregierung und Peter Gauweilers.

Mit der gerichtlichen Verhandlung des Falls von Linwood B. traten diese Unterschiede zwischen dem Verständnis von Safer Sex als sozialer Norm in der schwulen Community und der Konzeption von Safer Sex im rechtlichen Diskurs zutage. Dies erklärt, warum der Gerichtsprozess als massiver Eingriff in die eigene Sexualität empfunden wurde und entsprechend mobilisierend wirkte. Für eine Zeit von rund zwei Jahren entwickelte der Fall in der Schwulenbewegung Mobilisierungspotenzial in Form von diskursiven Interventionen (Demonstrationen und Pressearbeit). Damit verbunden war der Versuch, den Fall für eine strategische Prozessführung zu nutzen. Insbesondere in Nürnberg beförderte der Fall von Linwood B. zudem Solidarisierungsprozesse unterschiedlicher von HIV/AIDS betroffener Gruppen. Die Schwulenbewegung und einige ihrer Aktivist*innen versuchten sich in diesem Kontext auch als Rechtsakteur*innen zu etablieren, indem sie sich in juristische Fachdiskussionen einbrachten, juristische Expertise sammelten oder Rechenschaft von staatlichen Institutionen einforderten. Von dem Fall ließ sich jedoch nur ein Teil der Bewegung und auch

---

576 Vgl. hierzu Kapitel 2.

dieser nur für eine gewisse Zeit mobilisieren. Ein signifikanter Einfluss auf die kollektive Identität im Sinne von Rico Hauswald, also die gemeinsame Zugehörigkeitsvorstellung, innerhalb der schwulen Community und Bewegung kann also nicht angenommen werden. Deutlich größer dürfte der Einfluss auf Menschen mit HIV gewesen sein.

Mit dem Aufkommen von HIV/AIDS entwickelte sich die Debatte um Safer Sex zu einem zentralen Moment von kollektiver schwuler Identität im Sinne von Robert Seyfert und Bernhard Giesen, als ein Thema um das intensiv gerungen wurde. An dem hier untersuchten Fall von Linwood B. zeigt sich jedoch auch, dass zunehmend eine Wahrnehmung in der schwulen Bewegung und Community entstand, die die Diskriminierung von HIV-Positiven nicht sofort als ein im Kern schwules Problem sah, sondern in den politischen Anliegen einen Unterschied zwischen HIV-negativen und HIV-positiven Schwulen machte.

4   Datenerfassung und das Bundesseuchengesetz

Am 25. Februar 1987 beschloss die Bayerische Staatsregierung Ausführungshinweise zur Anwendung von Seuchen-, Polizei- und Ausländerrecht in Bezug auf HIV/AIDS. Dieses Dokument wurde in den medialen Debatten als »Bayerischer Maßnahmenkatalog gegen AIDS« bezeichnet und trat am 1. Juni 1987 in Kraft. In der Literatur gilt die Verabschiedung des Maßnahmenkatalogs als Ausscheiden Bayerns aus dem »liberalen AIDS-Konsens« der Bundesrepublik, wodurch sich die Debatten um die richtige AIDS-Prävention intensivierten.[577] Der Historiker Sebastian Haus-Rybicki bezeichnet mit dem »liberalen AIDS-Konsens« eine AIDS-Politik, die »eine staatliche Selbstbeschränkung forderte, die Kooperation mit den Betroffenen ausbaute und auf die Instrumente der Sozialarbeit statt auf das Seuchen[...]recht setzte«.[578] Ganz andere Schwerpunkte setzte hingegen der bayerische Maßnahmenkatalog. Die Reaktionen auf sein Bekanntwerden waren massiv. In München fanden mehrere große Demonstrationen gegen ihn statt und auch in anderen westdeutschen Städten gab es Aktionen. Plakatslogans wie »Wir schützen uns vor AIDS, wer schützt uns vor dieser AIDS-Politik?«,[579] »Kondome statt Gauweiler Pogrome«[580] oder »Bayern renoviert Dachau«[581] drückten das Gefühl einer erheblichen Bedrohung aus, das von diesem Maßnahmenkatalog ausging. Leser*innenbriefe in schwulen Zeitschriften brachten die Befürchtung einer möglichen gezielten Verfolgung von schwulen Männern in Bayern zum Ausdruck. In der Zeitschrift *Du&Ich* forderte ein Mann aus Aschaffenburg die Redaktion auf, folgenden Aufruf abzudrucken:

»Alle Homosexuellen in Deutschland! Bitte helft unseren Brüdern in Bayern. Unterstützt sie bei ihrer Verfolgung. Helft ihnen, wenn sie bei Euch anklopfen, und gebt ihnen

---

577   Vgl. Geene: AIDS-Politik, S. 123–124; Tümmers: AIDS, S. 224–252; Haus-Rybicki: Eine Seuche regieren, S. 171–212; Baldwin: Disease and Democracy, S. 56–57, 210.
578   Haus-Rybicki: Eine Seuche regieren, S. 151–152.
579   Hamm: Auslöser, S. 33.
580   Ebd., S. 30.
581   Vgl. NN: Parade der »Ausgedünnten«, S. 7.

wenigstens für eine Nacht Unterkunft. Nämlich, was uns jetzt in Bayern erwartet, kann Sie in den nächsten Monaten selbst erwischen.«[582]

In dieser Zuschrift wird der Maßnahmenkatalog als ein Problem für schwule Männer beschrieben. Dies verwundert zunächst, da der Maßnahmenkatalog schwule Männer im Gegensatz zu z. B. Sexarbeiter*innen gar nicht explizit thematisierte. Wie kam es also dazu, dass sich schwule Männer vom bayerischen Maßnahmenkatalog direkt angesprochen fühlten und er eine so umfassende Mobilisierungswirkung erzeugte? AIDS wurde bereits seit seiner ersten Beschreibung im Jahr 1981 in der breiten Öffentlichkeit in erster Linie als eine Krankheit schwuler Männer verhandelt – auch dann noch, als weitere »Risikogruppen« hinzukamen. Zwar versuchte die Bundesregierung und insbesondere Gesundheitsministerin Rita Süßmuth, die Wichtigkeit für die gesamte Bevölkerung deutlich zu machen. Die Figur des schwulen Mannes als gefährdete und zugleich gefährliche Person war jedoch auch noch 1987 und darüber hinaus sehr wirkmächtig. Dennoch gewann AIDS, wie bereits in Kapitel 2 beschrieben, in der Schwulenbewegung zunächst nur langsam an Bedeutung. Dies änderte sich erst im Zuge der Diskussionen um die Anwendung des Bundesseuchengesetzes, die rund um die Verabschiedung des bayerischen Maßnahmenkatalogs ihren Höhepunkt fanden.

Standen im vorherigen Kapitel Regulierungs- und Normierungsprozesse von Safer Sex insbesondere im Zusammenhang mit dem Strafrecht im Mittelpunkt, geht dieses Kapitel der Frage nach, wie die Anwendung des Bundesseuchengesetzes auf HIV/AIDS subjektivierend auf schwule Männer wirkte. Entscheidend ist dabei die Verrechtlichung der epidemiologischen Risikogruppenkategorien als eine subjektivierende Anrufung. In den Blick genommen wird zudem, wie die schwule Community und Bewegung sich mit dem Bundesseuchengesetz auseinandersetzte und insbesondere Strategien und Rechtspraktiken gegen dessen Anwendung entwickelte bzw. wie sie auf die subjektivierende Anrufung reagierte. Zudem schreib sich diese Auseinandersetzung zweitweise stark in die kollektive schwule Identität ein.

4.1 Meldung, Zwangstest, Offenbarungspflicht und Absonderung in rechtswissenschaftlichen Debatten

Zur Bekämpfung von HIV/AIDS fassten die Regierungen auf Bundes- und Länderebene, wie in Kapitel 2 gesehen, sowohl die Nutzung des Bundesseuchengesetzes, des Gesetzes zur Bekämpfung der Geschlechtskrankheiten sowie

---

582 M., L.: Sorge & Angst, in: *Du&Ich* 19 (1987), H. 6, S. 6.

die Idee eines eigenen Gesetzes ins Auge. Letztendlich entschieden sich die Handelnden jedoch gegen die Schaffung neuen Rechts und die Anwendung konkreter Maßnahmen nach dem Bundesseuchengesetz bzw. dem Gesetz zur Bekämpfung der Geschlechtskrankheiten.

Nach der Zulassung des HIV-Antikörpertests setzte 1986 zunächst eine rechtswissenschaftliche Debatte zur Anwendung des Bundesseuchengesetzes auf HIV/AIDS ein. Ähnlich wie die rechtswissenschaftliche Debatte zur Strafbarkeit (potenzieller) HIV-Übertragungen wurde auch die zur Anwendung des Bundesseuchengesetzes zunächst von Veröffentlichungen in der von Peter Gauweiler und Rüdiger Hehlmann herausgegebenen Zeitschrift *AIDS-Forschung* vorangetrieben. Eine wirklich breite juristische Debatte, die auch in etablierten rechtswissenschaftlichen Zeitschriften geführt wurde, fand erst ab 1987 bzw. nach der Veröffentlichung des bayerischen Maßnahmenkatalogs gegen AIDS statt.

4.1.1 Meldepflicht

Die Frage, ob eine namentliche Meldepflicht für HIV/AIDS eingeführt werden sollte, war eng mit dem Verständnis von der Rolle des Staates bei der AIDS-Prävention verknüpft. Durch eine solche Meldepflicht hätten staatliche Stellen an auf personenbezogene Informationen über die Verbreitung von HIV gelangen können. Dementsprechend fanden sich in dieser Frage Parallelen zu den Debatten über eine mögliche strafrechtliche Verfolgung von HIV-Übertragungen. Insbesondere für die Strafverfolgung von (potenziellen) HIV-Übertragungen benötigten die Behören Informationen über den HIV-Status der Beschuldigten. Beide Gesetze, deren Anwendung auf HIV/AIDS in der Zeit der ersten diagnostizierten AIDS-Fälle in der Bundesrepublik diskutiert wurden, sahen eine Meldepflicht als gesundheitspolitische Maßnahme vor. Das Gesetz zur Bekämpfung der Geschlechtskrankheiten kannte eine namentliche Meldepflicht für Fälle, in denen (I) Erkrankte eine Behandlung verweigerten, (II) eine hohe Chance bestand, dass sie die Krankheit weiterverbreiten würden, (III) offensichtlich falsche Angaben über die Quelle der Infektion gemacht wurden, oder (IV) bei Jugendlichen unter 18 Jahren, bei denen die Eltern eine Teilnahme an der Behandlung nicht sicherstellen konnte.[583] Eine anonyme Meldepflicht, in dem jeder behandelte Fall ans Bundesgesundheitsministerium hätte übermittelt werden müssen, war nicht Teil des Gesetzes. Die Möglichkeit einer namentlichen

---

583 Vgl. § 12 GeschlechtskrG. Das für die 1980er Jahre gültige Gesetz zur Bekämpfung der Geschlechtskrankheiten (GeschlechtskrG) wurden entnommen aus: Schumacher, Wolfgang/Meyn, Egon: Bundes-Seuchengesetz mit amtlicher Begründung und ausführlicheren Erläuterungen für die Praxis sowie ergänzenden Rechtsvorschriften, Köln 1980.

Meldepflicht, um die Grundlage für staatliche Maßnahmen zu schaffen, war daher auch in den ersten Jahren ein Hauptargument dafür, das Gesetz zur Bekämpfung der Geschlechtskrankheiten so zu erweitern, dass es auch auf AIDS angewendet werden konnte. Später fungierte der Verweis auf die Meldepflicht im Gesetz zur Bekämpfung der Geschlechtskrankheiten als Argument für die Sinnhaftigkeit, diese auch auf HIV/AIDS anzuwenden.[584]

Im Anschluss an die Entscheidung, das Geschlechtskrankheitengesetz nicht auf die Bekämpfung von HIV/AIDS auszuweiten, sondern auf die Bestimmungen des Bundesseuchengesetzes zu setzen, wurde um dessen konkrete Anwendungsweisen gerungen. In der frühen rechtswissenschaftlichen Debatte zur Anwendung des Bundesseuchengesetzes (BSeuchG) auf HIV/AIDS nahm die Einführung der Meldepflicht eine wichtige Rolle ein. Für die in § 3 BSeuchG als meldepflichtig gelisteten Krankheiten (z. B. Cholera, Lepra, Fleckfieber und Pest) sah das Gesetz weitgehende Eingriffsrechte und Verpflichtungen vor, unter anderem die Pflicht, gegenüber Ärzt*innen die eigene Infektion zu offenbaren.[585] Laut § 7 BSeuchG konnte der*die Bundesgesundheitsminister*in mit Zustimmung des Bundesrats die Liste der meldepflichtigen Krankheiten mittels einer Verordnung erweitern. Für den Fall, dass durch den*die Bundesgesundheitsminister*in für eine Krankheit keine Rechtsverordnung erlassen wurde, konnten die Landesregierungen tätig werden. Diese waren zudem dazu ermächtigt, die Entscheidung über die Listung einer Meldepflicht auch anderen Stellen (z. B. den Kommunen) zu übertragen.[586]

Der Münchener Rechtswissenschaftler Hans-Ulrich Gallwas sah in einem 1986 in der *AIDS-Forschung* veröffentlichten Aufsatz in der Meldepflicht einen zentralen Baustein dafür, eine Datengrundlage für staatliches Handeln in Bezug auf HIV/AIDS zu schaffen. Insbesondere die in der Folge entstehenden Anzeigepflichten sah er als entscheidend für eine effektive Bekämpfung von HIV/AIDS. Dabei problematisierte er, dass die Entscheidung gegen eine Listung von AIDS als meldepflichtige Krankheit durch die Bundesgesundheitsministerin bzw. den bayerischen Gesundheitsminister dazu führen würde, dass Ärzt*innen keine freiwilligen namentlichen Meldungen an das Gesundheitsamt vornehmen könnten, da sie sich sonst der Verletzung von Privatgeheimnissen strafbar machen würden. Den Ärzt*innen bleibe somit nur die Berufung auf den rechtfertigenden Notstand gemäß § 34 StGB, um Informationen über den HIV-Status ihrer Patient*innen an Gesundheitsbehörden weitergeben zu können. In seinem Plädoyer für die Ausweitung der Meldepflicht griff Gallwas auch das Recht auf

---

584 Vgl. z. B. Hippel, Eike von: Aids als rechtspolitische Herausforderung, in: *Zeitschrift für Rechtspolitik* 20 (1987), H. 4, S. 123–131, hier: S. 126.
585 Vgl. § 6 Abs. 1 BSeuchG.
586 Vgl. § 7 BSeuchG.

informationelle Selbstbestimmung auf.[587] Dieses hatte das Bundesverfassungsgericht wenige Jahre zuvor im Dezember 1983 in seinem Urteil gegen die Volkszählung etabliert.[588] Gallwas argumentierte, dass dieses Recht eingeschränkt werden könne, wenn »überwiegende Allgemeininteressen« vorliegen, was bei der Bekämpfung von übertragbaren Krankheiten der Fall sei. In seiner Argumentation betonte Gallwas jedoch auch, dass die erhobenen Daten über den individuellen HIV-Status ausschließlich zur Bekämpfung von Krankheiten verwendet werden dürften und vor einem unberechtigten Zugriff durch Polizei und Staatsanwaltschaft geschützt werden müssten.[589] Gallwas' Plädoyer ging von der Notwendigkeit der Schaffung einer namensbezogenen Datenbasis für die staatliche Intervention zur Bekämpfung von HIV/AIDS aus. Hierfür hatten individuelle Grundrechte zurückzutreten, die Gallwas in seinem Text jedoch nicht präzisierte. Vermutlich meinte er hier individuelle Persönlichkeitsrechte auf Basis von Art. 2 Abs. 1 GG.

In den folgenden Monaten erschienen weitere Artikel, die an Gallwas' Positionen zur Meldepflicht anknüpften. Gallwas war es gelungen, eine rechtswissenschaftliche Debatte über die Rolle des Staates beim Vorgehen gegen HIV/AIDS anzustoßen. Der in München ansässige Medizinjurist Gerhard H. Schlund[590] und der ehemalige Ministerialrat in der Gesundheitsabteilung des bayerischen Innenministeriums Walter Bachmann[591] veröffentlichen ebenfalls in der *AIDS-Forschung* Beiträge zum Thema. Der Artikel des Hamburger Rechtswissenschaftlers Eike von Hippel[592] in der *Zeitschrift für Rechtspolitik* war

---

587 Vgl. Gallwas, Hans-Ulrich: Gesundheitsrechtliche Aspekte der Bekämpfung von AIDS, in: *AIDS-Forschung* 1 (1986), H. 1, S. 31–38, hier: S. 33.
588 Vgl. Simitis, Spiros: Das Volkszählungsurteil oder der lange Weg zur Informationsaskese – (BVerfGE 65, 1), in: *Kritische Vierteljahresschrift für Gesetzgebung und Rechtswissenschaft (KritV)* 83 (2000), H. 3/4, S. 359–375, hier: S. 369; Mückenberger, Ulrich: Datenschutz als Verfassungsgebot. Das Volkszählungsurteil des Bundesverfassungsgerichtes, in: *Kritische Justiz* 17 (1984), H. 1, S. 1–24, hier: S. 9–14.
589 Vgl. Gallwas: Gesundheitsrechtliche Aspekte der Bekämpfung von AIDS, S. 33.
590 Gerhard H. Schlund (*1935) war ein bayerischer Richter und ab 1983 Honorarprofessor an der TU München. Vgl. seinen Lebenslauf auf der Website der Technischen Universität München, https://www.professoren.tum.de/honorarprofessoren/s/schlund-gerhard-h [22.3.2025].
591 Walter Bachmann (1919–2011) war Mediziner. Von 1959 bis 1966 war er Leiter des Staatlichen Gesundheitsamts in Freising. Von 1967 bis 1984 leitete er die Abteilung Medizinische Grundsatz- und Berufsangelegenheiten in der Gesundheitsabteilung des Bayerischen Staatsministerium des Innern. Zum Zeitpunkt der Veröffentlichung des Artikels war er bereits in den Ruhestand eingetreten. Vgl. NN: Geburtstage, in: *Deutsches Ärzteblatt* 97 (2000), H. 3, S. A122.
592 Eike von Hippel (1935–2016) war ein Hamburger Rechtswissenschaftler. Am Max-Planck-Institut für ausländisches und internationales Privatrecht war er Referatsleiter für das Rechtsgebiet »Vereinigte Staaten«. Vgl. den Personeneintrag auf der Website der Universität Hamburg, 7.12.2015, https://www.hpk.uni-hamburg.de/resolve/id/cph_person_00001447 [22.3.2025].

der erste Beitrag in einer rechtswissenschaftlichen Zeitschrift, der Gallwas' Position aufnahm und nicht aus dem Münchener Umfeld kam. Dabei argumentierten alle Autoren, dass die namentliche Meldepflicht entscheidend sei, um die Gesundheitsämter handlungsfähig zu machen. Diese bräuchten hierfür personengebundene Daten.[593] Zudem stellten Schlund und Bachmann die Möglichkeit, dass Ärzt*innen bei in § 3 BSeuchG gelisteten Krankheiten ihre Schweigepflicht brechen dürften, als wichtiges Element der Informationsbeschaffung heraus.[594]

Diese Position blieb aber auch in der *AIDS-Forschung* nicht unwidersprochen. Im April 1986 veröffentlichte die Zeitschrift die Einschätzung des Hessischen Datenschutzbeauftragen Spiros Simitis[595]. Dieser betonte die Wichtigkeit des Datenschutzes bei der Bekämpfung von HIV/AIDS, um die Wirksamkeit des staatlichen Handelns sicherzustellen. Dementsprechend sah er die Listung von AIDS unter § 3 BSeuchG als zwar möglich, aber zum Zwecke der Bekämpfung von HIV/AIDS kontraproduktiv an.[596] In eine ähnliche Richtung wie Simitis, aber ohne Bezug auf den Datenschutz argumentierte der Bundesanwalt und schwule Aktivist Manfred Bruns. Bereits in seinen Ausführungen zur möglichen Strafbarkeit der Übertragung von HIV hatte Bruns auf die fehlende Wirksamkeit der Meldepflicht verwiesen.[597] In einem Artikel in der *Monatsschrift für deutsches Recht* zeigte er zudem auf, dass die Meldepflicht nicht notwendig sei, um die im Bundesseuchengesetz vorgesehenen staatlichen Befugnisse in Kraft zu setzen. Darüber hinaus kritisierte er Gallwas und Schlund in ihrer grundsätzlichen Annahme, AIDS ließe sich mit den Mitteln des Bundesseuchengesetzes bekämpfen.[598] Ebenso wie bei der Debatte um die Strafbarkeit von HIV-Übertragungen nahm Bruns auch hier eine Gegenstimme ein und konnte eine Position, die sich gegen die namentliche Meldepflicht aussprach, in die juristische Debatte einbringen.

---

593 Vgl. Schlund, Gerhard H.: Juristische Aspekte beim erworbenen Immun-Defekt-Syndrom (AIDS). Teil 2, in: *AIDS-Forschung* 1 (1986), H. 10, S. 564–571, hier: S. 569–570; Bachmann, Walter: Seuchenrechtliche Aspekte der HIV-Infektion, in: *AIDS-Forschung* 2 (1987), H. 2, S. 100–104, hier: S. 101–102; Hippel: Aids als rechtspolitische Herausforderung, S. 127.
594 Vgl. Schlund, Gerhard H.: Juristische Aspekte beim erworbenen Immun-Defekt-Syndrom (AIDS). Teil 1, in: *AIDS-Forschung* 1 (1986), H. 8, S. 448–454, hier: S. 451; Bachmann: Seuchenrechtliche Aspekte der HIV-Infektion, S. 101–102.
595 Spiros Simits (1934–2023) ist Jurist. Er war die treibende Kraft hinter dem Hessischen Datenschutzgesetz, welches 1970 in Kraft trat und damit das älteste Datenschutzgesetz Deutschlands ist. Von 1975 bis 1991 war er Hessischer Datenschutzbeauftragter. Vgl. Kurz, Constanze: Spiros Simitis: »Man spielt nicht mehr mit dem Datenschutz!«, in: *netzpolitik.org*, 13.10.2015, https://tinyurl.com/3nd6nz6b [22.3.2025].
596 Vgl. Simitis, Spiros: Gesundheitsrechtliche Aspekte der Bekämpfung von AIDS, in: *AIDS-Forschung* 1 (1986), H. 4, S. 210–214, hier: S. 211–212.
597 Vgl. Bruns: AIDS, Prostitution und das Strafrecht, S. 695.
598 Vgl. Bruns: Aids, Alltag und Recht, S. 353–354.

In der Folge diversifizierte sich die Debatte zur Einführung einer Meldepflicht weiter. Der Bochumer Jurist Wolfgang Loschelder[599] stellte die Notwendigkeit, Daten zu erfassen und es Ärzt*innen zu ermöglichen, personenbezogene Informationen über HIV-Infektionen weiterzugeben, der Gefahr gegenüber, dass sich Mitglieder der »Risikogruppen« weiter in die Anonymität zurückzögen und damit die Bekämpfung von HIV/AIDS erschwert würde.[600]

Aus den Texten, die sich für eine Einführung der (namentlichen) Meldepflicht bei HIV und AIDS aussprachen, wird deutlich, dass die Autoren[601] in der Identifikation von Menschen mit HIV ein entscheidendes Werkzeug für die Bekämpfung von HIV/AIDS sahen. Die durch die Meldepflicht gewonnenen Daten stellten für sie die unerlässliche Basis gezielter staatlicher Interventionen dar. Deutlich wird daraus zudem, dass es nicht nur um eine einfache Anwendung des Bundesseuchengesetzes auf HIV/AIDS ging, sondern dass die betreffenden Autoren von der Wirksamkeit klassischer seuchenpolitischer Maßnahmen in Bezug auf HIV/AIDS überzeugt waren. Die Forderung, HIV und AIDS notfalls per Verordnung in die Liste der nach dem Bundesseuchengesetz meldepflichtigen Krankheiten aufzunehmen, war ein weiterer Indikator hierfür. Neben der Überzeugung, HIV/AIDS mittels direkter und repressiver staatlicher Interventionen bekämpfen zu können, finden sich noch weitere Parallelen zu den Befürwortern strafrechtlicher Verfolgung von möglichen HIV-Übertragungen.[602] Auch hier verlief die Debatte eng verwoben mit den politischen Auseinandersetzungen um die AIDS-Präventionspolitik in der Bundesrepublik, ging von der Zeitschrift *AIDS-Forschung* aus und wurde von Rechtswissenschaftlern aus München geprägt. Aber anders als bei der Frage der Strafbarkeit der Übertragung von HIV wurde nun nicht nur die Anwendung bestehenden Rechts diskutiert, sondern sogar die Schaffung von neuem Recht gefordert. Die Begründungen hierfür waren keine rechtswissenschaftlichen, sondern geknüpft an die Präventionsvorstellungen, die staatliche Maßnahmen in den Mittelpunkt stellten.

Die Auseinandersetzung um die Meldepflicht macht zudem die enge Verschränkung zwischen Fragen der Seuchenbekämpfung und des Datenschutzes deutlich. Neben der Betonung fehlender oder kontraproduktiver Wirkung staatlicher Intervention war das wichtigste Argument gegen die Einführung einer

---

599 Wolfgang Loschelder (1940–2013) war Verwaltungs- und Staatskirchenrechtler. Ab 1981 war Loschelder Professor für Öffentliches Recht an der Ruhr-Universität Bochum. 1991 wechselte er an die Universität Potsdam und war von 1995 bis 2006 ihr Rektor. Vgl. Kixmüller, Jan: Früherer Uni-Rektor Wolfgang Loschelder gestorben, in: *Potsdamer Neuste Nachrichten*, 21.2.2013, https://tinyurl.com/27xnvhx5 [22.3.2025].
600 Vgl. Loschelder, Wolfgang: Gesundheitsrechtliche Aspekte des Aids-Problems, in: *Neue Juristische Wochenschrift* (1987), H. 24, S. 1467–1470, hier: S. 1466–1467.
601 An dieser Debatte nahmen ausschließlich männliche Autoren teil.
602 Vgl. Kapitel 3.2.

Meldepflicht der Verweis auf die Einschränkung der informationellen Selbstbestimmung. Dieses Prinzip war erst kurz zuvor im Rahmen des Bundesverfassungsgerichtsurteils gegen die Volkszählung geprägt worden und wurde nun mit HIV/AIDS auf ein anderes Feld übertragen, um die Datensammlung durch staatliche Institutionen zu verhindern bzw. zu delegitimieren.

Da die von den Befürwortern einer Meldepflicht erhobenen Forderungen eine Änderung bestehenden Rechts bedeutet hätten, hatten sie zunächst vor allem eine Wirkung auf politische Entscheidungen und deren Rechtfertigungen, weniger aber auf die Praxis der Gerichte und Gesundheitsämter.

4.1.2 Zwangsmaßnahmen

Nachdem sich eine Ausweitung der Meldepflicht auf HIV/AIDS nicht abzeichnete, fokussierten sich die Akteure um Gallwas auf Anwendungsmöglichkeiten des Bundesseuchengesetzes, die nicht von einer Listung als meldepflichtig abhingen. Für alle übertragbaren Krankheiten erlaubte das Bundesseuchengesetz staatliche Eingriffe zu ihrer Ermittlung und zur Eindämmung der Verbreitung.[603] Dabei unterschied das Gesetz zwischen »Vorschriften zur Verhütung übertragbarer Krankheiten« (§§ 10–29 BSeuchG) und »Vorschriften zur Bekämpfung übertragbarer Krankheiten« (§§ 30–38a BSeuchG). Im Zuge der Änderungen des Bundesseuchengesetzes seit seiner ersten Verabschiedung im Jahr 1961 näherten sich die Befugnisse der beiden Abschnitte immer weiter an, sodass sie Anfang der 1980er Jahre nicht mehr trennscharf zu unterscheiden waren.[604] Grundlage für die Zugriffsmöglichkeiten war die Identifizierung einer Person als »krank«, »krankheitsverdächtig«, »ansteckungsverdächtig«, »Ausscheider« oder »ausscheidungsverdächtig«, Begriffe, die in § 2 BSeuchG definiert wurden.[605] Unter »Ausscheider« verstand das Gesetz Personen, die potenziell einen Krankheitserreger weitergeben konnten. Als »ausscheidungsverdächtig« hingegen wurden

---

603 Eine Ausnahme bildet das Behandlungsmonopol von Ärzt*innen für Personen, welche an einer meldepflichtigen Krankheit erkrankt waren (§ 30 BSeuchG).
604 Vgl. Schumacher/Meyn: Bundes-Seuchengesetz mit amtlicher Begründung, S. 27–28.
605 § 2 BSeuchG lautete: »Im Sinne dieses Gesetzes ist 1. krank eine Person, die an einer übertragbaren Krankheit erkrankt ist, 2. krankheitsverdächtig eine Person, bei der Erscheinungen bestehen, welche das Vorliegen einer bestimmten übertragbaren Krankheit vermuten lassen, 3. Ansteckungsverdächtig eine Person, von der anzunehmen ist, daß sie Erreger einer übertragbaren Krankheit (Krankheitserreger) aufgenommen hat, ohne krank, krankheitsverdächtig oder Ausscheider zu sein, 4. Ausscheider eine Person, die Krankheitserreger ausscheidet, ohne krank oder krankheitsverdächtig zu sein, 5. ausscheidungsverdächtig eine Person, von der anzunehmen ist, daß sie Krankheitserreger ausscheidet, ohne krank oder krankheitsverdächtig zu sein.« Vgl. ebd., S. 8.

Menschen bezeichnet, von denen dies aufgrund von Indizien angenommen wurde.

Die Bestimmungen zur »Bekämpfung« von übertragbaren Krankheiten sahen in § 31 BSeuchG vor, dass das zuständige Gesundheitsamt bei Personen, die als »krank«, »krankheitsverdächtig«, »ansteckungsverdächtig« und/oder »Ausscheider« galten, Ermittlungen über die Art, Ursache, Ansteckungsquelle und Ausbreitung der Krankheit anstellte.[606] Für die Ermittlungen (§ 32) konnten die Grundrechte der körperlichen Unversehrtheit, der Freiheit der Person und der Unverletzlichkeit der Wohnung eingeschränkt werden.[607] Für staatliche Maßnahmen (§ 34) kamen die Grundrechte der Freizügigkeit und der Versammlungsfreiheit hinzu. Unter die Maßnahmen fiel die Möglichkeit, Versammlungsorte wie Gaststätten, Theater oder Austragungsorte für sportliche Wettbewerbe zu schließen.[608] Darüber hinaus sah das Gesetz auch direkt auf Personen bezogene Maßnahmen vor. Diese umfassten die Überwachung und Beobachtung inklusive der Verpflichtung, Untersuchungen zu erdulden (§ 36), Berufsverbote (§ 38) und die Möglichkeit, Personen zwangsweise in »Krankenhäusern oder ähnlichen Einrichtungen abzusondern« (§ 37). Von der letzteren Maßnahme ausgenommen waren »Ausscheidungsverdächtige« und »Ausscheider«, sofern sie sich an die Auflagen hielten.[609]

Auch für die Anwendung dieser Teile des Bundesseuchengesetzes setzte Hans-Ulrich Gallwas mit seinem oben bereits besprochenen Artikel von 1986 in der *AIDS-Forschung* den Startpunkt der Debatte. Dabei argumentierte er, dass es sich bei AIDS um eine übertragbare Krankheit gemäß § 1 BSeuchG handele. Damit ergebe sich zusammen mit der »Schutzpflicht des Staates« gemäß Art 2. Abs. 2 Satz 1 GG eine Verpflichtung des Staates tätig zu werden.[610] Als entscheidenden Schritt, der die Anwendbarkeit der Maßnahmen des Bundesseuchengesetzes begründen könnte, betrachtete Gallwas die Übertragung der Begriffe »krank«, »krankheitsverdächtig«, »ansteckungsverdächtig«, »Ausscheider« und »ausscheidungsverdächtig« auf Menschen mit HIV und AIDS. Demnach waren Personen, die mit dem HI-Virus infiziert waren, als »Ausscheider« anzusehen.

---

606 Vgl. § 31 Abs. 1 BSeuchG. Ob diese Bestimmungen für alle übertragbaren Krankheiten oder nur diese mit Meldepflicht zu galten habe, blieb offen. In der amtlichen Begründung heißt es: »Danach muß das Gesundheitsamt Ermittlungen anstellen, sobald es von einem bestimmten meldepflichtigen Fall (§ 3 Abs. 1,2 oder 4) oder einem Ausscheidungsverdacht (§ 3 Abs. 4) Kenntnis erlangt hat.« Vgl. dazu Schumacher/Meyn: Bundes-Seuchengesetz, S. 82. Demnach wird dieser Paragraf nicht nur auf meldepflichtige Krankheiten beschränkt, sondern umfasst nicht einmal alle im Gesetz gelisteten. Das Gesetz sparte explizit Krankheiten wie Influenza, Keuchhuste, Masern oder Scharlach aus.
607 Vgl. § 32 BSeuchG.
608 Vgl. § 34 BSeuchG.
609 Vgl. § 36–38 BSeuchG.
610 Vgl. Gallwas: Gesundheitsrechtliche Aspekte der Bekämpfung von AIDS, S. 32.

Personen, von denen vermutet wurde, dass sie sich mit dem HI-Virus angesteckt haben könnten, sollten laut Gallwas als »ansteckungsverdächtig« gelten. Die bei AIDS typischerweise auftretenden Symptome sowie ein positiver HIV-Test seien wiederum die Kriterien, um eine Person als im Sinne des Bundesseuchengesetzes »krank« zu definieren. Bei Symptomen ohne Vorliegen eines Testergebnisses sei der*die Betroffene als »krankheitsverdächtig« einzustufen. Gallwas gestand jedoch ein, dass der Begriff »krankheitsverdächtig« im Fall von AIDS aufgrund der Verwechselbarkeit mit anderen Krankheiten Schwierigkeiten bereiten würde. Die größte Offenheit hingegen bot laut Gallwas der Begriff »ansteckungsverdächtig«, da hier allein der vermutete Kontakt mit dem Virus ausschlaggebend sei.[611] Über diese Begriffsdefinitionen seien die nach §§ 34–38 BSeuchG vorgesehenen Maßnahmen auf HIV/AIDS anwendbar. Nur die Ermittlung von Ausbreitungswegen nach § 31 sah Gallwas aufgrund der langen Latenzzeiten als schwer durchführbar.[612] Entsprechend umfasste sein Aufsatz neben der Forderung, die Meldepflicht auch auf HIV/AIDS auszuweiten, ebenso die Forderung, das Gesetz zur Bekämpfung der Geschlechtskrankheiten so zu erweitern, dass es auf HIV/AIDS angewandt werden könne. Denn dieses enthalte noch umfangreichere »Kontroll- und Schutzmaßnahmen«.[613]

Ähnlich wie in der Diskussion zur Meldepflicht bauten nach der Veröffentlichung von Gallwas' Aufsatz weitere Juristen auf seiner Argumentation auf und entwickelten sie weiter. Walter Bachmann und Gerhard Schlund bekräftigten die Anwendbarkeit der Maßnahmen nach §§ 34–38 BSeuchG. § 34 (Ermittlung) würde dabei helfen, den Verdacht einer Ansteckung klären zu lassen, mit § 36 (Beobachtung) könnten HIV-Infizierte unter Beobachtung gestellt und mit § 37 (ggf. zwangsweise) abgesondert werden, während mit § 38 Sexarbeiter*innen verboten werden könnte, ihrer Tätigkeit nachzugehen.[614] Bachmann sah zudem in den Bestimmungen zur »Verhütung« der Verbreitung von übertragbaren Krankheiten im Kontext von HIV/AIDS die Möglichkeit, Bordellen und Saunen in Bezug auf ihre Rolle bei der Verbreitung von HIV zu kontrollieren.[615]

Die im Münchener Gesundheitsamt arbeitende Martina Rübsaamen nahm in der Zeitschrift *AIDS-Forschung* hingegen eine Ausdifferenzierung des Begriffes »ansteckungsverdächtig« vor. Zunächst begründete sie mithilfe der Skizzierung eines massiven Bedrohungsszenarios durch HIV/AIDS – auch hier unter Verweis auf die mediale Berichterstattung und Veröffentlichungen in der *AIDS-Forschung* –, dass zur Seuchenbekämpfung deutliche Einschnitte in Grundrechte

---

611 Vgl. ebd., S. 35.
612 Vgl. ebd., S. 34.
613 Vgl. ebd., S. 37.
614 Vgl. Schlund: Juristische Aspekte beim erworbenen Immun-Defekt-Syndrom (AIDS). Teil 2, S. 568; Bachmann: Seuchenrechtliche Aspekte der HIV-Infektion, S. 102–103.
615 Vgl. Bachmann: Seuchenrechtliche Aspekte der HIV-Infektion, S. 102.

gerechtfertigt seien. Zudem argumentierte sie, dass das Bundesseuchengesetz Ermittlungsmaßnahmen (z. B. zwangsweise durchgeführte HIV-Antikörpertests) bereits bei der »Annahme eines Ansteckungsverdachts« erlaube und bei der Feststellung eines Ansteckungsverdachts weitere konkrete Maßnahmen verhängt werden könnten. Ein Ansteckungsverdacht ergab sich für Rübsaamen bei Menschen, von denen »mit hoher Wahrscheinlichkeit anzunehmen [ist], daß tatsächlich übertragungsgeeignete Kontakte zu HIV-Positiven bestehen bzw. bestanden haben (z. B. bei Sexualpartnern HIV-Infizierter, Neugeborenen HIV-positiver Mütter)«.[616] Darüber hinaus erachtete sie bereits die Zugehörigkeit zu einer Risikogruppe als ausreichend für eine Markierung als »ansteckungsverdächtig« im Sinne des Bundesseuchengesetzes. Entsprechend reichte in dieser Konzeption die Vermutung der Zugehörigkeit zu einer Risikogruppe aus, um die Annahme eines Ansteckungsverdachts und damit Ermittlungsmaßnahmen gemäß Bundesseuchengesetz zu begründen. Indiz für eine solche Zugehörigkeit war Rübsaamen zufolge z. B. die Anwesenheit in einem »als Homosexuellen- und Strichertreffpunkt« bekannten Lokal. Beim Aufenthalt auf öffentlichen Toiletten hielt die Autorin die Dauer des Aufenthalts für die Annahme des Ansteckungsverdachts für ausschlaggebend.[617] Neben umfangreichen Möglichkeiten der Ermittlungstätigkeit bei Personen, bei denen »ein Ansteckungsverdacht angenommen« werden konnte, fasste Rübsaamen auf Basis des Bundesseuchengesetzes eine Reihe von staatlichen Bekämpfungsmaßnahmen ins Auge. Für Mitglieder von Risikogruppen befürwortete sie eine Beobachtung nach § 36 BSeuchG, die auch zwangsweise durchgeführte HIV-Antikörpertests umfasste. Bei Sexarbeiter*innen wiederum sprach sie sich für das Auferlegen einer Kondompflicht bzw. ein Tätigkeitsverbot aus.[618]

Weitergehende Maßnahmen wurden in einem Artikel von Eike von Hippel beschrieben. Er sah in Reihenuntersuchungen das einzige wirksame Mittel zur Bekämpfung von HIV/AIDS. Unter Verweis auf andere Krankheiten wie Tuberkulose und auf andere Länder wie die USA schlug er vor, die gesamte westdeutsche Bevölkerung regelmäßig auf HIV zu testen. Zur Unterlegung seines Arguments zog Hippel jedoch nicht das Bundesseuchengesetz mit seinen Bestimmungen zur »Ermittlung« heran, sondern Ausführungen des Münchener

---

616 Rübsaamen, Martina: Der Ansteckungsverdacht im Sinne des Bundes-Seuchengesetzes insbesondere im Zusammenhang mit AIDS. Teil 2, in: *AIDS-Forschung* 2 (1987), H. 4, S. 207–217, hier: S. 211.
617 Vgl. ebd., S. 211–212.
618 Vgl. Rübsaamen, Martina: Der Ansteckungsverdacht im Sinne des Bundes-Seuchengesetzes insbesondere im Zusammenhang mit AIDS. Teil 3, in: *AIDS-Forschung* 2 (1987), H. 5, S. 276–281, hier: S. 277–281.

Virologen Gert Frösner[619] in der *AIDS-Forschung*, außerdem Artikel in der *Frankfurter Allgemeinen Zeitung* und im *Spiegel* sowie rechtswissenschaftliche Literatur zur Testung von Blut-, Samen- und Organspenden.[620] Etwas anders sah dies bei den Maßnahmen aus, die Hippel zur »Kontrolle infizierter Personen« vorschlug. Diese sollten das Tätigkeitsverbot von männlichen Sexarbeitern und die Isolation von »Personen mit verantwortungslosem Handeln« umfassen, die vor allem in den Risikogruppen zu finden seien. Hier argumentierte Hippel konsequenter mit den Möglichkeiten des Bundesseuchengesetzes. Er schloss sich zudem Gallwas' Forderung an, das Gesetz zur Bekämpfung der Geschlechtskrankheiten auf AIDS auszuweiten. Schließlich verwies er auf die umfangreichen Überwachungsmöglichkeiten in Schweden.[621] Dort hatte man bereits 1985 das landeseigene Geschlechtskrankheitengesetz auf AIDS und Menschen mit HIV ausgeweitet, was nun weitgehende staatliche Eingriffe ermöglichte.[622] Mehr noch als die bisher besprochenen rechtswissenschaftlichen Artikel zur Anwendung des Bundesseuchengesetzes auf HIV/AIDS und die Nutzung der darin vorgesehenen Maßnahmen begründete von Hippel seine Argumentation mit der angeblichen Wirksamkeit der von ihm geforderten Maßnahmen und machte die Herkunft des dafür herangezogenen Wissens und der Positionen transparent. Konsequenterweise beschrieb er auch, wo er Probleme in der Umsetzung des Bundesseuchengesetzes insbesondere in Bezug auf die Testungen sah:

> »Dieser Widerstand kommt insbesondere aus den Reihen der Homosexuellen, die (nach Angabe von Bundesgesundheitsministerin Süssmuth) in der Bundesrepublik mit 2 bis 3 Millionen Männern die Hauptrisikogruppe für Aids bilden, aus der nach wie vor über 70 % der Kranken und wahrscheinlich auch der Infizierten stammen (Der Spiegel 1987 Nr. 9, S. 18). Die Homosexuellen sind Hauptträger der Aids-Hilfe-Gruppen, die inzwischen in zahlreichen Städten entstanden sind. Sie haben sich in der ›Deutschen AIDS-Hilfe‹ einen Dachverband geschaffen, dessen politischer Einfluß nicht unerheblich scheint (vgl. Heller-Schilde, in: Dunde (Fußn. 1), S. 176). Auffällig ist nun, daß die Deutsche AIDS-Hilfe sich bisher gegen alle Maßnahmen (und zwar sogar gegen freiwillige Tests!) gewandt hat, die darauf abzielen, die tatsächlichen Gegebenheiten der Aids-Seuche aufzuklären (vgl. hierzu test 1987, Nr. 3, S. 56, 59). Hinter dieser Haltung steht offensichtlich die Sorge, die Ermittlung von Daten könne sich für die Homosexuellen nachteilig auswirken. So verständlich diese Sorge sein mag, so wenig sollte übersehen werden, daß gerade die Homosexuellen ein vorrangiges Interesse an einer wirksamen Bekämpfung der Aids-Seuche haben.«[623]

---

619 Gert Frösner (*1942) arbeitete in München als Virologe. Er machte sich durch Forderungen nach massiven staatlichen Interventionen einen Namen und war als Berater von Peter Gauweiler tätig.
620 Vgl. Hippel: Aids als rechtspolitische Herausforderung, S. 127–128.
621 Vgl. ebd., S. 128–129.
622 Vgl. Baldwin: Disease and Democracy, S. 53–54.
623 Hippel: Aids als rechtspolitische Herausforderung, S. 128, Fn. 57.

Hippel machte also insbesondere die Betroffenen für die Verbreitung von HIV verantwortlich und sah in der Selbstorganisation in Form der DAH ein Problem, da diese sich gegen eine seiner Auffassung nach wirksamen Methoden, konkret großflächige Testungen und staatliche Maßnahmen, wenden würde. Von HIV/AIDS Betroffenen sprach er damit den Willen ab, selbst effektiv gegen die Verbreitung vorzugehen. Interessanterweise griff er gerade die in der Schwulenbewegung verbreitete Sorge vor Datenerfassung, die weiter unten noch näher ausgeführt wird, auf und stellt sie mit seuchenpolitischen Argumenten als unbegründet dar.

Zwar betonten die meisten Autor*innen , dass ein Eingriff in die Grundrechte genau abgewogen werden müsse, dennoch wurde ein solcher Eingriff im Anschluss an Gallwas mit der außerordentlichen Gefährlichkeit von HIV/AIDS und seiner unbemerkten Ausbreitung in aller Regel gerechtfertigt. Ab Mitte 1987 erschienen jedoch auch rechtswissenschaftliche Aufsätze, welche sich gegen eine umfassende Nutzung der Maßnahmen des Bundesseuchengesetzes wandten. In seinem Aufsatz in der *Neuen Juristischen Wochenschrift* betonte der Bochumer Jurist Wolfgang Loschelder die Notwendigkeit einer individuellen Abwägung der Maßnahmen und ihrer möglicherweise kontraproduktiven Wirkung.[624] Der ebenfalls dort veröffentlichte Aufsatz des Passauer Rechtswissenschaftlers Ottfried Seewald betonte, dass das Bundesseuchengesetz nur angewendet werden könne, wenn Personen aktiv und bewusst zur Verbreitung von HIV beitrügen. Dies sei bei den meisten Betroffenen nicht der Fall.[625] Beiden ging es also darum, die Anwendung des Gesetzes auf einen bestimmten Rahmen zu begrenzen und dabei in Betracht zu ziehen, dass die Maßnahmen nicht die erwünschten Effekte erzielen würden.

Die erste entschiedene Kritik an der Anwendung des Bundesseuchengesetzes auf HIV/AIDS wurde von dem Hamburger Juristen Eckard Hübner im Rahmen einer Auseinandersetzung mit dem Artikel Walter Bachmanns im Mai 1987 in der *AIDS-Forschung* vorgetragen. Hübner argumentierte, dass die Begriffe »Ausscheider«, »Ausscheidungsverdächtiger« und »Ansteckungsverdächtiger« darauf basierten, dass ein Krankheitserreger ausgeschieden werde. Da aber HIV über Blut übertragen werde, könne in diesem Fall nicht von »ausscheiden« gesprochen werden. Insbesondere Tätigkeitsverbote für HIV-Positive seien daher nicht begründbar.[626] Bachmann erhielt in derselben Ausgabe der *AIDS-Forschung* die Gelegenheit zur direkten Entgegnung. In seinem Text widersprach Bachmann nicht nur Hübners Ausführungen, sondern erweiterte auch seine

---

624 Vgl. Loschelder: Gesundheitsrechtliche Aspekte des Aids-Problems S. 1468–1470.
625 Vgl. Seewald, Otfried: Zur Verantwortlichkeit des Bürgers nach dem Bundes-Seuchengesetz, in: *Neue Juristische Wochenschrift* (1987), H. 37, S. 2265, 2274.
626 Vgl. Hübener, Eckhard: Entgegnung auf den Aufsatz von Walter Bachmann »Seuchenrechtliche Aspekte der HIV-Infektion«, in: *AIDS-Forschung* 2 (1987), H. 5, S. 292–294.

Anwendung des Begriffs »krank«. Da das HI-Virus bereits ab dem Zeitpunkt der Infektion das Immunsystem schwäche, könnten laut Bachmann Menschen mit HIV auch ohne das Vorhandensein von Symptomen für krank im Sinne des Bundesseuchengesetzes erklärt werden.[627]

Manfred Bruns wandte sich insbesondere gegen die Vorschläge, Reihenuntersuchungen und Zwangstests als Instrumente gegen die Verbreitung von HIV/AIDS einzusetzen. Dabei argumentierte er, dass den (negativ) getesteten Menschen dadurch ein falsches Sicherheitsgefühl vermittelt würde. Zugleich müsse mit einer Protestbewegung wie der gegen die Volkszählung gerechnet werden sowie mit dem Abtauchen von Menschen, die positiv getestet würden. Jene Maßnahmen würden damit nicht zur Eindämmung, sondern im Gegenteil zu einer schnelleren Verbreitung von HIV führen und seien damit nicht mehr mit dem Bundesseuchengesetz zu begründen.[628] Bei diesem Argument konnte er sich auf die sozialwissenschaftliche Studie aus dem Jahr 1986 *AIDS kann schneller besiegt werden* von Rolf Rosenbrock[629] stützen.[630] Bruns' Argumentation reihte sich somit in dem Versuch ein, der Anwendung des Bundesseuchengesetzes die negativen Konsequenzen entgegenzuhalten, die sich daraus ergeben könnten. Entgegen den Verfechter*innen weitgehender Maßnahmen ging Bruns dabei auch davon aus, dass sich Widerstand bilden könnte, Menschen sich den Maßnahmen entziehen würden bzw. die Kenntnis über den eigenen HIV-Status nicht automatisch zu einem präventiven Handeln führen würde.

Fast alle seuchenpolitischen Maßnahmen inklusive der Eingriffe in Grundrechte waren möglich, auch ohne dass AIDS als meldepflichtige Krankheit gelistet war. Ähnlich wie bei der Frage der Meldepflicht versuchte eine Gruppe von Rechtswissenschaftler*innen und Verwaltungsmitarbeiter*innen aus München, die hierfür notwendigen Begriffe des Bundesseuchengesetzes mit der Infektion mit HIV und der Erkrankung an AIDS in Verbindung zu setzen. Ein Ziel dabei war, Interventionen zu ermöglichen, zum Beispiel das Verhängen von Tätigkeitsverboten für Sexarbeiter*innen oder die (zwangsweise) Isolierung von HIV-positiven Menschen. Die meisten geforderten Maßnahmen konzentrierten sich jedoch auf die Identifizierung von Menschen mit HIV und die Erfassung von

---

627 Vgl. Bachmann, Walter: Erwiderung von Prof. Bachmann, in: *AIDS-Forschung* 2 (1987), H. 5, S. 293–294.
628 Vgl. Bruns: Aids, Alltag und Recht, S. 354.
629 Rolf Rosenbrock (*1945) ist Sozialwissenschaftler. Rosenbrock war von 1977 bis 1984 wissenschaftlicher Mitarbeiter am Wissenschaftszentrum Berlin (WZB). Von 1984 bis 1987 war er dessen stellvertretender Direktor. Von 1988 bis 2012 leitete er am WZB die Forschungsgruppe Public Health. Er war Mitglied der AIDS-Enquete-Kommission. 1986 veröffentlichte er das Buch »Aids kann schneller besiegt werden«. Vgl. seinen Lebenslauf auf der Website des Wissenschaftszentrums Berlin, https://www.wzb.eu/de/personen/rolf-ro senbrock [22.3.2025].
630 Vgl. Bruns: Aids, Alltag und Recht, S. 354, Fußnote 6.

Daten über sie. Die Ausweitung des Begriffs »ansteckungsverdächtig« und insbesondere die Einführung des Konzepts »Annahme eines Ansteckungsverdachts« machte auch zwangsweise durchgeführte HIV-Antikörpertests bei Personen, die »Risikogruppen« zugerechnet wurden, möglich. Für die betroffenen Personen bedeutete diese Auslegung des Bundesseuchengesetzes zugleich, dass sie aufgrund dieser zugeschriebenen Zugehörigkeit Maßnahmen ausgeliefert wären, die in ihre Grundrechte eingriffen. Die rechtswissenschaftliche Debatte Mitte der 1980er Jahre lieferte somit eine entscheidende Grundlage für die Überführung des medizinischen Konzepts der Risikogruppe ins Recht. Diese zunehmende Verrechtlichung der epidemiologischen Risikogruppen, die im Diskurs um AIDS im Verlauf der 1980er Jahre eine prominente Rolle einnahm, kann als ein besonders wirkmächtiger Teil der Anrufungsverkettungen im Rahmen eines Subjektivierungsprozesses gesehen werden.[631]

In der intensiven Rezeption der Presseberichterstattung in den betrachteten rechtswissenschaftlichen Texten zeigt sich hier eine weitere Parallele zur Diskussion der in Kapitel 3 untersuchten strafrechtlichen Verfolgung potenzieller HIV-Übertragungen. Ergänzt wurden die außerrechtlichen Bezüge hier um den Teil virologischer und epidemiologischer Expertise, die sich über Aufklärung hinaus für aktive staatliche Maßnahmen, insbesondere großflächige Testungen einsetzte. Es kann hier also von einer Verrechtlichung eines bestimmten Denkstils, in diesem Fall der klassischen Seuchenbekämpfung, gesprochen werden. Hierzu gehörte auch eine enge Verknüpfung von Homosexualität und Sexarbeit. Der Grund dafür kann darin gesehen werden, dass sich staatliches Handeln zur Bekämpfung von sexuell übertragbaren Krankheiten vor dem Auftreten von HIV/AIDS auf Maßnahmen konzentriert hatte, die auf die Körper und Tätigkeiten von Sexarbeiter*innen zugriffen.

Kritik an der Anwendung des Bundesseuchengesetzes auf HIV/AIDS wurde, mehr noch als zu Fragen von Strafbarkeit und Meldepflicht, aus unterschiedlichen Richtungen geäußert, unter anderem auch von Datenschutzaktivist*innen und Teilen der Rechtswissenschaften, und reflektierte insbesondere mögliche negative Konsequenzen der Anwendung des Gesetzes. Im Gegensatz zu den Befürworter*innen griffen die Kritiker*innen dabei auch auf sozialwissenschaftliche Wissensbestände zur AIDS-Prävention zurück.

Die Auslegungsunterschiede hinsichtlich des Bundesseuchengesetzes und die daraus folgenden Konsequenzen für das politische Handeln blieben jedoch bestehen und wurden in die AIDS-Enquete-Kommission überführt, die am 16. Juni 1987 ihre Arbeit aufnahm. Hier gab es zudem personelle Kontinuitäten. Ulrich

---

631 Vgl. Kapitel 1.3.

Gallwas und Manfred Bruns wurden als Sachverständige in die Kommission berufen.[632]

4.1.3 Offenbarung

Sowohl in den rechtswissenschaftlichen Debatten zur Anwendung des Bundesseuchengesetzes als auch in denen zur Strafbarkeit von möglichen HIV-Übertragungen tauchten Überlegungen zu der Frage auf, wie Informationen über eine HIV-Infektion von den behandelnden Ärzt*innen ohne eine Meldepflicht für AIDS an staatliche Stellen weitergegeben werden könnten. Gerhard Schlund sah eine Verpflichtung von HIV-positiven Menschen, ihren HIV-Status gegenüber behandelnden (Zahn-)Ärzt*innen und deren Mitarbeiter*innen zu offenbaren. Auch war es seiner Auffassung nach möglich, den positiven HIV-Status einer Person an die Blutspendezentrale bzw. den Arbeitgeber weiterzugeben, wenn diese Person ärztliche Verhaltensauflagen nicht befolgt hatte oder selbst in einem medizinischen Beruf tätig war.[633] Hierbei griff er auf einen Aufsatz von Eberhard Deutsch zurück, der 1985 in der *Neuen Juristischen Wochenschrift* erschienen war und Tests bei Blutspenden diskutierte. Dort begründete er die Ausnahme von der ärztlichen Schweigepflicht damit, dass die Schweigepflicht im Falle eines öffentlichen Interesses zurücktreten müsse. Als Beispiel diente ihm der Fall eines Arztes, der die Information über die Fahruntüchtigkeit einer Person an die Polizei weitergeben dürfe, wenn diese ihren Führerschein nicht beim Arzt hinterlegen wolle.[634]

Ein weiteres in der Debatte geäußertes Argument besagt, dass in bestimmten Situationen die Weitergabe des HIV-Status die einzige Möglichkeit darstelle, Gefahr für »Leib und Leben Dritter« abzuwenden. Damit sei, so Gallwas im oben zitierten Aufsatz von 1986, der Notstand nach § 203 StGB bzw. § 34 StGB anwendbar. Und Wolfram Eberbach sah es als gerechtfertigt an, das Ärzt*innen die Ehepartner*innen oder Lebensgefährt*innen von HIV-positiven Personen über deren HIV-Status informierten.[635]

Festzuhalten ist, dass die hier zitierten Autor*innen nicht nur der Informationsweitergabe über den HIV-Status positiv getesteter Personen an den Staat eine hohe Priorität zumaßen, sondern auch sicherstellen wollten, dass Menschen aus dem persönlichen Umfeld darüber in Kenntnis gesetzt würden. Nicht die

---

632 Vgl. Enquete-Kommission: Endbericht der Enquete-Kommission, S. 24.
633 Vgl. Schlund: Juristische Aspekte beim erworbenen Immun-Defekt-Syndrom (AIDS). Teil 1, S. 451.
634 Vgl. Deutsch, Erwin: AIDS und Blutspende, in: *Neue Juristische Wochenschrift* (1985), H. 46, S. 2746.
635 Vgl. Eberbach: Juristische Probleme der HTLV-III-Infektion (AIDS), S. 233.

allgemeine Anpassung von Verhaltensweisen zur Verringerung des Infektionsrisikos stand im Fokus, sondern spezifische Maßnahmen gegenüber Personen mit HIV.

4.1.4 Datenerfassung zur Verbreitung von HIV/AIDS

In den Debatten über gesetzliche Reglungen zur Datenerhebung im Kontext von HIV/AIDS spielte neben der namentlichen Erfassung auch die Möglichkeit, einen Überblick über die epidemiologische Situation in der Bundesrepublik zu erlangen, eine Rolle. Die Bereitstellung von Daten für die Erhebung über die Ausbreitung von HIV/AIDS erfolgte zunächst auf freiwilliger Basis. Im Jahr 1982 richtete die Ärztin und Medizinprofessorin Johanna L'Age-Stehr vom Robert-Koch-Institut (RKI) ein anonymes AIDS-Fallregister ein. Hier wurden die Daten über die AIDS-Fälle gesammelt, die von den behandelnden Ärzt*innen am RKI gemeldet wurden. Das Register bildete auch später die Rechengrundlage, um die HIV-Infektionszahlen aus den frühen Jahren der Epidemie zu überschlagen. Der verwendete Fallberichtsbogen wurde nach dem Vorbild eines entsprechenden Dokuments der US-amerikanischen Centers for Disease Control (CDC) entworfen und zusammen mit einem vom Bundesgesundheitsamt (BGA) erstellten Merkblatt zur Erkennung von AIDS Ärzt*innen zur Verfügung gestellt. Das BGA informierte die Ärzt*innenschaft über das Merkblatt und den Erfassungsbogen mittels Anzeigen in Fachzeitschriften[636] und bat die Ärzt*innen zudem um Mithilfe. Außerdem passte das BGA beide Dokumente entsprechend dem zunehmenden Wissen über HIV/AIDS zwischen 1983 und 1985 mehrere Male an. Aufgrund eines Beschlusses der Gesundheitsministerkonferenz der Länder entwickelte das BGA Ende 1985 einen neuen Fallberichtsbogen, in dem AIDS nur noch im Vollbild erfasst werden sollte und nicht bereits Fälle des AIDS-related complex (ARC) oder der seit Kurzem diagnostizierbare HIV-Status.[637]

Anfang 1987 begann die Deutsche Vereinigung zur Bekämpfung von Viruserkrankungen Daten über HIV-Infektionen auf freiwilliger Basis zu sammeln.[638] Am 1. Oktober 1987 trat schließlich die Verordnung über die Berichtspflicht für positive HIV-Bestätigungstests[639] in Kraft. Hiermit machte die Bun-

---

636 Veröffentlichungen fanden unter anderem im *Bundesgesundheitsblatt* (1983), in *The Lancet* (1983) und im *Deutschen Ärzteblatt* (1985) statt.
637 Vgl. L'Age-Stehr, Johanna/Koch, Michael G.: Das Erfassungsverfahren für AIDS-Fälle in Deutschland, in: *AIDS-Forschung* 2 (1987), H. 2, S. 87–93, hier: S. 88–89.
638 Vgl. NN: Laborberichtspflicht für positive HIV-Bestätigungstests, in: *Deutsches Ärzteblatt* 84 (1987), H. 40, S. 2593.
639 Im Rahmen der Diagnostik einer HIV-Infektion wird nach einem positiven Testergebnis in der Regel ein zweiter Test durchgeführt, um einen falsch positiven Test auszuschließen.

desgesundheitsministerin Rita Süssmuth von der Möglichkeit des Bundesseuchengesetzes Gebrauch, die Meldepflicht auch auf darin nicht gelistete Krankheiten zu erweitern. Damit erlosch die Möglichkeit der Bundesländer, eigene Regeln bezüglich der Meldepflicht von HIV/AIDS zu schaffen. Die Verordnung verpflichtete Ärzt*innen, die einen HIV-Antikörpertest durchführten, ein positives Ergebnis an das zentrale AIDS-Infektionsregister beim Bundesgesundheitsamt zu melden. In der Meldung mussten sie ihren eigenen Namen und ihre Anschrift, das Datum der Probenentnahme und die Art des Untersuchungsverfahrens angegeben. Teil der Mitteilung waren weiterhin das Alter, das Geschlecht und die Postleitzahl des Wohnorts der untersuchten Person sowie der Anlass der Untersuchung, Angaben über die mögliche Übertragungsweise und das vorliegende Krankheitsbild. Schließlich sollte die Meldung auch darüber informieren, ob die untersuchte Person schon vor dem Test als HIV-positiv bekannt war.[640] Name oder Anschrift der getesteten Person mussten nicht gemeldet werden. Es handelte sich also um eine anonyme Meldepflicht. Bereits während der Entwicklung des Bogens übte der Hessische Datenschutzbeauftragte Simitis Kritik an der Entwurfsfassung, und zwar mit Blick auf die Erfassung persönlicher Daten wie Geburtsdatum, Geschlecht und Wohnsitz. Simitis sah hier die Gefahr einer Rückverfolgbarkeit.[641]

4.2 Die Schwulenbewegung, Datenschutz und AIDS

Während sich Mitte der 1980er Jahre im Seuchenrecht durch die oben beschriebenen rechtswissenschaftlichen Debatten männliche Homosexualität als eine der Zugriffskategorien zur Füllung des Begriffs »ansteckungsverdächtig« etablierte, existierte im Strafrecht die Kategorie männliche Homosexualität schon seit über hundert Jahren in Form des § 175 StGB, der ab 1871 sexuelle Handlungen zwischen Männern unter Strafe stellte und noch in seiner abgewandelten Form in den 1980er Jahren ein höheres Schutzalter für mannmännliche Sexualität vorsah.[642]

Die Anwendung von § 175 StGB war eng verknüpft mit der polizeilichen Erfassung schwuler Männer. Die auch als »Rosa Listen« bezeichneten Karteien waren ein entscheidendes Werkzeug, um Zugriff auf Männer, die Sex mit Männern hatten, zu erlangen. Es wurde also nicht nur eine soziale Pluralität, sondern auch ein kollektiv Identität im Sinne einer Bedeutungszuschreibung der

---

640 Vgl. NN: Laborberichtspflicht für positive HIV-Bestätigungstests, S. 2593.
641 Vgl. Simitis: Gesundheitsrechtliche Aspekte der Bekämpfung von AIDS, S. 213.
642 Vgl. Lücke, Martin: Männlichkeit in Unordnung: Homosexualität und männliche Prostitution in Kaiserreich und Weimarer Republik, Frankfurt am Main 2008, S. 113–114.

eigenen Zugehörigkeit hergestellt. Die über die Jahre intensive Beschäftigung der Bewegung und Community mit »Rosa Listen« als ein verbindendes Element der eigenen Repressionserfahrung deutet zudem auf eine Übernahme als Teil ihrer kollektiven Identität im Sinne eines Ringens um das eigene Selbstverständnis bestimmende Themen hin.

4.2.1 Rosa Listen

Obwohl konsensueller Sex zwischen erwachsenen Männern nach den Reformen des § 175 StGB in den Jahren 1969 und 1973 nicht mehr strafbar war, bedeutete dies nicht, dass die Ermittlungsbehörden sich durchgehend an die neue gesetzliche Lage anpassten. Auf die Praxis der Polizeibehörden, weiterhin Listen mit schwulen Männern zu führen, machte eine Reihe von Artikeln im *Spiegel* im Jahr 1979 aufmerksam. In einem Bericht aus dem Mai 1979 zum Aufbau einer elektronischen Datensammlung bei Interpol wurde aufgedeckt, dass Karteien der Landespolizeien über schwule Männer in das elektronische System von Interpol überspielt worden waren und dort nicht gelöscht wurden. Darüber hinaus zitiert der Text einen »westdeutschen Polizeiführer« mit der Aussage: »Ich bin überzeugt, daß Homo-Karteien in allen Landeskriminalämtern geführt werden.« Zu Wort kam auch der Mannheimer Staatsanwalt Wolf Wimmer, der sich darauf berief, dass eine entsprechende Kartei unverzichtbar für die Identifikation gefährlicher pädophiler Triebtäter sei.[643] Dieser Artikel erregte in der Schwulenbewegung so viel Aufmerksamkeit, dass der *Spiegel* im August 1979 einen weiteren veröffentlichte, der die Empörung unter schwulen Männern zum Thema machte und unter anderem berichtete, dass auf dem einwöchigen schwul-lesbischen Festival Homolulu[644] Ende Juli 1979 auch die Vernichtung der polizeilich geführten »Rosa Listen« gefordert worden war.[645]

---

643 Vgl. NN: »Das Stahlnetz stülpt sich über uns«. SPIEGEL-Serie über die westdeutschen Polizei- und Geheimdienst-Computer (II): Wie Interpol arbeitet, in: *Der Spiegel* (1979), H. 19, S. 36–56, hier: S. 52.
644 Die Veranstaltung »Homolulu – Die Geburt eines Vulkans oder die Versuchung eine Utopie konkret zu machen« fand vom 23. bis zum 29 Juli 1979 in Frankfurt statt. Die Veranstaltung war eine Mischung aus Workshops und Unterhaltungsprogramm. Organisiert wurde Homolulu von der Nationalen Arbeitsgruppe Repression gegen Schwule (NARGS). Zudem fand am vorletzten Tag eine Demonstration durch die Frankfurter Innenstadt statt. Maßgeblich beteiligt war hier auch Stefan Reiß, der 1983 einer der Initiator*innen der Gründung der Deutschen AIDS-Hilfe war. Vgl. Henze: Schwule Emanzipation und ihre Konflikte, S. 335.
645 Vgl. NN: »Der San.-St. Uffz. verfiel der Sinnlichkeit«. Wie Polizei und Geheimdienste Homosexuellen-Daten sammeln, in: *Der Spiegel* (1979), H. 33, S. 58–62, hier: S. 58–60.

In der Folge gab es eine Reihe von Versuchen aus der Schwulenbewegung heraus, die Fortexistenz von »Rosa Listen« aufzudecken und deren Nutzung anzuprangern. 1980 musste die Hamburger Polizei nach einer Aktion schwuler Aktivist*innen zugeben, dass sie auch nach 1973 noch Tausende schwuler Männer namentlich erfasst hatte. Die Aktivist*innen hatten auf einer öffentlichen Toilette die Spiegel zerschlagen, wodurch ein dahintergelegener Beobachtungsraum zum Vorschein kam. Nicht nur wurde dieser Fall von einer umfangreichen Berichterstattung in der schwulen Presse begleitet, wie Magdalena Beljan herausgearbeitet hat, er führte auch zu weiteren Aktionen und Forderungen der Schwulenbewegung.[646] Ebenfalls 1980 entstand im Rahmen der Hamburger Stonewall-Demonstration Konflikt zwischen einem fotografierenden Polizisten und Demonstrierenden. Letztere befürchteten die Nutzung der Bilder für eine polizeiliche Erfassung und forderten die Herausgabe des Films. Daraufhin kam es zu einer gewaltsamen Auseinandersetzung. In Reaktion auf den Vorfall verteilten die Hamburger Lesben- und Schwulengruppen einen Aufruf, in dem sie Betroffene darum baten, Informationen über Polizeikontrollen in Parks, Kneipen und Wohnungen weiterzugeben. Sie erhofften sich so, eine systematische Erfassung von schwulen Männern durch die Hamburger Polizei nachweisen zu können.[647]

Neben den direkten Aktionen versuchten Aktivist*innen auch in anderen Bundesländern über parlamentarische Anfragen zu belegen, dass die Polizei »Rosa Listen« führte. Anfragen wurden durch Abgeordnete der SPD und FDP in verschiedenen Landesparlamenten (u. a. Schleswig-Holstein und Westberlin) sowie im Bundestag gestellt, förderten aber keine Beweise in der Sache zutage.[648] Sowohl die Berichterstattung im *Spiegel* als auch Aussagen von Datenschutzbeauftragten (z. B. in Nordrhein-Westfalen) deuteten jedoch darauf hin, dass in verschiedenen Polizeibehörden noch Daten über schwule Männer vorhanden waren und in einigen Fällen auch weiterhin gesammelt wurden.

Für schwule Gruppen waren Ende der 1970er und Anfang der 1980er Jahre, also unmittelbar vor dem Beginn der AIDS-Krise, die staatlichen Erfassungspraktiken ein zentrales Thema. Diese wurden als Form staatlichen Eingriffs und als Mittel der Ermöglichung staatlicher Repression gesehen. In ihrem Buch *Rosa Winkel, Rosa Listen. Homosexuelle und »Gesundes Volksempfinden« von*

---

646 Vgl. Beljan: Rosa Zeiten?, S. 74–76.
647 Vgl. Hamburger Lesben- und Schwulengruppen (HLSV): Helft mit, noch mehr ROSA LISTEN aufzudecken!, Schwules Museum, Bestand Treffen Berliner Schwulengruppen, Kiste Stefan Reiß.
648 Vgl. Jungdemokraten: Lieber ein warmer Bruder als ein kalter Krieger. Arbeitskreis Homosexualität. Dokumentation, Berlin ²1980, S. 9–10; Stümke, Hans-Georg/Finkler, Rudi: Rosa Winkel, Rosa Listen. Homosexuelle und »Gesundes Volksempfinden« von Auschwitz bis heute, Reinbek bei Hamburg 1981, S. 373.

Auschwitz bis heute stellten Hans-Georg Stümke und Rudi Finkler 1981 die Überwachung der Hamburger öffentlichen Toiletten ans Ende ihrer Erzählung über staatliche Verfolgung im Rahmen des § 175 StGB.[649] Der Text griff damit einen in der Schwulenbewegung existierenden Topos auf, dem zufolge staatliche Erfassungspraktiken – auch nach 1973 – eine Fortführung der im NS-Regime und der frühen Bundesrepublik praktizierten Verfolgungspraktiken darstellten.

Auch nach dem Bekanntwerden der ersten Fälle von AIDS blieben »Rosa Listen« in schwulen Gruppen und Bewegungszeitschriften zunächst ein von AIDS unabhängiges Thema. In Westberlin versuchte das Treffen Berliner Schwulengruppen (TBS) über die Formulierung von neuen parlamentarischen Anfragen die Aufdeckung von »Rosa Listen« zu erreichen. Dabei konnte durch eine im April 1983 von Jürgen Kunze (FDP) eingebrachte Anfrage im Berliner Abgeordnetenhaus herausgefunden werden, dass in der Kartei für Sexualstraftäter »homosexuelle Täter und Tatverdächtige« speziell markiert wurden. Daraufhin forderte das TBS ehemalige Beschuldigte auf, eine Anfrage beim Landesdatenschutzbeauftragten zu stellen, um zu überprüfen, ob ihre Daten ordnungsgemäß gelöscht worden waren.[650] Daran anschließend nahm sich Wolfgang Petersen, ein Abgeordneter der Liberalen Demokraten,[651] die Praktiken der Datenerhebung vor. Er stellte eine Anfrage zur Häufigkeit von »Razzien gegen Homosexuelle im Tiergarten« und verband dies mit der Forderung, die Überprüfung von schwulen Männern einzustellen. Innensenator Heinrich Lummer (CDU) beantwortete die Anfrage damit, dass keine Informationen über die Häufigkeit vorlägen.[652]

Vor diesem Hintergrund nahm die Datensammlung des Staates viel Raum in dem vom TBS erstellten Forderungskatalog »Die schwulen Stolpersteine. Homosexuelle Forderungen zu den Bezirks- und Abgeordnetenhauswahlen 1985« ein. Darin enthalten war zum einen die Forderung nach der Löschung von bestehenden personenbezogenen Datenbeständen über Homosexualität. Die Aktivist*innen forderten insbesondere die Löschung von Informationen über

---

649 Vgl. Stümke/Finkler: Rosa Winkel, rosa Listen, S. 368–377.
650 Vgl. NN: TBS-Protokoll vom 8.4.1983, Schwules Museum, Bestand Treffen Berliner Schwulengruppen, Kiste 1; Brüggemann, Thomas: TBS-Protokoll vom 13.5.1983, Schwules Museum, Bestand Treffen Berliner Schwulengruppen, Kiste 1.
651 Die Liberalen Demokraten (LD) entstanden in der Folge des Bruchs der sozialliberalen Koalition. Sie wurde von ehemaligen FDP-Mitgliedern gegründet, die sozialliberal eingestellt waren und nicht in die SPD oder zu den Grünen/Alternativen Listen gewechselt waren. Im Berliner Abgeordnetenhaus erlangte die LD mit Wolfgang Petersen kurzzeitig ein Mandat. Dieser war im Juni 1983 im Rahmen der Mandatsrotation der Alternativen Liste in das Abgeordnetenhaus eingezogen und kurz darauf von dieser ausgeschlossen worden.
652 Vgl. Petersen, Wolfgang: Razzien gegen Homosexuelle. Senat verweigert Abgeordnetem Antwort Wolfgang Petersen, Liberale Demokraten Berlin 5. Juni 1984, Schwules Museum, Bestand Treffen Berliner Schwulengruppen, Kiste 1.

Handlungen, die nach 1973 nicht mehr strafbar waren, aber auch die Löschung von Eintragungen in Personalakten. Zum anderen wurde gefordert, die Sammlung von neuen Daten zu unterbinden.[653] Neben den Aktionen wurde in den Bewegungszeitschriften immer wieder darüber berichtet, wenn der Verdacht einer polizeilichen Erfassung von schwulen Männern bestand.[654]

Die Einführung des HIV-Antikörpertests und die sich in der Folge intensivierenden Debatten über staatliche Erfassung zur AIDS-Bekämpfung veränderten auch den Kontext, in dem »Rosa Listen« in der Bewegung diskutiert wurden. Die Münchener Polizei rechtfertige das Führen einer umfangreichen, von aktuellen Straftatbeständen losgelösten »Homosexuellen-Kartei« mit der Notwendigkeit, eine Datenbasis für den Kampf gegen AIDS zur Verfügung zu haben.[655] Parallel zu den Artikeln über »Rosa Listen« berichteten schwule Medien wiederholt über die Erfassung des HIV-Status bzw. eines Verdachts auf Ansteckung mit HIV in Polizeidatenbanken.[656]

Der vonseiten der Schwulenbewegung immer wieder geäußerte Verdacht, dass an mehreren Orten weiterhin »Rosa Listen« geführt würden, sowie die 1986 und 1987 wiederholten staatlichen Äußerungen, dass eine Erfassung von schwulen Männern notwendig sei, um gegen AIDS vorgehen zu können, veranlassten den 1986 gegründeten Bundesverband Homosexualität (BVH) zu dem Thema Stellung zu beziehen und auf seiner dritten Mitgliederversammlung im März 1988 eine Resolution zum Datenschutz zu verabschieden. Eingebracht wurde der Resolutionsvorschlag von dem Grünen-Politiker und schwulen Aktivisten Volker Beck[657]. Der Verband beklagte im Rahmen der Resolution, dass die Existenz entsprechender Listen und Erfassungsprogramme von staatlichen Stellen immer wieder abgestritten und nicht proaktiv gegen sie vorgegangen wurde. Die Resolution forderte die Abschaffung des § 175 StGB, da er den Kern der Begründung für die Erfassung von schwulen Männern insbesondere im Rahmen von

---

653 Vgl. Treffen Berliner Schwulengruppen: Die schwulen Stolpersteine. Homosexuelle Forderungen zu den Bezirks- und Abgeordnetenhauswahlen 1985, Schwules Museum, Bestand Treffen Berliner Schwulengruppen, Kiste 1.

654 Vgl. u. a. NN: Keine Rosa Listen, in: *Siegessäule* 1 (1984), H. 1, S. 5; NN: Rosa Listen bei MAD und Verfassungsschutz, in: *Rosa Flieder* (1988), H. 58, S. 16; NN: Rosa Listen, in: *Du&Ich* 16 (1984), H. 10, S. 55.

655 Vgl. Kapitel 4.4.2.

656 Vgl. u. a. NN: AIDS-Hinweise in Polizeidaten, in: *Siegessäule* 5 (1988), H. 11, S. 20; NN: HIV-Hinweis gelöscht, in: *Siegessäule* 5 (1988), H. 12, S. 20; NN: Angeblich nicht gespeichert, in: *Siegessäule* 5 (1988), H. 2, S. 16.

657 Volker Beck (*1960) ist schwuler Aktivist und Politiker. Von 1989 bis 1990 war Beck Mitglied im Vorstand des Bundesverbandes Homosexualität und zwischen 1991 und 2004 einer der Sprecher des Schwulenverbandes in Deutschland (SVD). Beck ist seit 1985 Mitglied bei den Grünen. Von 1994 bis 2017 war Beck Mitglied des Deutschen Bundestages. Vgl. NN: Neu im Vorstand, in: *BVH-Magazin* 3 (1989), H. 5, S. 1; Vierhaus (Hg.): Biographisches Handbuch, S. 48.

Personenkontrollen und Razzien darstelle. Darüber hinaus verlangte der BVH die Vernichtung aller gespeicherten Daten über »Homosexuelle« bei Polizei, Verfassungsschutz, Militärischem Abschirmdienst und Bundesnachrichtendienst. Schließlich forderte die Resolution die Erweiterung der Kompetenzen der Datenschutzbeauftragten, die auf alle, nicht zuletzt auch computergestützte Formen der Datenspeicherung Zugriff erhalten sollten.[658] Der Bundesverband griff damit ein Thema auf, das in den lokalen Schwulengruppen intensiv diskutiert wurde und zentrale Forderungen der Schwulenbewegung betraf. Gleichzeitig wurden die zu dieser Zeit bereits kursierenden grundsätzlichen Bedenken gegen Datenerfassung und die staatliche Nutzung von Computersystemen insbesondere in linken Kreisen aufgegriffen.

Polizeiliche Ermittlungen im Jahr 1988 in Köln führten erneut zu einer umfassenden Mobilisierung innerhalb der Schwulenbewegung zum Thema »Rosa Listen«. Im Zuge der Ermittlungen zu einem Mord an einem schwulen Kellner lud die Kölner Kriminalpolizei rund 250 schwule Männer vor. Diese wurden zudem gebeten, einen Nachweis über ihre Blutgruppenzugehörigkeit mitzubringen. Die Kriminalpolizei hatte bereits die Blutgruppe des Mörders ermitteln können. Mit der Vorladung war also auch ein Verdacht verbunden, dass sich der Täter unter den vorgeladenen Männern befand. Unklar war jedoch, woher die Polizei die Kontaktdaten der 250 Männer erhalten hatte, von denen ein Teil keinen Kontakt zum Mordopfer gehabt hatte.[659] Die Polizei gab diesbezüglich an, die Daten der vorgeladenen Männer aus dem Adressbuch des Toten sowie über Folgeermittlungen erhalten zu haben. Die Kölner Lokal-Gruppe der gay liberation front (glf) schaffte es jedoch, über Flugblätter elf Personen aus dem Kreis der Vorgeladenen zu ermitteln und zu befragen. Dabei stellten die Aktivist*innen fest, dass alle elf im Bahnhofsbereich kontrolliert und dabei ihre Ausweise überprüft worden waren. Bekannt war der glf-Gruppe zudem, dass von der örtlichen Bahnpolizei eine »Störerkartei« geführt wurde, in der Hausverbote festgehalten wurden. Daher vermutete die Gruppe, dass in dieser Kartei auch Daten zur angenommenen sexuellen Orientierung der Überprüften erfasst und gespeichert wurden. Letztlich konnte mithilfe des Bundesdatenschutzbeauftragten die Existenz der Kartei nachgewiesen werden. Seinen Nachforschungen zufolge gingen mindestens 150 der Vorladungen auf diese Kartei zurück. Der Bundesdatenschutzbeauftragte stellte dabei fest, dass in der Kartei unter der Begründung für einen Bahnhofsverweis Hinweise auf die Homosexualität der Betroffenen gelistet waren. Zudem kritisierte er die Weitergabe der gesamten

---

658 Vgl. Bundesverband Homosexualität: Resolution zu Datenschutz, Schwules Museum, Bestand Bundesverband Homosexualität (BVH), Nr. 10a – Mitgliederversammlungen, S. 1–3.
659 Vgl. Kay, Axel: Rosa Listen-Skandal in Köln. 250 Schwule vorgeladen, in: *Rosa Flieder* (1988), H. 59, S. 9.

Kartei an das Landeskriminalamt. In Reaktion auf diese Erfassungs- und Weitergabepraxis setzte der Bundesdatenschutzbeauftragte neue Reglungen durch, wonach bei der Datenerfassung »Kürzel wie etwa ›Stricher, Dirne, Homo, Schläger‹ zu unterlassen« waren und die die Frist für die Aufbewahrung der Daten auf maximal ein Jahr nach Ende des Bahnhofsverbots begrenzten.[660]

In Berlin einigten sich die im TBS organisierten Gruppen darauf, einen gemeinsamen Protestbrief an den Polizeipräsidenten von Köln zu schreiben.[661] Der BVH griff das Thema in einer Pressemitteilung auf, die den Innenausschuss des Deutschen Bundestages dazu aufforderte, die Grundlagen für ein Verbot der polizeilichen Erfassung von schwulen Männern und der Speicherung der daraus entstandenen Daten zu schaffen. Zudem wurde in Bezug auf den Kölner Fall gefordert, die Praxis der Bahnhofsverweise und -verbote zu überprüfen.[662]

Die *Nürnberger Schwulenpost* versorgte ihre Leser*innen im Rahmen der Berichterstattung über die »Rosa Listen« in Köln mit Hinweisen, wie sie sich gegen eine solche Erfassung zur Wehr setzen könnten. Dabei verwies der Autor darauf, dass Betroffene das Recht hätten, gegen unkorrekte gespeicherte Daten vorzugehen – ohne jedoch auf die spezifischen Bestimmungen im Recht einzugehen. Die Einforderung dieses Rechts koste jedoch Geld und Mühe. Weiterhin riet der Artikel den Leser*innen, im Zweifelsfall Datenauskunft beim zuständigen Kriminalamt anzufordern und sich bei grundsätzlichen Fragen an die*den Datenschutzbeauftragte*n zu wenden. In Bezug auf Razzien stellte der Text klar, dass die Polizei zu Ausweiskontrollen berechtigt sei. Der Artikel schloss mit der Empfehlung, den Rechtsratgeber »Recht schwul«[663] zu lesen.[664] Wenn auch zurückhaltend formuliert, setzte die *Nürnberger Schwulenpost* neben politischem Aktivismus auch auf die Befähigung der Individuen, sich gegen staatliche Praxis zu wehren, sowie auf das Recht und die Institution der Datenschutzbeauftragten.

Der Vorfall in Köln veranlasste auch die Fraktion der Grünen im Bundestag, das Thema »Rosa Listen« im Juni 1988 erneut auf die Tagungsordnung des Parlaments zu bringen. Die Abgeordneten Jutta Oesterle-Schwerin[665] und Regula

---

660 Vgl. Bundesdatenschutzbeauftragter: Elfter Tätigkeitsbericht des Bundesbeauftragten für den Datenschutz gemäß § 19 Abs. 2 Satz 2 des Bundesdatenschutzgesetzes (BDSG), 14.2. 1990, Drucksache 11/6458 des Deutschen Bundestags, S. 66.
661 Vgl. Hirsch, Roland: TBS-Protokoll vom 13.5.88, Schwules Museum, Bestand Treffen Berliner Schwulengruppen, Kiste 1, S. 19.
662 Vgl. NN: Rosa Listen vor Bundestag. BVH fordert, in: *Rosa Flieder* (1989), H. 62, S. 15.
663 Vgl. SchwIPs – die schwulen Juristen: Recht Schwul. Rechtsratgeber für Schwule, Berlin 1982.
664 Vgl. Wolfgang: Lieb' Vaterland – magst ruhig sein …. Rosa Listen im Nachkriegsdeutschland, in: *Nürnberger Schwulenpost* (1988), H. 29.
665 Jutta Oesterle-Schwerin (*1941) ist lesbische Aktivistin und Politikerin. Von 1987 bis 1990 war sie für die Grünen Abgeordnete im Bundestag. Vgl. Vierhaus (Hg.): Biographisches Handbuch, S. 615–616.

Schmidt-Bott[666] formulierten hierzu eine Große Anfrage an die Bundesregierung unter dem Titel »Rosa Listen. Beeinträchtigung des Rechtes auf informationelle Selbstbestimmung von Homosexuellen durch den Homosexuellen-Sonderparagraphen (§ 175 StGB) und die Sicherheitsrichtlinien (SIR)«. In der Einleitung griff die Große Anfrage die Fälle staatlicher Registrierung auf, die eine besonders hohe Medienwirksamkeit erreicht hatten: die Überwachung öffentlicher Toiletten in Hamburg bis 1980, die »Homosexuellen-Kartei« in München, die – wie oben beschrieben – 1986 von dem dortigen Datenschutzbeauftragten aufgedeckt wurde, und schließlich der Kölner Vorfall 1988.[667] Ganz explizit griff die Anfrage auch die Auswirkung der staatlichen Erfassung von schwulen Männern in Bezug auf die AIDS-Politik auf. Ein Zusammenhang, der im Münchener Fall auch explizit gemacht wurde:

> »Die Erklärung des Polizeipräsidenten von München, die ›Beibehaltung der Rosa Listen‹ sei wegen der ›in dieser Personengruppe besonders verbreiteten AIDS-Gefahr‹ gerechtfertigt [...], hat zu einer völligen Unklarheit über die datenschutzrechtliche Situation und die tatsächliche Praxis geführt.
> Diese ungeklärte Situation führt bei den Betroffenen insbesondere im Zusammenhang mit der Diskussion um AIDS-Zwangsmaßnahmen und das neuerliche Bekanntwerden der Einsichtnahme der Kriminalpolizei Köln in die Bahnhofsverbotskartei der Kölner Bahnpolizei zu erheblichen Befürchtungen.«[668]

Nicht nur die Einleitung, sondern auch die konkreten Fragen griffen Diskussionen und Forderungen aus der Schwulenbewegung auf. Die erste Frage führte die Datenschutzresolution des BVH an und befragte die Bundesregierung nach ihrer Haltung zu den darin erhobenen Forderungen. Weitere Fragen zielten auf die Erfassungs- und Speicherungspraxis sowie die Bewertung des § 175 StGB. Zudem ging die Anfrage auf die geplante Änderung des Datenschutzrechts und insbesondere mögliche Einschränkungen der Kompetenzen des*der Bundesdatenschutzbeauftragten ein. Schließlich formulierte die Anfrage auch Fragen, mit denen der Erfassung und Speicherung von HIV- und AIDS-bezogenen Merkmalen nachgegangen wurde.[669]

Die im Rahmen der Großen Anfrage der beiden Grünen-Abgeordneten gestellten Fragen legten den Schwerpunkt nicht auf AIDS, sondern deckten alle

---

666 Regula Schmidt-Bott (1945–2015) war eine Politikerin der Grünen. Von 1982 bis 1984 war sie für die Grüne Alternative Liste Hamburg Mitglied in der Hamburgischen Bürgerschaft. Von 1987 bis 1989 war sie Abgeordnete des Deutschen Bundestags. Vgl. Vierhaus (Hg.): Biographisches Handbuch, S. 762.
667 Vgl. Oesterle-Schwerin, Jutta/Schmidt-Bott, Regula: Große Anfrage der Abgeordneten Frau Oesterle-Schwerin, Frau Schmidt-Bott und der Fraktion DIE GRÜNEN, 24.6.1988, Drucksache 11/2586 des Deutschen Bundestags, S. 1–3.
668 Ebd., S. 3.
669 Vgl. ebd., S. 4–12.

Bereiche ab, in denen Datenschutz ein Thema für die Lesben[670]- und Schwulenbewegung war. Aus der Anfrage wurde jedoch deutlich, wie bedeutsam Erfassungspraktiken für die Ungleichbehandlung einer Gruppe und den staatlichen Zugriff auf eine Gruppe waren. In ihrer Antwort verteidigte die Bundesregierung ihr Handeln und stritt die Existenz von »Rosa Listen« ab. Weiter teilte sie mit, dass eine Erfassung von schwulen Männern bzw. der sexuellen Orientierung nur dort stattfinde, wo ein Sicherheitsrisiko zu erwarten sei oder die sexuelle Orientierung potenziell im Zusammenhang mit einer Straftat stehe.[671] In Bezug auf AIDS wurde die Erfassung des HIV-Status mit dem Schutz des Personals der Polizeibehörden begründet.[672] Aussagen zu Erfassungspraktiken in Bezug auf das Geschlechtskrankheitengesetz wurden mit Verweis auf die Zuständigkeit der Länder nicht gemacht.[673]

Die Bundestagsdebatte im März 1990 zur Großen Anfrage mit dem Schwerpunkt »Rosa Listen« wurde zusammengelegt mit derjenigen zu einer zweiten Großen Anfrage mit Fokus auf die zunehmende Gewalt gegen schwule Männer, die ebenfalls von Jutta Oesterle-Schwerin eingereicht worden war. Entsprechend nutzte Oesterle-Schwerin ihre Redezeit, um allgemein auf die Ungleichbehandlung von schwulen Männern insbesondere durch § 175 StGB sowie ihre Bedrohung durch rechte Gewalt aufmerksam zu machen. Auf die in der Anfrage kritisierten Erfassungspraktiken ging sie jedoch nicht im Detail ein.[674] Auch die weiteren Redebeiträge konzentrierten sich allgemeiner auf die Situation schwuler Männer und den § 175 StGB. In Bezug auf die polizeiliche Erfassung betonte der FDP-Abgeordnete Burkhard Hirsch die Wichtigkeit der Durchsetzung des bestehenden Rechts und damit der Notwendigkeit, unrechtmäßig geführte Listen aufzudecken und zu löschen.[675] Der CDU-Abgeordnete Rolf Olderog und der parlamentarische Staatssekretär im Bundesinnenministerium

---

670 Die von denen Grünen formulierte Anfrage befasste sich zu einem großen Teil mit für Schwule spezifischen Fragen des Datenschutzes, schwerpunktmäßig Datenerfassung im Umfeld von § 175 StGB. Der Antrag ging jedoch auch darüber hinaus und fragte insgesamt nach der Erfassung von Merkmalen, welche auf die sexuelle Orientierung einer Person Rückschlüsse geben könnten. Darüber hinaus wurde auch nach der Überwachung von AIDS-Hilfe-Organisationen und Gruppen der Lesbenbewegung (z. B. Lesbenring) gefragt.
671 Vgl. Der Bundesminister des Innern: Antwort der Bundesregierung auf die Große Anfrage der Abgeordneten Frau Oesterle-Schwerin, Frau Schmidt-Bott und der Fraktion DIE GRÜNEN – Drucksache 11/2586 –. Rosa Listen. Beeinträchtigung des Rechtes auf informationelle Selbstbestimmung durch den Homosexuellen-Sonderparagraphen (§ 175 StGB) und die Sicherheitsrichtlinien (SiR). 5. 4. 1989, Drucksache 11/4299 des Deutschen Bundestags, S. 1, 6.
672 Vgl. ebd., S. 11, 14, 15.
673 Vgl. ebd., S. 22.
674 Vgl. Deutscher Bundestag: Stenographischer Bericht 204. Sitzung, 29. 3. 1990, Plenarprotokoll 11/204 des Deutschen Bundestags, S. 16026.
675 Vgl. ebd., S. 16026–16027.

Horst Waffenschmidt verteidigten und bekräftigten die Antwort der Bundesregierung.[676]

Obwohl seit dem Ausscheiden des Grünen-Politikers Herbert Rusche Anfang 1987 kein Vertreter der Schwulenbewegung mehr im Bundestag saß, fungierten die Grünen als Kanal, über den Forderungen aus der Bewegung in den Bundestag eingebracht werden konnten.[677] Mit Oesterle-Schwerin war eine bedeutende Stimme der Lesbenbewegung (und Mitgründerin des Lesbenrings) im Parlament vertreten. Das Thema »Rosa Listen« war unter anderem auch deshalb bei den Grünen anschlussfähig, weil eine inhaltliche Nähe zu anderen für die Partei wichtigen Themen bestand, insbesondere zu Fragen der Datenerfassung und der Sicherheitsgesetze.

Die Aktivitäten der schwulen Gruppen zeigen, dass der Aktivismus gegen »Rosa Listen« bzw. die (polizeiliche) Erfassung von schwulen Männern ein wichtiger Bestandteil schwuler Bewegungsaktivität in den 1980er Jahren war. Deutlich wird hieran auch die fortwährende subjektivierende Wirkung des § 175 StGB für schwule Männer. Der Rosa-Listen-Aktivismus stellt eine Annahme der Anrufung dar, die mit dem Gesetz und sich darum spinnenden Diskursen einhergeht.

Das Aufkommen von AIDS und insbesondere die Verfügbarkeit des HIV-Antikörpertests gaben politischen und staatlichen Akteur*innen einen neuen Anreiz, schwule Männer als Risikogruppe zu erfassen. Gleichzeitig war dies auch ein neuer Anlass und Begründung für schwule Aktivist*innen, gegen eine entsprechende Erfassung vorzugehen. Dies zeigt auch die Intensivierung der Debatte nach 1987. Der Verdacht der Fortexistenz von »Rosa Listen« wirkte mobilisierend und erreichte eine hohe Sichtbarkeit innerhalb der Bewegung. Gleichzeitig schafften es die Aktivist*innen, das Thema auch in die Parlamente zu tragen. Die Akteur*innen in der Bewegung erkannten zudem die Möglichkeiten, welche die relativ neue Institution der Datenschutzbeauftragten für das Vorgehen gegen die polizeiliche Erfassung bot. Schließlich wurde auch das Recht bzw. die Möglichkeit, sich darauf zu berufen, in Stellung gebracht. Hier deutete sich bereits eine Verschiebung schwuler Subjektivierung an hin zu potenzieller Betroffenheit von HIV/AIDS an.

---

676 Vgl. ebd., S. 16029–16030.
677 Herbert Rusche schied mit der Bundestagswahl 1987 aus dem Bundestag aus. Bis zum Einzug von Volker Beck in den Bundestag 1994 war in der Fraktion der Grünen kein Abgeordneter, der sich selbst in der Schwulenbewegung verortete. Auch die in der Partei spätestens ab 1985 immer weiter isolierte Bundesarbeitsgemeinschaft Schwule, Päderasten und Transsexuelle (SchwuP) wurde innerhalb der Bewegung zum Teil kritisch gesehen. Ende der 1980er Jahr startete Günter Dworek, Volker Beck und andere Bemühungen, das schwulenpolitische Engagement zu intensivieren. Vgl. u. a. Salmen, Andreas/Brüggemann, Thomas: Die Sumpfblüten gingen auf, in: *Siegessäule* 4 (1987), H. 5, S. 6–8. Mehr dazu auch in Kapitel 5.3.5.

4.2.2 Volkszählung

Durch die Auseinandersetzung mit »Rosa Listen« war in der Schwulenbewegung bereits ein Bewusstsein für den Zusammenhang zwischen kategorienbezogener Datenerfassung und dem staatlichen Zugriff auf Menschen, die bestimmten Kategorien zugeordnet wurden, vorhanden. Dementsprechend tauchte in der Bewegung schon früh der Hinweis auf, dass großflächige Datenerfassungen, wie die Volkszählung, die zunächst für 1983 geplant war, für die Durchsetzung staatlicher Eingriffe genutzt werden könnten. Die in weiten Teilen des linken politischen Spektrums geteilten Befürchtungen im Zusammenhang mit der Volkszählung trafen daher in der Schwulenbewegung auf besondere Resonanz. In Bezug auf HIV/AIDS schrieb der Schwulen- und AIDS-Aktivist Bernd Aretz[678] 1985 in einem Aufsatz mit dem Titel »Der Umgang mit AIDS, der Weg in den Überwachungsstaat?«:

> »Das Volkszählungsgesetz hat uns gezeigt, daß der Staat sehr leicht in wesentliche Rechte eingreift. Es bedurfte eines heftigen Widerstandes der Bevölkerung und eines Bundesverfassungsgerichtsurteils, um die Ausforschung der Bundesbürger zu verhindern, von deren Unzulässigkeit die juristische Fachwelt ohnehin ausging. Der Gedanke, der Staat werde die Freiheits- und Menschenrechte schon schützen, ist falsch. Wenn die Gesellschaft sich nicht mit einer völligen Durchseuchung der Bevölkerung [mit HIV] abfindet, gibt es zunächst einmal nur den Kampf gegen die Verbreitung [des Virus], der durch gezielte Aufklärungsmaßnahmen zu führen ist. Die bisherigen staatlichen Versuche in dieser Richtung sind unzureichend.«[679]

Aretz zeigte sich überzeugt, dass der Staat Daten, die vorhanden waren, auch für seine Zwecke nutzen werde. Der im selben Jahr zugelassene HIV-Antikörpertest machte eine Erhebung der HIV-Infektionen denkbar. Aretz beschrieb diese Gefahr zunächst unabhängig von den konkreten seuchenrechtlichen Bestimmungen.

Die für das Jahr 1983 geplante Volkszählung fiel in eine Zeit, in der die computergestützte Datenverarbeitung schnell Fortschritte machte. So war es möglich geworden, größere Datenmengen miteinander zu verknüpfen, zu durchsuchen und auch aus der Distanz abzurufen. Die Historikerin Nicole Bergmann beschreibt eine sich in der Bundesrepublik ab 1977 entwickelnde Computer-Angst. Der Computer wurde zunehmend nicht nur als ein Ausdruck

---

678 Bernd Aretz (1948–2018) war Aktivist in der Schwulen- und AIDS-Selbsthilfebewegung. Von 1990 bis 1992 und von 1994 bis 1996 war er Mitglied des Vorstands der Deutschen AIDS-Hilfe. Vgl. den Nachruf auf der Website der Deutschen AIDS-Hilfe: NN: Bernd Aretz: Bürgerlich-autonome Tunte und Anwalt für Sozialrecht, 25.10.2018, https://www.aidshilfe.de/meldung/ende-lebens-angekommen [22.3.2025]; Aretz, Bernd: Annäherungen. Meine ersten 10 Jahre im Zeichen von AIDS, Berlin 1995, S. 157.
679 Aretz: Annäherungen, S. 38–39.

des Fortschritts, sondern auch als seelenlose Maschine, Jobkiller und Überwachungsinstrument gesehen. Zusammen mit den Anfang der 1980er Jahre etablierten Anti-Terrormaßnahmen entstanden somit Befürchtungen, dass sich die Bundesrepublik in einen Überwachungsstaat verwandeln könnte, ähnlich wie ihn der Schriftsteller George Orwell in seinem Roman »1984« beschrieben hatte.[680]

Die Gegner*innen der Volkszählung, die vor allem aus dem linken politischen Spektrum kamen, kritisierten insbesondere den im Rahmen der Volkszählung möglicherweise durchführbaren Datenaustausch, der die Trennung zwischen statistischen Daten auf der einen Seite und Verwaltungs- und damit personenbezogenen Daten auf der anderen aufheben würde. Ein solches Szenario machte die Erfassung von Aktivist*innen der Protest- und Boykottbewegung gegen die Volkszählung und ein gezieltes Vorgehen gegen sie denkbar. In den Protesten wurden auch explizit Vergleiche zum NS-Regime und dessen Erfassungs- und Verfolgungspraktiken gezogen.[681] Daneben nahmen die Gegner*innen die Volkszählung auch als ein Werkzeug wahr, das die von der 1982 angetretenen Regierung von CDU/CSU und FDP unter Bundeskanzler Helmut Kohl angestrebte »geistig-moralische Wende« befördern könnte.[682] Wie bereits in Kapitel 2 beschrieben, befürchteten Teile der Bevölkerung nach Kohls Regierungsübernahme einen konservativen Umbau der Gesellschaft.[683]

Am 13. April 1983 stoppte das Bundesverfassungsgericht die für das gleiche Jahr geplante Volkszählung. Das Gericht sah im technologischen Wandel und der zunehmenden Möglichkeit der Datenauswertung eine Gefahr der Manipulierbarkeit der Einzelnen und der Einschränkung der persönlichen Selbstbestimmung. Es entschied daher, dass die Form, in der die Volkszählung geplant war, nicht verfassungskonform war. Dabei schuf das Gericht das Grundrecht auf informationelle Selbstbestimmung und bezog sich hierzu auf Art. 2 Abs. 1 GG, das Recht zur freien Entfaltung der Persönlichkeit, in Verbindung mit Art. 1 GG.[684]

Für 1987 unternahm die Bundesregierung einen erneuten Anlauf, die Volkszählung durchzuführen, und begann bereits 1986 mit einem umfassenden Informationsprogramm, um Proteste wie 1983 zu verhindern. Dennoch formierten sich auch gegen die für 1987 geplante Volkszählung Proteste und Boykottinitiativen. Bergmann beschreibt für die Volkszählung 1987 eine veränderte Pro-

---

680 Vgl. Bergmann, Nicole: Volkszählung und Datenschutz. Proteste zur Volkszählung 1983 und 1987 in der Bundesrepublik Deutschland, Hamburg 2009, S. 4–5, 18–20.
681 Vgl. ebd., S. 26–32; Voges, Jonathan: Die Angst vor der Datendiktatur. Die Volkszählung in den 1980er Jahren und ihre Gegner, in: Cornelia Rauh/Dirk Schumann (Hg.): Ausnahmezustände. Entgrenzung und Regulierungen in Europa während des Kalten Krieges, Göttingen 2015, S. 177–192, hier: S. 183.
682 Vgl. Wirsching: Abschied vom Provisorium, S. 396.
683 Vgl. Kapitel 2.3.
684 Vgl. Simitis: Das Volkszählungsurteil, S. 365–367.

blemkonstellation, die durch die geplante Einführung des maschinenlesbaren Personalausweises, die Einführung eines zentralen Verkehrsinformationssystems sowie neue gesetzliche Reglungen für die »Schleppnetzfahndung«, den Militärischen Abschirmdienst und das Bundesamt für Verfassungsschutz geprägt war. Ihr zufolge ging es bei den Protesten 1983 vor allem um die Sicherheit individueller Daten. 1987 standen dagegen vor allem die Auswirkungen der staatlichen Datenerfassung auf die innere Sicherheit im Fokus.[685]

Im Folgenden argumentiere ich zudem, dass die Diskussion staatlicher Datenerfassung, auch im Hinblick auf die Volkszählung, in einem engen Zusammenhang mit dem Misstrauen gegenüber staatlicher Erfassung in der Schwulenbewegung stand. Durch die zeitliche Nähe zur Diskussion restriktiver bzw. auf staatlichem Eingreifen basierender Maßnahmen zur AIDS-Bekämpfung wurde die Volkszählung in der Schwulenbewegung als zusätzlich bedrohlich wahrgenommen. Diese Sorge bezog sich insbesondere auf die Möglichkeit, vom Staat, aber auch von nicht staatlichen Akteur*innen als schwuler Mann und damit potenziell als Teil einer AIDS-Risikogruppe identifiziert zu werden.

Bereits zur Volkszählung von 1983 gab es in der Schwulenbewegung eine Auseinandersetzung mit dieser umfassenden Datenerhebung durch den Staat. In Berlin planten die im TBS organisierten Gruppen, sich an den unterschiedlichen Boykottaktionen zu beteiligen.[686] Die in der Schwulenbewegung vorherrschende Position zur Volkszählung wird unter anderem in einem im Münchener *Keller Journal* veröffentlichten Artikel deutlich:

> »Beim Finanzamt und MVV[687], bei den Versicherungen und im Personalbüro, bei der Schufa und in Rosa Listen, überall sind unsere Daten gespeichert. Der Staatsverwaltung reicht dies nicht. Sie will endlich mal alles schön zusammenfassen und schickt uns einen Fragebogen ins Haus. Da wir nichts zu verbergen haben, füllen wir diesen Bogen brav aus. ABER!!«[688]

Im Weiteren kritisierte der Autor die Möglichkeit, die Anonymisierung der Fragebögen auszuhebeln. So sei insbesondere die Frage zum Haushalt problematisch für Schwule, da das Zusammenleben zweier Personen des gleichen Geschlechts Rückschlüsse über deren sexuelle Orientierung erlauben könnte. Zudem verwies der Artikel auf einen Zusammenhang der Volkszählung zu einem konservativer werdenden politischen Klima und bezeichnete zunehmende Kontrollen und Razzien in »Klappen, Kneipen und Saunen«, wichtige Orte der

---

685 Vgl. Bergmann: Volkszählung und Datenschutz, S. 73–74.
686 Vgl. Michael: TBS-Protokoll vom 12.3.1983, Schwules Museum, Bestand Treffen Berliner Schwulengruppen, Kiste 1; NN: TBS-Protokoll vom 8.4.1983, Schwules Museum, Bestand Treffen Berliner Schwulengruppen, Kiste 1.
687 Münchner Verkehrs- und Tarifverbund.
688 NN: Volkszählung, in: *Keller Journal* (1983), H. 2, S. 22–23, hier: S. 22.

schwulen Community, als angsteinflößend. Der Artikel endet mit der Befürchtung des Autors, dass mit der Auswertung der Fragebögen die Staatsgewalt wachsen werde. Er ging jedoch nicht so weit, zum Boykott gegen die Volkszählung aufzurufen. Allerdings wurde das Bedrohungspotenzial herausgehoben und mit der staatlichen Erfassung von schwulen Männern bzw. mit staatlichen Eingriffen in deren Sexualität in Zusammenhang gebracht. Die Volkszählung tauchte hier also als Teil eines umfangreichen und als bedrohlich wahrgenommenen staatlichen Handelns auf, zu dem auch das Führen von »Rosa Listen«, Polizeikontrollen in schwulen Kneipen und Razzien an Orten von anonymem Sex gehörten. Die ebenfalls 1983 einsetzende Diskussion zu AIDS in der Schwulenbewegung hatte staatliche Erfassung noch nicht im Fokus, auch weil die Möglichkeit, über einen Test Personen mit HIV zu identifizieren, noch nicht bestand.[689] Es ist daher wenig überraschend, dass an dieser Stelle noch keine Verbindung zwischen beiden Themenfeldern gezogen wurde.

Dies sah im Vorfeld des zweiten Anlaufs für die Volkszählung 1987 anders aus. Im Januar 1987 verschickte die Berliner Allgemeine Homosexuelle Arbeitsgemeinschaft (AHA) einen Brief an ihre Mitglieder, in dem der Vorstand den Beschluss zur Beteiligung an den Volkszählungsboykotten begründete. In Reaktion auf Anzeigen und Broschüren des Berliner Senats, welche die Vorteile der Teilnahme an der Volkszählung für die Bürger*innen herausstellten, schrieb der Vorstand:

> »Die Regierung plant den ›gläsernen Menschen‹: die Volkszählung steht in einer Reihe mit den neuen Sicherheitsgesetzen und dem maschinenlesbaren Personalausweis. Gerade wir als Schwule sollten sensibel sein bei der Weitergabe von Daten, denn es ist erwiesen, daß die Fragebögen deanonymisiert werden können. Somit ist durch die Speicherung im Computer und gewisse Auswahlkriterien per Knopfdruck eine Liste aller als schwul in Frage kommender Männer schnell zu erstellen (alle unverheirateten, kinderlosen Männer über 35 = schwul verdächtig = AIDS-Viren ausscheidungsverdächtig).
>
> Dies ist ein unhaltbarer Zustand – gerade im Hinblick auf die Anwendung des Bundesseuchengesetzes in Bayern. Doch das Seuchengesetz kann bereits heute durch die Anordnung des Gesundheitsamtes sofort in Berlin angewendet werden. Das Bundesseuchengesetz sieht die Möglichkeit der Aufhebung aller Persönlichkeitsrechte eines jeden vor, der verdächtig ist, HIV-positiv zu sein, also aller Schwulen.«[690]

Der Brief knüpft an die allgemeinen Befürchtungen der Gegner*innen der Volkszählung an, indem er auf die Sicherheitsgesetze, die mit dem neuen Personalausweis entstandenen Möglichkeiten zur Datenerfassung und damit generell auf erweiterte staatliche Eingriffsmöglichkeiten hinweist. Im Gegensatz zu

---

689 Vgl. Kapitel 2.
690 Goerke, Stephan/Hirsch, Roland/Tschuschke, Andreas: An alle Mitglieder (Volkszählung), 25. 1. 1987, Schwules Museum, Bestand Treffen Berliner Schwulengruppen, Kiste 1.

1983 taucht in diesem Dokument der Verweis auf »Rosa Listen« nicht auf, aber es wird eine Verbindung zu Erfassungspraktiken im Kontext von HIV/AIDS gezogen. Die Volkszählung erscheint hier damit nicht deswegen bedrohlich, weil die Erfassung der eigenen sexuellen Orientierung möglicherweise diskriminierende Handlungen des Staates nach sich ziehen könnte oder diese Daten an die Öffentlichkeit gelangen könnten. Als Problem wird vielmehr dargestellt, dass männliche Homosexualität als Marker für den HIV-Ansteckungsverdacht fungiere. Damit einher ging die Befürchtung der AHA-Aktivist*innen, den möglichen Maßnahmen des Bundesseuchengesetzes ausgeliefert zu sein. Die Volkszählung schuf demnach die Möglichkeit, über das Konstrukt »Risikogruppe« einen Ansteckungsverdacht zu definieren. Bemerkenswert ist, dass der Brief bereits vor der Veröffentlichung des bayerischen Maßnahmenkatalogs verfasst wurde. Die Autor*innen rezipierten also zumindest mittelbar die rechtswissenschaftliche Debatte über die Anwendung des Bundesseuchengesetzes auf HIV/AIDS und die Signifikanz der Definition des Begriffs »Ansteckungsverdacht«.

Im gleichen Monat, in dem das Schreiben des AHA-Vorstandes verfasst wurde, entwickelte das Berliner Treffen Schwulengruppen einen Aktionsplan gegen die Anwendung des Bundesseuchengesetzes auf HIV/AIDS. Dieser enthielt überwiegend Aktionen, die sich gegen die Volkszählung richteten. Dies unterstreicht die Bedeutung, die Aktivist*innen der Volkszählung und der Datenerhebung im Allgemeinen für die Implementierung von seuchenrechtlichen Maßnahmen zusprachen. Laut Aktionsplan sollte Anfang Februar 1987 ein Flugblatt gegen die Volkszählung aus schwuler Perspektive entstehen und Ende Februar, Anfang März an schwule Gastwirte verteilt werden (zusammen mit Informationen zu Verhaltensmaßnahmen bei Razzien). Für Ende März bis Ende Mai waren dann Infotische vorgesehen, auf denen die Flyer aus der Schwulenbewegung zusammen mit Flyern der Gewerkschaften und der Grünen verteilt werden sollten. Schließlich sollte der schwule Aktivist und Abgeordnete der Alternativen Liste im Berlin Abgeordnetenhaus Stefan Reiß[691] im April bei verschiedenen Institutionen der schwulen Community Vorträge über die Volkszählung halten.[692] Das Flugblatt wurde letztendlich von Reiß und der AHA geschrieben und wie geplant verteilt.[693] Die geplanten Infotische wurden vom

---

691 Stefan Reiß (*unbek.) ist schwuler Aktivist. Reiß war an der Organisation des Festivals Homolulu beteiligt. Er gehört zu den Mitgründern der Homosexuellen Selbsthilfe, der schwulen Juristen und der Deutschen AIDS-Hilfe. Von 1985 bis 1987 war er Mitglied des Berliner Abgeordnetenhauses. 1989 wurde er erster Schwulenreferent des Landes Berlin. Vgl. den Lebenslauf auf seiner Website, 2022, https://stefan-reiss-berlin.de [22.3.2025].
692 Vgl. Reiß, Stefan/Lenz, Michael/Leuchter, Bernd/Hirsch, Roland: Aktionsplan, Januar 1987, Schwules Museum, Bestand Treffen Berliner Schwulengruppen, Kiste 1.
693 Schön, Uwe: TBS-Protokoll vom 13.2.87, Schwules Museum, Bestand Treffen Berliner Schwulengruppen, Kiste 1.

Verkehrsdezernat der Westberliner Polizei jedoch nicht genehmigt.[694] Dabei verwies die Behörde darauf, dass Boykottaufrufe nicht zulässig seien und darüber hinaus das Aufstellen von Informationsständen im öffentlichen Raum nur in besonders dringlichen Fällen gestattet sei.[695] Der im Rahmen der Aktion entstandene Flyer konnte jedoch auch über die *Siegessäule* verteilt werden. Er beinhaltete konkrete Hinweise, wie die Befragung »legal« boykottiert werden könnte. Diese bezogen sich auf die Möglichkeit, Widerspruch einzulegen oder sich einer direkten Befragung durch die »Zähler« zu entziehen. Auch auf Möglichkeiten, sich gegen die Verpflichtung zu wehren, als »Zähler« tätig zu werden, wurde eingegangen. Schließlich beinhaltete das Informationsblatt auch Kontakte zum »Volkszählungsboykott Info Büro«, um weitere Informationen über Möglichkeiten des Boykotts zu erhalten.[696] Nicht nur in Berlin setzten sich lokale Schwulengruppen mit der Volkszählung auseinander und beteiligten sich an Boykottaktionen.[697] Auch im *Rosa Flieder* und in der *Siegessäule* wurde wiederholt auf die Volkszählung und die Boykottmöglichkeiten hingewiesen. Besonders involviert war hierbei Albert Eckert[698], der als Brücke zwischen den Organisationen der Boykottaktionen und der Schwulenbewegung fungierte. Ralf König griff das Thema in einem seiner Comics im *Rosa Flieder* auf.[699]

---

694 Vgl. Hirsch, Roland: Treffen Berliner Schwulengruppen – Sitzung vom 10.4.87, Schwules Museum, Bestand Treffen Berliner Schwulengruppen, Kiste 1.
695 Vgl. NN: Kein Infostand für schwule Boykotteure, in: *Rosa Flieder* (1987), H. 53, S. 22.
696 Vgl. Reiß, Stefan: Wie boykottiert man legal?, in: *Siegessäule* 4 (1987), H. 4, Hefteinlage.
697 Unter anderem veröffentlichten die schwule Aktion Südwest und die Gruppe Homosexualität und Kirche einen Boykottaufruf. Auch hier wurde auf ein konservatives Rollback in Bayern und repressive AIDS-Politik verwiesen. Vgl. Barm, Klaus: Volkszählung, in: *Nürnberger Schwulenpost* 3 (1987), H. 23, S. 2; Barm: Volkszählung; NN: HuK gegen Volkszählung, in: *Rosa Flieder* (1987), H. 53, S. 22.
698 Alber Eckert (*1960) war u. a. in der Westberliner Schwulenbewegung tätig. Er engagierte sich bereits 1983 gegen die Volkszählung. Auf Vorschlag des Treffens Berliner Schwulengruppen wurde er 1989 von der Alternativen Liste als Kandidat für die Abgeordnetenhauswahl aufgestellt. Von 1989 bis zu seinem Rücktritt 1995 war er Abgeordneter. Zusammen mit Andreas Salmen verfasste er eine Monografie über die Schwulenbewegung zwischen 1969 und 1989: Salmen, Andreas/Eckert, Albert: 20 Jahre bundesdeutsche Schwulenbewegung 1969–1989, Köln 1989. Vgl. auch Schulze, Micha: Homo-Beamte kommen und gehen, in: *Magnus* 3 (1991), H. 2, S. 12; Eckert, Albert: Volkszählung ›87. »Wir sind viele, mehr verraten wir nicht!«, in: *Rosa Flieder* (1987), H. 52, S. 56–57.
699 Vgl. Eckert: Volkszählung ›87; Eckert, Albert: Zwischen Kaffeeklatsch und Schwulenbewegung: Die AHA wird 13, in: *Siegessäule* 4 (1987), H. 3, S. 14–15; Eckert, Albert: Volkszählung ›87, in: *Siegessäule* 4 (1987), H. 6, S. 17, 87; König, Ralf: Norbert Brommer, in: *Rosa Flieder* (1987), H. 53, S. 48–49.

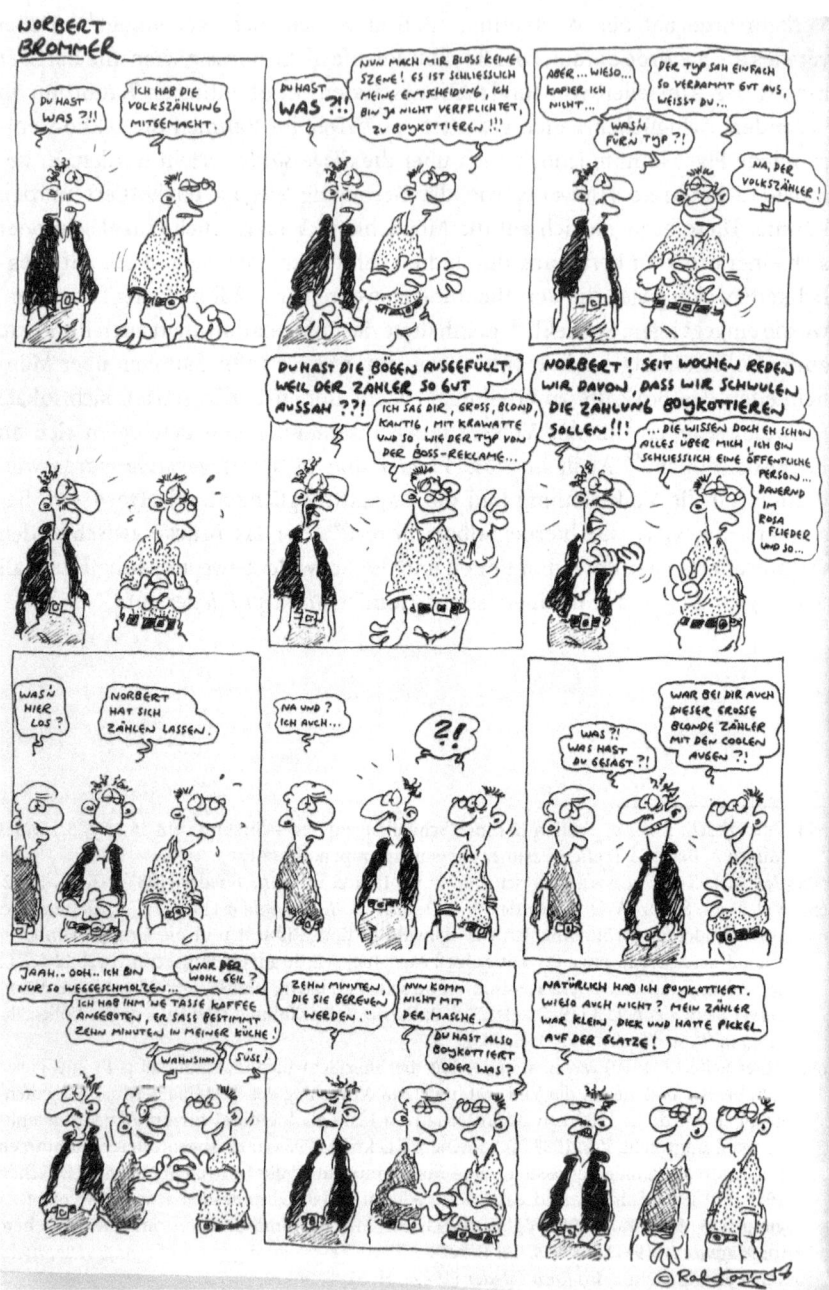

Abbildung 3: Norbert Brömmer – Volkszählung[700], © Ralf König.

---

700 Entnommen aus Rosa Flieder (1987), H. 53, S. 48.

Überregional versuchte der Bundesverband Homosexualität den Widerstand gegen die Volkszählung als Thema schwuler Politik voranzutreiben. Er konzentrierte sich dabei auf Öffentlichkeitsarbeit. So versuchte der Verband mit einer Informationsveranstaltung an die Anti-Volkszählungsinitiative anzuknüpfen und eigene Positionen in die Debatte einzubringen.[701] Unter der Überschrift »Datenschutz-Tribunal. Volkszählung & AIDS« diskutierten im April 1987 auf Einladung des Bundesverbandes Homosexualität verschiedene Befürworter*innen des Boykotts. Der Informatiker Klaus Brunnstein[702] brachte Expertise zu den Möglichkeiten der computergestützten Datenauswertung ein. Als Vertreter der bestehenden Volkszählungsboykottinitiativen war der Grünen-Bundestagsabgeordnete Christian Ströbele[703] eingeladen. Zudem war die Juristin Gisela Wild[704] angekündigt, die 1983 die Verfassungsbeschwerde gegen die Volkszählung eingereicht hatte. Vertreten waren auch Holger App[705] vom Bundesverband Homosexualität sowie ein Repräsentant der Deutschen AIDS-Hilfe.[706] Passend zum Titel »Datenschutz-Tribunal« formulierte der Bundesverband eine Anklageschrift, in der er seine Position zur Volkszählung darlegte. In diesem Dokument wurde eine direkte Linie von der nationalsozialistischen Verfolgung schwuler Männer über das Führen von »Rosa Listen« und deren Begründung mit HIV/AIDS in München sowie die Sicherheitsgesetze hin zur Volkszählung gezogen.[707] In einem weiteren Thesenpapier zur Veranstaltung legte das BVH-

---

701 Eine ganze Reihe von Aktionen beschloss der Vorstand des BVHs auf seiner Sitzung vom 15. März 1987. Vgl. NN: Protokoll der Vorstandssitzung vom 15. 3. 1987, Schwules Museum, Bestand Bundesverband Homosexualität (BVH), Nr. 9a – Vorstandssitzungen.
702 Klaus Brunnstein (*1937) ist Informatiker. Er war 1983 einer der Beschwerdeführer gegen die Volkszählung. Im Zuge der Datenschutzdiskussionen wurde insbesondere eine seiner Studien zur Reidentifizierbarkeit von anonymisierten Daten rezipiert. Vgl. Vierhaus (Hg.): Biographisches Handbuch, S. 106; Erdogan, Julia Gül: Avantgarde der Computernutzung. Hackerkulturen der Bundesrepublik und der DDR, Göttingen 2021, S. 266.
703 Hans-Christian Ströbele (1939–2022) war ein grüner Politiker und Mitbegründer der Berliner Alternativen Liste sowie der *taz*. Er war 1985–1987 sowie 1992–1998 Mitglied des Deutschen Bundestags. Vgl. Vierhaus (Hg.): Biographisches Handbuch, S. 585.
704 Gisela Wild (*1932) ist Juristin und Politikerin. Wild führte als Anwältin die Verfassungsbeschwerde gegen die Volkszählung. Vgl. Kersten, Birgit: Dr. Gisela Wild Rechtsanwältin, in: *Zeitschrift des Deutschen Juristinnenbundes* (2011), H. 1, S. 43–46, hier: S. 43.
705 Holger App (*1963) war von 1986 bis 1988 Mitglied im Vorstand des Bundesverbands Homosexualität. Vgl. Bundesverband Homosexualität: Vorstands Chronik, 1996, Schwules Museum, Bestand Bundesverband Homosexualität (BVH), Nr. 1 – Grundsätzliches, S. 1; Vgl. NN: BVH-Vorstand. Durchschnittsalter vierundzwanzig, in: *Rosa Flieder* (1986), H. 50, S. 8–9, hier: S. 9.
706 Vgl. Hoyer, Frank: Datenschutz – Tribunal. Volkszählung & AIDS.
707 Vgl. Bundesverband Homosexualität: Anklageschrift. Datenschutz – Tribunal. Volkszählung & AIDS, 15. 4. 1987, Schwules Museum, Bestand Bundesverband Homosexualität (BVH), Nr. 64 – Pressemitteilungen.

Vorstandsmitglied Frank Hoyer[708] die vom Verband ausgemachten Zusammenhänge zwischen der Volkszählung und der staatlichen AIDS-Politik dar. Zum einen wurde die Volkszählung als Teil eines Ökonomisierungsprozesses präsentiert, der es dem Staat, aber auch zum Beispiel der Versicherungswirtschaft erlauben würde, »Randgruppen, kränkliche und ältere Personen abzusondern«.[709] In Bezug auf die AIDS-Politik schrieb er:

> »Bei der Volkszählung werden auch Daten erhoben, die es ermöglichen, Schwule auszufiltern und zu erfassen. Die Volkszählung bietet damit den Gauweilers in Bayern und anderswo eine weitere Informationsquelle zur Vervollständigung ihrer ›Rosa Listen‹ (Homosexuellenkarteien), liefert ihnen neue Kandidaten für den HIV-Zwangstest.«[710]

Ähnlich wie im AHA-Brief wurde die Volkszählung als Instrument zur Identifikation von schwulen Männern präsentiert, das es erleichtern würde, die so Erfassten restriktiven Maßnahmen des Bundesseuchengesetzes zu unterwerfen. Hoyer stellte zudem einen deutlichen Bezug zu der sich herausbildenden bayerischen AIDS-Politik und speziell zum Maßnahmenkatalog her.

Im Rückblick sah der Verband eine deutliche Wirkung seiner Aktionen innerhalb der Bewegung. Der Vorstand machte dies an der Zahl der Debatten und Veranstaltungen zum Thema fest, die in den Gruppen stattgefunden hatten, sowie an der großen Zahl von Gruppen, die sich an den Boykottaktionen beteiligt hatten.[711] Letztendlich schafften es der Bundesverband Homosexualität und lokale schwule Gruppen, an die Protestbewegung gegen die Volkszählung anzuknüpfen, dort spezifisch schwulenpolitische Positionen einzubringen und damit Verbindungen zwischen staatlicher AIDS-Politik und der aktuellen Sicherheits- und Erfassungspolitik herzustellen. Hierzu trug auch bei, dass Menschen mit hoher Sichtbarkeit in die Proteste gegen die Volkszählung eingebunden werden konnten. Die Rezeption der Beteiligung der Schwulenbewegung an den Volkszählungsboykotten und ihre Gründe hierfür blieben jedoch außerhalb der Bewegung weitestgehend unsichtbar.

In den Bewegungszeitschriften *Rosa Flieder* und *Siegessäule* drückte sich der Aktivismus gegen die Volkszählung 1987 vor allem im Abdrucken von Aufrufen und Anleitungen zum Boykott aus. Zudem wurde ausführlich über die Vorbereitungen zur Volkszählung berichtet, insbesondere bei sich abzeichnenden

---

708 Frank Hoyer (*1963) war von 1986 bis 1987 Mitglied des Vorstands des BVH. Vgl. Bundesverband Homosexualität: Vorstands Chronik, 1996, Schwules Museum, Bestand Bundesverband Homosexualität (BVH), Nr. 1 – Grundsätzliches, S. 1; NN: BVH-Vorstand, S. 9.
709 Vgl. Hoyer, Frank: Volkszählung, Schwule und AIDS, 15.4.1987, Schwules Museum, Bestand Bundesverband Homosexualität (BVH), Nr. 64 – Pressemitteilungen, S. 1.
710 Ebd., S. 2.
711 Vgl. Bundesverband Homosexualität: 1 Jahr BVH, S. 3–4.

Datenschutzproblemen.[712] In Berichten und Aufrufen fiel die Begründung für die Notwendigkeit des Boykotts und die spezifische Relevanz für schwule Männer sehr knapp aus. In der Regel wurde darin auf die Gefahren der staatlichen Datenerfassung verwiesen, insbesondere in Bezug auf die Sicherheitsgesetze und die AIDS-Politik, sowie auf die Tradition der »Rosa Listen«. Die Autor*innen gingen also davon aus, dass das Thema Volkszählung und die damit verbundenen Kritikpunkte bei den Leser*innen präsent waren.

Anders sah dies in der *Du&Ich* aus. Sie griff das Thema Volkszählung nur in einem – dafür vergleichsweise ausführlichen – Artikel auf. Der Artikel wurde von Andreas Salmen[713] verfasst und im Mai 1987 veröffentlicht. Mit dem Verweis auf Parteien, Organisationen und schwule Gruppen, die sich an dem Boykott beteiligten, betonte Salmen eine breite Verankerung der Kritik an der Volkszählung.[714] Wie auch die Artikel in den Bewegungsmedien verwies Salmen auf die Problematik der »Rosa Listen« und die mögliche Rückidentifizierung von HIV- bzw. AIDS-Meldungen anhand der Volkszählungsdaten und ging damit auf spezifisch schwule Kritikpunkte an der Volkszählung ein.[715] Anders als die Bewegungszeitschriften und schwule Gruppen widmete er sich jedoch vergleichsweise ausführlich auch der allgemeinen, die Gesamtbevölkerung betreffenden Kritik an der Datensammlung. Diese umfasste insbesondere die hohen Kosten der Volkszählung, ihren möglichen Beitrag zur Errichtung eines Überwachungsstaats und den historischen Verweis darauf, dass das NS-Regime Daten aus Volkszählungen für die Durchführung des Holocaust genutzt hatten.[716] Bemerkenswert ist außerdem, dass der Artikel in der *Du&Ich* im Gegensatz zu den Veröffentlichungen in den Bewegungszeitschriften Widerspruch in Form eines Leserbriefs provozierte und dieser auch abgedruckt wurde. Ein erboster Leser kündigte an, sein Abo kündigen zu wollen, da er mit dem Aufruf zum Boykott

---

712 Vgl. Salmen, Andreas: AIDS-Fallmeldung re-identifizierbar, in: *Siegessäule* 4 (1987), H. 4, S. 16; Eckert: Volkszählung ›87; Taubhorn, Ingo: Auf- und Anmacher, in: *Siegessäule* 4 (1987), H. 6, S. 3; Eckert, Albert: Volkszählung gescheitert!, in: *Siegessäule* 4 (1987), H. 10, S. 9; Reiß: Wie boykottiert man legal?; NN: Kein Infostand für schwule Boykotteure, S. 22; NN: HuK gegen Volkszählung, S. 22.
713 Andreas Salmen (1962–1992) war Schwulen- und AIDS-Aktivist. Er schrieb regelmäßig für die *Siegessäule* und andere schwule Zeitschriften. 1989 war er Mitgründer der Berliner ACT UP-Gruppe. Von 1988 bis 1989 war er Mitglied des Beirats des BVH. Zusammen mit Albert Eckert veröffentlichte er, basierend auf deren gemeinsamer Diplomarbeit, eine Monografie über die Schwulenbewegung zwischen 1969 und 1989. Vgl. NN: Rede für Andreas Salmen, Februar 1992, Schwules Museum, Bestand ACT UP, Kiste 1; NN: Zum Tode von Andreas Salmen, in: *Du&Ich* 24 (1992), H. 4, S. 82.
714 Vgl. Salmen, Andreas: Volkszählung. Boykottieren ist besser als registrieren (lassen)!, in: *Du&Ich* 19 (1987), H. 5, S. 8–12, hier: S. 8.
715 Vgl. ebd., S. 11–12.
716 Vgl. ebd., S. 9–10, 12.

nicht einverstanden sei, insbesondere da die Volkszählung von einer Bevölkerungsmehrheit getragen werde.[717]

In der Schwulenbewegung erwies sich der Protest gegen die Volkszählung als ein anschlussfähiges Thema und schaffte es, zu konkreten Aktionen zu mobilisieren. Insbesondere durch den Bezug auf »Rosa Listen« und die bereits laufende Auseinandersetzung mit der Problematik staatlicher Datenerfassung war es für Akteur*innen in der Bewegung plausibel, sich gegen die Volkszählung zu engagieren. Die intensivere Behandlung des zweiten Anlaufs zur Volkszählung im Jahr 1987 lässt sich mit dem zusätzlichen Bedrohungsszenario in diesem Jahr erklären. Der im selben erlassene bayerische Maßnahmenkatalog ließ staatliche Datenerfassung bedrohlicher erscheinen, vor allem wenn dies bedeutete, als schwuler Mann erkennbar zu sein. Das Vorgehen gegen die Volkszählung hatte also auch das Ziel, es schwulen Männern zu ermöglichen, sich der Kategorisierung und dem Zugriff durch den Staat zukünftig zu entziehen. Der Leserbrief in der *Du&Ich* deutet auch darauf hin, dass die Ablehnung der Volkszählung selbst unter dem Eindruck des bayerischen Maßnahmenkatalogs in der Community zumindest nicht völlig selbstverständlich war. Entscheidend für den Aktivismus gegen die Volkszählung waren einzelne Akteur*innen, insbesondere Albert Eckert und Andreas Salmen, die für die Verbreitung von Informationen in Community und Bewegung sorgten, aber auch Stefan Reiß, der maßgeblich an der Organisation von Aktionen in Berlin mitwirkte.

Die Auseinandersetzung um die Volkszählung zeigt eine deutliche Verschiebung in der Subjektivierung schwuler Männer. AIDS und die Verrechtlichung der Risikogruppen vermittelt über den Begriff des »Ansteckungsverdachts« bedeutete, dass sich die subjektivierende Anrufung durch den Staat wandelte und vor allem aktualisierte. Im Gegensatz zum § 175 StGB bedeutete staatliche Präventionspolitik im Zuge von HIV/AIDS, dass mit dem Ausleben von mannmännlicher Sexualität ein staatlicher Zugriff drohte. Insbesondere das Engagement aus der Schwulenbewegung gegen die Volkszählung zeigt, dass diese Anrufung von Teilen der Bewegung und Community angenommen wurde.

4.3.3 Dannecker-Boykott

In die Zeit intensiver Debatten um den bayerischen Maßnahmenkatalog, das Führen von »Rosa Listen« und die Volkszählung fiel eine Studie des schwulen Aktivisten und Sexualwissenschaftlers Martin Dannecker. Diese wurde vom Bundesministerium für Gesundheit finanziert und sollte die Auswirkung von AIDS auf schwule Männer und insbesondere deren Sexualverhalten untersuchen.

---

717 Vgl. D., Ulrich: Kündigung, in: *Du&Ich* 19 (1987), H. 7, S. 5.

Dannecker hatte bereits 1974 zusammen mit Reimut Reiche unter dem Titel *Der gewöhnliche Homosexuelle* die erste bedeutende soziologische Untersuchung über schwule Männer veröffentlicht.[718] Bei der 1987 geplanten Befragung handelte es sich zum Teil um eine Replikationsstudie jener älteren Arbeit.

Im Verlauf des Sommers und Herbsts 1987 entstand anlässlich der Interviews für dieses Projekt in der Schwulenbewegung eine intensive Debatte über den Umgang mit dem Forschungsprojekt, die Befragung schwuler Männer über ihr Sexualverhalten im Kontext von HIV/AIDS. Sie resultierte in Boykottaufrufen und einer Auseinandersetzung über die Sinnhaftigkeit von Boykottaufrufen.

Auslöser der Debatte war ein Artikel des Sexualwissenschaftlers Günter Amendt[719] in der linken Zeitschrift *Konkret*[720], der in der Ausgabe vom Mai 1987 erschien. Der Artikel war als offener Brief an Dannecker verfasst. Amendts Hauptkritikpunkt lautete, dass Dannecker sich mit der Studie in den Dienst der Bundesregierung stelle und eine Grundlage für repressive Maßnahmen gegen schwule Männer biete.[721] Konkret formulierte der Autor dies in einer Passage, die auch von der *Siegessäule* aufgegriffen wurde:

> »Du beabsichtigst im Auftrag einer konservativ-reaktionären Regierung, eine strafrechtlich verfolgte Minderheit nach dem Privatesten und Intimsten auszufragen, und tust das in einer Zeit, wo im Geltungsbereich des Grundgesetzes der Bundesrepublik Deutschland Repressionsmaßnahmen gegen Angehörige dieser Minderheit, soweit sie aidskrank oder viruspositiv sind, bereits ergriffen werden.«[722]

Mit der Formulierung »Repressionsmaßnahmen im Geltungsbereich der Bundesrepublik« spielte Amendt auf konkrete Handlungen auf Landes- und Kommunalebene an, wie den bayerischen Maßnahmenkatalog oder das Vorgehen der Stadt Frankfurt am Main. Damit verwischte aber auch die Trennung der verschiedenen Regierungsebenen. Staatliches Handeln, inklusive das der Bundesregierung, erschien auf diese Weise in Amendts Darstellung grundsätzlich als

---

718 Vgl. Dannecker, Martin/Reiche, Reimut: Der gewöhnliche Homosexuelle. Eine soziologische Untersuchung über männliche Homosexuelle in der BRD, Frankfurt am Main 1974.
719 Günter Amendt (1939–2011) war Sozial- und Sexualwissenschaftler. Aufsehen erregte insbesondere sein als Sexualaufklärung gedachtes Buch *Sexfront*. Ab Anfang der 1990er Jahre verschob sich sein Arbeitsschwerpunkt auf die Drogenpolitik. Vgl. Deutsche Gesellschaft für Sexualpädagogik: Nachruf auf Günter Amendt, Februar 2016, https://gsp-ev.de/wp-content/uploads/2016/02/Nachruf-Amendt.pdf [22.3.2025]; Degkwitz, Peter: Nachruf für Günter Amendt, in: *Suchttherapie* 12 (2011), H. 2, S. 92–93.
720 Die Zeitschrift *Konkret* erscheint seit 1957. Sie war zunächst vor allem eine Studierendenzeitschrift und erfreute sich insbesondere während der Studierendenproteste großer Beliebtheit. Einen Wandel erfuhr die Zeitschrift mit der Übernahme der Herausgeberschaft durch den *Spiegel*-Redakteur Hermann L. Gremliza im Jahr 1974. Vgl. Obermaier, Frederik: Sex, Kommerz und Revolution. Vom Aufstieg und Untergang der Zeitschrift »konkret« (1957–1973), Marburg 2011, S. 9–11.
721 Vgl. Amendt, Günter: Lieber Martin Dannecker, in: *Konkret* (1987), H. 5, S. 44–45, hier: S. 44.
722 Ebd.; Kohler, Robert: Amendt fordert Abbruch, in: *Siegessäule* 4 (1987), H. 6, S. 12.

bedrohlich. Der Autor des Artikels verband das Argument mit einer Warnung vor der Nutzung von durch empirische Sozialwissenschaften erhobenen Daten seitens Vertreter*innen partikularer Interessen. So warf er auch schwulen Zeitschriften ein Interesse an den Forschungsdaten vor, da auf ihrer Grundlage neben neuen Inhalten auch Marketingprofile für die Inseratkund*innen generiert werden könnten. Insgesamt war für Amendt der Zeitpunkt der Erhebung entscheidend. In den 1970er Jahren habe noch Hoffnung auf gesellschaftliche Reform und Emanzipation geherrscht, welche die damalige Befragung gerechtfertigt habe. Diese sei in den 1980er Jahren jedoch einem Klima der Repression gewichen. Insbesondere im Kontext der Volkszählung sah Amendt einen Widerspruch darin, auf der einen Seite vor der Weitergabe von Daten zu warnen und auf der anderen Seite Daten im Rahmen einer solchen Studie preiszugeben. Zudem sah er in der bayerischen AIDS-Politik keine isolierte Besonderheit, sondern nur die erste Umsetzung einer Politik, die letztlich für die gesamte Bundesrepublik drohe. Auf Grundlage seiner Argumentation forderte Amendt Dannecker auf, sein Forschungsvorhaben zu stoppen, und drohte, ansonsten zu einem Boykott aufzurufen.[723] Für Amendt konnte es also in der gegebenen Situation im Jahr 1987 keine legitime Datensammlung über schwule Männer geben. Gerade bei einer Involvierung des Staates bestand ihm zufolge immer die Gefahr, dass die Daten für repressive Maßnahmen genutzt werden.

Eine Antwort Danneckers auf Amendts Artikel blieb zunächst aus. Stattdessen legte Amendt mit einem weiteren Text in der Juli-Ausgabe der *Konkret* nach. In zwei Punkten schärfte er seine Argumentation. Zum einen forderte er dazu auf, in den Sozialwissenschaften über einen kollektiven Datenschutz von Minderheiten nachzudenken. Zur Begründung führte er die bayerische AIDS-Politik an, die auf eine komplette Erfassung von schwulen Männern setze, um die Ausbreitung von AIDS (u. a. mittels Zwangstests) zu bekämpfen. Bereits jetzt bestehe mit den Daten aus der Volkszählung und »Rosa Listen« die Möglichkeit, schwule Männer zielgerichtet zu identifizieren.[724] Amendts zweite, ausführlich begründete Forderung lautete, dass die Auseinandersetzung mit der AIDS-Politik nur unter Berücksichtigung der historischen Erfahrungen mit dem NS-Regime möglich sei. Hieraus werde die Gefährlichkeit von Erfassung und Befragung noch einmal besonders deutlich.[725]

Die von Amendt nur angedeutete Boykottdrohung wurde schließlich vom Bundesverband Homosexualität in einer Presseerklärung vom 27. August 1987 wahrgemacht. In der Pressemitteilung wurde Danneckers Studie als Forschung

---

723 Vgl. Amendt: Lieber Martin Dannecker, S. 44–45.
724 Vgl. Amendt, Günter: Martin Dannecker antwortet nicht, in: *Konkret* (1987), H. 7, S. 18–19, hier: S. 18.
725 Vgl. ebd., S. 18–19.

im staatlichen Auftrag kritisiert, mit der später Repression und Diskriminierung schwuler Männer begründet werden könnten. Entsprechend Amendts Argumentation warf der Verband der Bundesregierung die Einführung eines »Bayernmodells auf Raten« in der AIDS-Politik vor.[726] Konkreter formulierte es der BVH in einem Flugblatt, das sich an die schwule Community richtete. Kritisiert wurden darin unter anderem die in Danneckers Fragebogen gestellten Fragen zu Sexualpraktiken und Bisexualität, die das Potenzial bieten würden, schwulen Männern die Schuld an der Ausbreitung von AIDS zuzuschieben. Zudem kritisierte der Verband, dass mit den Fragen ein stereotypes Bild des schwulen Mannes geschaffen werde, das zwangsläufig zu einem großen Teil der schwulen Männer nicht passe, aber gegen diese verwendet würde. Um diese Effekte zu verhindern und die Daten unbrauchbar zu machen, schlug der Verband vor, die Fragebögen an heterosexuelle Bekannte weiterzugeben und von diesen ausfüllen zu lassen.[727] Bemerkenswert war hier auch die Illustration des Flyers. Abgebildet war Bundesgesundheitsministerin Rita Süssmuth mit einem Hörrohr, das auf ein Schlüsselloch gerichtet ist, hinter dem zwei Männer Sex miteinander haben. Süssmuth wurde hier zur Personifizierung der Bundesrepublik als Überwachungsstaat in Zeiten von HIV/AIDS, der seine Augen und Ohren auf das Schlafzimmer von schwulen Männern richtet. Der BVH war relativ erfolgreich mit der Platzierung des Boykottaufrufs, er erschien in zahlreichen schwulen Zeitschriften.[728] Auch die Presseerklärung des BVH wurde von etlichen Zeitungen aufgegriffen.[729]

Amendts Argumentation fiel beim Vorstand des Bundesverbandes auf fruchtbaren Boden, hatte dieser sich doch bereits im Kontext von Volkszählung, »Rosa Listen« und bayerischem Maßnahmenkatalog intensiv mit den proble-

---

726 Vgl. Bundesverband Homosexualität: Pressemitteilung: Bundesverband Homosexualität (BVH) spricht sich gegen Untersuchungen über das Sexualverhalten der Homosexuellen aus. AIDS-Politik der Bundesregierung scharf kritisiert, 27. 8. 1987, Schwules Museum, Bestand Bundesverband Homosexualität (BVH), Nr. 64 – Pressemitteilungen.
727 Vgl. Bundesverband Homosexualität: Boykottiert die Homosexuellen-Aushorchung!, 1987, Schwules Museum, Bestand Bundesverband Homosexualität (BVH), Nr. 4 – Politik II.
728 Vgl. u. a. Bundesverband Homosexualität: Gegen die Homosexuellen-Aushorchung, in: *Rosa Flieder* (1987), H. 55, S. 14–15; NN: Homosexuellen-Aushorchung, in: *Nürnberger Schwulenpost* 3 (1987), H. 28, S. 7.
729 Vgl. u. a. NN: Homosexuelle. Bonner Aids-Umfrage boykottieren, in: *Frankfurter Rundschau*, 28. 08. 1987; NN: Homosexuelle wehren sich gegen Aids-Umfrage, in: *Stuttgarter Zeitung*, 28. 08. 1987; NN: Homo-Chef gegen Süssmuth, in: *Abendpost Frankfurt*, 28. 08. 1987; NN: Aufruf zum Boykott der Umfrage, in: *Nürnberger Nachrichten*, 28.81987; NN: Umfrage über Sex boykottieren, in: *Pforzheimer Zeitung*, 28. 08. 1987, S. 2; NN: Aids breitet sich in der Bevölkerung stärker aus, in: *Augsburger Allgemeine*, 28. 08. 1987; NN: Homosexuelle rufen zum Boykott auf. Bundesverband lehnt eine Untersuchung über das Sexualverhalten ab, in: Die *Neue Ärtzliche*, 01. 09. 1987. Die Zeitungsartikel sind entnommen aus: Hoyer, Frank: Boykottiert Die Homosexuellen Aushorchung!, 1987, Schwules Museum, Bestand Bundesverband Homosexualität (BVH), Nr. 54 – Politik II, S. 25–30.

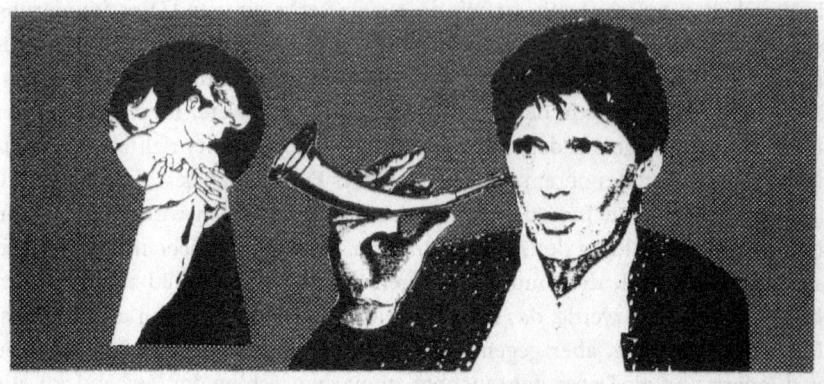

Abbildung 4: Boykottiert Die Homosexuellen Aushorchung!, Archiv Schwules Museum Berlin, Bestand A-AB-BVH.

matischen Aspekten von staatlicher Datenerfassung im Kontext von HIV/AIDS beschäftigt. Letztendlich zeigt sich in den Artikeln von Amendt und im Boykottaufruf ein Verständnis staatlicher Institutionen – ob nun in Bayern oder auf Bundesebene –, die in Zeiten von HIV/AIDS potenziell bedrohlich seien und mit der Sammlung von Daten eine Grundlage für repressive Maßnahmen erhalten würden. Zudem wurde die Entscheidung von einem Vorstand getroffen, dessen Mitglieder sehr jung und in den 1970er Jahren, als Dannecker eine prägende Figur der schwulen Bewegung war, selbst noch nicht aktiv gewesen waren.[730] Dies trug dazu bei, die Hemmung, zum Boykott gegen eine bedeutende Figur der Bewegung der 1970er Jahre aufzurufen, abzusenken.

Im Gegensatz zu anderen Aktionen des Verbandes stieß der Boykottaufruf auch innerhalb des BVH schnell auf Kritik. Ein Mitglied des Vorstands war nicht damit einverstanden, gleich zum Boykott aufzurufen. Zwei weitere waren nicht

---

730 In der Vorstellung des ersten Vorstands des BVH errechnete der *Rosa Flieder* ein Durchschnittsalter des Vorstands von 24. Ältestes Mitglied war mit 30 Jahren Heinz-Jürgen Büchner. Es folgten Ralf Kelbch (25), Peter Human (22), Holger App (22) und Frank Hoyer (22). Vgl. NN: BVH-Vorstand, S. 8–9; Wer den Beschluss zum Boykott fasste, ist nicht dokumentiert. In einem späteren Protokoll einer Vorstandssitzung wurde jedoch kritisiert, dass hier nur ein Teil des Vorstandes eingebunden war. Vgl. Laubenburg, Frank: Protokoll der 2. BVH-Beiratssitzung/Ideenwerkstatt am 12.09.1987, Schwules Museum, Bestand Bundesverband Homosexualität (BVH), Nr. 8 – Vorstand, Beirat, Kuratorium.

an der Entscheidung beteiligt gewesen.[731] Aus dem Beirat wandten sich mit den Soziologen und Aktivisten Jörg Hutter[732] und Rüdiger Lautmann[733] mindestens zwei Personen mit einem Brief an den Vorstand, um ihr Unverständnis über den Boykott auszudrücken. Lautmanns Brief wurde zudem als offener Brief im *Rosa Flieder* abgedruckt. Hutter berichtete in seinem Brief, dass der Boykottaufruf bei vielen BVH-Mitgliedern auf Unverständnis gestoßen sei und Unmut hervorgerufen habe. Er appellierte an den Vorstand, es bei den bereits veröffentlichten Statements zu belassen und den Boykott nicht weiter zu verfolgen, um dem Verband nicht noch weiter zu schaden.[734] Hutter und Lautmann teilten die Auffassung, dass es keine Forschung brauche, um Repressionen durchzusetzen, und bestritten, dass durch die staatliche Förderung eines Forschungsprojektes per se eine Abhängigkeit entstand.[735] Lautmann verwies zudem auf die Arbeitstagung der Gesellschaft für Sexualforschung im Mai 1987, auf der Dannecker sein Forschungsprojekt vorgestellt habe und bei der unter anderem auch Günter Amendt, Sophinette Becker, Eberhard Schorsch und Volkmar Sigusch anwesend gewesen seien und damit die entscheidenden Akteur*innen der deutschsprachigen Sexualwissenschaft. Lautmann zufolge habe die Meinung vorgeherrscht, dass die Befragung stattfinden solle. Letztlich sah Lautmann in dem Boykottaufruf die Beschädigung einer Person, die für die schwule Emanzipationsbewegung in Westdeutschland zentral war.[736]

Dannecker selbst reagierte nun ebenfalls mit einem Brief. Er wehrte sich entschieden dagegen, als »Hörrohr Rita Süssmuths« präsentiert zu werden, und betonte, dass der Antrag zur Finanzierung der Studie unabhängig vom Ministerium verfasst, unverändert eingereicht und genehmigt worden sei. Dannecker verwies zudem darauf, dass es ihm darum ging, seine ursprünglich zusammen mit Reimund Reiche verfasste Studie zu replizieren und die Effekte von HIV/AIDS und Safer-Sex-Kampagnen untersuchen zu wollen. Dabei gehe es gerade nicht darum, neue Stereotype zu schaffen, sondern diese empirisch zu widerle-

---

731 Vgl. NN: Protokoll der Vorstandssitzung vom 5.9.1987, Schwules Museum, Bestand Bundesverband Homosexualität (BVH), Nr. 9a – Vorstandssitzungen.
732 Jörg Hutter (*1958) ist schwuler Aktivist und Soziologe. Von 1987 bis 1989 war er Mitglied im Beirat des BVH. Vgl. Bundesverband Homosexualität: Beirat, Vorstand, Kassenwart, 11.11.1998, Schwules Museum, Bestand Bundesverband Homosexualität (BVH), Nr. 1 – Grundsätzliches, S. 1.
733 Rüdiger Lautmann (*1935) ist Jurist und Soziologe. Er war von 1971 bis 2010 Professor für Soziologie an der Universität Bremen. Mit seiner Arbeit prägte der die soziologische Erforschung von Homosexualität in der Bundesrepublik. Vgl. den Lebenslauf auf seiner Website, http://www.lautmann.de/biografisches-cv/ [22.3.2025].
734 Vgl. Hutter, Jörg: Liebe Freunde, 7.9.1987, Schwules Museum, Bestand Bundesverband Homosexualität (BVH), Nr. 54 – Politik II.
735 Vgl. ebd.; Lautmann, Rüdiger: Brief an den Vorstand des BVH. Nicht stichhaltig!, in: *Rosa Flieder* (1987), H. 55, S. 15.
736 Vgl. Lautmann: Brief an den Vorstand des BVH, S. 15.

gen und damit eine Grundlage für Argumente gegen eine repressive AIDS-Politik zu schaffen. Er sah seine Studie außerdem als Mittel gegen die »Vereinnahmung von Sexualität durch Virologen, Epidemiologen und Infektiologen«.[737]

Nicht nur Dannecker selbst äußerte sich, nun sprangen ihm auch andere Akteur*innen aus der Bewegung zur Seite. Andreas Salmen nahm in der *Siegessäule* zum Boykottaufruf Stellung und ging dabei auch auf Amendts Position ein.[738] In Bezug auf die Person Danneckers unterstrich Salmen die Aussagen Lautmanns über dessen Verdienste für die Schwulenbewegung. Als problematisch sah Salmen es an, die Volkszählung als Begründung für einen Boykott der Umfrage heranzuziehen. Wichtig war ihm hierbei, dass bei der Volkszählung spezifisch die Gefahr der Rückführbarkeit der Daten auf ein Individuum kritisiert wurde. Dies sei bei der Studie von Dannecker aber gerade nicht möglich. Eine weitere Problematik in der Argumentation der Befürworter*innen des Boykotts sah er im zugrunde liegenden Politikverständnis. Dieses bestehe in einem Glauben daran, dass die Bundespolitik ausschließlich vom »Kapital und einem Rechtsblock in Eigenregie gesteuert werde«. In den erwarteten Ergebnissen der Studie sah Salmen ähnlich wie Dannecker das Potenzial, die Bundespolitik zum Positiven zu beeinflussen. Salmen war überzeugt, dass die Untersuchung zeigen würde, dass durch HIV/AIDS das Coming-out schwerer geworden sei und Schwulsein weniger ausgelebt werde. Zudem könnten die Daten auch den AIDS-Antikörpertest problematisieren, indem sie zeigten, dass sich negativ Getestete in falscher Sicherheit wähnen und Positive unter dem Test leiden.[739] In diesem Zusammenhang verwies Salmen auf AIDS-politische Forderungen des BVH, die mit den zu erhebenden Daten potenziell besser begründet werden könnten. Zudem war Salmen wie auch andere Kritiker*innen des Boykottaufrufs überzeugt, dass rechte Politiker*innen für die Durchsetzung ihrer AIDS-Politik keine wissenschaftlichen Daten bräuchten, da sie ja ohnehin auf die Figur des »gesunden Volksempfindens« setzten.[740]

---

737 Vgl. Dannecker, Martin: Aufruf des Bundesverbandes zum Boykott der von mir geleisteten »Studie über das Sexualverhalten und Lebensstil homosexueller Männer«, 29.9.1987, Schwules Museum, Bestand Bundesverband Homosexualität (BVH), Nr. 54 – Politik II; Danneckers Brief wurde zudem in der Siegessäule abgedruckt. Vgl. Dannecker, Martin: Liebe Vorständler, ..., in: *Siegessäule* 4 (1987), H. 11, S. 12-13.
738 Bereits vor dem Boykottaufruf des BVH und flankierend zum Abdruck der Thesen Amendts hatte der *Siegessäulen*-Autor Robert Kohler Bedenken an der Kritik von Danneckers Forschung angemerkt, welche sich insbesondere auf die Dämonisierung von sozialwissenschaftlicher Forschung über schwule Männer bezog. Vgl. Kohler, Robert: Kommentar, in: *Siegessäule* 4 (1987), H. 6, S. 12; Neben der argumentativen Auseinandersetzung griff der schwule Autor Felix Rexhausen den Streit satirisch auf, indem er einen eigenen Fragebogen veröffentlichte. Vgl. Salmen, Andreas: Noch 'nen Fragebogen, in: *Siegessäule* 4 (1987), H. 11, S. 12-13.
739 Vgl. Salmen, Andreas: Dannecker boykottieren?, in: *Siegessäule* 4 (1987), H. 10, S. 14-15.
740 Vgl. ebd., S. 15.

An dieses Argument schloss sich auch der Aktivist und Publizist Matthias Frings in einem Artikel in der *taz* an. Mehr noch argumentierte er, dass gemäß der Argumentation des Bundesverbandes überhaupt kein Wissen über schwules Leben mehr preisgegeben werden dürfte, das gegen schwule Männer in Stellung gebracht werden könnten. Das beträfe dann aber auch Bücher, Filme, Theaterstücke und Interviews. Frings plädierte dagegen im Anschluss an die Forderungen der Schwulenbewegung der 1970er Jahre, sich nicht aus Angst vor Diskriminierung selbst zu verleugnen, sondern offensiv mit der eigenen schwulen Lebensweise umzugehen.[741]

Insbesondere der Beitrag von Andreas Salmen in der *Siegessäule* schien zu polarisieren. Neben einer Zuschrift, in der Dankbarkeit dafür ausgedrückt wurde, dass eine kritische Position zum Boykottaufruf in der (schwulen) Öffentlichkeit zu finden war, gab es auch deutliche Kritik.[742] Ein Hamburger Leser brachte zum Ausdruck, dass er genau in den antizipierten Ergebnissen der Forschung das Problem sah. Sie könnten dem Staat Argumente für eine Strategie liefern, die darauf setze, dass sich »Homosexuelle durch AIDS(-angst) und staatliche Aufklärungspropaganda disziplinieren lassen«. Er sah die Gefahr, dass der Preis für eine gesellschaftliche Akzeptanz von schwulen Männern die staatliche Normierung ihrer Sexualität sei – ein Preis, den der Autor nicht zu zahlen bereit war. Zudem drückte er seine Ablehnung von Wissenschaft aus, die immer dazu diene, Dinge vorherzusehen und zu manipulieren.[743]

Die Positionen für und gegen den Boykott korrespondierten mit divergierenden Positionen zum Staat und entsprechend unterschiedlichen Szenarien von Bedrohung, die von staatlicher Datenerfassung ausging. Auf der einen Seite stand ein Staat, der insbesondere im Rahmen der AIDS-Krise eine repressive Politik gegenüber schwulen Männern betrieb und hierfür alle verfügbaren Daten als Rechtfertigung nutzte. Angst herrschte nicht nur vor der Erfassung als schwuler Mann, sondern auch davor, einer Stereotypenbildung ausgesetzt zu sein. Auf der anderen Seite stand eine Vorstellung des Staates, der nur bedrohlich war, wenn er auf das Individuum zugreifen konnte. Gleichzeitig war der Staat in dieser Vorstellung auch beeinflussbar. Um auf den Staat einwirken zu können, war in dieser Konzeption die Herstellung von (sozial)wissenschaftlicher Evidenz entscheidend. Aktivist*innen und Wissenschaftler*innen sahen vor allem in der eigenmächtigen Produktion von Wissen ein zentrales Werkzeug schwuler Emanzipation.

In der gleichen Ausgabe des *Rosa Flieders*, in der auch der Boykott-Aufruf des Bundesverbandes veröffentlicht und diskutiert wurde, erschien außerdem ein

---

741 Vgl. Frings, Matthias: Boykott? Bankrott!, in: *taz*, 17.10.1987, S. 3.
742 Vgl. Gürgen, Erich: Leserbrief – Zustimmung, in: *Siegessäule* 4 (1987), H. 11, S. 5.
743 Vgl. Seng, Hans-Joachim: Die Diskussion geht weiter, in: *Siegessäule* 4 (1987), H. 12, S. 4–5.

Fragebogen der Deutschen AIDS-Hilfe, der ähnliche Fragen wie Danneckers Fragebogen stellte. Darüber hinaus gab es zur selben Zeit noch weitere Forschungsprojekte, die sich mit der Sexualität schwuler Männer auseinandersetzten. Gegen diese Studien erfolgte jedoch kein Boykottaufruf. Einige Kommentator*innen bemerkten diese Diskrepanz und kritisierten sie.[744]

Die Kontroverse um den Boykottaufruf gegen Danneckers Studie bewegte den BVH-Vorstand dazu, das Thema auf der Mitgliederversammlung vom 23. bis zum 25. Oktober 1987 in Bremen zur Diskussion zu stellen. Die Kritik an dem Boykott wurde in Form eines Antrags von Vorstandsmitglied Jörg Rowohlt[745] in die Versammlung getragen. In dem Beschlusstext heißt es dementsprechend:

> »Um den Erfolg dieser Bemühungen [zur Verhinderung von Zwangsmaßnahmen auf Bundesebene] zu untermauen, unterstützt der BVH die von Martin Dannecker und anderen durchgeführte Studie über das ›Sexualverhalten und den Lebensstil von homosexuellen Männern‹.«[746]

Die Begründung stützte sich dabei weitgehend auf die Argumentation der Aktivist*innen, die an die Möglichkeit glaubten, die AIDS-Politik durch sozialwissenschaftliche Wissensproduktion positiv zu beeinflussen. Rowohlt machte zudem das Argument stark, dass Danneckers Studie auch helfen könnte, Fortschritte in der »unverheirateten Politik« zu erreichen.[747]

Auf der Versammlung wurde auch ein Antrag eingereicht, der die Deutsche AIDS-Hilfe (DAH) dazu aufforderte, ihre eigene Untersuchung zu beenden und die Fragebögen zu vernichten. Ein weiterer Antrag forderte, dass Forschung über AIDS nur unter Beteiligung von lokalen AIDS-Hilfen und Positivengruppen bereits in der Konzeptionierungsphase durchgeführt werden dürfe.[748] Diese Anträge wurden zusammen mit dem Antrag zum Boykott von Danneckers Studie diskutiert. Auf der Mitgliederversammlung wurde die bereits im Vorfeld in den schwulen Medien geführte Debatte noch einmal rekapituliert. Dannecker verteidigte seine Umfrage persönlich. Im Zentrum der Debatte standen unterschiedliche Einschätzungen der AIDS-Politik des Bundes. Letztendlich beschloss die Mitgliederversammlung, dass der Boykott gegen die Dannecker-Studie nicht

---

744 Vgl. u. a. Barm, Klaus: Kommentar. Schwule auf dem wissenschaftlichen Beichtstuhl, in: *Rosa Flieder* (1988), H. 56, S. 14.
745 Jörg Rowohlt (*unbek.) war von 1989 bis 1996 Mitglied im Vorstand des BVH. Vgl. Bundesverband Homosexualität: Vorstands Chronik, 1996, Schwules Museum, Bestand Bundesverband Homosexualität (BVH), Nr. 1 – Grundsätzliches, S. 1–2.
746 Rowohlt, Jörg: Antrag an die Mitgliederversammlung des Bundesverbandes Homosexualität, 18.10.1987, Schwules Museum, Bundesverband Homosexualität (BVH), Nr. 10a – Mitgliederversammlungen, S. 1.
747 Vgl. ebd., S. 2.
748 Vgl. Bundesverband Homosexualität: 1 Jahr BVH, S. 11.

aufrechterhalten werden sollte.[749] Zudem wurden die Studie der DAH und eine Studie der Universität Kiel für Fragen zum Sexualverhalten kritisiert und die AIDS-Arbeitsgruppe des BVH beauftragt, einen Kriterienkatalog zur Bewertung ähnlicher Studien zu entwickeln, in dem ein Boykott das letzte und schärfste Mittel sein sollte.[750] Die Diskussionsergebnisse und Beschlüsse wurden im Anschluss an die Versammlung in Form einer Pressemitteilung öffentlich kommuniziert.[751]

Mit der BVH-Mitgliederversammlung wechselte der Vorstand, und auch die politischen Debatten, die im Jahr 1987 und insbesondere im Sommer geführt wurden, beruhigten sich wieder. Das Thema der wissenschaftlichen Erforschung des Sexualverhaltens schwuler Männer war dem neuen Vorstand so wenig präsent, dass er überrascht war, als er im Frühjahr 1988 eine Anfrage erhielt, in der ein Psychologiestudent um die Zustimmung zur Datenerhebung für seine geplante Diplomarbeit bat. Diese sollte sich mit dem Zusammenhang zwischen der Akzeptanz der eigenen Homosexualität und Safer Sex beschäftigen. Trotz der ein halbes Jahr zuvor geführten Diskussion sah sich der BVH nicht in der Lage, eine zustimmende oder ablehnende Position zu dieser Forschung zu finden, sondern verwies auf die Freiheit der Wissenschaft.[752]

4.3 HIV-Test und AIDS-bezogene Erfassung schwuler Männer

Zur selben Zeit wie die Maßnahmen zur staatlichen Erfassung schwuler Männer geriet auch der HIV-Antikörpertest zunehmend in den Fokus der Auseinandersetzung der Schwulenbewegung mit HIV/AIDS. Bereits ab Sommer 1984 konnte das Robert-Koch-Institut (RKI) einen selbst entwickelten Test zum Nachweis des HI-Virus im menschlichen Organismus für seine Forschung zu HIV/AIDS nutzen. Ab Mai 1985 stand ein für den breiten Gebrauch in der Bundesrepublik zugelassener Test zur Verfügung.[753] In der Berichterstattung der

---

749 Zwar wird im *Rosa Flieder* von einer Zurücknahme des Boykotts gesprochen. Der in der *Siegessäule* wörtlich abgedruckte Beschlusstext und die darauf folgenden Reaktionen verdeutlichen jedoch, dass die Formulierung einer »Nicht-Aufrechterhaltung« bewusst gewählt wurde. Vgl. Hutter, Jörg: Jahresbilanz in Bremen, in: *Siegessäule* 4 (1987), H. 12, S. 12–13, hier: S. 12; Emons, Ralf: Leserbrief – BVH-Artikel, in: *Siegessäule* 5 (1988), H. 3, S. 4.
750 Vgl. Werner, Franz: Kein Tuntenstreit in Bremen. 3. Mitgliederversammlung des BVH vom 23.10. – 25.10.1987, in: *Rosa Flieder* (1988), H. 56, S. 12–13; NN: Protokoll der Mitgliederversammlung des BVH vom 23.10–25.10.87.
751 Vgl. Bundesverband Homosexualität: Presseerklärung.
752 Vgl. NN: Protokoll der Vorstandssitzung vom 26.3.1988 in Bremen, 26.3.1988, Schwules Museum, Bestand Bundesverband Homosexualität (BVH), Nr. 9a – Vorstandssitzungen.
753 Vgl. Marcus, Ulrich: 20 Jahre HIV-/AIDS-Epidemie in Deutschland – Entwicklungen, Trends und Erklärungsversuche, in: ders. (Hg.): Glück gehabt? Zwei Jahrzehnte AIDS in Deutschland, Berlin 2000, S. 1–63, S. 9. Hierzu ausführlicher in Kapitel 2.

Bewegungszeitschriften war die Auseinandersetzung mit dem HIV-Antikörpertest einer der zentralen Diskursstränge der AIDS-Berichterstattung.[754] Dabei wurde der Test überwiegend abgelehnt. Allerdings gaben die Zeitschriften immer wieder auch Positionen aus der Politik und der medizinischen Forschung wieder, die den Einsatz des Tests befürworteten. Die wichtigsten Argumentationslinien zeichneten sich bereits kurz nach der Entwicklung erster Testmöglichkeiten ab, noch bevor der Test in der Bundesrepublik zugelassen wurde. Die Berichterstattung in den Bewegungszeitschriften ließ dabei auch erkennen, welches Mobilisierungspotenzial dem Test im Hinblick auf verschiedene andere schwulenpolitische Themen zukam.

4.3.1 Der Test in der Berichterstattung der Bewegungszeitschriften

In der schwulen Presse tauchte der HIV-Antikörpertest als Thema zum ersten Mal in der *Siegessäule* vom November 1984 auf. Der Arzt Ulrich Marcus[755], der kurz zuvor seine Forschung über HIV/AIDS am RKI begonnen hatte, warnte in einem Artikel eindringlich vor den Gefahren von AIDS und der seiner Einschätzung nach bereits weiten Verbreitung des HI-Virus. Zudem wies er auf die Möglichkeit hin, sich am RKI auf das Virus testen zu lassen. Einschränkend führte er an, dass der Nutzen des Tests noch begrenzt sei. Zum einen sei noch nicht klar, welcher Zusammenhang zwischen einer Infektion mit dem HI-Virus und einem möglichen Ausbruch von AIDS bestand.[756] Zum anderen habe der Text nur dann einen präventiven Nutzen, wenn eine Person, die positiv auf das Virus getestet worden sei, im Anschluss auch ihr Sexualverhalten ändere.[757]

---

754 Im Untersuchungskorpus legten allein 150 Artikel den Hauptfokus auf dem HIV-Antikörpertest.
755 Ulrich Marcus (*1958) ist ein Berliner Epidemiologe und Arzt. Bereits Mitte der 1980er Jahre spezialisierte er sich auf HIV und AIDS. Im Jahr 2000 gab er den Sammelband *Glück gehabt? Zwei Jahrzehnte AIDS in Deutschland* heraus, in dem eine erste Bilanz der AIDS-Krise in der Bundesrepublik gezogen wurde. Zu seiner Person vgl. Marcus, Ulrich (Hg.): Glück gehabt? Zwei Jahrzehnte AIDS in Deutschland, Berlin 2000, S. XIV.
756 Zu der Zeit, als Marcus diesen Artikel schrieb, war der Zusammenhang zwischen einer HIV-Infektion und dem Ausbruch von AIDS noch nicht gesichert geklärt. Weder war bekannt, ob AIDS in allen Fällen einer HIV-Infektion ausbrach, noch waren Informationen über den durchschnittlichen Zeitraum zwischen einer HIV-Infektion und dem Ausbruch von AIDS verfügbar.
757 Vgl. Marcus, Uli: Der Virus breitet sich aus. AIDS – Entwicklung und Konsequenzen, in: *Siegessäule* 1 (1984), H. 8, S. 25; Ausgehend von Marcus' Artikel entwickelte sich eine erste Auseinandersetzung um Nutzen und Gefahren von Verhaltensänderungen. Diese spiegeln ein Ringen um Verantwortung wider, wie es in Kapitel 3 beschrieben wurde. Vgl. zu dieser Auseinandersetzung Marwitz, Reinhard von der: Kein Schwuler Bruder. Zur Neuordnung der Lust, in: *Siegessäule* 2 (1985), H. 2, S. 29; Marcus, Ulrich: Fettnäpfchen, in: *Siegessäule* 2 (1985), H. 3, S. 35.

Die *Siegessäule* griff die Frage des Tests in der darauffolgenden Dezember-Ausgabe mit zwei Meinungsartikeln auf. Marcus verfasste nun den Text, der auf den möglichen Nutzen des Tests einging. Diesen sah er insbesondere in der Möglichkeit, Infektionen nachzuverfolgen, einen Anreiz für Verhaltensänderungen zu geben und die weitere Forschung zu HIV/AIDS voranzutreiben.[758] Die Gegenposition schrieb Jürgen Roland als Vertreter der weniger als ein Jahr zuvor gegründeten Deutschen AIDS-Hilfe. Roland definierte eine Reihe von Gefahren und Schwachpunkten, die dem Test zugrunde lägen. Zunächst betonte er die zu diesem Zeitpunkt noch bestehende Unsicherheit im Hinblick auf den Zusammenhang zwischen dem Virus und einer AIDS-Erkrankung. Als konkrete negative Konsequenzen, die sich aus dem Test ergeben würden, sah Roland zum einen mögliche rechtliche Folgen. So wies er darauf hin, dass die Identifikation von Menschen als HIV-positiv die Anwendung der Bestimmung des Bundesseuchengesetzes über das Konzept »Ansteckungsverdächtige« ermöglichen würde. Zum anderen sah er eine Gefahr der Stigmatisierung und sozialen Isolierung von positiv Getesteten.[759] Diese beiden Gefahren machten seiner Ansicht nach den Verstoß gegen den Anspruch auf Anonymität und Vertraulichkeit beim Test besonders bedrohlich. Roland warnte also bereits mehrere Jahre, bevor der bayerische Maßnahmenkatalog 1987 verabschiedet wurde, vor der Nutzung des HIV-Antikörpertest zur Durchsetzung seuchenpolitischer Maßnahmen.

Etwa zeitgleich zur Debatte in der *Siegessäule* veröffentlichte die DAH einen Flyer zum Thema HIV-Antikörpertest.[760] Neben den von Roland eingebrachten Argumenten betonte der Flyer auch die negativen Konsequenzen des Tests für die Einzelnen selbst bei Einhaltung von Anonymität und Vertraulichkeit. Das Wissen, potenziell an einer unheilbaren Krankheit zu erkranken, noch dazu ohne zu wissen, wann dies passieren würde, und ohne die Möglichkeit, etwas gegen die Krankheit tun zu können, stelle eine ungeheure Belastung für die Einzelnen dar.[761]

Damit waren bereits 1984 die entscheidenden Argumente in der Auseinandersetzung um den HIV-Antikörpertest in die Debatte eingebracht. Marcus vertrat dabei insbesondere die medizinische bzw. epidemiologische Perspektive. In den folgenden Jahren waren es jedoch weniger Mediziner*innen, die diese

---

758 Vgl. Marcus, Ulrich: AIDS-Test. Pro: Konsequenzen ziehen!, in: *Siegessäule* 1 (1984), H. 9, S. 28.
759 Vgl. Roland: AIDS-Test, S. 29.
760 Der Flyer zum Test war eines der ersten drei Dokumente, die die Deutsche AIDS-Hilfe überhaupt herausgab. Dies spricht dafür, dass die DAH bereits früh die Wirkmächtigkeit des Tests erkannt hatte.
761 Vgl. Deutsche AIDS-Hilfe (Hg.): AIDS Information. Der HTLV-III Virus. Ein neuer Bluttest. Was nutzt er? Wem tut er weh?, Berlin 1984, S. 5; Die Inhalte des Flyers wurden auch im *Rosa Flieder* abgedruckt. Vgl. NN: Meidet den AIDS-Test, (1985), H. 38, S. 12.

Perspektive in die schwulen Zeitschriften trugen, sondern die Berichterstattung über die Entscheidungsträger*innen. Im Zentrum stand hier immer wieder Gesundheitsministerin Rita Süssmuth, die in den Zeitschriften wiederholt für ihr Festhalten am Test als Teil ihrer Strategie gegen AIDS kritisiert wurde. Süssmuth sah dabei ähnlich wie Marcus die vorteilhafte Wirkung des Tests in einer erwarteten Verhaltensänderung von positiv Getesteten.[762] Die DAH konnte auch durch den Beitrag von Roland eine Position zum Test sichtbar machen, die diesen ausgehend von der Sicht der Betroffenen (und potenziell Betroffenen) als Instrument im Kampf gegen HIV/AIDS weitgehend ablehnte. Für die wenigen Ausnahmen, in denen ein Test demnach zulässig war, zum Beispiel bei der Kontrolle von Blutkonserven, war es aus dieser Sichtweise entscheidend, dass der Test nur unter Gewährleistung absoluter Anonymität und Vertraulichkeit durchgeführt wurde.[763] Hier zeigt sich auch die Verknüpfung zwischen Datenschutz und Test. Sobald die Ergebnisse in staatliche Hände geraten konnten, drohte aus Sicht der Aktivist*innen auch ein Zugriff des Staates.

Die Ablehnung des Tests setzte sich in der Bewegung und in der Berichterstattung der Bewegungszeitschriften als Position weitestgehend durch und wurde als Diskursposition in den Bewegungszeitschriften dominant. Die Diskursposition, die sich für einen Test einsetzte, wurde wiederum vor allem staatlichen und medizinischen Akteur*innen zugeschrieben. Die Ablehnung des Tests blieb bis zum Ende der 1980er Jahre eine der zentralen Positionen der Bewegung. Erst mit der Verfügbarkeit erster Medikamente, die den Ausbruch von AIDS nach einer Infektion hinauszögern konnten, begann sich dies allmählich zu ändern.[764]

In den Bewegungszeitschriften wurde der Test vor allem in vier Kontexten diskutiert. Dies waren (I) die zwangsweise Durchführung von Tests bzw. die Pflicht zur Durchführung des Tests, um Zugang zu bestimmten Dienstleistungen und Teilhabe zu erreichen; (II) die heimliche Durchführung von Tests z. B. in Krankenhäusern; (III) die Weitergabe von Testergebnissen bzw. die Verletzung

---

762 Vgl. u. a. NN: Ein positives Landei aus dem Weserbergland, in: *Siegessäule* 2 (1985), H. 3, S. 5; Hell, Hans-Dieter: Warum man den Test machen sollte, *Siegessäule* 2 (1985), Sonderheft, S. 8–9; Rühmann, Frank: Rita's Buch, in: *Rosa Flieder* (1987), H. 54, S. 55.

763 Da es vor allen in der Anfangszeit immer wieder Probleme mit der Anonymität der getesteten Blutspenden gab, waren sie regelmäßig Thema in der Berichterstattung der schwulen Presse. Vgl. u. a. Salmen, Andreas: Bluttest lizensiert, in: *Siegessäule* 2 (1985), H. 5, S. 11; Salmen, Andreas: Bluttest beim DRK nicht anonym, in: *Siegessäule* 2 (1985), H. 9, S. 11; NN: Blutfluß reduziert, in: *Siegessäule* 2 (1985), H. 11, S. 13; NN: Berliner Ärzte gegen heimliche Zwangstests, in: *Siegessäule* 5 (1988), H. 4, S. 18.

764 Vgl. u. a. NN: Lernen mit der Infektion zu leben, in: *Siegessäule* 5 (1988), H. 11, S. 17–19; NN: Kein Test oder nun doch Test?, in: *Nürnberger Schwulenpost* (1989), H. 49, S. 14; NN: AIDS-Hilfe-Gruppen in den USA raten zum Test, in: *Magnus* 1 (1989), H. 3, S. 40; NN: Risiko AZT, in: *Nürnberger Schwulenpost* (1990), H. 53, S. 25.

des Datenschutzes; (IV) Tests als Zwangsmaßnahmen zur Eindämmung der Verbreitung von HIV.

Entsprechend der Ablehnung des HIV-Antikörpertests wurde jeglicher Versuch, diesen als zwingende Zugangsvoraussetzung für Leistungen und Teilhabe vorzuschreiben, in den schwulen Medien als extrem kritisch gesehen. Dies galt insbesondere für die medizinische Versorgung. Immer wieder wurde berichtet, dass Tests zur Voraussetzung für eine medizinische Behandlung oder für den Beitritt zu einer Krankenkasse gemacht wurden. Auch Pläne zur Einführung von Tests als Voraussetzung einer Einstellung oder Verbeamtung sowie von großflächigen Tests unter Mitarbeiter*innen von Betrieben wurden in zahlreichen Artikeln kritisiert.[765] Entsprechend waren verpflichtende und auf Grundlage des Bundesseuchengesetzes angeordnete Tests ein massiver Mobilisierungsfaktor für die Schwulenbewegung, wie in Bezug auf den bayerischen Maßnahmenkatalog noch zu sehen sein wird. Allerdings gab es auch abseits davon Fälle, in denen die Durchsetzung von zwangsweise durchgeführten Tests diskutiert wurde. In der Berichterstattung tauchte wiederholt die Möglichkeit auf, dass der HIV-Antikörpertest Teil der Musterungsuntersuchung werden könnte und damit der Großteil der Männer eines Jahrgangs durchgetestet würde, ohne Möglichkeit sich dem zu entziehen. Auch Peter Gauweiler, seit 1986 Staatssekretär im bayerischen Innenministerium, setzte mit einem seiner Vorschläge bei der Bundeswehr an, um größere Testkohorten zu erreichen. Verstärkt wurden die Befürchtungen der Schwulenbewegung durch Berichte aus anderen Staaten, wo Armee- und Reservedienste für Testungen in großem Maßstab genutzt wurden.[766] Die hohe Anzahl von Artikeln über mögliche Tests bei der Bundeswehr kann daher mit der Befürchtung vor einer schleichenden Einführung solcher Maßnahmen auch in der Bundesrepublik erklärt werden.

Ähnlich verhielt es sich mit den in den schwulen Medien immer wieder auftretenden Berichten über Personen, die im Zuge einer medizinischen Behandlung ohne ihre Kenntnis und Einwilligung auf HIV-Antikörper getestet wurden.[767] Welche problematischen Konsequenzen diese Praxis nach sich ziehen

---

765 Die Auseinandersetzung zwischen Bewegungsaktivist*innen auf der einen Seite und Versicherungsträgern und Arbeitgebern auf der anderen wird in Kapitel 6 noch einmal aufgegriffen. Vgl. für die Ablehnung von Test als Voraussetzung für Leistungen oder Arbeitsstellen u. a. NN: Weiterhin Testpflicht für ausländische Praktikanten, in: *Rosa Flieder* (1986), H. 45, S. 20; NN: Ungetestet in die Operation, in: *Siegessäule* 4 (1987), H. 12, S. 20; NN; HIV-Test für Piloten, in: *Du&Ich* 20 (1988), H. 5, S. 34.

766 Vgl. u. a. NN: Blutuntersuchung bei der Bundeswehr, in: *Rosa Flieder* (1985), H. 43, S. 25; NN: Testverweigerer bestraft, in: *Rosa Flieder* (1986), H. 48, S. 41; Salmen, Andreas: Lagebericht, in: *Siegessäule* 2 (1985), H. 10, S. 10–11.

767 Vgl. hierfür u. a. NN: Präzedenzfall, in: *Vor-Sicht* (1987), H. 9, S. 8; Schwarze, Wilfried D.: Patienten ohne Rechte, in: *Du&Ich* 19 (1987), H. 6, S. 57–59; Lucas, Klaus: Test-Skandal in Münster, in: *Magnus* 2 (1990), H. 8, S. 14.

konnte, zeigte sich in der Berichterstattung der *Siegessäule* von Ende 1986 und Anfang 1987 über einen Mann, der sich in einem Westberliner Krankenhaus einer Zahnbehandlung unterziehen wollte. Trotz seines ausdrücklichen Wunsches, dass keine zusätzlichen Blutuntersuchungen durchgeführt werden sollten, veranlasste der behandelnde Arzt einen HIV-Antikörpertest. Dieser fiel positiv aus. Bei der Nachuntersuchung wurde ihm ungefragt das Testergebnis mitgeteilt wie auch der Umstand, dass dieses an seinen Hausarzt weitergeleitet worden war. Zudem verweigerte der Arzt die weitere Behandlung.[768] Der Betroffene versuchte sich juristisch gegen dieses Vorgehen zu wehren, doch seine Klage wegen schwerer Körperverletzung war nicht erfolgreich.[769] Auch in anderen Fällen berichteten die schwulen Medien immer wieder von zwangsweise oder heimlich durchgeführten Tests sowie von der ungewollten Weitergabe von Testergebnissen. Die Berichte stellten solche Praktiken, die einen Verlust der Kontrolle über die Information über den eigenen HIV-Status bedeuteten, als ein mögliches Einfallstor für Diskriminierung und Stigmatisierung dar.[770]

Noch deutlicher wurde dies, wenn aufgrund des Testergebnisses staatliche Maßnahmen drohten. Der Test war immer dann zentral, wenn über mögliche weitere Maßnahmen nach dem Bundesseuchengesetz, insbesondere die »Isolierung« von HIV-Positiven, diskutiert wurde. Diese Diskussion um die Tests erreichte ihren Höhepunkt mit der Veröffentlichung des bayerischen Maßnahmenkatalogs.[771] Auch über Formen möglicher staatlicher Erfassung des HIV-Status, insbesondere in (Computer-)Datenbanken der Polizei, wurde kritisch berichtet.[772] Die Befürchtung war, dass diese Erfassung des HIV-Status als Grundlage für staatliche Maßnahmen gegen Betroffene genutzt werden könnte. Zugleich bestand ein enger Zusammenhang zu den von den Polizeibehörden geführten »Rosa Listen«.

Die Berichterstattung zeigt, dass die Auseinandersetzung über den HIV-Antikörpertest im Zeitraum von Mitte bis Ende der 1980er Jahre prägend für die schwule kollektive Identität, als ein Thema um das gerungen wurde, war. Die

---

768 Vgl. Eckert, Albert: Heimlicher Zwangstest, in: *Siegessäule* 3 (1986), H. 12, S. 20; NN: Ohne Folgen?, in: *Siegessäule* 4 (1987), H. 4, S. 16.
769 Vgl. Eckert, Albert: Heimliche Tester bislang ungestraft, in: *Siegessäule* 4 (1987), H. 4, S. 12–13.
770 Vgl. u. a. NN: Polizei und Datenschutz, in: *Rosa Flieder* (1986), H. 46, S. 19; Küpper, Mechthild: Aus Nächstenliebe zum Kondom, in: *Siegessäule* 4 (1987), H. 2, 7–8; ck: Illegale HIV-Tests, in: *Magnus* 2 (1990), H. 5, S. 56.
771 Vgl. u. a. Salmen, Andreas: Mit dem Gesetz gegen AIDS?, in: *Siegessäule* 1 (1984), H. 9, S. 8–9; Mehring, Peter: Eine Klärung aus juristischer Sicht, in *Siegessäule* 4 (1987), H. 4, S. 11–12; Wolter, Gerd: Szenario, in: *Du&Ich* 19 (1987), H. 9, S. 5.
772 Vgl. u. a. Meyers, Ralf: Der Streit geht weiter, in: *Siegessäule* 4 (1987), H. 8, S. 9; NN: Keine gläsernen HIV-Infizierten, in: *Siegessäule* 5 (1988), H. 2, S. 16; NN: AIDS-Hinweise in Polizeidaten; NN: BKA entfernt Schwule aus Datei, in: *Das Rundgespräch* (1990), H. 98, S. 10.

Argumente, die mit Blick auf die Interessen der Individuen gegen den Test sprachen, waren bereits vor der breiteren Verfügbarkeit des Tests formuliert worden und setzten sich in der schwulen Bewegung schnell durch. Dabei ging es vor allem um die Gefahren für die psychische Gesundheit, Ansatzpunkte für Diskriminierung und die fehlenden Handlungsmöglichkeiten bei einem positiven Testergebnis, zum Beispiel in Form von Therapien. Eine Bewertung der politischen Konsequenzen erfolgte parallel zur Diskussion der Anwendung der Maßnahmen des Bundesseuchengesetzes. Aktivist*innen befürchteten großflächige Test, heimliche Tests oder auch zwangsweise durchgeführte Tests. Aufgrund der persönlichen Konsequenzen für das betroffene Individuum war es ihnen wichtig, dass die Einzelnen die Kontrolle über das Wissen über den eigenen HIV-Status behielten. Darüber hinaus bestand die Sorge, dass die Weitergabe von Testergebnissen für die Betroffenen zu Zugangsbeschränkungen, Diskriminierung, Stigmatisierung bis hin zu Zwangsmaßnahmen führen würde.

4.3.2 Der Test und die Meldepflicht

Ein wichtiges verbindendes Element in den Debatten zwischen dem HIV-Antikörpertest und möglichen Zwangsmaßnahmen stellte die Meldepflicht dar. Entsprechend fand der Großteil der Berichterstattung über sie ebenfalls zwischen 1985 und 1987 statt. Bereits in dem oben besprochenen ersten Artikel zum Test in der schwulen Presse von Jürgen Roland ging dieser auch auf die Meldepflicht ein. Roland zufolge barg die Meldepflicht das Risiko, dass es zu einer Verletzung der Privatsphäre kommen und soziale Isolation und Diskriminierung die Folge sein könnten.[773] Die Meldepflicht fungierte in dieser Argumentation als Mechanismus, über den der Test gesellschaftlich wirksam werden konnte. Mögliche staatliche Interventionen spielten in dieser Auseinandersetzung jedoch noch keine Rolle.

Wie noch zu zeigen sein wird, geriet durch die kommunalen Alleingänge bei der Anwendung des Bundesseuchengesetzes neben Zwangstests auch die Meldepflicht weiter in den Fokus der schwulen Bewegung. Ein Forum der politischen Debatte um die Ausweitung der Meldepflicht, aber auch die Anwendung anderer Bestimmungen des Bundesseuchengesetzes, war der Kongress »AIDS geht alle an« vom 5. November 1986. Der Berliner Senator für Gesundheit und Soziales Ulf Fink[774] (CDU) versuchte hiermit, seiner »Berliner Linie«[775] in der AIDS-Politik,

---

773 Vgl. Roland: AIDS-Test, S. 29.
774 Ulf Fink (*1942) ist ein Politiker der CDU. Er war von 1981 bis 1989 Senator für Gesundheit und Soziales im Senat von Richard von Weizäcker. Er war im Arbeitnehmerflügel der CDU aktiv und von 1990 bis 1994 stellvertretender Vorsitzender des Deutschen Gewerkschaftsbundes. Vgl. Vierhaus (Hg.): Biographisches Handbuch, S. 209–210; Biografie auf der

deren Fokus auf Aufklärung und selbstverantwortlichem Handeln lag, größeres politisches Gewicht zu verleihen. Zusammen mit der Bundesgesundheitsministerin Rita Süssmuth betonte er auf dem Kongress, dass er die Einführung einer Meldepflicht von HIV-Positiven ablehne. In der Berichterstattung über den Kongress spiegelt sich auch die veränderte Bedeutung der Meldepflicht aus Perspektive der Bewegung wider. So mahnte Albert Eckert in Bezug auf die Aussagen der anwesenden Politiker*innen:

> »Was insgesamt deutlich fehlte, waren klare Forderungen, die über das defensive ›keine Meldepflicht!‹ hinausgingen. Weder von der DAH (die sich in ihrer Verurteilung von Massentestungen an symptomlosen Menschen erfreulich kämpferisch zeigte; bravo, Ian Schäfer!) noch von Volker Hauff (SPD) und schon gar nicht vom [Berliner] Senat wurde das wirklich Notwendige gefordert. Erst Justin Westhoff riet in der taz (10.11.86) deutlich dazu, ›heute ein Antidiskriminierungsgesetz (zu) fordern und den Ausschluß der vier Buchstaben A, I, D, S aus Melde- und Seuchenparagraphen‹ zu verlangen. Die Grünen/AL, bei denen die Diskussion um ein Antidiskriminierungsgesetz für Frauen (nach dem Wunsch einiger auch für andere Mehr- und Minderheiten) weit gediehen ist, waren nicht aufs Podium geladen. Schade.«[776]

In dieser Aussage steckt zum einen die Erkenntnis, dass die Meldepflicht nicht nur aufgrund ihres stigmatisierenden Effekts im Zuge der Aufhebung von Privatsphäre und des Verlusts der Kontrolle über Daten gefährlich wäre, sondern dass sie auch der Ansatzpunkt für konkrete Zwangsmaßnahmen sein könnte.

Letztendlich wurde die Meldepflicht für die schwule Bewegung zu einem Symbol für die Ablehnung einer Erfassung des HIV-Status und der im Anschluss denkbaren staatlichen (Zwangs-)Maßnahmen. Hierfür spricht auch, dass in den Debatten innerhalb der Bewegung nicht zwischen namentlicher und anonymer Meldepflicht unterschieden wurde, während diese Distinktion in der politischen Debatte eine wichtige Rolle spielte.

Website der Friedrich-Ebert-Stiftung, 3.11.2014, https://www.zeitzeugen.fes.de/9b0227b2-e2af-4601-bb71-5aff95769441 [22.3.2025].
775 Die Berliner Linie schuf eine wichtige Basis, auf die sich Bundesgesundheitsministerin Rita Süssmuth beziehen konnte. Fink legte sie zum ersten Mal in einer Presseerklärung im August 1985 dar. Zum einen lag der Politik Finks die Überzeugung von der Notwendigkeit von Selbsthilfe zugrunde. Diese spiegelt sich auch in dem von ihm Geschaffenen Unterstützungsfonds für Selbsthilfeprojekte wider, aus dem auch die Deutsche AIDS-Hilfe anfänglich ihre Finanzierung bezog. Zum anderen war Fink von einer vermehrten Ausbreitung des HI-Virus in der heterosexuellen Bevölkerung überzeugt. Hiermit wurde auch die Notwendigkeit einer flächendeckenden Aufklärung begründet. Vgl. Haus-Rybicki: Eine Seuche regieren, S. 126–127.
776 Eckert, Albert: Händchenhalten ist noch keine Politik, in: *Siegessäule* 3 (1986), H. 12, S. 8–9.

4.3.3 Schwuler Aktivismus gegen HIV/AIDS-bezogene Erfassungsprogramme

Aufgrund der zentralen Rolle des HIV-Antikörpertests für die AIDS-Politik und seiner großen Präsenz innerhalb der schwulen Berichterstattung waren Forderungen mit Bezug zu diesem Test fast immer Teil von HIV/AIDS-bezogenen Aktionen der schwulen Bewegung. Im Folgenden werden exemplarisch zwei schwulenpolitische Mobilisierungen näher betrachtet, in denen der Test abseits der Bestimmungen des Bundesseuchengesetzes zentral war: die Auseinandersetzung um Blutspenden in Westberlin und die Proteste gegen das »Frankfurter HIV-Modell«.

Zumindest in Westberlin musste die Botschaft, dass man sich auch politisch gegen den Test zur Wehr setzen müsse, erst in die schwulen Emanzipationsgruppen getragen werden. Nach seiner Wahl ins Berliner Abgeordnetenhaus über die Alternative Liste versuchte Stefan Reiß im Sommer 1986 eine Initiative gegen den HIV-Antikörpertest zu starten. Hierfür suchte er Rückhalt bei den Westberliner Schwulengruppen. Da bis zu diesem Zeitpunkt – laut Reiß – keine der Gruppen ein Statement zum Test herausgegeben hatte, bat er das Treffen Berliner Schwulengruppen (TBS) um eine entsprechende Positionierung. Anhand der folgenden Debatte innerhalb des TBS ist zu erkennen, dass es in den Gruppen im Detail durchaus unterschiedliche Positionen zum Test gab. Einig waren sich jedoch alle Beteiligten in der Ablehnung von heimlichen und Zwangstests.[777] Reiß' Initiative mündete darin, dass im schwulen Beratungs- und Kommunikationszentrum Mann-O-Meter eine Veranstaltung zu Argumenten für und gegen den Antikörpertest organisiert wurde.[778]

Einen weiteren Anstoß, gegen den HIV-Antikörpertest vorzugehen, gab das Vorgehen des Deutschen Roten Kreuzes (DRK) in Bezug auf Blutspenden. Zwar hatte es bereits in der ersten Hälfte der 1980er Jahre an schwule Männer gerichtete Aufrufe gegeben, wegen eines erhöhten Risikos, das HI-Virus weiterzugeben, auf das Blutspenden zu verzichten.[779] Diese Botschaft setzte sich jedoch nicht durch und die Frage von Blutspenden blieb in der Bewegung aktuell, allerdings weniger mit Blick auf die AIDS-Prävention als vielmehr auf eine potenzielle Diskriminierung. Spätestens ab 1985 (vermutlich aber schon vorher) war es beim DRK gängige Praxis, mittels Fragebögen schwule Männer bzw. Männer, die Sex mit Männern hatten, von Blutspenden auszuschließen. Damit verbunden waren Sorgen schwuler Aktivist*innen vor dem Austausch bzw. der

---

777 Vgl. Buchheim, Peter: TBS-Protokoll vom 13.6.1986, Schwules Museum, Bestand Treffen Berliner Schwulengruppen, Kiste 1, S. 2.
778 Vgl. Wiltzius, Marc: Einladung zur Diskussion »Gute Argumente Pro und Contra HIV-Antikörper-Test«, 28.11.1986 Schwules Museum, Bestand Treffen Berliner Schwulengruppen, Kiste 1.
779 Vgl. Vael: Safe Sex, S. 30.

Weitergabe der Daten.[780] Der ab September 1985 bei allen Spenden durchgeführte HIV-Antikörpertest machte die Sorgen vor fehlender Anonymität akuter. Ein Bericht in der *Siegessäule* aus demselben Monat, in dem konstatiert wurde, dass die im Zuge von Blutspenden durchgeführten HIV-Antikörpertests nicht komplett anonymisiert seien, blieb noch weitestgehend ohne Reaktion.[781] Dies änderte sich nach einem Bericht von Albert Eckert in der *Siegessäule* vom Januar 1987, in dem die Speicherung und Einspeisung der Testergebnisdaten in einer zentralen Datenbank bekannt gemacht wurde.[782] Auch das Mann-O-Meter hatte weitere Informationen über den Umgang mit Blutspendedaten durch das Deutsche Rote Kreuz und bemühte sich zusammen mit der AHA und dem AIDS-Koordinationstreffen[783] um Verhandlungen mit dem DRK. Im Laufe des Frühjahrs 1987 kamen zudem Abfragen über die Zugehörigkeit zu einer Risikogruppe auf dem vom DRK verwendeten Fragebogen hinzu.[784] Entsprechend scharf fiel die Kritik eines gemeinsamen offenen Briefs des Berliner AIDS-Koordinationstreffens und des TBS an die Leiterin des Blutspendedienstes des Berliner Landesverbandes des DRK Dr. Elke Gossrau aus. Darin hieß es:

> »Wir protestieren dagegen, daß Blutspender in der von Frau Keller verfaßten Erklärung entweder angeben müssen, nicht zu den angeblichen ›Risikogruppen‹ – Homosexuelle, Bisexuelle, Drogenabhängige, Prostituierte und deren Partner – zu gehören, oder daß sie bei Verweigerung der Unterschrift automatisch als Angehörige einer solchen ›Risikogruppen‹ eingestuft werden. Nach unseren bisherigen Informationen speichern Sie in beiden Fällen die personenbezogenen Daten mit den Angaben der betreffenden

---

780 Vgl. Groß, Horst/Herzog, Gottfried: Schwules Blut unerwünscht, in: *Siegessäule* 1 (1984), H. 6, S. 5; Scheu et al.: Zweite Beschlußempfehlung, S. 344.
781 Vgl. Enquete-Kommission: Zwischenbericht der Enquete-Kommission »Gefahren von AIDS und wirksame Wege zu ihrer Eindämmung«, 16.6.1988, Drucksache 11/2495 des Deutschen Bundestags, S. 45; Salmen, Andreas: AIDS-Test für Konserven, in: *Siegessäule* 2 (1985), H. 6, S. 13; NN: Kein Blut!, in: *Siegessäule* 3 (1986), H. 7, S. 15.
782 Vgl. Salmen: Bluttest beim DRK nicht anonym, S. 11; Eckert, Albert: Kein Blut ans Rote Kreuz!, in: *Siegessäule* 4 (1987), H. 1, S. 14.
783 Das AIDS-Koordinationstreffen wurde als Absprachenforum für die mit AIDS befassten Gruppen und Initiativen in Westberlin gegründet. Laut dem offenen Brief gehörten zur AIDS-Koordinationsgruppe: Berliner AIDS-Hilfe, AIDS-Betreuung e.V., Hydra e.V., AIDS-Streetworker Sabine Lange & Jürgen Meggers, Mann-O-Meter, Kommunikations- & Beratungsstelle für Homosexuelle Männer und eine Safer-Sex-Aktivist*innengruppe.
784 Wie eine Stellungnahme der Berliner AIDS-Hilfe zeigt, ging es dabei nicht nur um Datenschutzfragen, sondern auch generell darum, ob schwule Männer vom Blutspende ausgeschlossen werden können. Dabei befand man sich in einem Dilemma. Generell wollte man vermeiden, dass Personen den Blutspendedienst nutzten, um sich bei Unsicherheit über den eigenen HIV-Status dort testen zu lassen. Allerdings wollte man auf der einen Seite eine Diskriminierung und Stigmatisierung von schwulen Männern insgesamt vermeiden. Auf der anderen Seite war auch die Fokussierung auf besonders risikoreiche Praktiken insbesondere promiskes Sexualverhalten für die Berliner AIDS-Hilfe problematisch. Vgl. Schweizer, Wolfram: Diskriminierung von schwulen beim DRK-Blutspendedienst, 25.6.1987, Schwules Museum, Bestand Treffen Berliner Schwulengruppen, Kiste 1.

Person, die dann über Ihr Datennetz bundesweit und dezentral abgerufen werden können. Dabei werden auch die Ergebnisse des HIV-Antikörper-Tests personenbezogen erfaßt. Eine solche personenbezogene AIDS-Datei ist zum Schutz der Blutempfänger unnötig, da eine anonyme Registrierung und die Aussonderung von HIV-AK-positiven Blutspenden den gleichen Zweck erfüllt.
Ihre Handhabung und Speicherung der personenbezogenen Daten stellt damit für den einzelnen Blutspender eine unzumutbare und erhebliche Beeinträchtigung der Persönlichkeitsrechte dar, deren rechtliche Zulässigkeit wir durch den Datenschutzbeauftragten prüfen lassen.«[785]

Anhand der Blutspendepraxis des DRK zeigen sich exemplarisch zwei Kritiken der schwulen Bewegungsaktivist*innen in Zusammenhang von HIV/AIDS. Die erste bestand daran, als schwuler Mann identifiziert und in einer Datenbank erfasst zu werden. Eine mögliche Weitergabe dieser Daten war mit der Furcht vor negativen Konsequenzen wie Stigmatisierung und Diskriminierung verbunden. In diesem Fall handelte es sich um den Ausschluss von Blutspenden aufgrund des eigenen Coming-outs, der als diskriminierend wahrgenommen wurde.[786] Die Kritik war hier also die gleiche wie schon bei anderen Maßnahmen zur Erfassung von schwulen Männern im Kontext von HIV/AIDS, z. B. den »Rosa Listen«. Zweitens war in den Augen der Aktivist*innen allerdings auch die Praxis, die Ergebnisse der HIV-Antikörpertests personalisiert zu erfassen, kritikwürdig. Hieran zeigt sich eine Position, die zentral war für den schwulen Aktivismus gegen HIV-Antikörpertest: die Kontrolle über das Wissen über den eigenen HIV-Status. Auch in den Fällen, in denen die Legitimität des Tests zugestanden wurde, sollte jede*r Einzelne immer selbstbestimmt entscheiden können, ob er*sie selbst von seinem*ihrem HIV-Status erfahren wollte und an wen diese Information weitergegeben werden sollte.

Parallel zur Formulierung des offenen Briefs traf ein Brief von Albert Eckert beim TBS ein. Eckert war wie bereits gezeigt einer der zentralen Akteure bei der Beteiligung der Schwulenbewegung an den Volkszählungsboykotten. Zudem hatte er den ursprünglichen Bericht über die Datenschutzprobleme beim Blutspendedienst des DRK verfasst, der den offenen Brief auslöste. In dem Schreiben erinnerte er daran, dass es in Westberlin immer wieder zu heimlichen Tests

---

785 Treffen Berliner Schwulengruppen/AIDS-Koordinationstreffen: Offener Brief des AIDS Koordinationstreffens und des Treffens der Berliner Schwulengruppen. Diskriminierung und Datenmißbrauch beim DRK-Blutspendedienst!, 5. 8. 1987, Schwules Museum, Bestand Treffen Berliner Schwulengruppen, Kiste 1.
786 Dass es zu diesem Zeitpunkt durchaus sinnvolle Gründe gab, Personen mit Risikoverhalten von Blutspenden auszuschließen, tauchte jedoch nur am Rande auf. Der Wunsch gegen die Verknüpfung der Kategorie schwule Männer mit HIV/AIDS vorzugehen, aber gleichzeitig nicht bestimmte Verhaltensweisen zu stigmatisieren, ließ wenig Raum für eine differenzierte Argumentation. Die Rolle von risikogruppenbezogener Diskriminierung bei der Blutspende wird in Kapitel 6 noch einmal ausführlicher aufgegriffen.

komme, trotz der Hinweise des Berliner Gesundheitssenators Fink, dass eine solche Praxis rechtswidrig sei. Zudem griff Eckert die Praxis des DRK-Blutspendedienstes auf und forderte das TBS auf, eine entsprechende Presseerklärung gegen solche heimlichen Testungen zu lancieren.[787]

Aufgrund des zeitgleich veröffentlichten offenen Briefs und des für den 18. August 1987 geplanten Treffens mit der Berliner Leiterin des DRK-Blutspendedienstes entschied sich das TBS, die Presseerklärung ohne den Verweis auf die Blutspendedienste herauszugeben.[788] Die Erklärung wies damit allgemein auf wiederholt aufgetretene heimliche HIV-Antikörpertests hin und riet allen, bei ärztlichen Untersuchungen schriftlich oder unter Anwesenheit von Zeug*innen der Durchführung eines HIV-Antikörpertests zu widersprechen. Unterzeichnet wurde die Presseerklärung von 50 im TBS organisierten Gruppen und Initiativen.[789]

Bei der folgenden Zusammenkunft des TBS vermeldeten die Teilnehmer*innen des Gesprächs vom August 1987 mit dem DRK-Blutspendedienst Fortschritte. Es konnte erreicht werden, dass im Vorfeld der Blutspende nicht mehr nach der sexuellen Orientierung, sondern nach konkreten Risikosituationen gefragt werden sollte.[790] Damit waren jedoch die Gespräche noch nicht beendet. Bei einem weiteren Treffen, dieses Mal unter Beteiligung der Senatsgesundheitsverwaltung, wurde das Problem der Erfassung und Weitergabe von Daten bei der Blutspende adressiert. Die am Treffen Beteiligten[791] einigten sich darauf, dass Blutspender*innen vor ihrer Spende ein Merkblatt erhalten sollten. Dieses klärte über die Übertragungswege von HIV und die Absicherungsmaßnahmen der Blutspenden durch den HIV-Antikörpertest auf und appellierte an die Spender*innen, bei Risikokontakten von einer Spende abzusehen und sie auch nicht als HIV-Antikörpertest zu nutzen. Schließlich wies das Merkblatt darauf hin, dass bei einer Blutspende personenbezogene Daten verarbeitet werden, ihr Einverständnis damit mussten die Spender*innen durch eine Unterschrift bestätigen. Konkret betraf dies die Angabe von Ausschlussgründen und die Er-

---

787 Vgl. Eckert, Albert: An das Treffen Berliner Schwulengruppen, 20.7.1987, Schwules Museum, Bestand Treffen Berliner Schwulengruppen, Kiste 1.
788 Vgl. NN: TBS-Protokoll vom 14.8.1987, Schwules Museum, Bestand Treffen Berliner Schwulengruppen, Kiste 1.
789 Vgl. Hirsch, Roland/Lengert, Wolfgang: Presseerklärung des Treffens der Berliner Schwulengruppen – Schwulengruppen warnen vor heimlichen HIV-Antikörper-Tests, 23.8.1987, Schwules Museum, Bestand Treffen Berliner Schwulengruppen, Kiste 1.
790 NN: TBS-Protokoll vom 11.9.87, Schwules Museum, Bestand Treffen Berliner Schwulengruppen, Kiste 1.
791 Für den DRK-Blutspendedienst waren dies Dr. Grossrau und Dr. Vornwald. Die BAH war durch Nikolaus Nolden, Mann-O-Meter durch Ulf Rickerts und die Senatsgesundheitsverwaltung durch Frau Deininger vertreten.

gebnisse des HIV-Antikörpertests.[792] Den Berliner Schwulengruppen gelang es also nicht, das DRK zum Verzicht auf die Weitergabe und Verarbeitung der Daten zu bewegen. Allerdings waren sie erfolgreich darin, die entscheidenden Akteur*innen zu Gesprächen zu bewegen und einen Kompromiss zu erzielen. Das Vorgehen über das Merkblatt machte die Datenerhebung und -verarbeitung für alle potenziellen Blutspender*innen transparent und ermöglichte ihnen selbst zu entscheiden, ob sie diese Umstände eingehen wollten oder nicht. Dementsprechend zeigte man sich auch bei Diskussion im Rahmen des TBS zufrieden mit dem Ergebnis.[793]

Eine weitere Nutzung des HIV-Antikörpertests, die auf massive Kritik in der schwulen Bewegung stieß, erfolgte im Rahmen des sogenannten »Frankfurter HIV-Modells«. Im Herbst 1987 kündigte die Kassenärztliche Vereinigung Hessen ein Modellprojekt in Zusammenarbeit mit der Landesärztekammer an. Dabei sollten in der Region Frankfurt großflächig HIV-Antikörpertests durchgeführt werden. Die darüber identifizierten Menschen mit HIV sollten anschließend bei speziell geschulten niedergelassenen Ärzt*innen einmal im Quartal untersucht werden. Finanziert wurde das Modellprojekt durch das Bundesgesundheitsministerium.[794]

Um gegen das »HIV-Modell« vorzugehen, entstand in Frankfurt das Netzwerk gegen AIDS-Zwangsmaßnahmen, in dem Vertreter*innen aus der Frankfurter AIDS-Hilfe, der Sexarbeiter*innen-Selbsthilfe »Huren wehren sich gemeinsam« (HWG) und Pro Familia aktiv waren. Es sah in dem Modell einen Weg, über die Hintertür massenhafte Testungen durchzuführen. Zudem befürchtete das Netzwerk psychische Belastungen und mögliche Stigmatisierungen durch die regelmäßigen ärztlichen Untersuchungen. Den Teilnehmenden werde zudem eine Therapie versprochen, die es nicht gebe, so das Netzwerk.[795] Auch wenn es sich zunächst um eine lokale Auseinandersetzung handelte, griff der BVH die Frage auf seiner dritten Mitgliederversammlung im März 1988 auf. Dort wurde ein Antrag auf Boykott des Frankfurter HIV-Modells eingebracht und angenommen, ohne dass dies jedoch in größerem Umfang öffentlich kommuniziert wurde.

---

792 Vgl. Bienzle, Ulrich: Vorgehensweise des DRK-Blutspendewesens zum Ausschluß HIV-Infizierter, offener Brief des AIDS-Koordinationstreffens und des Treffens Berliner Schwulengruppen vom 5.8.1987, 23.10.1987, Schwules Museum, Bestand Treffen Berliner Schwulengruppen, Kiste 1.
793 Vgl. Schulze, Jörg: TBS-Protokoll vom 11.12.1987, Schwules Museum, Bestand Treffen Berliner Schwulengruppen, Kiste 1.
794 Vgl. NN: Frankfurter HIV-Modell, in: *Deutsches Ärzteblatt* 84 (1987), H. 46, S. A-3102.
795 Vgl. NN: Selbsthilfegruppen gegen Frankfurter Aids-Modell, in: *Frankfurter Rundschau*, 30.01.1988.

Am 4. Juni 1988 veranstaltete der BVH gemeinsam mit der Deutschen AIDS-Hilfe einen Aktionstag gegen die AIDS-Zwangsmaßnahmen.[796] Die aus diesem Anlass veröffentlichte Presseerklärung identifizierte die Ausweitung der HIV-Antikörpertestungen als eines der Hauptprobleme der AIDS-Politik, gegen das vorgegangen werden müsse. Dabei spielte das »Frankfurter HIV-Modell« der Erklärung zufolge eine zentrale Rolle. Ähnlich wie die Frankfurter Aktivist*innen betonte der BVH hier die Gefahren von Stigmatisierung und Diskriminierung, sollten die Daten der Teilnehmer*innen nicht ausreichend geschützt werden. Darüber hinaus kritisierte der Verband, dass die Konzeption des Modellprojekts aus »berufsständischen Interessen« und weniger aus der Motivation, die medizinische Betreuung von Menschen mit HIV und AIDS zu verbessern, entstanden sei. Schließlich wurde auch ein Versuch der Verhaltenssteuerung von Menschen mit HIV über die ärztliche Betreuung im Projekt vermutet.[797]

Neben den von den Frankfurter Aktivist*innen und dem BVH geäußerten Kritikpunkten wies Andreas Salmen in der *Siegessäule* vom September 1988 darauf hin, dass bei der Einführung der Meldepflicht diese für die Teilnehmenden am HIV-Modell mittels der im Rahmen des Projektes gespeicherten Daten durchgesetzt werden könnte.[798] In einer Pro-Contra-Diskussion in der folgenden *Siegessäule* zeigte sich jedoch auch, dass diese Argumentationsweise von einer bestimmten schwulenpolitischen Sicht geprägt war. Von einer eindeutigen Ablehnung solcher HIV-Modellprojekte in der AIDS-Selbsthilfe kann nicht gesprochen werden, wie der Beitrag von Hansjakob Trost, einem Vorstandsmitglied der AIDS-Hilfe Düsseldorf, deutlich macht. Trost sah einen ausreichenden Datenschutz gewährleistet und damit die Befürchtung, dass der HIV-Status Einzelner nach außen gelangen könnte, als unbegründet an. Vielmehr erhoffte er sich neue Erkenntnisse über die HIV-Infektion und die Aussagekraft der HIV-Antikörpertests. Schließlich war er überzeugt, dass eine frühzeitige Diagnostik auch bei der Behandlung der im Rahmen der HIV-Infektion auftretenden opportunistischen Erkrankungen hilfreich sei.[799] Die Gegenposition nahm Dieter Telge in seiner Eigenschaft als Vorstandsmitglied des Bundesverbandes ein. Dabei bekräftige er noch einmal die bereits in den Monaten zuvor vom BVH und in der *Siegessäule* geäußerten Bedenken gegen das HIV-Modellprojekt.[800]

Deutlich wird an der Auseinandersetzung zum Frankfurter HIV-Modell die grundsätzlich kritische Haltung vieler Aktivist*innen gegenüber dem HIV-Antikörpertest und den Versuchen, die Test-Ergebnisse zentralisiert zu speichern.

---

796 Vgl. Kapitel 3.4.2.
797 Vgl. Bundesverband Homosexualität e.V.: Presseerklärung.
798 Vgl. Salmen, Andreas: HIV-Modell sorgt für Aufregung, in: *Siegessäule* 5 (1988), H. 9, S. 11.
799 Vgl. Trost, Hansjakob: Frühzeitige Hilfe, in: *Siegessäule* 5 (1988), H. 10, S. 17.
800 Vgl. Telge, Dieter: Mit Speck fängt man Mäuse, in: *Siegessäule* 5 (1988), H. 10, S. 17.

Durch die zeitliche Nähe zur Verurteilung von Linwood B.[801] erhielten die Planungen des HIV-Modells zusätzliche Brisanz. Ende 1988 zeigte sich aber auch eine allmähliche Änderung der Haltung in der schwulen Bewegung und Community gegenüber dem HIV-Antikörpertest, die mit dem Verfügbarwerden der ersten therapeutischen Behandlungsmöglichkeiten[802] einherging. Im Kontext des HIV-Modells drückte sich dies in der Hoffnung aus, dass durch ein solches Projekt neue medizinische Erkenntnisse gewonnen werden könnten, die auch zu effektiveren Behandlungen der im Rahmen von HIV und AIDS auftretenden Erkrankungen führen könnten.

4.4 Kommunalpolitische Anwendung des Bundesseuchengesetzes

Die Umsetzung des Bundesseuchengesetzes war Aufgabe der kommunalen Gesundheitsämter. Es bedurfte daher keiner zusätzlichen Beschlüsse einer Landesregierung oder der Bundesregierung, damit die Gesundheitsämter vor Ort das Bundesseuchengesetz auf HIV/AIDS anwenden konnten. Eine Übersicht über die Praxis der unterschiedlichen Ämter existiert nicht. Besondere mediale Aufmerksamkeit erlangten jedoch auf Grundlage des Gesetzes Maßnahmen, welche die Stadtverwaltungen in München und Frankfurt ab 1986 ergriffen.

4.4.1 München: Sexarbeit, Saunen und Bars

Eine besonders strenge Anwendung des Bundesseuchengesetzes wurde ab 1986 in München etabliert. Initiiert wurde dieses Vorgehen durch die Münchener Stadtverwaltung unter dem Oberbürgermeister Georg Kronawitter (SPD), maßgeblich vorangetrieben wurde es jedoch von dem in dieser Zeit als Leiter des Kreisverwaltungsreferats tätigen Peter Gauweiler (CSU). Dem Kreisverwaltungsreferat oblagen in München unter anderem die Aufgaben von Gesundheits- und Ordnungsamt, also die Kompetenzen, die für die Durchsetzung einer intervenierenden AIDS-Politik maßgeblich waren.

---

801 Vgl. Kapitel 3.3.
802 Azidothymidin (AZT) wurde vereinzelt bereits ab 1987 eingesetzt. Vgl. Arastéh, Keikawus/ Simon, Viviana: Entwicklung der therapeutischen Möglichkeiten bei der HIV-Infektion – Rück- und Ausblick, in: Ulrich Marcus (Hg.): Glück gehabt? Zwei Jahrzehnte AIDS in Deutschland, Berlin 2000, S. 61–105, hier: S. 81.

Gauweiler war bereits mit seiner Berufung zum Leiter des Kreisverwaltungsreferats[803] 1982 durch Oberbürgermeister Erich Kiesl[804] (CSU) Thema in der Münchener Schwulenbewegung geworden, hatten er und Kiesl sich doch durch eine besonders rigorose Politik gegen Sexarbeiter*innen einen Namen gemacht. So druckte das Münchner *Keller Journal* im Dezember 1982 einen Artikel ab, in dem zum einem angekündigt wurde, dass Gauweiler plane, gegen »Peep-Shows« in München vorzugehen. Er verwies dazu auf eine im selben Jahr erfolgte Einschätzung des Bundesverwaltungsgerichts, dass solche Shows gegen die »guten Sitten« und die Würde der Frauen verstießen und daher genehmigungspflichtig seien. Zum anderen berichtete der Artikel von Gauweilers Absicht, am Stachus vom Hausrecht der Stadt Gebrauch zu machen und mithilfe privater Sicherheitsfirmen gegen »Penner, Obdachlose und junge männliche Prostituierte« vorzugehen.[805] Gauweiler knüpfte damit an eine Politik gegenüber Sexarbeit an, die bereits mit der Schaffung des Sperrbezirks anlässlich der Olympischen Sommerspiele von 1972 etabliert worden war.[806]

Im April 1984 berichtete das *Keller Journal* von einer direkten Auseinandersetzung zwischen Gauweiler und dem Verein für sexuelle Gleichberechtigung (VSG). Anlass dafür war, dass im Gegensatz zu den vorherigen Jahren das Aufstellen eines Infostandes, um über die eigenen Aktivitäten zu informieren, nicht ohne Auflagen genehmigt wurde. Es wurde dem VSG verboten, Passant*innen aktiv anzusprechen, Informationstafeln aufzustellen oder Transparente anzubringen. Aufgrund des Widerspruchs des VSG wurde der Verein von Gauweiler zu einem Gespräch eingeladen. Das Gesprächsangebot nahmen stellvertretend für den VSG Rainer Schilling und Karl-Georg Cruse[807] wahr. Die Meinungsunterschiede bezüglich des Infostandes konnten allerdings nur zum Teil ausgeräumt werden. Bei dem Gespräch bekräftigte Gauweiler seine Absicht, Prostitution vom Stachus zu verbannen. Zu diesem Zweck sollte mittels massiver Polizeipräsenz auch eine Verunsicherung der Freier erzeugt werden. Des Weiteren

---

803 Das Kreisverwaltungsreferat nimmt in München die Aufgaben war, welche sonst beim Landkreis angesiedelt sind. Besonders relevant für den Kontext dieser Arbeit sind das Ordnungs- und Gesundheitsamt, welche im München dem Kreisverwaltungsreferat zugeordnet sind.
804 Erich Kiesl (1930–2013) war von 1978 bis 1984 Oberbürgermeister von München. Vgl. die Biografie auf der Website des Bayerischen Landtags, https://www.bayern.landtag.de/abgeordnete/abgeordnete-von-a-z/profil/erich-kiesl/ [22.3.2025].
805 Vgl. Rehm: Gauweiler will »Peep-Shows« schließen.
806 Vgl. NN: Die einzige Nackte, in: *Der Spiegel* 26 (1972), H. 19, S. 60.
807 Karl-Georg Cruse (1929–1990) war ein Aktivist in der Schwulen- und AIDS-Selbsthilfebewegung. Zunächst war er im Münchener Verein für Sexuelle Gleichberechtigung (VSG) aktiv und an der Gründung der Münchener AIDS-Hilfe beteiligt. Bis 1986 war er deren Vorsitzender. Im Jahr darauf übernahm er die neu geschaffene Stelle als Schwulenreferent der Deutschen AIDS-Hilfe. Vgl. die Biografie auf der Website der Deutschen AIDS-Hilfe, 2013, https://wusstensie.aidshilfe.de/de/karl-georg-cruse [22.3.2025].

wurde AIDS thematisiert, ohne dass gezielte Maßnahmen vonseiten der Stadt behandelt wurden. Gauweiler machte dabei deutlich, dass die Schwulenbewegung dankbar sein solle, dass das Gesundheitsamt mit Vertreter*innen aus der Bewegung zusammenarbeite.[808]

Die Vorgänge machen deutlich, dass die scharfen Maßnahmen Gauweilers gegen Sexarbeit, die in diesem Fall auch ein Vorgehen gegen Sex im öffentlichen Raum bedeuteten, bereits vor dem Aufkommen von HIV/AIDS Aufmerksamkeit in der Münchener Schwulenbewegung erlangten (jedoch nicht über sie hinaus). Zudem zeigt sich, dass die lokale Schwulenbewegung in direkten Kontakt mit den zuständigen Behörden trat, um einer empfundenen Diskriminierung entgegenzuwirken.

Der *Spiegel* berichtete im Februar 1986 von den Absichten der Münchener Stadtverwaltung, zur Bekämpfung von HIV/AIDS auf die Maßnahmen des Bundesseuchengesetzes zu setzen. Im Rahmen des Artikels wurde Hans-Ulrich Gallwas mit seiner bereits einen Monat zuvor in der *AIDS-Forschung* geäußerten Begründung für die Zulässigkeit und Notwendigkeit der Anwendung des Bundesseuchengesetzes auf HIV/AIDS sowie mit der Forderung nach Einführung einer namentlichen Meldepflicht von positiv Getesteten zitiert. Der Artikel ließ zudem Peter Gauweiler zu Wort kommen. Er betonte, dass es darum gehe, die Gesundheitsbehörden für den Umgang mit »alltäglichen« Angelegenheiten zu befähigen.[809] Gauweiler listete dabei folgende Fragen auf:

> »Wie setzt man ein Berufsverbot für AIDS-infizierte Prostituierte durch? Wann darf man einen Strichjungen nicht nur auf Tripper, sondern auch auf Aids untersuchen? Wie entdeckt und informiert man die Infizierten und ihre Sexualpartner?«[810]

Aus diesen Aussagen wird deutlich, dass es Gauweiler bereits im Münchener Kontext um die Erfassung von Infektionen, die Sicherstellung einer (auch erzwungenen) Weitergabe der Information über eine HIV-Infektion und die Regulation von Sexualität als zusammenhängende Maßnahmen zur Bekämpfung von AIDS ging. Ausgangspunkt waren dabei die Maßnahmen gegen Sexarbeit. Zudem konnte Gauweiler auf die konkrete Auslegung des Bundesseuchengesetzes durch Gallwas zurückgreifen. Hier zeigt sich die Kontinuität traditioneller seuchenpolitischer Vorstellungen, wie sie sich insbesondere bei der Bekämpfung von Geschlechtskrankheiten fanden, in Bezug auf die Bekämpfung von HIV/AIDS.[811]

Die Ankündigung dieser nicht mehr nur allein auf Sexarbeit, sondern nun auch auf AIDS bezogenen Maßnahmen fanden Widerhall in den Zeitschriften

---

808 Vgl. Cruse, Karl-Georg: VSG sprach mit Dr. Gauweiler, (1984), H. 2, S. 7.
809 Vgl. NN: Ungleicher Feind, in: Der Spiegel 40 (1986), H. 7, S. 59–64, hier: S. 59–61.
810 Ebd., S. 61.
811 Für die USA hat dies Richard A. McKay beschrieben. Vgl. McKay: Patient zero, S. 84–94.

der Schwulenbewegung. Diese berichteten, dass die Anwendung des Bundesseuchengesetzes sich auch auf die schwule Infrastruktur auswirkte. Beklagt wurde, dass die Überwachung von Bars, Saunen und Klappen in München deutlich verstärkt worden war.[812]

Im Mai 1986 berichtete der *Rosa Flieder* über konkrete Maßnahmen. Im Fokus stand eine schwule Sauna, der im Rahmen der Bekämpfung von HIV/AIDS eine Reihe von Auflagen gemacht worden waren. Dies umfasste,

> »kein Amylnitrit (sog. ›Poppers‹) mehr zu verkaufen, keine Pornos mehr vorzuführen, keine Gleitcremes abzugeben, die Türen der Ruhekabinen zu entfernen, keinen Geschlechtsverkehr zuzulassen, zu dulden oder zu fördern und dies alle halbe Stunde mittels Kontrolle zu gewährleisten. So Herr Wimmer [der Inhaber der Sauna] nicht kontrolliert, Poppers oder Gleitcreme verkauft oder irgendetwas zuläßt, so zahlt er auch bei Nichtbeachtung der Auflagen 1000,- für jeden Fall der Zuwiderhandlung«.[813]

Auch wenn der Artikel nicht direkt darauf einging, handelte es sich hier wahrscheinlich um eine Maßnahme auf Grundlage des Bundesseuchengesetzes, das es erlaubte, Einrichtungen, die der Weiterverbreitung von übertragbaren Krankheiten verdächtigt wurden, zu schließen oder ihnen Auflagen für den Weiterbetrieb zu machen. Der Artikel erwähnte jedoch darüber hinaus, dass sich der Besitzer der Sauna vor Gericht zumindest gegen die Verwaltungsgebühr für die Ausstellung des Bescheides erfolgreich zur Wehr setzen konnte.[814] Somit wurden hier die Möglichkeiten genutzt, eigene Vorstellungen von Recht vor Gericht durchzusetzen.

Ein systematisches Vorgehen der Stadt München gegen Orte der schwulen Szene verdeutlicht der Artikel am Beispiel der schwulen Lokale um das Sendlinger Tor. Hier seien bereits seit Anfang des Jahres die »Dunkelräume«[815] erleuchtet, um anonymen Sex zu verhindern, so der Autor. Zudem bekämen Lederlokale keine Konzession über 1 Uhr nachts hinaus, wie dies bei anderen Lokalen durchaus der Fall sei. Der Autor sah in diesen Auflagen ein gezieltes Vorgehen des Kreisverwaltungsreferats gegen Lederlokale und damit eine bestimmte Art und Weise, Sexualität auszuleben. Gleichzeitig kritisierte er, dass die Bewegungsgruppen aufgrund ihrer skeptischen bis ablehnenden Haltung nicht ausreichend gegen diese AIDS-Politik vorgehen würden.[816] Dem widersprach jedoch Jürgen Meyer in seinem Kommentar in der folgenden Ausgabe des *Rosa*

---

812 Vgl. Schmidt-Helau, Hartmut: In München kochts, in: *Siegessäule* 3 (1986), H. 3, S. 13.
813 Kelbsch, Ralf: Im Namen der Volksgesundheit zum Beispiel München – ein Stimmungsbild, in: *Rosa Flieder* (1986), H. 46, S. 6.
814 Vgl. ebd.
815 »Dunkelräume« werden heute entsprechend der Wortherkunft »dark room« genannt. Damit werden abgedunkelte Bereiche in Bars und Clubs bezeichnet, in denen anonymer Sex stattfindet.
816 Vgl. Kelbsch: Im Namen der Volksgesundheit zum Beispiel München, S. 6.

Flieders entschieden. Ihm zufolge fand eine intensive Beratung unter den verschiedenen Münchener Gruppen darüber statt, wie »das Kreisverwaltungsreferat gestoppt« werden könne.[817]

Im Gegensatz zum Vorgehen Gauweilers gegen Sexarbeit wurden die Maßnahmen des Kreisverwaltungsreferats zur Bekämpfung von AIDS auch über München hinaus in der Schwulenbewegung rezipiert, wie aus der Berichterstattung im *Rosa Flieder* deutlich wird. Dabei wurden die Maßnahmen als ein Angriff auf schwule Sexualität präsentiert. Diese Maßnahmen führten auch zu einer Gegenreaktion in der Bewegung. Zumindest in der Berichterstattung spielten die Details des Bundesseuchengesetzes jedoch noch keine Rolle.

4.4.2 München: Razzia im Englischen Garten und die »Homosexuellenkartei«

Einen anderen Aspekt sprach die Berichterstattung über eine Großrazzia im Englischen Garten am Abend des 13. August 1986 an, die sich gegen das dort stattfindende schwule Cruising richtete. In diesem Fall wurden die Personalien der anwesenden Personen aufgenommen. Der Autor eines ersten Berichts im *Rosa Flieder* fürchtete nun, dass diese Daten genutzt werden könnten, um an den ermittelten Personen zwangsweise HIV-Antikörpertests durchzuführen. Das Antwortschreiben des Münchener Gesundheitsamtes auf eine Anfrage der Münchener AIDS-Hilfe in Bezug auf diese Razzia verstärkte seinen Eindruck.[818] Er zitierte die Amtsleiterin Edith Löffelholz von Colberg mit der Aussage:

> »Regelmäßige Untersuchungen von Personen mit häufig wechselndem Geschlechtspartner können keinesfalls als Diskriminierung gewertet werden, es handelt sich vielmehr um notwendige Schutzmaßnahmen zur Eindämmung von Geschlechtskrankheiten und der Verhütung von HTLV-III[819]-Infektionen, die im wohlverstandenen Interesse der Volksgesundheit gelegen sind.«[820]

Diese Einschätzung der Überwachung und Kontrolle als Maßnahme zur Prävention von HIV/AIDS zusammen mit den in dem Schreiben angeführten Verweisen auf das Geschlechtskrankheitengesetz und das Bundesseuchengesetz verstärkten den Eindruck, dass auf Grundlage dieser Bestimmungen in München eine restriktive AIDS-Politik verfolgt werden sollte. Bemerkenswert ist, dass der Begriff »Personen mit häufig wechselndem Geschlechtspartner«, der im Gesetz

---

817 Vgl. Jürgen: Richtigstellung zum »Kommentar« in Rosa Flieder Nr. 46, in: *Rosa Flieder* (1986), H. 47, S. 10.
818 Vgl. Zastrau, Eberhard: AIDS im Testgelände München. Modell für die gesundheitspolitische Wende?, in: *Rosa Flieder* (1986), H. 49, S. 34.
819 Humanes T-lymphotropes Virus 3 (HTLV-III) war die Bezeichnung des HI-Virus, bevor es 1986 seinen heutigen Namen erhielt.
820 Zastrau: AIDS im Testgelände München, S. 34.

zur Bekämpfung der Geschlechtskrankheiten als Bezeichnung für Sexarbeiter*innen verwendet wurde, nun auf schwules Cruising angewendet wurde.[821]

Gleichzeitig kritisierte der Autor dieses Vorgehen des Gesundheitsamtes als rechtswidrig, da für die Behandlung von AIDS kein Medikament zur Verfügung stehe. Maßnahmen gemäß dem Gesetz zur Bekämpfung der Geschlechtskrankheiten oder des Bundesseuchengesetzes seien jedoch nur zulässig, wenn durch sie die Behandlung oder Ausheilung der Erkrankung erreicht werden kann. Der Autor prangerte zudem den Münchener Alleingang an. Insbesondere problematisierte er »ein Gutachten« von Hans-Ulrich Gallwas, der »jeden an schwulen Treffpunkten Anwesenden für ansteckungsverdächtig hält«.[822]

Der Einschätzung, dass das Bundesseuchengesetz aufgrund der fehlenden Behandlungsmöglichkeiten nicht angewandt werden könne, wurde in einem Leserbrief in der folgenden Ausgabe des *Rosa Flieders* energisch widersprochen. Der Leser verwies darauf, dass AIDS als übertragbare Krankheit automatisch unter das Bundesseuchengesetz falle und die Übertragung der dort festgelegten Begriffe (»krank«, »krankheitsverdächtig«, »Ausscheider«, »ausscheidungsverdächtig« und »ansteckungsverdächtig«) von den lokal zuständigen Behörden vorgenommen werden könne. Zudem verwies er auf die im Gesetz vorgesehene Möglichkeit der Einschränkung von Grundrechten. Der Text schloss mit der Feststellung, dass das Vorgehen der Münchener Stadtverwaltung vom Recht gedeckt sei. Er appellierte daher daran, dagegen auf die Straße zu gehen, und drückte Verwunderung darüber aus, dass es noch keinen Demonstrationsaufruf gegeben hatte.[823]

Die Polizeirazzia im Englischen Garten führte jedoch auch zu konkreten rechtspolitischen Reaktionen in München. Eine Woche nach der Razzia stellte der Stadtrat Gerd Wolter[824] eine Anfrage zur Razzia an das Kreisverwaltungsre-

---

821 Die tatsächliche Anwendung des Begriffs »häufig wechselnde Geschlechtspartner« ist bisher noch nicht erforscht wurden. Vgl. zur Aneignung des Begriffs in der Hurenbewegung: Heying, Mareen: Huren in Bewegung. Kämpfe von Sexarbeiterinnen in Deutschland und Italien, 1980 bis 2001, Essen 2019, S. 61–64; Heying, Mareen: Konstruktion und Funktion des »anderen« Körpers. Verdrängung, Gewalt und Kontrolle aus Sicht von deutschen und italienischen Prostituiertenbewegungen in den 1980er- und 1990er-Jahren, in: *Soziale Probleme* 29 (2018), H. 2, S. 99–115, hier: S. 104–105; Heying, Mareen: The German Prostitutes' Movement: Hurenbewegung. From Founding to Law Reform, 1980–2002, in: *Moving the Social* (2018), H. 59, S. 25–45, hier: S. 29.
822 Zastrau: AIDS im Testgelände München, S. 34. Vermutlich bezieht sich Zastrau jedoch auf die oben dargestellten Ausführungen von Martina Rübsaamen zum Begriff »Ansteckungsverdacht« in der Zeitschrift AIDS-Forschung.
823 Vgl. Guesnet, Francois: Zum Artikel »Aids im Testgelände München«, in: *Rosa Flieder* (1987), H. 50, S. 4.
824 Gerd Wolter (1942–2019) war ein schwuler Kommunalpolitiker. Von 1984 bis 1990 war Wolter Mitglied im Stadtrat Münchens. Im Jahr 1990 initiierte er mit der Rose Liste die erste schwul-lesbische Partei in der Bundesrepublik. Vgl. Cruse, Karl-Georg/Vael, Guido: Gerd

ferat. Wolter war Mitglied im VSG und 1984 über die Grüne Liste in den Stadtrat gewählt worden, wodurch in München zum ersten Mal ein Vertreter der Schwulenbewegung im Stadtrat saß. Wolter sah dabei seine Rolle auch in der Kommunikation schwulenpolitischer Anliegen an die Presse. In einem Interview von 1984 beschrieb er die Verlängerung der Sperrstunde und die Auseinandersetzung mit dem Kreisverwaltungsreferat und dessen Konflikt mit schwulen Wirten als wichtige Themen.[825]

Aus der von Wolter gestellten Anfrage an das Kreisverwaltungsreferat wird deutlich, dass mit der Polizeirazzia insbesondere auch eine Sorge vor der Weiterleitung der dort erhobenen Daten an das Gesundheitsamt einherging. Wolter erkundigte sich, ob eine solche Weiterleitung durch die Polizei erfolgt und was die rechtliche Grundlage der Razzia gewesen sei. In der Antwort auf die Anfrage verwies das Kreisverwaltungsreferat auf die im Geschlechtskrankheitengesetz festgelegte Ermittlungspflicht bei Verdacht der Weiterverbreitung von Geschlechtskrankheiten und die zum Zwecke der Überwachung von Sexarbeiter*innen bestehende Möglichkeit, die Informationen an das Gesundheitsamt weiterzugeben.[826] Somit wurde der Eindruck verstärkt, den schon die Antwort des Gesundheitsamtes auf die Anfrage der Münchener AIDS-Hilfe hervorgerufen hatte, nämlich dass die bei der Razzia aufgenommenen Daten weitergegeben worden waren.

Die Razzia im Englischen Garten verdeutlicht die Zentralität der Erfassung von Daten für die Durchsetzung seuchenpolitischer Maßnahmen. Personen, deren Daten im Zuge der Razzia von der Polizei aufgenommen worden waren, fürchteten, dass diese an das Gesundheitsamt übermittelt würden. Damit wäre eine Reihe von weiteren Maßnahmen möglich, wie die Einbestellung zu Untersuchungen, Beobachtung und die Durchführung eines HIV-Antikörpertests. An diesem Fall wird im Vergleich zu den zuvor stattgefundenen Auseinandersetzungen um die Schließung von Lokalen bzw. Saunen eine intensivere Beschäftigung mit dem Bundesseuchengesetz und dem Gesetz zur Bekämpfung der Geschlechtskrankheiten deutlich. Innerhalb der Bewegung hatten sich Aktivist*innen rechtliches Wissen angeeignet und verbreiteten dieses im Rahmen der Berichterstattung über den Vorfall. Dabei ging es auch darum einzuschätzen,

---

  Wolter. Aktuelles Interview, in: *Keller Journal* (1984), H. 5, S. 4–5. Wieland, Hans W: ›Rosa Liste‹ bei Kommunalwahlen, in: *Du&Ich* 21 (1989), H. 12, S. 6.
825 Vgl. Cruse/Vael: Gerd Wolter, S. 4. In dem Interview berichtete Gerd Wolter auch darüber, dass er eine Standgenehmigung für die »Indianerkommune« erreichen konnte. Daran zeigt sich, dass in der Münchener Schwulenbewegung der 1980er Jahre auch die Anliegen von Pädosexuellen als schwule Anliegen verhandelt wurden. Dies ist eine Beobachtung, die auch für andere Orte in der Bundesrepublik gilt.
826 Vgl. Die Redaktion: … und was sagt Gauweiler dazu?, in: *Rosa Flieder* (1986), H. 49, S. 34.

welche Befugnisse der Staat hatte und welche Handlungsspielräume bzw. Gegenmaßnahmen möglich waren.

Wie die staatlichen Praktiken tatsächlich aussahen, zeigte sich wenige Monate später. Bei der Sichtung der Akten der Münchener Polizei stellte der Landesbeauftrage für Datenschutz fest, dass weiterhin eine umfangreiche »Homosexuellen-Kartei« geführt wurde – also eine auch als »Rosa Liste« bezeichnete Datensammlung, deren Existenz in der Schwulenbewegung, wie oben beschrieben,[827] schon länger vermutet und kritisiert wurde. Der Datenschutzbeauftragte kritisierte insbesondere, dass in der Kartei nicht nur die Daten von Personen aufgeführt seien, die sich nach § 175 StGB strafbar gemacht hatten, sondern auch Personen, von denen bloß angenommen wurde, dass sie schwul seien, oder die sich in schwulen Kreisen bewegten. Die Polizei hatte diese Daten bei Razzien in schwulen Bars und öffentlichen Toiletten gesammelt. Zudem waren auch Personen erfasst, bei denen die Information über ihre sexuelle Orientierung auf »anderen Wegen« zur Polizei gelangt sei. Schließlich beanstandete der Landesdatenschutzbeauftragte, dass bisher weder Personen aus der Kartei gelöscht worden seien noch diese überarbeitet worden sei. Sie beinhaltete also auch Personen, die eine Tat begangen hatten, die nach der Reform des § 175 StGB nicht mehr strafbar war. Kritisiert wurde vom Landesdatenschutzbeauftragten zudem, dass die Polizei auch eine »Transvestitenkartei« und eine »Stricherkartei« führte. Letztere insbesondere, da keine Löschungen aus der Kartei vorgenommen wurden und nicht klar sei, ob die gelisteten Personen tatsächlich Sexarbeiter*innen seien.[828] Bedeutsam wurde das Bekanntwerden der Listen auch dadurch, dass die Polizei das Weiterführen der Listen zunächst mit der Notwendigkeit der Bekämpfung von AIDS begründete.[829] Aus Sicht von Bewegungsaktivist*innen bestätigte dies den Verdacht, dass solche Listen gezielt genutzt werden könnten, um eine staatliche Verfolgungspolitik bzw. zumindest in Bezug auf schwule Männer eine repressive AIDS-Politik durchzusetzen.[830] An dieser Stelle zeigt sich, wie nicht nur in der Wahrnehmung schwuler Männer, sondern auch in der konkreten Praxis bei der Erfassung von schwulen Männern zur AIDS-Bekämpfung auf bestehende staatliche Interventionsstrategien, Kategoriensysteme und Erfassungspraktiken zurückgegriffen wurde.

---

827 Vgl. Kapitel 4.2.1.
828 Vgl. Der Landesbeauftragte für den Datenschutz: Achter Tätigkeitsbericht des Landesdatenschutzbeauftragten für den Datenschutz. Berichtszeitraum 1985/1986, 14.11.1986, Drucksache 11/60 des Bayerischen Landtags, S. 21.
829 Vgl. NN: Angst vor AIDS als Begründung von Homosexuellen-Kartei, in: *AIDS Informationsdienst* (1986), H. 15, S. 9.
830 Vgl. Offermann, Bernd: »Münchner Linie im Umgang mit AIDS«. Rosa Listen und Überwachung – Bald Zwangstests?, in: *Rosa Flieder* (1987), H. 52, S. 6–7, hier: S. 7.

Sowohl das Vorgehen gegen Einrichtungen als auch die Erfassung von Personen, die für die Verbreitung von HIV/AIDS seiner Meinung nach eine Rolle spielten, waren ein erklärtes Ziel von Gauweiler. In einem Interview mit dem *Rosa Flieder* im Juli 1986 legte er seine Herangehensweise in Bezug auf HIV/AIDS dar:

> »Das Gewährenlassen bestimmter Gewerbebetriebe, z. B. Saunen und sogenannte Stricherlokale, die im Widerspruch zu ihrem angemeldeten Geschäftszweck und unter Umgehung der gesetzlichen Bestimmungen eine massenhafte Verbreitung der AIDS-Infektion durch die Förderung eines besonders verletzungsträchtigen homosexuellen Geschlechtsverkehrs begünstigen, ist mit der verfassungsrechtlichen garantierten Schutzpflicht des Staates und der Stadt für die Gesundheitsfürsorge gegenüber der Allgemeinheit und dem einzelnen nicht vertretbar.«[831]

Hier wird die Begründung seines Vorgehens gegen Lokale und Saunen aus dem Bundesseuchengesetz heraus deutlich. Zwar argumentierte Gauweiler auch mit der Verhinderung von Prostitution im Sperrbezirk. Der Bezug auf das Bundesseuchengesetz erlaubte es jedoch, allein die Ermöglichung von Sex an öffentlichen Orten als Grundlage für Einschränkungen zu verwenden. In dieser Argumentation fungierte der Vertrieb von Poppers und Kondomen als Indikator für die Ermöglichung von anonymem Sex und damit der potenziellen Verbreitung von HIV. Entsprechend könne der Betrieb solcher Saunen und Lokale gemäß Bundesseuchengesetz eingeschränkt werden. Außerdem berief sich Gauweiler auf eine Verpflichtung zu handeln.

Gleichzeitig strich Gauweiler in dem Interview auch heraus, dass die Erfassung der Verbreitung von HIV/AIDS in seiner Herangehensweise eine entscheidende Rolle spielte:

> »Wer eine Epidemie bekämpfen will, muß nicht nur Ansteckungswege abschneiden, sondern auch ihren Ausbreitungsgrad kennen. Der Staat hat dies für über 50 übertragbare Krankheiten, die viel weniger gefährlich sind als AIDS, bereits festgelegt. Wie bei der Bekämpfung aller anderen übertragbaren Krankheiten kann es – gerade im demokratischen Rechtsstaat – nicht der Entscheidung des Infizierten überlassen sein, ob überhaupt und wenn ja wie er jene, mit denen er Kontakt hat, vor einer Übertragung seiner lebensgefährlichen Infektion schützt oder nicht.
> Diejenigen unter Ihren Lesern, die sich bereits infiziert haben und Opfer vermeidbarer Ansteckung geworden sind, werden mir recht geben.«[832]

Mit dieser Aussage machte Gauweiler deutlich, dass er nicht an ein verantwortliches Handeln der Betroffenen glaubte, sondern eine Überwachung bzw. Intervention des Staates für notwendig hielt, um Übertragungsketten zu unterbrechen. Jedoch wurde er nicht konkreter im Hinblick auf die Frage, wie diese staatliche Intervention aussehen könnte. Die zitierte Aussage deutet jedoch an,

---

831 NN: Subkultur: Treibminen für die Verbreitung von AIDS?, S. 9.
832 Ebd., S. 10.

dass damit ein Eingriff in intime und private Entscheidungen gemeint sein konnte.

Durch die Veröffentlichung des Interviews im *Rosa Flieder* wurden Informationen über die Strategie Gauweilers auch explizit in der Schwulenbewegung verbreitet. Da Gauweiler sich über den Adressat*innenkreis des *Rosa Flieders* bewusst war, kann davon ausgegangen werden, dass er diese Informationen gezielt streuen wollte.

4.4.3 Abseits von München: Frankfurt am Main

Maßnahmen auf Grundlage des Bundesseuchengesetzes waren nicht auf München oder Bayern beschränkt. Etwas mehr als einen Monat nach der Razzia im Englischen Garten fand am 17. September 1986 eine Razzia am Frankfurter Bahnhof statt. Die Bahnhofspolizei nahm sieben Sexarbeiter fest und brachte sie in die Universitätsklinik, wo bei ihnen ein HIV-Antikörpertest durchgeführt wurde. Neben einer Blutentnahme wurden auch Abstriche von Penis und After genommen. Erst nach mehreren Dementis gab der Chef des Frankfurter Gesundheitsamtes Klaus Schildwächter zu, die Tests angeordnet zu haben.[833]

Schildwächter und der Leiter des Gesundheitsdezernats, Peter Rhein[834], begründeten ihr Vorgehen mit dem Bundesseuchengesetz sowie mit dem Beschluss des Frankfurter Magistrats, die bisherige liberale AIDS-Politik gegenüber Drogennutzer*innen aufzugeben. Zudem verwies Schildwächter darauf, dass die Zusammenarbeit mit Stellen, die sich um die Aufklärung in Bezug auf HIV/AIDS kümmerten, keinen Erfolg gebracht habe.[835]

Wie ein Artikel vom Januar 1987 in der *Siegessäule* dokumentiert, formierte sich gegen die Aktion des Frankfurter Gesundheitsamtes und der Bahnhofspolizei breiter Widerstand. Dieser umfasste auf politischer Seite die Stadtverordnetenversammlungsfraktionen von SPD und Grünen sowie den Bundestagsabgeordneten der SPD Volker Hauff[836]. Auf bewegungspolitischer Seite waren das Forum Frankfurter Schwulengruppen und »Huren wehren sich gemeinsam«

---

833 Vgl. NN: AIDS-Razzia, in: *Siegessäule* 3 (1986), H. 10, S. 10.
834 Peter Rhein (1933–2018) war von 1968 bis 1978 als Dezernent für Schule und Sport und von 1978 bis 1989 als Dezernent für Gesundheit und Sport bei der Stadt Frankfurt tätig. Vgl. Göpfert, Claus-Jürgen: Spektakulärer Seitenwechsel, in: *Frankfurter Rundschau*, 18.12.2018, https://www.fr.de/frankfurt/spektakulaerer-seitenwechsel-10943908.html [22.3.2025].
835 Vgl. NN: Zwangsmaßnahmen des Frankfurter Gesundheitsamtes gegen Stricher. Eine weitere Frankfurter Schule?, in: *Rosa Flieder* (1987), H. 50, S. 22.
836 Volker Hauff (*1940) ist SPD-Politiker. Er war von 1969 bis 1989 Mitglied des Bundestags. Von 1972 bis 1982 war er parlamentarischer Staatssekretär in unterschiedlichen Ministerien. 1989 wurde er Oberbürgermeister von Frankfurt am Main und hatte dieses Amt bis zu seinem Rücktritt 1991 inne. Vgl. Vierhaus (Hg.): Biographisches Handbuch, S. 313.

(HWG) vertreten. Zudem meldeten sich die Frankfurter, Hamburger und Deutsche AIDS-Hilfe zu Wort. Schließlich übten auch das hessische Sozialministerium, Bundesgesundheitsministerin Süssmuth und Manfred Steinbach vom Bundesgesundheitsamt Kritik.[837]

Sogar das Treffen Berliner Schwulengruppen erwog Aktionen gegen die Maßnahmen in Frankfurt. In der Diskussion war unter anderem die Störung des von Ulf Fink organisierten Kongresses »AIDS geht alle an«, der für den 5. November 1986 geplant war.[838] In den Berichten über den Kongress taucht davon jedoch nichts weiter auf.[839]

An den Beispielen München und Frankfurt wird deutlich, dass die Anwendung des Bundesseuchengesetzes auf kommunaler Ebene eine bundesweite Reaktion in der Schwulenbewegung hervorrief, ohne dass hier ein Politikwechsel auf Bundes- oder Landesebene den Ausschlag gegeben hätte. Obwohl die Maßnahmen unterschiedlich interpretiert werden konnten, insofern sie z. B. als auf Sexarbeiter*innen zielend gedeutet werden konnten, wurden sie in den Bewegungszeitschriften als gezielt gegen schwule Männer gerichtet wahrgenommen. Im Rahmen des Subjektivierungsprozesses kann daher davon gesprochen werden, dass die Anrufungen[840] in Form der Nutzung von Risikogruppen bei der Anwendung des Bundesseuchengesetzes angenommen wurden. Dabei war es nicht entscheidend, ob die konkrete Auslegung des Bundesseuchengesetzes bekannt war. Entscheidend war vielmehr, wie staatliches Handeln wahrgenommen wurde.

Jedoch war mit diesem Prozess auch eine verstärkte Auseinandersetzung mit dem Rechtsrahmen und eine verstärkte bewegungspolitische Aktivität verbunden. Diese beschränkte sich zunächst vor allem auf das Verfassen von Aufrufen und das Anschreiben von Entscheidungsträger*innen. Insgesamt bewirkte die Diskussion um die Meldepflicht und die Anwendung von Maßnahmen des Bundesseuchengesetzes aber, dass diese Themen in den schwulenpolitischen Debatten mehr Gewicht erhielten, noch bevor der bayerische Maßnahmenkatalog gegen AIDS veröffentlicht war.

---

837 Vgl. NN: Zwangsmaßnahmen des Frankfurter Gesundheitsamtes, S. 22.
838 Vgl. Sternweiler, Andreas: TBS-Protokoll vom 10.10.1986, Schwules Museum, Bestand Treffen Berliner Schwulengruppen, Kiste 1, S. 10.
839 Vgl. Reiß, Stefan: Kongress – »AIDS geht jeden an«, in: *Rosa Flieder* (1987), H. 50, S. 18.
840 Vgl. den Abschnitt »Subjektivierung« in Kapitel 1.3.2.

4.5 Der bayerische Maßnahmenkatalog gegen AIDS und die Schwulenbewegung

Nach der bayerischen Landtagswahl vom 12. Oktober 1986 wechselte Kreisverwaltungsreferent Peter Gauweiler, der zentrale Akteur in der Münchener AIDS-Politik, als Staatssekretär ins Bayerische Staatsministerium des Innern unter August Lang und damit von der Kommunal- in die Landespolitik. Dies ging einher mit einem Wandel in der bayerischen AIDS-Politik. Henning Tümmers hat die These aufgestellt, dass die auf Massentestungen, Meldepflicht und Überwachungsmaßnahmen setzende AIDS-Politik der DDR hier einen wichtigen Einfluss ausgeübt habe.[841] Da aber Gauweiler in München bereits eine ähnliche Politik etabliert hatte, die sich als Weiterführung der Maßnahmen zur Bekämpfung von Sexarbeit verstehen lässt, scheint dies nur eingeschränkt plausibel. Jedoch nutzte Gauweiler den Verweis auf die geringen Infektionszahlen in der DDR als Argument für die Wirksamkeit des eigenen Vorgehens.

4.5.1 Der bayerische Maßnahmenkatalog

Bereits auf der Sondersitzung der Gesundheitsministerkonferenz (GMK) vom 27. März 1987 traten die Divergenzen in der AIDS-Politik zwischen der neuen bayerischen Landesregierung auf der einen Seite und den übrigen Landesregierungen sowie der Bundesregierung auf der anderen zutage. Der Mehrheitsbeschluss setzte auf eigenverantwortliches Handeln der Einzelnen als Kern der AIDS-Prävention. Das konnte laut Beschluss sexuelle Treue, aber auch die Benutzung von Kondomen bedeuten. Zudem ging das Dokument auf die Notwendigkeit ein, von Beratung gerahmte, anonyme HIV-Tests bereitzustellen. Schließlich betonten die Regierungen der Länder und des Bundes auch die Wichtigkeit der Einhaltung der ärztlichen Schweigepflicht im Kontext von HIV/AIDS. Das Dokument schloss jedoch Zwangsmaßnahmen zur Bekämpfung der Verbreitung von HIV nicht aus. Vielmehr wurde darauf verwiesen, dass das Bundesseuchengesetz, das Strafrecht und die Unterbringungsgesetze ausreichend Maßnahmen bereitstellen würden, die bei Einzelfällen, in denen »durch freiwillige Maßnahmen ein Schutz der Bevölkerung nicht erreichbar« sei, angewendet werden könnten.[842]

---

841 Vgl. Tümmers: AIDS, S. 224–225.
842 Vgl. Konferenz der für das Gesundheitswesen zuständigen Minister und Senatoren der Länder: Mehrheitsbeschluß der Sondersitzung der Konferenz der für das Gesundheitswesen zuständigen Minister und Senatoren der Länder (GMK) am 27. März 1987 in Bonn – abweichendes Votum des Freistaats Bayern, in: *AIDS-Forschung* 2 (1987), H. 6, S. 341–345, hier: S. 342–343.

Das bayerische Sondervotum enthielt neben der Forderung nach umfassenden Aufklärungsmaßnahmen hinsichtlich HIV/AIDS auch Forderungen nach seuchenrechtlichen Maßnahmen. Diese umfassten unter anderem (I) die Vorladungen von »Ansteckungsverdächtigen« zu HIV-Antikörpertests, (II) den Erlass von Tätigkeitsverboten für Sexarbeiter*innen, (III) die Verpflichtung von HIV-Positiven, ihre Ärzt*innen und Intimpartner*innen über ihren HIV-Status aufzuklären, (IV) ein Blut-, Samen- und Organspendeverbot für HIV-Positive, (V) die Schließung von Einrichtungen, die eine Verbreitung von HIV begünstigen, (VI) die nachdrückliche Verfolgung von Verstößen gegen Maßnahmen gemäß Bundesseuchengesetz.[843] Darüber hinaus forderte die bayerische Landesregierung auch die Schaffung von neuem Recht, etwa die Einführung einer anonymen Laborberichtspflicht. Zudem wurde die Verabschiedung eines AIDS-Gesetzes oder alternativ eine Änderung des Bundesseuchengesetzes gefordert, um so eine amtliche Meldepflicht für diejenigen Menschen mit HIV einzuführen, »von denen erkennbar ist, daß sie fahrlässig oder vorsätzlich die Infektion weiterverbreiten«.[844]

Unabhängig von den bundespolitischen Bestrebungen hatte die bayerische Landesregierung bereits Anfang 1987 damit begonnen, ihre Neuausrichtung der AIDS-Politik in Bayern durchzusetzen, indem sie den sogenannten bayerischen Maßnahmenkatalog gegen AIDS auf den Weg brachte. Seine Einführung erfolgte in zwei Schritten. Zunächst wurden die Leitlinien im Rahmen der Ministerratssitzung vom 25. Februar 1987 besprochen und anschließend veröffentlicht. Der als Maßnahmenkatalog gegen AIDS verhandelte vollständige Text erschien am 19. Mai 1987 unter dem Titel »AIDS; Vollzug des Seuchenrechts, des Ausländerrechts und des Polizeirechts« in den *Bekanntmachungen des Bayerischen Staatsministeriums des Innern*. Die Ausführungshinweise traten am 1. Juni 1987 in Kraft. Es handelte sich jedoch nicht um eine im Rahmen des Bundesseuchengesetzes mögliche Verordnung der Landesregierung, sondern um Ausführungshinweise für die Landes- und Kommunalbehörden in Bayern.

Die Forderung nach der Einführung einer anonym codierten Meldepflicht war bereits Teil der im Februar 1987 gefällten Beschlüsse, die unter der Bedingung umgesetzt werden sollte, dass die Bundesregierung keine entsprechende Verordnung erließ. Hierzu visierte die Bayerische Staatsregierung eine eigene Landesverordnung an. Zudem wurde die Bundesregierung aufgefordert, die Not-

---

843 Darüber hinaus wurden auch weitere Maßnahmen beschlossen, darunter: Verweigerung des Aufenthaltsrechts für HIV-positive Ausländer (VII), Untersuchungspflicht für nicht-EG Ausländer im Rahmen einer Aufenthaltsrechtserteilung (VIII), Untersuchung von Gefangen vor Antritt und nach Beendigung der Strafe (IX). Vgl. ebd.
844 Vgl. ebd., S. 344–345.

wendigkeit einer namentlichen Meldepflicht laufend zu überprüfen.[845] Die Ausweitung der Meldepflicht auf AIDS gemäß § 7 BSeuchG über eine Verordnung wurde jedoch in Bayern nicht umgesetzt. Stattdessen führte das Bundesgesundheitsministerium per Verordnung eine anonyme Laborberichtspflicht ein.

Der Maßnahmenkatalog definierte zunächst die Begriffe »krank«, »krankheitsverdächtig«, »Ausscheider«, »ausscheidungsverdächtig« und »ansteckungsverdächtig« in Bezug auf HIV/AIDS, um die Anwendung des Bundesseuchengesetzes auch ohne Meldepflicht durchsetzen zu können. »Krank« im Sinne dieser Bestimmung waren Menschen, bei denen AIDS im Vollbild vorlag oder die die Symptome eines AIDS-related complex (ARC) zeigten. Des Weiteren wurden darunter Personen gezählt, die einen positiven HIV-Status aufwiesen und an Kaposi-Sarkom oder an Lymphadenopathie erkrankt waren. Entsprechend waren Menschen mit Verdacht auf diese Krankheitsbilder »krankheitsverdächtig«. Als »Ausscheider« wurden wiederum Personen mit einem positiven HIV-Status definiert. Eine Vermutung dieses Status bedeutete wiederum, »ausscheidungsverdächtig« zu sein. Schließlich definierten die Ausführungshinweise, dass bei »ansteckungsverdächtigen« Personen ein Kontakt mit dem HI-Virus angenommen wurde.[846]

Über die Definition der Begriffe in Bezug auf HIV und AIDS wurde auch eine Verpflichtung der Ermittlung durch die Gesundheitsämter etabliert, wenn diese Kenntnis von einer HIV-Infektion oder Erkrankung an AIDS erhielten. Bei Sexarbeiter*innen und Personen, die intravenös Drogen konsumierten, bestand diese Verpflichtung für die Gesundheitsämter auch, wenn eine Infektion nur angenommen wurde. In allen Fällen wurde dazu den Gesundheitsämtern die Befugnis erteilt, Personen zu Untersuchungen vorzuladen und dies nötigenfalls per Zwang durchzusetzen. Präzisiert wurde dies zudem in Bezug auf die (zwangsweise durchgeführten) Blutentnahmen, die vom Gesundheitsamt angeordnet werden mussten. Wenn Betroffene Widerstand leisteten, ermöglichten die Ausführungshinweise es den Behörden zudem, für eine Blutprobe die Amtshilfe der Polizei zu erbitten.[847]

Der vom Bundesseuchengesetz gewährte Anwendungsspielraum bei über Tests hinausgehenden Maßnahmen insbesondere in Bezug auf Überwachung und Isolation wurde bereits im August 1985 in einem »Schnellbrief« des bayerischen Innenministeriums an die Gesundheitsämter und die Landesuntersuchungsämter für das Gesundheitswesen angedeutet. Der Brief betonte die Frei-

---

845 Vgl. Bayerische Staatskanzlei (Hg.): Aus der Ministerratssitzung vom 25. 2. 1987, in: *AIDS-Forschung* 2 (1987), H. 3, S. 177.
846 Vgl. Bayerisches Staatsministerium des Innern: AIDS, S. 246.
847 Vgl. ebd., S. 247.

willigkeit von Tests, ermahnte aber die Empfänger*innen, insbesondere »Personen mit häufig wechselndem Geschlechtsverkehr«[848] anzuhalten, sich alle sechs bis zwölf Monate testen zu lassen. Für den Fall, dass ein Gesundheitsamt zu dem Schluss kam, dass von einer Person eine Ansteckungsgefahr für andere ausgehe, verwies das Schreiben auf die im Bundesseuchengesetz vorgesehenen Zwangsmaßnahmen.[849]

In der Ministerratssitzung vom 25. Februar 1987 konkretisierte die Bayerische Staatsregierung nun diese Maßnahmen. Darunter fielen die Verpflichtung von Infizierten und Kranken, ihren HIV-Status bzw. ihre AIDS-Erkrankung gegenüber Ärzt*innen und Sexualpartner*innen zu offenbaren, sowie das Verbot, Blut, Samen und Organe zu spenden. Mit dem Verbot für HIV-positive Sexarbeiter*innen, ihrer Tätigkeit nachzugehen, wurde das im Bundesseuchengesetz vorgesehene Berufsverbot spezifiziert. Auch auf die Möglichkeiten, »Einrichtungen, die die Weiterverbreitung des Virus begünstigen«, zu schließen bzw. mit Beschränkungen zu belegen, wurde zurückgegriffen.[850]

Im Maßnahmenkatalog wurden diese Maßnahmen mit Verweis auf das Bundesseuchengesetz dann weiter präzisiert und ergänzt. Als entscheidendes Kriterium für die Maßnahmen galt nun der positive HIV-Status eines Menschen. Die Personengruppe, der gegenüber Betroffene nun ihre HIV-Infektion anzugeben hatten, wurde auf Zahnärzt*innen, Hebammen, Heilpraktiker*innen und Personen im Rettungsdienst ausgeweitet. HIV-positiven Frauen verboten die Bestimmungen zudem, Kinder zu stillen oder Muttermilch zu spenden. In Bezug auf Sexarbeiter*innen präzisierte der Katalog, dass es sich um ein Tätigkeits- und nicht um ein Berufsverbot im Sinne des Bundesseuchengesetzes handele, da Sexarbeit keinen Beruf darstelle.[851] Die entscheidende Neuerung gegenüber den Veröffentlichungen aus der Ministerratssitzung bestand jedoch in der Maßnahme einer möglichen »Absonderung« von Menschen mit HIV. Hierzu hieß es:

»HIV-Infizierte, die nachweisbar uneinsichtig sind, z. B. weil sie wiederholt seuchenrechtlichen Anordnungen zuwidergehandelt haben und dadurch HIV weiterverbreiten und andere gefährden, können gemäß § 37 abgesondert werden. Über die Absonderung nach § 37 Absatz 2 entscheidet das zuständige Gericht auf Antrag der Kreisverwaltungsbehörde (§ 37 Abs. 2 BSeuchG in Verbindung mit § 3 des Gesetzes über das

---

848 Der Begriff sowie seine Abkürzung HWG-Personen wurden genutzt, um Sexarbeiter*innen zu bezeichnen, zeichnet sich aber durch eine gewisse Unschärfe aus. Dies ermöglichte wiederum auch Personen unter diesem Begriff zu erfassen, die keine Sexarbeit verrichteten.
849 Vgl. Staatsministerium des Innern: Schnellbrief AIDS, in: Norbert Kathke (Hg.): AIDS. Acquired Immune Deficiency Sydrome, München ²1985, S. 87–89, hier: S. 88–89.
850 Vgl. Bayerische Staatskanzlei (Hg.): Aus der Ministerratssitzung vom 25.2.1987, S. 177.
851 Vgl. Bayerisches Staatsministerium des Innern: AIDS, S. 248.

gerichtliche Verfahren bei Freiheitsentziehungen, BGBl III 316–1). Hierzu ergehen gesonderte Hinweise«.[852]

Dieser Ausführungshinweis sah also auch die Nutzung der Absonderung von HIV-Positiven gemäß Bundesseuchengesetz in Krankenhäusern sowie gegebenenfalls eine dortige Unterbringung in geschlossenen Abteilungen vor.

Zusammenfassend kann festgehalten werden, dass die bayerische Landesregierung der Auslegung des Bundesseuchengesetzes durch Hans-Ulrich Gallwas und die sich auf ihn beziehenden Rechtswissenschaftler*innen, die eine Anwendung des Bundesseuchengesetzes auf HIV und AIDS verlangten, folgte. Zudem setzte sie auf bereits in München erprobte Mechanismen, indem sie die Ausführungshinweise nutzte, um Bestimmungen des Bundesseuchengesetzes auf HIV/AIDS anzuwenden bzw. die kommunalen Gesundheitsbehörden zu verpflichten, HIV/AIDS als eine übertragbare Krankheit im Sinne des Bundesseuchengesetzes zu behandeln. Die vorgesehenen Maßnahmen erleichterten staatlichen Stellen die Ermittlung von Menschen mit HIV und AIDS, z. B. über Zwangstests, Vorladungen und Beobachtungen. Dazu kamen Informationspflichten von HIV-Positiven gegenüber medizinischem Personal und Sexualpartner*innen. Die darüber hinausgehende Einführung einer Meldepflicht und der damit verbundenen Eingriffsmaßnahmen versprach nur einen relativ geringen potenziellen Mehrwert, gerade angesichts des damit verbundenen politischen Gegenwinds. Daher verzichtete das Land Bayern auf die Möglichkeit, die Meldepflicht per Landesverordnung und damit im Alleingang einzuführen. Bemerkenswert ist, dass im Gegensatz zu Sexarbeiter*innen und Drogennutzer*innen schwule Männer nicht explizit in den Bestimmungen erwähnt wurden. Im folgenden Abschnitt soll gezeigt werden, wieso sich schwule Männer, insbesondere Bewegungsaktivist*innen, dennoch vom Maßnahmenkatalog betroffen sahen.

4.5.2 Erste Reaktionen auf den bayerischen Maßnahmenkatalog

Der bayerische Maßnahmenkatalog kam für die Schwulenbewegung nicht völlig unerwartet. Wie gezeigt, war die Nutzung von Maßnahmen der traditionellen Seuchenbekämpfung und damit des Bundesseuchengesetzes im Kampf gegen HIV/AIDS immer wieder diskutiert und in einzelnen Kommunen sogar umgesetzt worden. Gauweiler hatte sich in München als Hardliner einen Namen gemacht und war daher bei Aktivist*innen auch über München hinaus bekannt.

---

852 Ebd., S. 249.

In der Februar-Ausgabe 1987 kündigte der *Rosa Flieder* die Berufung Peter Gauweilers zum Staatssekretär im bayerischen Innenministerium an. Für den Autor des entsprechenden Artikels, Bernd Offermann,[853] bedeutete dies, dass Gauweiler »von dieser Position aus noch effektiver daran gehen [kann], das zu verwirklichen, was inzwischen als die ›Münchener Linie‹ sprichwörtlich geworden ist«.[854] Damit waren insbesondere – wie im weiteren Verlauf des Artikels beschrieben – die intensiveren Kontrollen der Polizei in den Szeneinstitutionen und das Führen von »Rosa Listen« bei der Münchener Polizei gemeint. Auch positionierte er damit Gauweilers Politik gegenüber der Linie Süssmuths und Finks, die ihrerseits als »Berliner Linie« bekannt geworden war. Offermann berichtete weiterhin darüber, dass Gauweiler im November 1986 noch in seiner damaligen Funktion als Leiter des Kreisverwaltungsreferats einen Brief an das bayerische Innenministerium geschrieben und darin als landesweite Maßnahme gefordert hatte, die »in einschlägigen Lokalen verkehrenden Homosexuellen sowie männliche Prostituierten einer regelmäßigen Zwangsuntersuchung zu unterziehen«.[855] Zusammen mit der Diskussion einer möglichen Strafbarkeit bei der Übertragung des HI-Virus[856] befürchtete Offermann, dass mit dem Brief die Grundsätze der zukünftigen AIDS-Politik beschrieben seien.[857] Ähnlich sahen dies auch die anderen Bewegungszeitschriften in ihrer Berichterstattung.[858] Mehr Details aus Gauweilers Forderungen an die Landesregierung veröffentlichte der Protestbrief der Nürnberger Schwulengruppen, der in der *Nürnberger Schwulenpost* abgedruckt wurde. Neben der Durchführung von regelmäßigen Tests beinhalteten die Forderungen auch die

> »erkennungsdienstliche Behandlung von Personen, die Straftaten nach § 175 StGB begangen haben, sowie von Personen, bei denen die Polizei aufgrund sonstiger Informationen zu der Annahme gelangt, daß die Betroffenen homosexuell veranlagt sein könnten oder in homosexuellen Kreisen verkehren; zur Beschaffung dieser Informationen Razzien in einschlägigen Lokalen bzw. Treffpunkten; Weiterleitung der so gewonnenen Informationen an die zuständigen Gesundheitsbehörden; [...] richterliche Anordnung von Zwangsuntersuchungen bei ›Gefahr im Verzug‹; [...] Vollzug des Bundesseuchengesetzes (u. a. namentliche Meldepflicht, Quarantäne, teilweise Berufsverbote).«[859]

---

853 Bernd Offermann war Redakteur beim *Rosa Flieder* und später Chefredakteur der *Magnus*.
854 Offermann: »Münchner Linie im Umgang mit AIDS«, S. 6.
855 Ebd.
856 Vgl. Kapitel 3.2 und 3.4.
857 Vgl. Offermann: »Münchner Linie im Umgang mit AIDS«, S. 6–7.
858 Vgl. Eckerle, Ejo: Gauweilers Visionen, in: *Siegessäule* 3 (1986), H. 12, S. 11–12; Wolf: Aus der Redaktionsstube, in: *Nürnberger Schwulenpost* 3 (1987), H. 1, S. 1.
859 Forum der Nürnberger Schwulengruppen: Offener Brief vom 8.12.86 des Forums der Nürnberger Schwulengruppen, in: *Nürnberger Schwulenpost* 3 (1987), H. 1, S. 5.

Obwohl der Text des Briefs nicht vollständig überliefert bzw. zugänglich ist,[860] finden sich hier direkte Hinweise auf Maßnahmen, die explizit auf schwule Männer abzielten und diese als Vehikel der Verbreitung von HIV/AIDS identifizierten. Allerdings fanden sich diese Formulierungen in den dann veröffentlichten Kabinettsbeschlüssen bzw. dem bayerischen Maßnahmenkatalog nicht mehr. Die Politik Gauweilers in München, seine Äußerungen in der Presse und insbesondere die Rezeption dieses Briefs kurz vor seiner Berufung ins Innenministerium verstärkten allerdings die Wahrnehmung des Maßnahmenkatalogs als auch gegen schwule Männer gerichtet, obwohl sie dort keine direkte Erwähnung fanden.

Bereits die in Gauweilers Brief genannten Maßnahmen wurden von den Nürnberger Gruppen als Maßnahmenkatalog benannt. Zudem finden sich in ihrem Protestbrief bereits diejenigen Argumente, die in der folgenden Auseinandersetzung die Hauptrolle spielen sollten. Die Gruppen wiesen darauf hin, dass ohne ein Medikament zur wirksamen Behandlung nur Aufklärung ein adäquates Mittel gegen AIDS darstellen könne. Ordnungs- und sicherheitspolitische Maßnahmen, insbesondere die Anwendung des Bundesseuchengesetzes und die Kriminalisierung von Betroffenen, würden den Aufklärungsbemühungen zuwiderlaufen. Entsprechend forderten die Gruppen, alle Zwangsmaßnahmen zu beenden, gegen die Diskriminierung »von Homosexuellen, Fixern, Transvestiten und anderen sog. ›Risikogruppen‹« vorzugehen, gespeicherte Daten über Vertreter*innen dieser sogenannten Risikogruppen zu vernichten und mehr finanzielle Mittel für die Aufklärung und Forschung bereitzustellen.[861] Die Argumentationslinien und Forderungen, die in Bezug auf den Maßnahmenkatalog in den Diskurs eingebracht wurden, waren zum Zeitpunkt seiner Veröffentlichung also bereits entwickelt, was der schwulen Bewegung ein schnelles Handeln ermöglichte.

Eine umfangreiche Berichterstattung über den Maßnahmenkatalog begann in den April-Ausgaben der Zeitschriften der Bewegung und der Community. Die Artikel sparten dabei nicht an drastischer Rhetorik. Sogar die weniger bewegungsaffine *Du&Ich* titelte »Bayern: Die Jagd ist freigegeben«.[862] Der Diskurs auf Ebene der schwulen Zeitschriften zum Thema Maßnahmenkatalog erstreckte sich von der Veröffentlichung der ersten Kabinettsbeschlüsse im Zusammenhang mit HIV/AIDS im Frühjahr 1987 bis weit in das Jahr 1988 hinein, wobei die meisten Texte im Juli 1987 veröffentlicht wurden und nach März 1988 in der

---

860 Die Unterlagen des Münchener Kreisverwaltungsreferats im Stadtarchiv sind für den betrachteten Zeitraum nur zum Teil erschlossen, wobei ein Schwerpunkt auf dem Gesundheitsamt liegt.
861 Forum der Nürnberger Schwulengruppen: Offener Brief vom 8.12.86, S. 5.
862 Schwarze: Bayern: Die Jagd ist freigegeben!, S. 58–61.

Anzahl deutlich abnahmen. Ab Oktober 1988 war der Maßnahmenkatalog dann kaum noch Thema in den schwulen Medien.[863]

In den meisten Berichten wird der Maßnahmenkatalog auf Zwangstests und »Absonderung« reduziert, ohne sich mit den genaueren Bestimmungen auseinanderzusetzen. Im Fokus stand die grundsätzliche Gefahr, für den Staat als schwuler Mann und damit als »ansteckungsverdächtig« greifbar zu werden, und weniger um einzelne Bestimmungen und ihre konkrete Umsetzung. Im Zusammenhang mit dem bayerischen Maßnahmenkatalog können mehrere größere Diskursstränge identifiziert werden. Eng zusammen hingen die Texte zur (I) Dokumentation der Demonstrationen auf der einen und (II) über politische und Gerichtsprozesse auf der anderen Seite. Großen Raum nahm in der Berichterstattung von schwuler Seite (III) der Vergleich des Maßnahmenkatalogs mit politischen Maßnahmen des NS-Regimes ein. Ein anderer wichtiger Diskursstrang war (IV) die Möglichkeit, Widerstand gegen den Maßnahmenkatalog zu leisten. Ein kleinerer Diskursstrang bestand (V) in der Forderung nach einem Antidiskriminierungsrecht.[864] Diese Diskursstränge verweisen darauf, dass der Maßnahmenkatalog zumindest zeitweise subjektivierend auf schwule Männer wirkte.

4.5.3 Mobilisierung der Schwulenbewegung

Die Mobilisierung gegen den Ende Februar 1987 bekannt gewordenen Maßnahmenkatalog erfolgte in der Schwulenbewegung schnell und effektiv, insbesondere in München. Dort gab es drei größere Veranstaltungen zum Maßnahmenkatalog. Die erste fand bereits mit dem sogenannten politischen Aschermittwoch am 4. März 1987 statt, darauf folgte eine große Demonstration am 4. April 1987 und schließlich eine kleinere Demonstration am 24. Oktober desselben Jahres. Im Rahmen des vom 20. bis zum 22. Mai 1987 in München stattfindenden europäischen Positiventreffens organisierte die Selbsthilfebewegung

---

863 Im Untersuchungskorpus befinden sich 49 Artikel mit dem Schwerpunkt Maßnahmenkatalog aus dem Jahr 1987 und 20 aus dem Jahr 1988.
864 Vgl. für I u. a. NN: Aschermittwoch in München, in: *Nürnberger Schwulenpost* 3 (1987), H. 22, S. 7–8; NN: Parade der ›Ausgedünnten‹, in: *Rosa Flieder* (1987), H. 53, S. 6–7; für II u. a. NN: Bayerns AIDS-Ma0nahmen ohne gesetzliche Grundlage?, in: *Siegessäule* 5 (1988), H. 3, S. 16; NN: Gericht verhindert Zwangstest, in: *Rosa Flieder* (1988), H. 57, S. 21; für III u. a. Kohler, Robert: Kult der Gewalt, in: *Siegessäule* 5 (1988), H. 3, S. 13; NN: Bayrische Polizei darf ›Aids-Gestapo‹ genannt werden, in: *Rosa Flieder* (1989), H. 63, S. 14; für IV u. a. M./L.: Sorge & Angst, in: *Du&Ich* 19 (1987), H. 6, S. 6; Kohler, Robert: Gegen populistischen Aktionismus und demagogische Augenwischerei, in: *Siegessäule* 4 (1987), H. 7, S. 8–9; für V u. a. Wolf: Aus der Redaktionsstube, in: *Nürnberger Schwulenpost* 3 (1987), H. 22, S. 1, 4.

zudem eine weitere Demonstration mit rund 3.000 Personen.[865] Auch in anderen westdeutschen Städten fanden Aktionen und Demonstrationen gegen die bayerische AIDS-Politik statt. In Köln schlossen am politischen Aschermittwoch mit dem Schwulen- und Lesbenzentrum (Schulz), dem schwulen Buchladen Lavendelschwert und der AIDS-Hilfe Köln wichtige Institutionen der Community aus Protest. Eine Demonstration mit 200 bis 300 Menschen fand wenige Tage später am 7. März statt.[866] In Nürnberg organisierte das Komitee AIDS und Menschenrechte am 30. Mai 1987 eine Demonstration mit rund 200 Personen.[867] Bei allen diesen Veranstaltungen waren Vertreter*innen der schwulen Bewegung sowie die lokalen AIDS-Hilfen in eine größere Koalition von Gegner*innen des Maßnahmenkatalogs eingebunden.

In den Bewegungszeitschriften wurden die Veranstaltungen im Frühjahr 1987 insgesamt sehr positiv bewertet. In allen Berichten fand sich der Hinweis darauf, dass mit den Demonstrationen Informationen zu einer sinnvollen AIDS-Präventionspolitik weitergegeben werden konnten und damit ein Gegennarrativ zu den Maßnahmen der Bayerischen Staatsregierung geschaffen wurde. Im Fokus der Berichterstattung stand zudem die konkrete Gefahr, die sich für die von AIDS betroffenen Gruppen durch die neuen Maßnahmen ergebe. Gleichzeitig stellten die Autor*innen die breite Koalition unterschiedlicher Gruppierungen und die Solidarität, die sich zwischen ihnen gebildet habe, heraus. Der BVH tauchte in den Berichten als Vertreter der schwulenpolitischen Forderungen auf. Die Beteiligung von mehreren Tausend Menschen wurde als großer Erfolg und als Rückhalt für die eigenen Positionen gedeutet.[868]

Die Berichterstattung über die Demonstration im Oktober fiel dann deutlich geringer und nüchterner aus als im April.[869] Ein Autor brachte in der *Nürnberger*

---

865 Im Gegensatz zu den anderen Demonstrationen versetzte die Anmeldung einer Demonstration im Rahmen des Positiventreffens die staatlichen Stellen in Unruhe. Kurz vor der Veranstaltung strich das Kreisverwaltungsamt eine Person von der Liste der Veranstalter*innen, da diese »aus gesundheitlichen Gründen nicht in der Lage sei eine Versammlung mit voraussichtlich 3 000 Menschen ordnungsgemäß zu leiten«. Auch entstand eine Diskussion darum, dass die Münchener Polizei im Vorfeld der Demonstration plante, für diese Gummi-Handschuhe zu verwenden. Vgl. Vischansky, John J.: »Mir haben Muat, und mir bleiben muatig!« 2. Europäisches Treffen HIV-Positiver und AIDS-Kranker in München, in: *Rosa Flieder* (1988), H. 60, S. 12–13; NN: Parade der »Ausgedünnten«, S. 7.
866 Vgl. NN: Aktionen in Köln gegen bayrische AIDS-Maßnahmen, S. 14.
867 Vgl. Ak: Franken ist nicht Bayern, S. 22.
868 Vgl. Letsch: Einig(-e) gegen Gauweiler; NN: Aschermittwoch in München, in: *Nürnberger Schwulenpost* 3 (1987), H. 22, S. 7–8; Thomas: AIDS-Demo in München am 4. April 1987, in: *Nürnberger Schwulenpost* 3 (1987), H. 23, S. 8; NN: 10.000 auf AIDS-Demo, in: *Siegessäule* 4 (1987), H. 5, S. 17.
869 Vgl. Harald: Demonstrationen oder warum gehe ich eigentlich noch auf die Straße?, S. 7; NN: Demo gegen Zwangsmaßnahmen, in: *Siegessäule* 4 (1987), H. 12, S. 21; NN: Massenpetition gegen Zwangsmaßnahmen, in: *Rosa Flieder* (1988), H. 56, S. 17.

Schwulenpost seine Enttäuschung über die im Vergleich deutlich niedrigere Beteiligung zum Ausdruck und darüber, dass die bayerische AIDS-Politik bereits nach weniger als einem Jahr weitestgehend ihr Mobilisierungspotenzial verloren hatte.[870] In diesem Zusammenhang wird auch eine Auseinandersetzung zwischen Gauweiler und der Münchener AIDS-Hilfe beschrieben, wonach der Politiker der Organisation mit der Streichung der Mittel gedroht habe, sollte diese zur Demonstration gegen die bayerischen Maßnahmen aufrufen.[871] Dies macht die politisch prekäre Position, in der sich die AIDS-Hilfen befanden, deutlich. Auf der einen Seite verstanden sie sich auch als eine (politische) Interessenvertretung für die von AIDS Betroffenen, unabhängig davon ob die Betroffenheit in Form der Zugehörigkeit zu einer Risikogruppe oder in Form einer tatsächlichen HIV-Infektion bestand. Auf der anderen Seite waren sie auf finanzielle Unterstützung durch und Kooperation mit staatlichen Stellen angewiesen, um ihre Tätigkeit uneingeschränkt ausüben zu können. Dieser Spagat erschwerte den AIDS-Hilfen die politische Mobilisierung zunehmend.

Im Herbst kann von einem gewissen Gewöhnungseffekt ausgegangen werden. Der Maßnahmenkatalog war in Kraft getreten und die Maßnahmen stellten nicht mehr ein abstraktes Bedrohungsszenario dar, sondern wurden in Bayern konkret umgesetzt. Nun konnte auch ihre Wirkung besser abgeschätzt werden. In der Praxis betrafen die Maßnahmen nur eine relativ kleine Gruppe. Zudem verfestigte sich der Eindruck, dass die verbliebenen Länder und der Bund nun eindeutig hinter einer auf Aufklärung basierenden AIDS-Politik standen. Außerdem war bereits am 8. Mai 1987 die Einsetzung der Enquete-Kommission »Gefahren von AIDS und wirksame Wege zu ihrer Eindämmung« beschlossen worden.[872] Sie trug zur Wahrnehmung bei, dass ein mit Bayern vergleichbares Vorgehen im Rest der Bundesrepublik unwahrscheinlich erschien.

Die Berichterstattung und die Anzahl der an den Demonstrationen teilnehmenden Menschen zeigt, wie groß das Mobilisierungspotenzial, das sich aus dem Maßnahmenkatalog ergab, ursprünglich war. Wie kein anderes Thema in der Auseinandersetzung mit HIV/AIDS bewirkte der bayerische Maßnahmenkatalog eine Mobilisierung der gesamten Schwulenbewegung und stand (für eine Zeit) im Mittelpunkt des westdeutschen schwulen Aktivismus. Die Berichterstattung ist jedoch auch ein Indiz dafür, dass die staatliche AIDS-Politik nicht dauerhaft als ein zentrales Thema der Schwulenbewegung verankert werden konnte. Die

---

870 Harald: Demonstrationen oder warum gehe ich eigentlich noch auf die Straße?, S. 7.
871 Vgl. NN: Massenpetition gegen Zwangsmaßnahmen, S. 17.
872 Vgl. Haus-Rybicki: Eine Seuche regieren, S. 210.

Entschärfung des Bedrohungsszenarios war hier ein Faktor. Die Verlagerung des Themas AIDS auf die AIDS-Hilfen ein anderer.[873]

In Westberlin nahm die Mobilisierung gegen den Maßnahmenkatalog einen etwas anderen Weg als in Bayern und dem Rest der Bundesrepublik. Eine größere Demonstration, die Eingang in die Berichterstattung gefunden hätte, fand nicht statt. Wie weiter oben beschrieben, hatte sich das Treffen Berliner Schwulengruppe (TBS) bereits am Anfang des Jahres 1987 auf einen Aktionsplan zur AIDS-Politik geeinigt und konzentrierte sich auf die Mobilisierung gegen die Volkszählung. Kräfte, die sich in der AIDS-Politik engagierten, waren also bereits gebunden. Dementsprechend fanden zunächst nur vereinzelt und wenig koordiniert Veranstaltungen statt, wie auf der Zusammenkunft des TBS im März 1987 beklagt wurde. Zudem kämpften die Vertreter*innen mit Widersprüchen, die eine Mobilisierung erschwerten. Zum einen sah man einen Widerspruch zwischen der Notwendigkeit einer grundlegenden Gesellschaftskritik und dem Bedarf an staatlicher Unterstützung. Zum anderen wollte das TBS verhindern, dass sich innerhalb der schwulen Community ein Risikogruppenbewusstsein verstärkte. Die Vertreter*innen der einzelnen Gruppen waren sich aber darin einig, dass eine Infrastruktur notwendig sei, um Fälle von HIV-bezogener Diskriminierung zu dokumentieren und zu sammeln und Reaktionsmöglichkeiten auf sie zu entwickeln. Die Entrüstung über den Maßnahmenkatalog brachte allerdings eine Gruppe von Aktivist*innen bei Mann-O-Meter[874] zusammen, die an der Möglichkeit einer adäquaten Reaktion arbeitete.[875] Schließlich wurde eine Podiumsveranstaltung geplant, die am 12. Juni 1987 an der Freien Universität stattfand. Im Gegensatz zu den in anderen Städten stattfindenden Demonstrationen lag der Fokus hier auf der Vermittlung von Wissen über das dem Maßnahmenkatalog zugrunde liegende Bundesseuchengesetz. Moderiert wurde die Veranstaltung von Stefan Reiß, das Einführungsreferat hielt Manfred Bruns. Zudem diskutierten der französische Sexualwissenschaftler Michael Pollak, der Publizist und Aktivist Elmar Kraushaar[876] und ein Vertreter der Berliner AIDS-Hilfe. Zwar sollten politische Themen wie die Möglichkeit eines schwulenpolitischen Engagements diskutiert werden, aber es standen auch die Maßnahmen des Bundesseuchengesetzes, die sich potenziell auf Einzelne und deren Privat-

---

873 Für die Schweiz beschrieb Peter-Paul Bänziger einen Prozess der Entpolitisierung und Professionalisierung. Wie in Kapitel 5 gezeigt wird, traf dies mit Einschränkungen auch für die Bundesrepublik zu. Vgl. Bänziger: ExpertInnen statt AktivistInnen.
874 Bei dem Mann-O-Meter handelte es sich um ein schwules Begegnungs- und Beratungsprojekt. Kapitel 4 geht genauer auf seine Entstehung ein.
875 Vgl. NN: TBS-Protokoll vom 13.3.1987, Schwules Museum, Bestand Treffen Berliner Schwulengruppen, Kiste 1, S. 2–4.
876 Elmar Kraushaar (*1950) ist schwuler Publizist und Aktivist. Er schrieb sowohl für die *Siegessäule* als auch für die *taz*. Vgl Kraushaar, Elmar: Störenfried. 40 Jahre Homo-Journalismus, Berlin 2016, S. 5–9.

leben auswirkten, im Fokus sowie die Möglichkeit, sich gegen diese Maßnahmen zu wehren.[877] Die Veranstalter sahen in der Podiumsdiskussion eine Fortsetzung der beiden Informationsveranstaltungen zu Beginn der AIDS-Krise in der Amerika-Gedenkbibliothek im Mai 1983 und an der Technischen Universität im Dezember 1984.[878] Die Veranstaltung brachte den Forderungen der Bewegung in Bezug auf die AIDS-Politik und den bayerischen Maßnahmenkatalog keine große Sichtbarkeit. Sie trug aber die Auseinandersetzung um das Bundesseuchengesetz und die staatliche AIDS-Politik erneut in die Bewegung und Community.

Die Westberliner Bewegung schaffte es 1987 auch nicht, den bayerischen Maßnahmenkatalog als Aufhänger zu verwenden, um für den Christopher Street Day zu mobilisieren und Forderungen zur AIDS-Politik in die Öffentlichkeit zu tragen. Aufgrund fehlender Ideen entschied sich die Organisationsgruppe innerhalb des TBS zunächst dagegen, die CSD-Demonstration unter ein bestimmtes Motto zu stellen, wie dies eigentlich üblich war.[879] Die Entscheidung des Organisationskomitees blieb jedoch nicht unwidersprochen. Elmar Kraushaar kritisierte mit einem Artikel in der *Siegessäule* scharf die fehlende Bereitschaft, im Hinblick auf die AIDS-Politik tätig zu werden.[880] Zwei Wochen vor der Demonstration versuchte das TBS, die Mottolosigkeit zu überwinden, indem es eine Presseinformation mit Aufruf und Motto zum CSD veröffentlichte. Es stellte den CSD unter die Überschrift »Bekämpft AIDS – bekämpft nicht AIDS-Infizierte«. In dem Aufruf prangerte das TBS die Bayerische Staatsregierung an, die mit dem Maßnahmenkatalog Opfer zu Täter*innen mache. Es formulierte daher die Forderung:

> »Wir fordern Bundesregierung und Bundestag auf das Sexualstrafrecht radikal zu ändern, die Erfassung der Schwulen – egal wie (Rosa Listen, Razzien, Volkszählung) einzustellen und auf die bayrische Staatsregierung einzuwirken, damit auch dort Aufklärung statt Repression betrieben wird. Ferner fordern wir einen gesetzlichen Schutz vor Diskriminierung für Lesben und Schwule, für HIV-Positive und AIDS-Kranke. Artikel 3, Absatz 3 des Grundgesetzes muß dahingehend erweitert werden, daß niemand wegen seiner sexuellen Orientierung benachteiligt werden darf.«[881]

Entsprechend dem schwulen Kontext, in dem die Demonstration stattfand, wurde die Bedrohung durch den Maßnahmenkatalog mit anderen schwulen-

---

877 Vgl. Wiltzius, Marc: Diskussionsveranstaltung zum Bundes-Seuchen-Gesetz, 13.5.1987, Schwules Museum, Bestand Treffen Berliner Schwulengruppen, nicht nummerierte Kiste.
878 Vgl. ebd.; Wiltzius, Marc: Anschreiben zur Diskussionsveranstaltung zum Bundes-Seuchen-Gesetz, 1.6.1987, Schwules Museum, Bestand Treffen Berliner Schwulengruppen, Kiste 1.
879 Vgl. D., D.: Mottolos, in: *Siegessäule* 4 (1987), H. 5, S. 9.
880 Vgl. Kraushaar, Elmar: Es ist an der Zeit, in: *Siegessäule* 4 (1987), H. 7, S. 6.
881 Hirsch, Roland: Christopher Street Day ›87. Bekämpft AIDS – bekämpft nicht AIDS-Infizierte, 20.6.1987, Schwules Museum, Bestand Treffen Berliner Schwulengruppen, Kiste 1.

politischen Forderungen verknüpft, insbesondere mit der Forderung der endgültigen Abschaffung von § 175 StGB, aber auch mit Fragen von Überwachung und Datenerfassung. Im Nachhinein wurde jedoch insbesondere in der *Siegessäule* Enttäuschung darüber ausgedrückt, dass infolge der Bedrohung durch den bayerischen Maßnahmenkatalog AIDS nicht noch mehr im Zentrum des CSD stand.[882]

Mehr noch als in München zeigt sich an den Berliner Mobilisierungsversuchen die Schwierigkeit, die Problematiken der AIDS-Politik und insbesondere den bayerischen Maßnahmenkatalog dauerhaft zur Mobilisierung für die Schwulenbewegung zu nutzen. Wirksame Anschlüsse gab es an bereits bestehende schwulenpolitische Themen, die sich mit Erfassung und Datenschutz beschäftigten (insbesondere »Rosa Listen« und Volkszählung). Dies lag auch an der liberal ausgerichteten Westberliner AIDS-Politik (»Berliner Linie«) unter Ulf Fink. Wichtig im Bereich der AIDS-Politik war für die Berliner Bewegung jedoch das Thema von heimlichen bzw. ohne vorheriges Einverständnis durchgeführten HIV-Antikörpertests.

4.5.4 Widerstand

Einer der dominierenden Diskursstränge in der Auseinandersetzung mit dem bayerischen Maßnahmenkatalog in den ausgewerteten Zeitschriften war das Thema Widerstand. Es herrschte große Einigkeit, dass Widerstand geleistet werden sollte und musste. Die Ideen dazu, wie dieser Widerstand aussehen könnte, waren jedoch sehr unterschiedlich.

Im Anschluss an die studentische Schwulenbewegung der 1970er Jahre wurde im Herstellen von Öffentlichkeit und insbesondere im Coming-out eine Möglichkeit des Widerstands gesehen. Den Gruppen der 1970er Jahre ging es nicht um Anpassung, sondern um die Sichtbarmachung von Differenz. Darin bestand ihre Gesellschaftskritik.[883] Dieser Ansatz wurde nun im Angesicht eines gegenüber schwulen Männern zunehmend repressiv erscheinenden Staates erneut in Stellung gebracht. So schrieb die *Nürnberger Schwulenpost* im Editorial ihrer Mai-Ausgabe von 1987:

> »Geistiger und aufklärender Widerstand gegen diese Entwicklung [der zunehmenden Diskriminierung schwuler Männer] ist mehr als notwendig – ganz besonders auf dem

---

882 Trotz des Aufrufs des Treffens Berliner Schwulengruppen schien es keine Übereinstimmung zu geben, ob der CSD nun unter einem Motto stattgefunden hatte oder nicht. Vgl. NN: CSD-Rückblick, in: *Siegessäule* 4 (1987), H. 8, S. 26–27; D.: Mottolos, S. 9.
883 Vgl. Beljan: Rosa Zeiten?, S. 112; Henze: Schwule Emanzipation und ihre Konflikte, S. 362–363.

Wege des ›altmodischen‹ (und vielleicht auch unbequemen) Coming-Out – die Schwulengruppe hilft dabei.«[884]

Diese Position stand in einem Zusammenhang mit zwei weiteren Möglichkeiten des Widerstands, die in den Zeitschriften diskutiert wurden. Zum einen war dies die Aufforderung, sich – zum Beispiel in der Folge eines Coming-outs – in einer Schwulengruppe zu engagieren.[885] Zum anderen wurde Zusammenhalt und Solidarität (auch mit anderen Betroffenengruppen) als widerständige Praxis verhandelt.[886] Der Hinweis auf Solidarität war insbesondere in den Beschreibungen von Aktionen und Demonstrationen enthalten. Zusammen mit Petitionen waren sie zudem das Mittel, das nach Hoffnung der Autor*innen der ausgewerteten Artikel Widerspruch in der Bevölkerung gegen die vorherrschende AIDS-Politik sichtbar machen würde.[887] In mehreren Artikeln wurde zudem betont, dass man sich im Hinblick auf die politische Arbeit zu AIDS bisher zu sehr auf die AIDS-Hilfen verlassen habe. Diese seien aber vor allem im Kontext des Maßnahmenkatalogs in einem politischen Spannungsfeld zwischen Bewegung und staatlicher Finanzierung gefangen. Die Schlussfolgerung der Autor*innen war daher, dass es umso wichtiger sei, dass sich die Schwulenbewegung wieder verstärkt dem Thema AIDS zuwende.[888]

Widerstand konnte in diesem Diskursstrang auch bedeuten, über Demonstrationen hinaus aktiv die Öffentlichkeit zu suchen und über die Auswirkungen der bayerischen AIDS-Politik zu informieren. Dabei ging es unter anderem darum, die Auswirkungen der Maßnahmen zu dokumentieren und öffentlich zu machen.[889] Unter der Überschrift »Wieder-Stand!« schrieb der *Rosa-Flieder*-Autor Axel Kay zur Situation in Bayern:

»Die Allgemeinbevölkerung wirkt, abgesehen von Reaktionen auf reißerische Boulevardberichterstattung, weiterhin nicht wirklich betroffen. An dieser Haltung müssen sich auch die weiteren Vorgehensweisen der ›AIDS-Opposition‹ orientieren. Es gilt, die

---

884 Wolf: Aus der Redaktionsstube, in: *Nürnberger Schwulenpost* 3 (1987), H. 23, S. 1.
885 Vgl. u.a. Peter: Schwulenbewegung und Zeitgeist – ein Kommentar, in: *Nürnberger Schwulenpost* 4 (1988), H. 31, S. 9; M., R.: Politische Triebtäter in Aktion, in: *Du&Ich* 19 (1987), H. 7, S. 11–14.
886 M.: Sorge & Angst; M.: Politische Triebtäter in Aktion, S. 11–14; Kay: CSU erklärt AIDS-Opfern den Krieg, S. 17–18; Peter: Schwulenbewegung und Zeitgeist, S. 9.
887 Vgl. NN: Aschermittwoch in München, S. 7–8; NN: 700 Unterschriften, in: *Siegessäule* 4 (1987), H. 11, S. 5; Harald: Demonstrationen oder warum gehe ich eigentlich noch auf die Straße?, S. 7; NN: Massenpetition gegen Zwangsmaßnahmen, S. 17.
888 Vgl. Koppenhagen, Thomas/Kraushaar, Elmar: DenkMal für die AIDS-Hilfe, in: *Siegessäule* 4 (1987), H. 4, S. 14–15, hier: S. 14; Kohler, Robert: An der Schmerzgrenze, in: *Siegessäule* 4 (1987), H. 7, S. 6–7; Kohler, Robert/Paul, Gerd: Geht AIDS alle an?, in: *Siegessäule* 4 (1987), H. 8, S. 12–13.
889 Vgl. Du&Ich Redaktion: Aufruf, in: *Du&Ich* 19 (1987), H. 7, S. 1; Wolter, Gerd: Szenario, in: *Du&Ich* 19 (1987), H. 9, S. 5.

staatlicherseits bewußt herbeigeführte Verwirrung und die verzögerte rechtliche Klärung [in Bezug auf den Maßnahmenkatalog] mit intensiver Öffentlichkeitsarbeit zu durchbrechen.«[890]

Die von Kay vertretene Position ging davon aus, dass nicht nur schwule Männer oder andere Risikogruppen von den bayerischen Maßnahmen betroffen waren, sondern auch die breite Bevölkerung. Kay zufolge diente das Vorgehen der Bayerischen Staatsregierung dazu, die allgemeine Betroffenheit und vor allem die aus seiner Sicht rechtliche Unzulässigkeit der Maßnahmen zu verschleiern.

Es kann festgehalten werden, dass die betrachteten Diskursstränge zum bayerischen Maßnahmenkatalog auf Ebene der schwulen Medien weder von Apathie noch von Resignation geprägt waren. Vielmehr finden sich in ihnen eine große Anzahl und Vielfalt von Aussagen zum Widerstand sowie Ideen und Berichte über widerständige Praktiken. In den Bewegungszeitschriften wurde also ein gewisser Handlungsspielraum erkannt und unterschiedliche Formen von Widerstand, wie Demonstrationen, Coming-out und Informationskampagnen schienen möglich und zweckmäßig. Auch Impulse, Widerstand in Zusammenarbeit und Solidarität mit anderen Betroffenen zu leisten, waren vorhanden. Alle diese Ideen und Ansätze bestanden jedoch nebeneinander, ohne dass sich eine dominante Diskursposition durchsetzte. Darin mag ein Grund liegen, warum es den Akteur*innen der Bewegung nicht gelang, einen dauerhaften Widerstand mit einer klaren Strategie aufrechtzuerhalten.

4.5.5 NS-Analogien[891]

Ein diskursives Mittel, das in linken Bewegungen gebräuchlich war und das die Schwulenbewegung unter dem Eindruck des bayerischen Maßnahmenkatalogs als Kritik an staatlichen Erfassungs- und Zwangsmaßnahmen einsetzte, waren historische Vergleiche zu Maßnahmen des NS-Regimes. In den 1970er und 1980er Jahren beschäftigten sich Aktivist*innen der Bewegung intensiv mit der Verfolgung schwuler Männer im Nationalsozialismus und den weiterbestehenden Kontinuitäten insbesondere in Form des § 175 StGB. Wie Sebastian Tremblay herausgearbeitet hat, fand – unter anderem über die Wiederaneignung des »Rosa Winkels« als Symbol jener Verfolgung – eine Identifizierung mit den schwulen Opfern des Nationalsozialismus statt. Vor diesem Hintergrund for-

---

890 Kay: CSU erklärt AIDS-Opfern den Krieg, S. 17.
891 Sebastian Haus-Rybicki verwies in seinem Buch bereits auf die Zentralität der Vergleiche zum NS-Regime für den schwulen Aktivismus gegen den Maßnahmenkatalog. Vgl. Haus-Rybicki: Eine Seuche regieren, S. 204–209. Der folgende Abschnitt geht darüber hinaus auf die unterschiedlichen Positionierungen innerhalb der Bewegung ein.

mulierten Bewegungsaktivist*innen auch Forderungen nach einer Überwindung von Diskriminierungen in der Gegenwart.[892] In Bezug auf HIV/AIDS gab es zwei besonders häufig genutzte Vergleiche. Zum einen wiesen die Aktivist*innen auf Vorschläge einer Tätowierung von Menschen mit HIV hin. Zum anderen wurden Forderungen nach Isolierung und Absonderung HIV-positiver Menschen mit der Einrichtung von nationalsozialistischen Konzentrationslagern verglichen.[893]

Die Möglichkeit einer Zwangstätowierung von Menschen mit HIV/AIDS erschien von Mitte der 1980er bis in die 1990er Jahre durchaus realistisch, tauchten entsprechende Forderungen doch wiederholt in Debatten fast aller westlichen Demokratien auf.[894] In den USA veröffentlichte die *New York Times* im März 1986 einen Meinungsbeitrag, in dem die Tätowierung der Pobacken von Menschen mit AIDS vorgeschlagen wurde.[895] In der Bundesrepublik forderte zum Beispiel der Frankfurter Verein zur AIDS-Verhütung HIV-Massenscreenings der gesamten Bevölkerung, um mit HIV infizierte Menschen zu identifizieren und dann zu tätowieren.[896] Diesen Statements begegneten Vertreter*innen der Ärzt*innenschaft mit dem Verweis auf Analogien zur Tätowierung von KZ-Insass*innen.[897] Auch die schwulen Medien berichteten regelmäßig über solche Vorschläge aus dem In- und Ausland. Dabei wurde betont, wie »menschenverachtend« diese seien, und ihre Urheber*innen wurden scharf kritisiert.[898] Der Schwerpunkt der Berichterstattung lag im Jahr 1986, also in einer Zeit, in der unter dem Eindruck der noch relativ neuen Möglichkeit, das Virus durch den Antikörpertest nachzuweisen, Varianten von seuchenhygienischen Maßnahmen wieder intensiv diskutiert wurden. Diese Berichterstattung zusammen mit dem Vergleich von Tätowierungen von HIV-Positiven und Tätowierungen von Gefangenen in Auschwitz ergänzte den Topos der Gefahr, die vom Test ausging, um

---

892 Vgl. Tremblay, Sébastien: »Ich konnte ihren Schmerz körperlich spüren.« Die Historisierung der NS-Verfolgung in der westdeutschen Schwulenbewegung der 1970er Jahre, in: *Invertito* 21 (2019), S. 179–202; Dazu auch: Newsome, W. Jake: Homosexuals after the Holocaust. Sexual Citizenship and the Politics of Memory in Germany and the United States, 1945–2008, Buffalo, NY 2016, S. 116–130; Beljan: Rosa Zeiten?, S. 66–82.
893 Auch in der breiteren Bevölkerung und bei verschiedenen Entscheidungsträgern existierten die Motive »Tätowierung« und »Internierung«. Vgl. hierzu: Lehne, Adrian: Test, Tattoo, Lager. Debatten über die Anwendung des Bundesseuchengesetzes auf HIV/AIDS, in: Andrea Kießling (Hg.): Quarantäne, Isolation, Abschottung. Interdisziplinäre Perspektiven auf das Infektionsschutzrecht, Frankfurt am Main 2023, S. 135–148.
894 Vgl. Baldwin: Disease and Democracy, S. 204.
895 Vgl. Gould: Moving Politics, S. 168–169.
896 Vgl. NN: AIDS-Positive tätowieren!, in: *Medical Tribune* (1986), H. 33, S. 10–11, zitiert nach Tümmers: AIDS, S. 131–132.
897 Vgl. ebd., S. 132.
898 Vgl. z. B. NN: Tätowiertes »P« für Test-Positive?, in: *Siegessäule* 3 (1986), H. 2, S. 13; Warnung vor radikalen Ärzten, in: *Rosa Flieder* (1986), H. 48, S. 40; TS: Rausschmiss, in: *Siegessäule* 4 (1987), H. 7, S. 17; Kraushaar, Elmar: Post aus Ippinghausen, in: *Siegessäule* 3 (1986), H. 8, S. 36.

einen drastischen Aspekt. Im Gegensatz zur (zwangsweisen) Isolierung von HIV-Positiven bestand für eine Form der Markierung von HIV-Positiven zum Beispiel mit Tattoos keine gesetzliche Grundlage. Dies dürfte auch ein Grund sein, warum dieser Aspekt so gut wie keinen Eingang in die konkrete Argumentation gegen die bayerische AIDS-Politik fand.

Wie in Kapitel 2 gezeigt, wurden Ideen zur Zwangsisolierung von an AIDS erkrankten Menschen bereits in den frühen 1980er Jahren formuliert. Hier ging es um die »Absonderung« von als bedrohlich gesehenen Körpern. Eine Intensivierung der Debatte und insbesondere der Vergleich mit nationalsozialistischen Konzentrationslagern entstand erst nach der Einführung des HIV-Tests und insbesondere in der Diskussion des bayerischen Maßnahmenkatalog gegen AIDS.

Wichtig in diesem Kontext war die Verwendung der Begriffe »absondern« und »ausdünnen«. Beide Begriffe stammten nicht aus der NS-Zeit, wurden aber damit in Zusammenhang gebracht. Der Begriff der »Absonderung« fand sich vielmehr im Bundesseuchengesetz selbst. Die Aufladung der Begriffe war bedingt durch die Aussagen einzelner bayerischer Politiker*innen und ihre Rezeption in den Medien. Auch in diesem Teil des AIDS-Diskurses spielte der *Spiegel* eine wichtige Rolle. Bereits Anfang März 1987 und in direkter Reaktion auf die Veröffentlichung des Maßnahmenkatalogs verwies der *Spiegel* auf die Position des damaligen CSU-Bundestagsabgeordneten Horst Seehofer[899] und schrieb: »Aids-Positive und -Kranke sollen, wie schwerkriminelle Serientäter oder Geisteskranke, die als gemeingefährlich gelten, vom Rest der Gesellschaft separiert und, so [...] Seehofer, in ›speziellen Heimen‹ konzentriert werden.«[900] Eine solche Maßnahme war jedoch nicht Teil des bayerischen Maßnahmenkatalogs. Zwei Wochen später fasste der *Spiegel* diese Aussagen mit Zitaten des Bayerischen Staatsministers für Unterricht und Kultus Hans Zehetmair[901] aus einer im *Bayerischen Rundfunk* ausgestrahlten Sendung zusammen:[902]

---

899 Horst Seehofer (*1949) ist ein Politiker der CSU. Von 1980 bis 2008 war er Mitglied des Deutschen Bundestags. Zwischen 1989 und 1992 fungierte er als parlamentarischer Staatssekretär im Bundesministerium für Arbeit und Sozialordnung. Von 1992 bis 1998 war er Bundesgesundheitsminister im Kabinett Kohl. Vgl. Vierhaus (Hg.): Biographisches Handbuch, S. 809–810.

900 NN: »›Wollen wir den Aids-Staat?‹. Bayerns Linie: Zwangstest, Berufsverbot, Ausweisung, in: *Der Spiegel* 41 (1987), H. 10, S. 30–31.

901 Amtl. Johann Baptist Zehetmair (1936–2022) war CSU-Politiker. Von 1964 bis 1974 war er Lehrer in Freising. 1986 wurde er als Staatsminister für Unterricht und Kultus ins Kabinett Strauß berufen. Vgl. die Biografie auf der Website des Bayerischen Landtags, https://tinyurl.com/567m6d5a [22.3.2025].

902 Die Sendung wurde am Abend des 19. Februar 1987 ausgestrahlt. Um welche Sendung es sich genau handelte, ist nicht überliefert. Bekannt ist jedoch, dass Zehetmair die Gelegenheit bekam, »Ratschläge für Eltern und Lehrer zum Thema Aids zu formulieren«. In dem Interview verdeutlichte er, dass seiner Ansicht nach die Verantwortung für die Verbreitung

»Was sich CSU-Politiker im Einzelnen darunter vorstellen, deuten sie in ihren Reden an. Infizierte und Kranke, schlug der CSU-Bundestagsabgeordnete Horst Seehofer vor, müßten künftig ›in speziellen Heimen‹ gesammelt werden. Er sprach von ›konzentrieren‹, sein Parteifreund und neuer Bonner Staatssekretär Erich Riedl von ›absondern‹.
Zum Vokabular des Herrenmenschen griff Kultusminister Hans Zehetmair. Aids sei das Symptom einer maroden Gesellschaft, die gesellschaftlichen Randgruppen müßten jetzt ›ausgedünnt werden‹. Homosexualität gehöre in den ›Randbereich der Entartung‹. Zehetmair: ›Das Umfeld der ethischen Werte muß wiederentdeckt werden, um diese Entartung auszudünnen.‹«[903]

Der *Spiegel* verwob hier also Begriffe aus dem Bundesseuchengesetz mit Aussagen bayerischer Landespolitiker und markierte sie als Sprache des NS. In der Folge waren die Begriffe »Absonderung« und »Ausdünnung« fest in diesem Kontext verankert. Mit diesen beiden Worten konnte eine AIDS-Politik als äußerst repressiv und diskriminierend markiert und zudem subtil in die Nähe der Politik und Rhetorik des NS-Regimes gerückt werden.

Die Rezeption dieser Begriffe und zum Teil der vom *Spiegel* wiedergegebenen Zitate der drei Politiker fand sich nicht nur auf zahlreichen Plakaten und Flugblättern, sondern auch in den schwulen Zeitschriften. Dabei machte es keinen Unterschied, ob es sich um bewegungsnahe oder -ferne Zeitschriften handelte. Allerdings führten die Bewegungszeitschriften den Vergleich zum NS-Regime schnell offensiv ins Feld, während Autor*innen in der *Du&Ich* zunächst zurückhaltender waren. So schrieb deren Redaktion in Bezug auf Peter Gauweiler und im Zusammenhang mit der ersten großen Demonstration 1987 in München:

»So spricht die Holländische Schwulenzeitung ›De GAY Krant‹ schon von einem neuen Hitler und zieht Vergleiche mit der ›Endlösung‹. Der Vergleich hinkt wohl etwas, doch die berühmte und im Ausland verhaßte ›Deutsche Gründlichkeit‹ ist wohl nicht von der Hand zu weisen.«[904]

In jedem Fall waren sich die Autor*innen einig, dass die Forderung der Identifizierung und anschließenden Absonderung von (»uneinsichtigen«) Menschen mit HIV bedeuten würde, dass es zu einer Internierung kommen könnte. Vergleiche mit Internierungslagern waren dementsprechend naheliegend. Dabei war diese Figur nicht neu, sondern bereits infolge der Entwicklung des HIV-Antikörpertests und damit erneuter Debatten um das Bundesseuchengesetz im Jahr 1985 in den Bewegungszeitschriften diskutiert worden.[905] Die Aktivist*innen

---

von AIDS bei der »Homosexuellen Szene« liege. Vgl. NN: Ins Krankhafte hinein, in: *Der Spiegel* 41 (1987), H. 17, S. 56–59, hier: S. 56.
903 NN: Entartung ausdünnen, in: *Der Spiegel* 41 (1987), H. 12, S. 131–133, hier: S. 131.
904 Redaktion Du&Ich: Editorial, in: *Du&Ich* 19 (1987), H. 5, S. 2.
905 Vgl. Jürgen: Schwuler Sex und AIDS. Ein Virus und wem es nützt, in: *Rosa Flieder* (1985), H. 38, S. 10–11; NN: Meidet den AIDS-Test, S. 12; Kraushaar, Elmar: Post aus Ippinghausen,

befürchteten bereits zu diesem Zeitpunkt, dass der HIV-Test letztendlich zu einer Isolierung und Internierung bzw. »Ghettoisierung« von HIV-Positiven führen werde. Rosa von Praunheim band diesen Topos in seinem Anfang 1986 veröffentlichten und im Laufe des Jahres 1985 entstandenen Film *Ein Virus kennt keine Moral* ein. In dem Film plant die Regierung, alle mit HIV-Infizierten auf der Insel Helgoland festzuhalten.[906] Letztendlich ebbte die Diskussion im Verlauf des Jahres 1986 wieder etwas ab. Umso einfacher konnte dann jedoch 1987 im Kontext der bayerischen Maßnahmen auf den Topos des NS-Vergleichs zurückgegriffen werden. In seiner karikaturartigen Beschreibung der zukünftigen bayerischen AIDS-Politik schrieb Felix Rexhausen[907] im Sommer 1987 in der *Du&Ich*:

> »Aber jede aids-verdächtige Person, also jede Person mit n[*Wort]haftem Lebenswandel, kann in einer Stunde ebenfalls infiziert sein und weitere infizieren; also empfiehlt es sich doch auch die vorbeugende Absonderung möglichst vieler dieser Personen, falls sie nicht freiwillig emigrieren. Zunächst werden sie – und natürlich auch die schon Infizierten – verpflichtet sein, auf allen ihren Kleidungsstücken und verschiedenen Partien ihrer Haut einen rosa Winkel mit gelbem Totenkopf zu tragen. Die Unterbringung solcher Personen als A[bsonderungs]Z[entrum]-Häftlinge in einem Absonderungs-Zentrum (man spricht etwa von einem denkbaren AZ Dachau) und das Einbrennen einer AZ-Nummer in die Nasenflügel ist die erstrebenswerte verschärfte Form der Vorbeugung, für die Bayern jedoch erst noch etwas nachrüsten muß.«[908]

Rexhausens Text war besonders drastisch. Augenfällig ist, dass Rexhausen auf den bundesrepublikanischen Rassismus anspielte, in dem *race* und Sexualität eng verwoben waren. Er positionierte schwule Männer als »Andere« außerhalb der Gesellschaft. Gleichzeitig reproduziert er jedoch auch das rassistische Motiv einer rassifizierten Gruppe als »Andere«. Der Text spiegelt aber auch die Vergleiche wider, die nicht nur in der Bewegung ins Feld geführt wurden.[909]

---

in: *Siegessäule* 2 (1985), H. 5, S. 17; NN: AIDS-Quarantäne in den USA?, in: *Siegessäule* 2 (1985), H. 8, S. 13; Gremliza, Hermann L.: Dr. Heiner Gaidsler, in: *Siegessäule* 2 (1985), Sonderheft, S. 25; NN: Ab ins Ghetto, in: *Siegessäule* 2 (1985), H. 12, S. 12.

906 Vgl. den Film Rosa von Praunheim: *Ein Virus kennt keine Moral*, Minute 01:11:50–01:14:19; Weingart. Ansteckende Wörter, S. 208–209.

907 Felix Rexhausen (1932–1992) war ein schwuler Journalist und Schriftsteller. Er war einer der ersten bedeutenden deutschsprachigen Autoren, die offen über Homosexualität schrieben. Er gründete 1961 die deutsche Sektion von amnesty international. Vgl. Wolf, Benedikt: Mit Deutschland leben! Felix Rexhausens Literatur zwischen Zersetzung und Formspiel, Berlin 2020, S. 12–19.

908 Rexhausen, Felix: Bayern führt, in: *Du&Ich* 19 (1987), H. 7, S. 14–15, hier: S. 15.

909 Der Vergleich mit nationalsozialistischen Konzentrationslagern schlug sich zudem auch bildlich nieder. Es erschienen eine Reihe von Karikaturen, in denen Konzentrationslager für Menschen mit AIDS auftauchten. Zudem spielten darin Gauweiler und ein Vertreter der katholischen Kirche eine zentrale Rolle. Vgl. NN: Heim für Aidskranke, in: Rosa Flieder (1987), H. 52, S.11; NN: Stoppt Gauweiler, in: Du&Ich 19 (1987), H. 7, S. 14.

Zentral für alle diese Vergleiche war die Sorge, dass vom HIV-Antikörpertest letztlich die Gefahr einer solchen Internierung ausgehe und selbst der Ansteckungsverdacht ausreichen könne, um von drastischen Maßnahmen betroffen zu sein. Hier spiegelt sich zudem wider, dass die juristische Diskussion um den Ansteckungsverdacht rezipiert und als gefährlich wahrgenommen wurde, auch für schwule Männer, die nicht HIV-positiv waren oder aber ihren HIV-Status nicht kannten.

Eine Kritik insbesondere an den Vergleichen zwischen bayerischer AIDS-Politik und nationalsozialistischer Verfolgungspolitik fand sich kaum. Eine Ausnahme bildet ein Text des Publizisten Elmar Kraushaar. Noch bevor der bayerische Maßnahmenkatalog angekündigt war und sich die Debatte intensivierte, intervenierte er in seiner Kolumne in der *Siegessäule*:

> »›Schwule wieder ins KZ?‹ fragen sie vollmundig, und sagen ›Ja‹ zur ›AIDS-Bekämpfung‹, aber ›Nein‹ zu ›Zwangstest, Internierungslager und Meldepflicht‹. So richtig dieses Nein auch ist, so daneben liegt die Wortwahl bei der Überzeugungsarbeit. Es geht nicht an mit der real drohenden Gefährdung durch Meldepflicht und Seuchengesetz im Rücken neue Konzentrationslager heraufzubeschwören.
> Hiermit werden […] Schrecken miteinander verglichen, die nicht zu vergleichen sind. Der ratsame und scharfe Blick auf reale Bedrohungen verschwindet mit solcherart Vergleichen unter einem Wust von Verdrängung und überzogener Hysterie. Mit der ständigen Wiederholung der Drohung mit dem KZ-Symbol werden nicht nur das Grauen und die Verbrechen in den Konzentrationslagern der Nazi-Herrschaft verharmlost, sondern mit dieser Überspitzung auch die eigene reale Situation, von der jeder weiß, daß sie so nicht stimmt. Darüber täuscht auch nicht das Fragezeichen hinweg, allein der KZ-Vergleich reicht aus, daß alle Betroffenen einander zunicken und ›Schrecklich, schrecklich‹ flüstern. Und nicht die Handlungsaufforderung begreifen, sondern einvernehmlich sich wieder dem Alltag zuwenden.«[910]

Kraushaar ging es dabei nicht allein um eine Kritik an der Verharmlosung des Holocaust. Vielmehr erzeugte dieser Vergleich seiner Meinung nach auch ein Gefühl von Ohnmacht, die einem wirksamen politischen Handeln entgegenstehe. Seine Warnung vor NS-Vergleichen fand in den schwulen Medien jedoch keinen Widerhall. Weder die Problematik einer Holocaustrelativierung noch die von Kraushaar prognostizierte lähmende Wirkung auf die Mobilisierung der Bewegung wurden dort weiter diskutiert.

Mit dem Abschwächen der Debatten um den bayerischen Maßnahmenkatalog verschwand der Topos von AIDS-Lagern aus der direkten Bedrohungswahrnehmung für die Bundesrepublik. Intensiv berichtet wurde aber über geplante und tatsächlich umgesetzte Internierungen in anderen Ländern. In Schweden gab es konkrete Planungen, an AIDS erkrankte Menschen zwangsweise auf einer

---

910 Kraushaar, Elmar: Post aus Ippinghausen, in: *Siegessäule* 4 (1987), H. 2, S. 35.

Insel zu isolieren.[911] Besonders konsequent ging Kuba bei der Isolierung von HIV-positiven Menschen vor. Dort fanden ab 1986 großflächige Zwangstestungen auf HIV statt.[912] Um Personen in Quarantäne unterzubringen, die positiv getestet worden waren, richtete die Regierung sogenannte »Sanatorien« ein. Dabei handelte es sich zunächst um Militärbaracken, die von den Betroffenen nicht verlassen werden durften. Im Laufe des Jahres 1987 wurden die Baracken durch neue Einrichtungen ersetzt: besser ausgestattete Unterkünfte mit Essensverpflegung, Sporteinrichtungen und Zugang zu Gesundheitsversorgung. Zudem wurde der Lohn der betroffenen Personen weiter ausgezahlt. Die Bewohner*innen durften die Unterkunft erst nach einer sechsmonatigen »Bewährungszeit« und einer erfolgreichen Evaluierung der »Vertrauenswürdigkeit« und dann auch nur temporär verlassen.[913] Diese Isolierungs- bzw. Internierungspolitik sowohl Schwedens als auch Kubas wurde in den westdeutschen schwulen Medien intensiv rezipiert und kritisiert.[914]

Vergleiche zwischen dem bayerischen Maßnahmenkatalog gegen AIDS und Verfolgungsmaßnahmen des NS-Regimes wurden innerhalb der Schwulenbewegung oft gezogen, um die bayerische AIDS-Politik als repressiv, gefährlich und unethisch zu markieren. Insbesondere Erfassungs- und Absonderungsmaßnahmen gemäß Bundesseuchengesetz sollten über Vergleiche mit nationalsozialistischen Konzentrationslagern delegitimiert werden. Hierfür konnten die Aktivist*innen auf eine linke Tradition von NS-Vergleichen als Mittel von Protest

---

911 Vgl. Gamillscheg, Hannes: Schweden errichtet Aids-Lager. Unbotmäßige Kranke sollen auf einsame Insel geschickt werden, in: *Frankfurter Rundschau*, 06.11.1987; NN: Bald Lager für Aids-Kranke und – Infiziert, in: *Landshuter Zeitung*, 12.11.1987, abgedruckt in: *AIDS Informationsdienst* (1987), H. 27/28, S. 62–63. Im Gegensatz zu der Zwangsquarantäne innerhalb von Krankenhäusern verursachte die Einrichtung eines speziellen Heims auf der Insel Adelsö keinen Protest. Vgl. Rosenbrock, Rolf: Schweden. Zwangloser Zwang, in: *Die Zeit*, 31.03.1988, S. 15.
912 Diese Testungen umfassten alle Kubaner*innen, welche nach 1981 Zeit außerhalb des Landes verbracht hatten. Des Weiteren wurden Personen, welche in der Tourismusindustrie sowie als Fischer, Seefahrer und bei Airlines arbeiteten, getestet. Hinzu kamen schwangere Frauen, Personen, die wegen Geschlechtskrankheiten behandelt wurden, Krankenhauspatient*innen und Häftlinge. Vgl. Hansen, Helena/Groce, Nora Ellen: From quarantine to condoms. Shifting policies and problems of HIV control in Cuba, in: *Medical anthropology* 19 (2001), H. 3, S. 259–292, hier: S. 263.
913 Vgl. Perez-Stable, E.J.: Cuba's response to the HIV epidemic, in: *American Journal of Public Health (1971)* 81 (1991), H. 5, S. 563–567, hier: S. 563; Hansen, H.: Human Immunodeficiency Virus and Quarantine in Cuba, in: *The Journal of the American Medical Association* 290 (2003), H. 21, S. 2875; Scheper-Hughes, Nancy: AIDS, Public Health, and Human Rights in Cuba, in: *The Lancet* 342 (1993), H. 8877, S. 965–967, hier: S. 966.
914 Vgl. NN: AIDS-KZ in Schweden, in: *Siegessäule* 4 (1987), H. 12, S. 21; NN: Zwangshaft in Schweden, in: *Siegessäule* 5 (1988), H. 4, S. 18; NN: In Kürze..., in: *Siegessäule* 5 (1988), H. 7, S. 17; NN: Wer positiv ist, kommt ins Sanatorium, in: *Siegessäule* 5 (1988), H. 9, S. 12–13; NN: Aids-Kasernen in Kuba, in: *Siegessäule* 6 (1989), H. 5, S. 22.

zurückgreifen.⁹¹⁵ Zudem war die Erinnerung an die nationalsozialistische Verfolgung von schwulen Männern in der Bewegung seit den 1970er Jahren sehr präsent. Dabei schien in der schwulen Bewegung und Szene große Einigkeit darüber zu herrschen, dass jene Vergleiche angebracht seien. Abgesehen von der Kritik Kraushaars gab es keinerlei öffentlichen Widerspruch.

4.5.6 Nutzung von Recht zum Schutz vor staatlichem Zugriff

Bewegungsaktivist*innen identifizierten die HIV-Antikörpertestungen neben der Zuordnung zu einer Risikogruppe als einen der zentralen Mechanismen, über die eine repressive AIDS-Politik durchgesetzt werden könnte. Sie entwickelten daher eine Reihe von Rechtspraktiken, um dagegen vorzugehen.

Noch bevor der bayerische Maßnahmenkatalog in Kraft trat, veröffentlichte die Münchener AIDS-Hilfe, auch unter dem Eindruck der lokal bereits durchgeführten Maßnahmen, ein Merkblatt mit Hinweisen zu »Rechten und Pflichten von behördlichen Maßnahmen [eines] betroffenen Bürgers im Zusammenhang mit AIDS«. Im Hinblick auf mögliche Zwangstests verwies die AIDS-Hilfe darauf, dass es aus ihrer Sicht keine rechtliche Grundlage dafür gebe bzw. dass bisher noch kein Fall, in dem ein solcher Test stattgefunden hatte, einer Überprüfung durch ein Gericht standgehalten habe. Zudem gab das Merkblatt konkrete Hinweise, wie sich betroffene Personen bei einer Polizeikontrolle verhalten sollten. Die Betroffenen sollten sich ausweisen sowie nach dem Kontrollgrund und dem Namen der kontrollierenden Beamt*innen fragen. Weiter riet das Merkblatt dazu, möglichst Adressen mit anderen Anwesenden auszutauschen, um Zeug*innen zu haben, und wies darauf hin, dass Betroffene nicht dazu verpflichtet waren, eine Aussage zu machen.⁹¹⁶ Dies waren zunächst pragmatische Hinweise, um den in der schwulen Münchener Subkultur häufiger werdenden Polizeikontrollen weniger Angriffsfläche zu bieten.

Infolge der Bekanntgabe des bayerischen Maßnahmenkatalogs entwickelte Manfred Bruns eine ähnliche Strategie, die es Betroffenen ermöglichen sollte, die Durchführung von unfreiwilligen HIV-Tests zu verhindern. Eine Anleitung hierzu veröffentlichte er in der März-Ausgabe des *Rosa Flieders* und in der April-Ausgabe der *Nürnberger Schwulenpost*. In dem Text erläuterte er, dass das Bundesseuchengesetz prinzipiell auch die Durchführung von Zwangstests erlaube, dabei jedoch das im Grundgesetz verankerte Prinzip der Verhältnismäßigkeit beachtet werden müsse. In Bruns' Argumentation war für die Frage, ob

---

915 Diese richteten sich häufig auch gegen eine tatsächlich vorhandene Kontinuität von Personen und Praktiken.
916 Vgl. Bruns: AIDS, gesunder Menschenverstand und Ideologie, S. 8.

ein Zwangstest gerechtfertigt war, nicht das Wissen einer Person um den eigenen HIV-Status entscheidend, sondern ihr konkretes Verhalten. Sollte diese Person beispielsweise Safer Sex praktizieren oder eine sterile Einmalspritze beim Gebrauch von Drogen verwenden, gehe von ihr, auch wenn sie mit HIV infiziert sei, keine Gefahr aus. Das Durchführen eines HIV-Zwangstests sei daher bei Personen, die sich entsprechend verhalten, rechtswidrig. Bruns bewertete, wie auch die AIDS-Hilfe München, Zwangstests daher als Körperverletzung. Dies begründete er nicht nur mit dem Eingriff in den Körper durch die Entnahme von Blut, sondern auch mit den schweren psychischen Leiden, die ein positives Testergebnis auslösen könne. Bruns riet daher Betroffenen, bei einer Kontrolle keinen Widerstand zu leisten, aber gegen den Test schriftlich Widerspruch einzulegen. Zu diesem Zweck druckten der *Rosa Flieder* und die *Nürnberger Schwulenpost* einen entsprechenden Musterbrief ab. In diesem versicherte der*die zum Test Vorgeladene bzw. Vorgeführte, umfassend über HIV/AIDS und die Übertragungsmöglichkeiten von HIV informiert zu sein und dementsprechend ausschließlich Safer Sex zu praktizieren. Zudem wurde auf die möglichen negativen Konsequenzen verwiesen, die sich aus dem Wissen um das Testergebnis ergeben könnten, und angekündigt, gegen die Testanordnung Widerspruch einzulegen und bei einer Durchführung des Tests Anzeige wegen Körperverletzung zu erstatten.[917]

Es gibt keine Hinweise in den schwulen Medien darauf, dass dieses Vorgehen angewendet wurde, geschweige denn, ob es erfolgreich war. Letztendlich beschränkte sich die Zahl der angeordneten Zwangstests auch nach Inkrafttreten des bayerischen Maßnahmenkatalogs mit 15 auf eine relativ kleine Zahl.[918]

Die von Bruns erarbeiteten Handlungshinweise deuten jedoch auf einen anderen Aspekt hin. Akteur*innen aus der Bewegung nahmen in Anspruch, dem Staat mit einer eigenen Auslegung des Rechts entgegenzutreten. Bruns wandelte dabei die rechtswissenschaftliche Auseinandersetzung, an der er als juridischer Akteur beteiligt war, in eine konkrete Handlungsanweisung um und vermittelte das Wissen darum in die Bewegung. Mit Susanne Baer gesprochen ging es ihm über die Rechtskenntnis hinaus um ein Anspruchswissen, das wiederum Voraussetzung für die individuelle Mobilisierung und Durchsetzung von Recht war.[919] Damit entstand eine weitere, zumindest theoretische Möglichkeit, Widerstand zu leisten. Zugleich erhöhte Bruns damit auch die Chance, dass ein

---

917 Vgl. Bruns: Schwule wehrt Euch!, S. 12; Bruns, Manfred: Rechtslage beim Zwangstest, in: *Nürnberger Schwulenpost* 3 (1987), H. 22, S. 9.
918 Zwar wurden mit Inkrafttreten des Maßnahmenkatalogs 4481 Vorladungen ausgesprochen. Es wurden aber nur 111 mit Zwang umgesetzt. Bei 15 Personen wurde gegen ihren Willen ein Bluttest durchgeführt. Alle diese Untersuchungen ergaben 63 positive Testergebnisse. Vgl. Gostomzyk: Acquired Immune Deficiency Syndrome, S. 4.
919 Vgl. Baer: Rechtssoziologie, S. 222–223.

entsprechender Fall vor Gericht landete und damit ein Präzedenzfall geschaffen würde. Eine rechtswissenschaftliche Grundlage dafür schuf er mit einem für den juridischen Kontext ausformulierten Argument, das, parallel zu seinen Artikeln in den Bewegungszeitschriften, in der *Monatsschrift für Deutsches Recht* erschien. Dieses Argument war jedoch nicht ganz deckungsgleich mit der dort veröffentlichten Herleitung. Hier unterteilte er sein Argument in die Frage der Anwendungsmöglichkeit des Bundesseuchengesetzes auf der einen Seite und der möglichen Strafbarkeit der Testanwendung auf der anderen Seite. Mit dem Argument des fehlenden Nutzens des Testergebnisses für eine HIV-Prävention, die sich nur durch konsequentes Praktizieren von Safer Sex bzw. Needle-Sharing-Programme erreichen lasse, argumentierte er gegen die Möglichkeit, Bestimmungen zum Testen aus dem Bundesseuchengesetz auf HIV/AIDS anzuwenden. Die potenzielle Strafbarkeit der Testdurchführung leitete Bruns am Beispiel heimlich durchgeführter Tests her.[920] Für die Begründung der Strafbarkeit eines ohne Einwilligung durchgeführten HIV-Antikörpertest bezog sich Bruns unter anderem auf Hans-Ullrich Gallwas und Gerhard Schlund, die auf die Unzulässigkeit eines unter solchen Bedingungen durchgeführten Tests eingegangen waren. Diese beiden Juristen sahen jedoch vor allem im Bruch der ärztlichen Schweigepflicht ein strafbares Verhalten und nicht im Testen an sich.[921] Bruns versuchte also zum einen die Legitimität der Durchführung von zwangsweise durchgeführten HIV-Antikörpertests auf Grundlage des Bundesseuchengesetzes infrage zu stellen. Zum anderen griff er eine – auch bei Befürworter*innen des Maßnahmenkatalogs – bestehende Vorstellung der Unzulässigkeit von Tests ohne Einverständnis auf und erweiterte sie um die Interpretation, dass es sich bei solchen Tests um Körperverletzung handeln könnte. Diese Verlagerung der Strafbarkeit vom Umgang mit Testergebnissen hin zur Durchführung war entscheidend.

Bruns brachte seine Position nicht nur in die schwulenbewegte und die juristische, sondern auch in die medizinische Debatte ein. Zum einen waren Ärzt*innen für die Durchführung von HIV-Tests auch unter Zwang zuständig. Zum anderen kam es immer wieder vor, dass Ärzt*innen ohne die Zustimmung ihrer Patient*innen einen Test durchführen ließen.[922] Die Motivation konnte dabei sehr unterschiedlich sein. Einige Ärzt*innen sahen in dem Test nur einen kleinen Eingriff, der somit keine Einverständniserklärung benötige. Andere wollten sich selbst gegen eine Infektionsgefahr absichern.[923] Gegen diese Begründungen erhob Bruns in einem Artikel in den *Mitteilungen des Berufsver-*

---

920 Vgl. Bruns: Aids, Alltag und Recht, S. 354–355.
921 Vgl. Gallwas: Gesundheitsrechtliche Aspekte der Bekämpfung von AIDS, S. 38; Schlund: Juristische Aspekte beim erworbenen Immun-Defekt-Syndrom. Teil 1, S. 449–451.
922 Vgl. Kapitel 4.3.1 und 4.3.3.
923 Vgl. Kapitel 4.3.1.

bandes Deutscher Laborärzte Einspruch. Dabei unterschied sich seine Argumentationslinie nur wenig von der in den Zeitschriften der Schwulenbewegung vertretenen, wenn er die negativen Konsequenzen für die Betroffenen, den fehlenden Nutzen für die Bekämpfung von HIV/AIDS und insbesondere die Strafbarkeit bei Unterlassen des Einholens einer Einverständniserklärung zum Test betonte.[924]

Ein weiteres Element im Widerstand gegen das Testen im Rahmen des bayerischen Maßnahmenkatalogs gegen AIDS war der vom Bundesverband Homosexualität aufgelegte und bereits in Kapitel 3.4.2 besprochene Rechtshilfefonds. Der Verband erhoffte sich, mit dem Fonds die Umsetzung der von Bruns eingebrachten Argumentation vor Gericht durchsetzen zu können. Dass der Großteil des Fondsvermögens von 14.000 DM von Bruns selbst beigesteuert wurde, ist daher nicht überraschend. Letztlich griffen die wenigen von Zwangstestungen betroffenen Personen nicht auf den Fonds zurück. Vielmehr wurde das Geld für den Prozess gegen Linwood B. sowie die oben beschriebene Auseinandersetzung zwischen dem BVH und Peter Gauweiler verwendet. Bei der Auflösung des Rechtshilfefonds wurde das verbleibende Geld an die AIDS-Stiftung Positiv Leben gespendet.[925]

Bereits vor der Bekanntgabe des bayerischen Maßnahmenkatalogs war der HIV-Test in der Bewegung problematisiert worden, wie oben bereits dargestellt. Es bestand bei Aktivist*innen zudem die Sorge, dass das Bundesseuchengesetz als rechtliche Grundlage verwendet werden könnte, um eine zwangsweise Durchführung von Tests zu begründen. Gleichzeitig zirkulierte in der schwulen Bewegung und Community bereits sexual- und sozialwissenschaftliches Wissen, welches die negativen Auswirkungen solcher Zwangstests auf die HIV-Prävention begründete, außerdem Überlegungen zu juristischen Strategien gegen unfreiwillige Testungen. Bruns konnte also in diesem Kontext seine Positionen aufbauen und sein juridisches und kulturelles Kapital nutzen, um gegen diese Teststrategie und damit einen Kern des Maßnahmenkatalogs vorzugehen. Deutlich ist zu sehen, wie Bruns versuchte, die Grundlage für eine strategische Prozessführung zu schaffen, um die Bestimmungen zum Testen im Maßnahmenkatalog per Gericht außer Kraft zu setzen. Mit seinen Publikationen in rechtswissenschaftlichen Zeitschriften produzierte er das hierfür notwendige rechtswissenschaftliche Wissen,[926] auf das sich Gerichte in ihren Urteilsbe-

---

924 Vgl. Bruns, Manfred: Zur Strafbarkeit von »Aids-Tests« ohne ausdrückliche Einwilligung der Patienten, in: *Mitteilungen des Berufsverbandes Deutscher Laborärzte e.V.* (1987), H. 2, abgedruckt in: *AIDS Informationsdienst* (1987), H. 18/19, S. 43–44.
925 Vgl. Kapitel 3.4.2.
926 Hierbei geht es nicht um Rechtskenntnis/Wissen über Recht als notwendige Voraussetzungen für Rechtsmobilisierung (vgl. Baer: Rechtssoziologie), sondern um Rechtswissen, welches im Rahmen der Rechtswissenschaften entstanden ist. Anders formuliert geht es um

gründungen beziehen konnten. Seine Beiträge in den Zeitschriften der Schwulenbewegung und -community sorgten daneben bei schwulen Männern für die notwendige Rechtskenntnis und ein Anspruchswissen, um gegen die Bestimmungen vorgehen zu können. Der Rechtshilfefonds sollte schließlich für solche Fälle die nötigen finanziellen Mittel zur Verfügung stellen. Wie erfolgreich diese Strategie letztendlich war, ist schwer zu beurteilen. Die Anzahl der in Bayern zwangsweise durchgeführten Test blieb im Vergleich zu den Befürchtungen relativ klein. Die Bestimmungen wurden jedoch nicht abgeschafft oder von einem Gericht gekippt. Da es zu keinem Fall kam, in dem ein Zwangstest gerichtlich verhandelt worden wäre, konnte auch der Rechtshilfefonds nicht zum Einsatz kommen und auch keine größere öffentliche Aufmerksamkeit erzeugt werden. Vielmehr verschoben sich im Bereich der strategischen Prozessführung, wie in Kapitel 3 gezeigt, die Bemühungen hin zur Frage der Strafbarkeit von (potenziellen) HIV-Übertragungen. Bruns' Bemühungen waren jedoch nicht komplett wirkungslos. Politische Akteur*innen, die sich in anderen Bundesländern gegen eine Anwendung des Bundesseuchengesetzes engagierten, erhielten von ihm wichtige Argumente. Zudem wurde die Ärzt*innenschaft für die Testproblematik und die rechtlichen Konsequenzen weiter sensibilisiert. Letztlich wurde den Akteur*innen auch eine Möglichkeit gegeben, Agency zu erlangen und sich individuell gegen den Maßnahmenkatalog zur Wehr zu setzen und womöglich auch die Angst vor staatlichem Eingreifen zu reduzieren.

Weniger erfolgreich war eine weitere Strategie, Recht in dieser Auseinandersetzung in Stellung zu bringen. Der Bundesverband Homosexualität versuchte zur Verhinderung der Erfassung von HIV-Positiven an die Ärzt*innenschaft zu appellieren. Basierend auf der Auffassung, dass die Forderung des Nachweises eines negativen HIV-Antikörpertests Unrecht sei, forderte der Bundesverband bei der Pressekonferenz vom 1. Juni 1987 Ärzt*innen auf, im Zweifelsfall ein negatives Testergebnis auszustellen.[927] Diese Argumentation wurde von der ebenfalls bei der Pressekonferenz anwesenden Grünen-Bundestagsabgeordneten Jutta Oesterle-Schwerin gestützt.[928] Daraufhin zeigte Gauweiler Holger App als Vertreter des Bundesverbandes Homosexualität wegen Aufforderung zu einer Straftat (§ 111 StGB) in Verbindung mit Ausstellung falscher Gesundheitszeugnisse (§ 278 StGB) an. Der Vorstand des BVH beschloss, offensiv mit der Anzeige umzugehen und sie öffentlichkeitswirksam zu nutzen, auch wenn er

---

eine mit rechtswissenschaftlicher Evidenz untermauerte Auslegung von Recht. Diese ist eine entscheidende Grundlage für die Urteilsfällung von Gerichten.
927 Vgl. NN: Bundespressekonferenz des BVH zur Errichtung des »Rechtshilfefonds des BVH für Opfer der AIDS-Zwangsmaßnahmen«, 1.6.1987, Schwules Museum, Bestand Bundesverband Homosexualität (BVH), Nr. 64 – Pressemitteilungen, S. 3.
928 Vgl. Humann, Peter/App, Holger: Pressemitteilungen, 1.6.1987, Schwules Museum, Bestand Bundesverband Homosexualität (BVH), Nr. 64 – Pressemitteilungen.

davon ausging, dass der Gerichtsprozess vermutlich nicht zu gewinnen sei. Für die juristische Expertise und das Finden eines*einer (berühmten) Anwält*in griff der Vorstand auf Kontakte zu schwulen Juristen und Volker Beck zurück.[929] Zudem versuchte der Verband mithilfe der Tatsache, dass Gauweiler Oesterle-Schwerin ebenfalls angezeigt hatte, auf den politischen Aspekt des Vorfalls hinzuweisen.[930] Im Endeffekt wurde eine weitere Pressekonferenz organisiert und auf dieser ein Papier mit einer Stellungnahme verteilt. Diese fokussierte sich auf die arbeitsrechtlichen Aspekte des HIV-Tests. Konkret argumentierte der BVH, dass im Fall, dass ein*e Arbeitgeber*in unzulässigerweise ein negatives HIV-Testergebnis einforderte, ein*e Ärzt*in berechtigt sei, ein solches auszustellen, weil die betroffene Person andernfalls in eine Notlage geraten könnte.[931] Eine über die Pressekonferenz hinausgehende Berichterstattung fand in den schwulen Medien nicht statt.[932] Größere Medien griffen die Auseinandersetzung nicht auf.[933] Auch den Gerichtsprozess konnte der BVH nicht gewinnen. Holger App wurde zu 20 Tagessätzen à 20 DM verurteilt.[934] Die Kosten übernahm der Rechtshilfefonds des BVH.[935]

Wie auch Bruns setzte der BVH mit diesem Vorgehen an einem zentralen Punkt des Maßnahmenkatalogs und damit staatlicher Interventionsmöglichkeiten an, nämlich am HIV-Antikörpertest. Zwar waren die schwulenbewegten Akteur*innen überzeugt, im Recht zu sein, es fehlte aber an der juristischen Expertise, um die eigene Position vor Gericht fundiert vertreten zu können. Vergleicht man das Vorgehen des BVH mit dem des Juristen Bruns, wird deutlich, wie entscheidend eine Vorarbeit im rechtlichen Feld für die Mobilisierung von Recht sein konnte. Darüber hinaus gelang es dem BVH trotz anderer Absicht nicht, den Prozess effektiv für die Kommunikation seiner Forderung zum Ver-

---

929 Vgl. NN: Protokoll der Vorstandssitzung vom 11. Oktober 1987 in Bremen, 11.10.1987, Schwules Museum, Bestand Bundesverband Homosexualität (BVH), Nr. 8 – Vorstand, Beirat, Kuratorium, S. 3–4.
930 Vgl. Protokoll der BVH-Vorstandssitzung vom 1.11.1987, Schwules Museum, Bestand Bundesverband Homosexualität (BVH), Nr. 9a – Vorstandssitzungen, S. 3.
931 Vgl. Humann, Peter: Gauweiler will den BVH mundtot machen!, 4.12.1987, Schwules Museum, Bestand Bundesverband Homosexualität (BVH), Nr. 64 Pressemitteilungen; Humann, Peter: Stellungnahme des BVH. Strafanzeige Peter Gauweilers gegen den Bundesverband Homosexualität (BVH), 18.12.1987, Schwules Museum, Bestand Bundesverband Homosexualität (BVH), Nr. 64 – Pressemitteilungen.
932 Vgl. NN: Gauweiler schlägt um sich, in: *Siegessäule* 5 (1988), H. 1, S. 16; NN: Gauweiler will den BVH mundtot machen, in: *Rosa Flieder* (1988), H. 57, S. 21.
933 Selbst die *taz*, welche in der Zeit viel über die Schwulenbewegung berichtete und Personen aus der Bewegung Raum als Autor*in gab, berichtete nicht.
934 Vgl. Protokoll der Vorstandssitzung vom 26.3.1988 in Bremen, Schwules Museum, Bestand Bundesverband Homosexualität (BVH), Nr. 9a – Vorstandssitzungen.
935 Vgl. Protokoll der Mitgliederversammlung des Unterstützungsfonds für AIDS-Betroffene am 12.06.1988, Schwules Museum, Bestand Bundesverband Homosexualität (BVH), Nr. 10b – Mitgliederversammlung.

zicht auf den Einsatz von HIV-Antikörpertests nutzen. Gut sichtbar werden hier gleichwohl die verschiedenen Versuche der Bewegungsaktivist*innen, Recht gegen einzelne Bestimmungen des Maßnahmenkatalogs in Stellung zu bringen, sowie die Überzeugung, hiermit Veränderungen herbeizuführen oder zumindest eigene Forderungen öffentlichkeitswirksam kommunizieren zu können.

4.6 Fazit

Das Bundesseuchengesetz und die sich darum spannenden Diskursstränge trugen dazu bei, dass HIV/AIDS subjektivierend auf schwule Männer wirken konnte und beeinflussten, wie dies passierte. Voraussetzung dafür war die schon länger bestehende enge diskursive Verknüpfung von männlicher Homosexualität mit HIV/AIDS und die Überführung dieser Verknüpfung in die Figur der Risikogruppe. Entscheidend waren hierbei nicht unbedingt die bereits in den frühen 1980er Jahren angestellten Überlegungen in einzelnen Länderregierungen und Teilen der Bundesregierung,[936] sondern die unter dem Eindruck neuer Testmöglichkeiten geführte und von konservativer politischer Seite angestoßene rechtswissenschaftliche Debatte. Diese übersetzte epidemiologische in rechtswissenschaftliche Kategorien bzw. operationalisierte Begriffe des Bundesseuchengesetzes für die Anwendung auf HIV/AIDS. Entscheidend ist hier, dass ein auf Zugehörigkeit und nicht ein auf Handlung ausgerichtetes Risikogruppen-Modell genutzt wurde. Wichtige Plattform für diese Debatte war die von Peter Gauweiler mitgegründete Zeitschrift *AIDS-Forschung*, die Rechtswissenschaftler*innen und Mediziner*innen, die sich eine strenge Anwendung des Bundesseuchengesetzes auf HIV/AIDS wünschten, zusammenbrachte. Manfred Bruns hingegen, ein mit der Schwulenbewegung verbundener Akteur, stellte sich in dieser Debatte entschieden gegen die Anwendung des Bundesseuchengesetzes. Er schaffte es jedoch nicht, eine Mehrheitsmeinung zu prägen.

Sowohl Bruns als auch die anderen Akteur*innen der Debatte erkannten die entscheidende Bedeutung der Datenerfassung für die Nutzung des Instrumentariums des Bundesseuchengesetzes. Durch die Verknüpfung der Kategorie »homosexuelle Männer« mit dem Begriff »ansteckungsverdächtig« war nicht der HIV-Status entscheidend für die Durchführung von Maßnahmen, sondern allein die Identifikation als schwuler Mann. Die AIDS-politischen Bestrebungen in Frankfurt und München auf Grundlage des Bundesseuchengesetzes und die Reaktionen in der Schwulenbewegung zeigen, dass es – subjektivierungstheoretisch gesprochen – zu einer Annahme der in der Auslegung des Gesetzes

---

936 Vgl. hierzu Kapitel 2.

vorhandenen Anrufung kam. Noch deutlicher machte dies der Widerstand gegen den bayerischen Maßnahmenkatalog.

Der Zusammenhang zwischen einer kategorisierenden Rechtsnorm und der Erfassung von Individuen über eine staatlich zugeschriebene Zugehörigkeit war in der Schwulenbewegung in Bezug auf § 175 StGB sehr präsent und trieb den Aktivismus gegen die sogenannten Rosa Listen an. Die Nutzung der Kategorie »homosexuelle Männer« für das Seuchenrecht aktualisierte diesen Topos. Die Anrufung und Annahme dieser Kategorie übertrug sich somit auf ein neues Feld, wurde aktualisiert und ausgeweitet. Ich argumentiere, dass gerade der Widerstand gegen die Erfassung unter einer Kategorie deren Annahme bedeutet, denn die Kategorie selbst wird nicht infrage gestellt, sondern ihre Bedeutung durch die eigene Zuordnung zu dieser Kategorie vielmehr noch betont.

Die Ablehnung des HIV-Antikörpertests durch weite Teile der Schwulenbewegung angesichts seiner Verknüpfung mit repressiven staatlichen Maßnahmen kann vor allem auf seine gravierenden Konsequenzen für die Betroffenen und die vermuteten negativen Folgen für die AIDS-Prävention zurückgeführt werden. Wie gezeigt, gab es jedoch auch auf kollektiver Ebene Gründe, die dazu führten, dass die Schwulenbewegung, aber insbesondere auch die AIDS-Selbsthilfe sich massiv gegen den Test als Instrument zur AIDS-Prävention stemmte. Zum einen befürchteten einige Aktivist*innen, dass mit einem großflächigen Testen der Zusammenhang zwischen der imaginierten Gruppe »homosexuelle Männer« und einem positiven HIV-Status gestärkt würde, was wiederum die Anwendung restriktiver Maßnahmen gemäß Bundesseuchengesetz erleichtern würde. Eine ähnliche Befürchtung, nämlich, dass diese Verknüpfung Argumente für restriktive Maßnahmen gegen schwule Männer liefern würde, stand auch hinter dem Boykott der Dannecker-Studie. Zum anderen befürchteten Aktivist*innen insbesondere aus der AIDS-Selbsthilfe, dass HIV-positive Menschen sozial und rechtlich als neue Kategorie erfasst würden, die einen gezielten Zugriff und damit gesellschaftliche Diskriminierung und staatliche Repression nach sich ziehen würde.

Die Mobilisierung der Schwulenbewegung gegen den bayerischen Maßnahmenkatalog und damit verbunden gegen den Rückgriff auf Instrumente der traditionellen Seuchenbekämpfung war mehr als nur die von Sebastian Haus-Rybicki beschriebene Stabilisierung des »liberalen AIDS-Konsens[es]«.[937] Sie führte, wie im nächsten Kapitel noch ausführlicher zu sehen sein wird, zu einem sich verändernden Selbstverständnis und zu verstärkten Institutionalisierungsprozessen innerhalb der schwulen Bewegung. Dabei wurden auch vielfältige neue Rechtspraktiken entwickelt. Zum einen eigneten sich die Aktivist*innen den Datenschutz als wirksames Mittel zur Mitigation staatlicher Zugriffe an. Zum

---

937 Vgl. hierzu Haus-Rybicki: Eine Seuche regieren, S. 151–165.

anderen verfolgen sie nun auch verstärkt Strategien, die sich weniger auf die Änderung von Gesetzen konzentrierten – auch wenn dies wichtig blieb – und mehr auf Möglichkeiten, das Recht im eigenen Sinne zu beeinflussen und zu nutzen. Dazu gehörten diskursive Strategien, die Nutzung von Gerichten, das Einbringen eigener Positionen in die rechtswissenschaftliche Debatte, die Beeinflussung von rechtswissenschaftlichen Debatten durch die Produktion und Nutzung von nicht-juristischem, insbesondere sozialwissenschaftlichem Wissen und schließlich die Forcierung von Rechtsbewusstsein und Rechtsmobilisierung.

Die mobilisierende Wirkung des Bundesseuchengesetzes und des bayerischen Maßnahmenkatalogs schwächte sich ab 1988 jedoch auch schnell wieder ab. Mit dem Tod von Franz Josef Strauß im Oktober 1988 und der darauffolgenden Kabinettsumbildung unter dem neuen Bayerischen Ministerpräsidenten Max Streibl (CSU) war nicht mehr Peter Gauweiler für die AIDS-Politik im Land zuständig. Damit verlor die konservative AIDS-Politik ihren wichtigsten Repräsentanten. Außerdem zeigte sich, dass in der Praxis nur ein kleiner Teil der schwulen Männer von den Maßnahmen betroffen war. Zuletzt trat auch eine »Normalisierung« bzw. »Entdramatisierung« von AIDS ein. Das Thema verschwand aus dem Fokus der Medien und der Tagespolitik.[938]

---

938 Vgl. ebd., S. 271–283.

5   Ein Hauch von Macht? Solidarisierung, Kollektivierung, Institutionalisierung und Politisierung

»Wir brauchen Macht!« Dieser Ausruf wurde von dem schwulen Publizisten Matthias Frings während der Podiumsdiskussion »Schwule und AIDS« im März 1985 im Audimax der TU Berlin getätigt.[939] Immer wieder wurde dieser Satz zitiert, um die Gründung eines bundesweiten Schwulenverbandes zu begründen und voranzutreiben. Die Schwulenbewegung hatte in den 1970er Jahren eine große Anzahl an Gruppen, Vereinen und Institutionen und somit eine eigene schwule Infrastruktur hervorgebracht. Jedoch verweist der Impuls für die Gründung des Bundesverbandes Homosexualität darauf, dass die Auseinandersetzung mit HIV/AIDS neue Dynamiken der Kollektivierung und Institutionalisierung nach sich zog. Wie die vorangegangenen Kapitel gezeigt haben, zwangen die AIDS-Krise und die damit verbundenen (drohenden) Regulierungen schwule Männer zu einer Reaktion. Auch vor und nach der Gründung des Bundesverbandes Homosexualität entstanden eine Reihe weiterer Gruppen und Vereine, die sich mit den Auswirkungen von HIV/AIDS auseinandersetzten und sich mal mehr oder weniger als schwul verstanden. Die AIDS-bezogenen Diskriminierungen, Regulierungen und Repressionen betrafen nicht nur schwule Männer, sondern auch weitere als Hauptrisikogruppen identifizierte Personengruppen. In der Bundesrepublik standen neben schwulen Männern insbesondere Sexarbeiter*innen und Drogennutzer*innen im Fokus der medialen Berichterstattung und der Politik. Dieser Fokus schwankte abhängig von Zeit und Ort.[940]

Neu entstandene Kategorien wie der HIV-Status – der auch verrechtlicht[941] wurde – gewannen für schwule Männer an Bedeutung, unterteilten und überschritten bestehende Vorstellungen von Zugehörigkeit. Wie diese sich transformierenden Vorstellungen von Zugehörigkeit sich auch auf neue Formen von

---

939 Vgl. Zastrau: Zwischen Angst und Trieb, S. 6.
940 Vgl. Haus-Rybicki: Eine Seuche regieren, S. 132–151; Bänziger/Çetin: Die Normalisierung eines Ausnahmezustandes?, S. 114–140.
941 Vgl. Kapitel 3.2 und 4.1. Der HIV-Status wurde spätestens mit den Prozessen um die mögliche Strafbarkeit von HIV-Übertragungen bedeutsam. Auch in arbeitsrechtlichen und sozialrechtlichen Fragen gewann er an Relevanz.

Kollektiven (Identitäten), Vorstellungen von Solidarität und Institutionalisierung innerhalb der Bewegung und Community auswirkten, steht im Mittelpunkt dieses Kapitels. In den Blick geraten dabei auch die Versuche, Koalitionen über die schwule Bewegung und Community hinaus zu schaffen. Ein Fokus liegt zudem darauf, wie AIDS-politische Mobilisierung und die Schaffung von Institutionen zusammenhingen.

Sowohl in der Narration der Schwulenbewegung als auch in vielen geschichtswissenschaftlichen Veröffentlichungen werden die 1970er Jahre als Höhepunkt der Bewegung beschrieben, während die 1980er Jahre eher als Jahrzehnt eines nachlassenden schwulenpolitischen Engagements, sogar eines Niedergangs der Bewegung erscheinen. Der Historiker Benno Gammerl argumentiert in seiner 2021 erschienenen Studie, dass dieses Narrativ einer Revision bedürfe, und verortet eine Reihe von emanzipatorischen Erfolgen der Bewegung bzw. ihre Ursprünge in den 1980er Jahren. Er weist zudem darauf hin, dass mit einer zunehmenden Auflösung der »Dichotomie von Autonomie und Aufbegehren« in der Schwulenbewegung der 1980er Jahre neue Dynamiken entstanden, die ein wachsendes Spektrum an Lebensformen und politischen Verortungen ermöglichten.[942] In diesem Prozess spielte HIV/AIDS eine wichtige Rolle. Zu beobachten ist dabei, so mein Argument, durchaus eine Stärkung der schwulen Politik, die sich vor allem in einer gesteigerten Sichtbarkeit, der Nutzung von staatlichen Ressourcen und schließlich auch in staatlicher Anerkennung zeigte. Über HIV/AIDS konnten zudem neue Orte der Vergemeinschaftung geschaffen oder gestützt werden. Beispiele hierfür sind das Mann-O-Meter in Westberlin oder das Waldschlösschen bei Göttingen. Zudem versuchten schwule Aktivist*innen über das Thema AIDS neue Allianzen mit anderen gesellschaftlichen Gruppen zu schmieden.

5.1 Die AIDS-Hilfen. Eine neue schwule Organisation?

Am 23. September 1983 versammelte sich in Westberlin eine Gruppe von zehn Männern und einer Frau und gründete die Deutsche AIDS Hilfe.[943] Angelehnt an die Deutsche Krebshilfe sollte der Name Seriosität ausstrahlen. Als Mitglieder des Gründungsvorstands wurden Sabine Lange, Stefan Reiß und Siegfried Zobel gewählt. Diese brachten nicht nur unterschiedliche Expertise mit in den Vor-

---

942 Vgl. Gammerl: Anders fühlen, S. 345–347.
943 An der Gründung beteiligt waren Sabine Lange, die als Krankenpflegerin an der Landesimpfanstalt tätig war, des Weiteren Ludger Nilsen, Hans-Joachim Bartz, Markus Burk, Bruno Gmünder, Siegfried Zobel, Mathias Marrum, Hans-Joachim Lamprecht, Volker Baasner, Rainer Schilling und Stefan Reiß. Vgl. Bartz, Hans-Joachim: Gründungsprotokoll der »Deutschen A.I.D.S.-Hilfe e.V.«, 23.9.1983, Privatarchiv Stefan Reiß.

stand, sondern standen auch für verschiedene Teile der schwulen Bewegung, der schwulen Community und der Arbeit mit schwulen Männern. Mit Stefan Reiß war ein Vertreter aus der (Berliner) Schwulenbewegung dabei, der darüber hinaus als Rechtsanwalt über entsprechendes juristisches Wissen verfügte. Siegfried Zobel stand als Wirt der Lederkneipe Knolle für die weitere schwule Community bzw. Subkultur und einen Teil dieser Community, der bereits sehr früh und besonders hart von AIDS betroffen war. Sabine Lange kam durch ihre Tätigkeit an der Berliner Landesimpfanstalt bereits früh in Berührung mit AIDS. Sie stand zudem durch ihre Arbeit zu Hepatitis B in engem Kontakt mit der schwulen Community in Westberlin.

Die Deutsche AIDS-Hilfe (DAH) wuchs schnell über ihre Anfänge als Westberliner Selbsthilfegruppe hinaus und entwickelte sich zur Dachorganisation der über das Bundesgebiet verteilten lokalen AIDS-Hilfe-Gruppen. Die umfangreiche finanzielle und in gewissem Maße auch politische Unterstützung ab 1985 durch den Bund ermöglichte der DAH umfangreichere Aktivitäten, als bisher für aus der Schwulenbewegung entstandene Organisationen denkbar waren. Sie entwickelte sich dabei nicht nur zu einer wichtigen Akteurin in der AIDS-Präventionspolitik, sondern ermöglichte auch einer Reihe von weiteren Organisationen die Arbeit. Mit Werbung wurden schwule Publikationen unterstützt, Projektgelder machten Infrastruktur wie das Tagungshaus Waldschlösschen möglich und schließlich wurden auch die Ableger von ACT UP in der Bundesrepublik durch die DAH finanziert. Wie Sebastian Haus-Rybicki am Beispiel der Drogennutzer*innen zeigen konnte, bemühte sich die DAH auch dort, wo noch keine Interessens- bzw. Selbsthilfestruktur vorhanden war, eine solche aufzubauen.[944]

5.1.1 Die Entstehung der Deutschen AIDS-Hilfe und die Schwulenbewegung

Die Deutsche AIDS-Hilfe entstand nicht in einem luftleeren Raum, sondern aus der Berliner schwulen Bewegung und Community heraus. Diese verfügte, wie in Kapitel 2 beschrieben, in Westberlin über eine ausdifferenzierte Infrastruktur, zu der unterschiedliche politische und nicht-politische Gruppen und mit dem Treffen Berliner Schwulengruppen (TBS) ein Kommunikations- und Organisationsforum zählten. Im Folgenden stelle ich drei zentrale Einflüsse für die Entstehung der Deutschen AIDS-Hilfe heraus: frühere Bemühungen schwuler Selbsthilfe, bestehende Netzwerke zwischen der Westberliner schwulen Community und Mediziner*innen sowie Transfers aus den USA, wobei insbesondere das Vorbild Gay Men's Health Crisis zu nennen ist.

---

944 Vgl. Haus-Rybicki: Eine Seuche regieren, S. 244–245, 298–302.

Am 18. November 1980 gründeten schwule Aktivist*innen die Homosexuelle Selbsthilfe. Die Aktivist*innen hofften dadurch aktiver und eigenständiger für die Verbesserung ihrer Lebenssituation und gegen Diskriminierung eintreten zu können. Der Verein sammelte Geld, unter anderem für Prozesskostenhilfe.[945] Mit Stefan Reiß wirkte ein Aktivist bei der Gründung der Homosexuellen Selbsthilfe mit, der später auch an der Gründung der DAH beteiligt sein sollte. Im mit ihm geführten Interview[946] berichtet Reiß davon, dass er zunächst skeptisch gegenüber der Idee der Gründung einer AIDS-Hilfe war, weil er in der Homosexuellen Selbsthilfe eine ausreichend schlagkräftige Organisation sah.[947] Bei der Gründung der AIDS-Hilfe konnte also bereits auf die Idee einer schwulen Selbsthilfe zurückgegriffen werden, die über politische Aktions- und Selbsterfahrungsgruppen hinausging.

Das Treffen Berliner Schwulengruppen war seit 1980 das entscheidende Forum für schwule Politik in Westberlin. Die Treffen fanden einmal pro Monat an wechselnden Orten statt. Neben dem Austausch zwischen den Gruppen bot das TBS auch die Möglichkeit, sich über Gruppengrenzen hinaus zu vernetzen, die Treffen waren offen. Zwar wurde die Anwesenheit nach Zugehörigkeit zur Gruppe notiert. Die Delegation durch eine Gruppe war jedoch keine Voraussetzung, teilnehmen konnte jede*r, der*die Interesse hatte. Abstimmungsergebnisse waren daher auch immer davon abhängig, wer gerade am jeweiligen Treffen teilnahm. Bereits bei den ersten Treffen Anfang der 1980er Jahre war eine große Vielfalt an Gruppen vertreten. Unter den regelmäßig Teilnehmenden fanden sich Vertreter*innen der Allgemeinen Homosexuellen Arbeitsgemeinschaft (AHA)[948], des SchwuZ[949], der Beratungsstelle Hollmannstraße[950], der Homosexuellen Selbsthilfe, des Tuntenhauses, der Schwulenreferate der Asten von

---

945 Vgl. Homosexuelle Selbsthilfe e.V. (Hg.): Homosexuelle Selbsthilfe e.V. Das Netzwerk der Schwulen, 1986, Hamburger Institut für Sozialforschung, Nachlass Andreas Salmen, Kiste »Zeitschriften, Broschüren, Typoskripte«, S. 1, 9.
946 Das Interview wurde am 20. Juni 2019 von Ulrike Klöppel, Eugen Januschke und Adrian Lehne geführt.
947 Vgl. Interview mit Stefan Reiß, Zeitmarke: 00:19-1.
948 Die Allgemeine Homosexuelle Arbeitsgemeinschaft war am 19. März 1974 aus der Berliner Regionalgruppe der sich auflösenden Internationalen Homosexuellen Weltorganisation (IHWO) hervorgegangen. Dementsprechend verortete sie sich zunächst nicht als Teil der studentischen Schwulenbewegung und grenzte sich von der ebenfalls in den 1970er Jahren aktiven Homosexuellen Aktion Westberlin (HAW) ab. Ende der 1970er bzw. Anfang der 1980er Jahre politisierte sich die AHA zunehmend. Grund dafür waren auch der Zuwachs um ehemalige Mitglieder der mittlerweile nicht mehr existierenden HAW. Im Jahr 1982 zählte die AHA 200 Mitglieder und war damit zu einem der größten schwulen Vereine in Deutschland geworden. Vgl. https://www.aha-berlin.de/aha/geschichte [22.3.2025].
949 Das Schwulen Zentrum (SchwuZ) entstand 1977 in der Nachfolge der HAW. In den ehemaligen Räumen der HAW organisierte die Gruppe nun Veranstaltungen und Partys.
950 Das Kommunikations- und Beratungszentrum homosexueller Frauen und Männer (KBZ) eröffnete am 9. März 1981 in der Kreuzberger Hollmannstraße.

FU[951] und TU. Zudem waren die Schwulengruppen der SPD (Schwusos) und der Alternativen Liste sowie die schwulen Interessenvertretungen der Gewerkschaften ÖTV und GEW regelmäßig vertreten. Mit dem Motorsport und Contacte e.V. (MSC) nahm auch eine Gruppe der Leder- und Fetischszene[952] an fast jedem Treffen der ersten Jahre teil, die sich im Gegensatz zu den meisten anderen Gruppen jedoch als unpolitisch verstand. Die Deutsche AIDS-Hilfe selbst war ab Sommer 1984 mit eigenen Vertreter*innen dabei.[953] Darüber hinaus gab es noch eine Reihe weiterer Gruppen, die mehr oder weniger regelmäßig an den Treffen teilnahmen. Diese reichten von der Deutschen Studien- und Arbeitsgemeinschaft Pädophilie[954] bis hin zur ökumenischen Gruppe Homosexualität und Kirche. Wie bereits in den letzten Kapiteln deutlich geworden ist, schaffte es das TBS, etliche politische Kampagnen zu starten und sogar (über die Alternative Liste) Kandidat*innen für das Berliner Abgeordnetenhaus zu stellen. Auch AIDS war innerhalb des TBS bald ein Thema.[955] Es formierte sich eine AIDS-Arbeitsgruppe, die Impulse für die Gründung der Deutschen AIDS-Hilfe setzte. Ein 1984 in der *Siegessäule* erschienener Artikel bezeichnete die Arbeitsgruppe als Vorläuferin der Deutschen AIDS-Hilfe.[956]

---

951 Das Schwulenreferat des Allgemeinen Studentenausschusses (AStA) der Freie Universität Berlin wurde im Sommer 1981 ins Leben gerufen. Vgl. Schwulenreferat im AStA der FU: Erstsemesterinformation 1989, Schwules Museum, Bestand AStA FU, Kiste 1, S. 1.
952 Die Leder- und Fetischszene hatte ihren Ursprung in den 1970er Jahren. Sie zeichnete sich durch eine Überbetonung »männlicher Attribute« aus. Aktive in der Szene waren häufig älter als die Aktivist*innen der studentischen Schwulenbewegung, waren in der Regel berufstätig und verfügten somit über ein eigenes Einkommen. Viele Männer der Szene reisten regelmäßig in die USA. Sie waren als Erste und zahlenmäßig am stärksten von AIDS betroffen. Vgl. Interview Stefan Reiß, Zeitmarke: 00:00:19.
953 Vgl. NN: Gruppen-Teilnahme am TBS, September 1984, Schwules Museum, Bestand Treffen Berliner Schwulengruppen, Kiste 1.
954 Die Deutsche Studien- und Arbeitsgemeinschaft Pädophilie (DSAP) war eine von 1979 bis 1983 existierende Gruppe. Vgl. Baader, Meike Sophia: Zwischen Enttabuisierung und Entgrenzung. Der Diskurs um Pädosexualität und die Erziehungs-, Sexual- und Sozialwissenschaften der 1970er bis 1990er Jahre, in: *Erziehungswissenschaft* 28 (2017), H. 54, S. 30–31. Die Beteiligung dieser Gruppe verdeutlicht, dass in den 1980er Jahren in der Westberliner Schwulenbewegung keine konsequente Abgrenzung gegen Pädophilengruppen stattfand. Die Verschränkung zwischen schwulem und pädosexuellem Aktivismus in den 1970er bis 1990er Jahren befindet sich zurzeit insbesondere durch das schwule Museum in der Aufarbeitung. Vgl. hierzu Bosold, Birgit: Pädokomplex. Die Sexualisierung von Gewalt und die Gewalt der Sexualisierung. Schwule, Lesben und die ›Pädo-Frage‹, in: Tino Heim/Dominik Scharge (Hg.): Sexualtechnische Konsumobjekte und Metamorphosen moderner Sexualitäten. Praktiken, Beziehungsformen, Identitäten, Sozialverhältnisse, Wiesbaden 2023, S. 477–506.
955 Vgl. Kapitel 2.
956 Vgl. Tb: Weiter voran oder erst nochmal zurück?, S. 25; Brüggemann, Thomas: TBS-Protokoll vom 14.10.1983, Schwules Museum, Bestand Treffen Berliner Schwulengruppen, Kiste 1, S. 10. Die Dokumente und Mitgliederlisten der AIDS-AG sind nicht überliefert. Daher kann eine personelle Kontinuität nicht überprüft werden. Auch in den Unterlangen

Neben der Vernetzung der teilnehmenden Gruppen untereinander waren auch die Kontakte in die Medizin ein wichtiger Faktor, der die Gründung der Deutschen AIDS-Hilfe aus dem TBS heraus ermöglichte. Die Zunahme von Geschlechtskrankheiten sorgte nicht nur dafür, dass sich Initiativen wie »die schwulen Ärzte« bildeten, sondern beförderten auch, dass sich einzelne Gruppen mit Gesundheitsfragen beschäftigten.[957] Ein Beispiel hierfür ist, dass der Lederclub MSC im Jahr 1982 seine Clubaktivitäten unter dem Schwerpunktthema gesundheitliche Aufklärung durchführte. In diesem Rahmen entwickelte sich laut dem Bericht im Infobrief des Clubs eine enge Zusammenarbeit zwischen der Arbeitsgruppe Soziales des TBS und der Landesimpfanstalt Berlin unter der Leitung von Ulrich Bienzle. Bestandteil dieser Zusammenarbeit waren auch medizinische Studien zu durch Amöbenbefall verursachten Erkrankungen und zur Wirksamkeit von Hepatitis-B-Impfungen[958]. Auf der Abschlussveranstaltung des Schwerpunktjahres gesundheitliche Aufklärung des MSC, die am 5. November 1982 in den Räumen der AHA stattfand, war Bienzle mit seinen Mitarbeiter*innen Sabine Lange und Dr. Claus-Heinrich Coester[959] anwesend. Auf der Veranstaltung wurden auch Fragen zu Hepatitis A, Poppers und Lymphknotenschwellungen gestellt. Bei Letzteren legte Bienzle den Betroffenen eine Untersuchung in der Landesimpfanstalt nahe.[960] Im Institut wurden unter anderem Blutproben genommen. Kurz nach der Beschreibung des HI-Virus konnte 1985 auch anhand dieser Proben ein Zusammenhang zwischen HIV-Infektionen und den Lymphknotenschwellungen hergestellt werden.[961] Insbesondere schwule Männer (aus der Lederszene), die häufig in die USA reisten, waren an dieser Kooperation interessiert.

---

    der Deutschen AIDS-Hilfe findet kein Rückbezug auf das TBS statt. Hier könnte aber auch die Strategie der DAH, nicht als schwule Organisation aufzutreten, eine Rolle spielen. Die Erwähnung dieser Kontinuität sowohl in einem TBS-Protokoll direkt nach der Gründung und der ebenfalls relativ zeitnahe *Siegessäule*-Artikel lassen eine Rolle der TBS-AIDS-Gruppe jedoch plausibel erscheinen.
957 Vgl. hierzu Kapitel 2.
958 Das Hepatitis B-Virus wird vor allem über Körperflüssigkeiten weitergegeben und ist damit auch sexuell übertragbar. In den 1970er Jahren entwickelte sich Hepatitis zu einem gesundheitlichen Problem in der schwulen Community. Eine Infektion mit dem Hepatitis B-Virus konnte eine chronische Leberentzündung (Hepatitis) nach sich ziehen, für die es Anfang der 1980er Jahre keine Behandlung gab. Zur Bedeutung für die Community vgl. u. a. NN: Hepatitis B, S. 11.
959 Coester war bereits in der Schwulenbewegung aktiv und u. a. an dem schwulen Sexratgeber Sumpffieber beteiligt.
960 Vgl. Arbeitsgruppe Soziales des MSC: Es geht um Deine Gesundheit, S. 17–18.
961 Vgl. Bayer, H./Bienzle, U./Schneider, J./Husmann, G.: HTLV-III Antibody Frequency and Lymphadenopathy, in: *The Lancet* 324 (1984), H. 8415, S. 1347; KHA: Untersuchungsergebnisse des Landesinstituts für Tropenmedizin, in: *Siegessäule* 2 (1985), H. 1, S. 7.

Eine entscheidende Rolle dabei nahm, wie auch Stefan Reiß im Interview schildert, Sabine Lange ein. Bereits ab den 1970er Jahren war sie an der Landesimpfanstalt tätig und baute auch Kontakte zu einer großen Anzahl von schwulen Männern vor allem aus der Lederszene auf, die sich dort auf sexuell übertragbare Krankheiten testen ließen.[962] Reiß beschreibt im Interview, dass ihre persönliche Art schnell dazu führte, dass die Männer Vertrauen zu ihr fassten. Zudem war Lange für die Verwaltung der Ergebnisse verschiedener Studien, zum Beispiel der Studie zu Amöbenbefall, aber auch für Blutuntersuchungen zuständig.[963]

Mit der zunehmenden Berichterstattung über AIDS bemühte sich Lange zusammen mit Angehörigen der Lederszene einen Verein zu gründen, der Betroffene unterstützen und Informationen über die Krankheit verbreiten sollte. Hierzu sprach sie auch Reiß an. Dieser war zunächst nicht überzeugt von der Idee. Er sah es eher als Aufgabe der wenige Jahre zuvor gegründeten Homosexuellen Selbsthilfe, im Bereich AIDS Geld zu sammeln und politische Flugblätter zu erstellen.[964] Lange wiederum hielt es für wichtig, dass die Arbeit zu AIDS nicht von einer ausschließlich schwulen Organisation geleistet wurde. Letztendlich konnte sie Reiß davon überzeugen, einen Satzungsentwurf für die neu zu schaffende Organisation zu schreiben. Die Gründungsversammlung des neuen Vereins, für den man sich auf den Namen Deutsche AIDS-Hilfe einigte, fand dann in Reiß' Anwaltskanzlei statt. Laut Reiß war die Auswahl für den Vorstand rein taktisch begründet. Lange wurde ausgewählt, um den medizinischen Sachverstand zu repräsentieren. Siegfried »Thomas« Zobel stand als Wirt der Kneipe Knolle für die Lederszene bzw. für schwule Männer, die sich nicht in der Schwulenbewegung engagierten oder sich sogar von ihr abgrenzten. Für die Schwulenbewegung wiederum stand Reiß selbst. Dabei spielten auch seine Position als Anwalt und das damit verbundene juristische Fachwissen eine Rolle, um die Eintragung ins Vereinsregister begleiten zu können.[965]

Reiß zufolge war der ursprüngliche Plan, den Herbst 1983 zunächst für organisatorische Fragen zu nutzen. Diese Planungen wurden jedoch von der Medienberichterstattung über die Ausbreitung von AIDS eingeholt. Die DAH schaffte sich also ein Telefon an, das in der Küche von Reiß' Anwaltsbüro auf-

---

962 Vgl. Aretz, Bernd: Mann sieht nur die, denen es gut geht, in: Deutsche AIDS-Hilfe e.V. (Hg.): Jahrbuch 2007/2008 der Deutschen AIDS-Hilfe e.V., Berlin 2008, S. A49–A51, S. A49.
963 Vgl. Interview mit Stefan Reiß, Zeitmarke: 00:00:19.
964 Wenige Jahre später berichtete ebenfalls die *Siegessäule*, dass zunächst die Überlegung bestand, die AIDS-Arbeit bei der Homosexuellen Selbsthilfe anzusiedeln. Vgl. Eckert, Albert: Der Papiertiger soll zahlen, in: *Siegessäule* 3 (1986), H. 6, S. 8–13, hier: S. 8.
965 Vgl. Interview mit Stefan Reiß, Zeitmarke: 00:00:19.

gestellt wurde. Von dort aus fanden dann die Telefondienste bzw. Beratungen statt.[966]

Die Gründung der Deutschen AIDS-Hilfe fiel in die Amtszeit von Ulf Fink als Senator für Gesundheit und Soziales in Westberlin. Der CDU-Politiker sah ein großes Potenzial in Selbsthilfebewegungen für die Unterstützung des Sozialstaates. Das in den USA entstandene Konzept der Selbsthilfegruppen war bereits im Dezember 1982 von der Gesundheitsministerkonferenz aufgegriffen worden. Um die Etablierung von Selbsthilfegruppen auch in Deutschland zu unterstützen, legte das Land Berlin ab 1983 einen Fonds zu deren Finanzierung mit einem Umfang von zunächst 7,5 Millionen DM auf.[967] Aus diesem Topf erhielt die DAH ihre ersten staatlichen Mittel.[968] Eine Förderung durch die Bundesregierung über die Bundeszentrale für gesundheitliche Aufklärung setzte erst im Herbst 1985 ein.[969]

Wichtig für die frühe Arbeit der DAH war auch der Kontakt zwischen Stefan Reiß und Jürgen Roland. Beide kannte sich über die Gruppe »schwulen Juristen«. Roland plante, eine Station seines Rechtsreferendariats in den USA zu verbringen. Reiß konnte zwar keinen Kontakt zu einem Anwalt herstellen, aber eine Unterkunft organisieren. Der Anwalt, bei dem Roland in New York sein Referendariat absolvierte, arbeitete auch ehrenamtlich bei der Selbsthilfe-Organisation Gay Men's Health Crisis (GMHC). Roland erlebte so nicht nur die schon weiter fortgeschrittene AIDS-Krise in den USA, sondern auch die Arbeit von GMHC.[970] Die Organisation war am 4. Januar 1982 als erste schwule Selbsthilfeorganisation zur Bekämpfung von AIDS in New York gegründet worden.[971] Wenig später folgten ähnliche Initiativen in anderen Zentren schwulen Lebens in den USA wie die AIDS Foundation in Los Angeles und das bereits 1974 ge-

---

966 Vgl. ebd.
967 Vgl. Fink, Ulf: Selbsthilfe im Gesundheitswesen, in: Christian von Ferber/Uwe E. Reinhardt/Hans Schaefer/Theo Theimeyer. (Hg.): Kosten und Effizienz im Gesundheitswesen, München 1985, S. 547–553, hier: S. 553.
968 Vgl. Interview mit Stefan Reiß, Zeitmarke: 01:27:26–01:34:47.
969 Vgl. Deutsche AIDS-Hilfe e.V. (Hg.): Jahresbericht 1985/86, Berlin 1986, S. 5.
970 Vgl. Interview mit Stefan Reiß, Zeitmarke: 00:00:19.
971 Seinen Ursprung hatte GMHC bereits in einem Treffen am 11. August 1981 in der Wohnung Larry Kramers. Bei diesem Treffen diskutierten sechs schwule Männer (Nathan Fain, Larry Kramer, Lawrence Mass, Paul Popham, Paul Rapoport und Edmund White) mit Dr. Alvin Friedman-Kien über die zu dem Zeitpunkt als »schwuler Krebs« bekannte Krankheit. Bei dem Treffen sammelten sie 6.600 US-Dollar, um die Erforschung des Kaposi-Sarkoms am Medical Center der New York University zu unterstützen. GMHC wurde zunächst gegründet um diese Art von Spendensammelaktionen ausdehnen zu können. Schnell wurde aber das weitergehende Potenzial der Organisation deutlich. Vgl. O'Shea, Megan/Malsbury, Susan/Mennerich, Donald/Stinson, John: Guide to the Gay Men's Health Crisis records, New York 2014, S. II.

gründete Shanti Project in San Francisco.[972] Roland traf auf eine Organisation, die noch weitestgehend von Ehrenamtlichen getragen wurde. Die Aktivist*innen arbeiteten zu dieser Zeit intensiv an unterschiedlichen Strategien zum Umgang mit HIV/AIDS, aber auch an Möglichkeiten der Unterstützung von Menschen mit AIDS. Daraus entstand unter anderem ein Kriseninterventionssystem und das Buddy-Programm zur Unterstützung von Erkrankten.[973] Neben der Krisenunterstützung und Sozialarbeit bot GMHC auch juristische Unterstützung an. Dabei ging es um juristisches Vorgehen gegen Diskriminierung, das Einfordern von Rechten z. B. gegenüber Krankenkassen und die Unterstützung bei der Formulierung von Testamenten.[974] Schließlich war GMHC auch ein Akteur des Wissens.[975] Informationen und neue Erkenntnisse zu AIDS wurden gebündelt und vor allem in die schwule Community weitergegeben.[976] Wie in Kapitel 3 beschrieben, wurde in dieser Zeit auch das Konzept von Safer Sex entwickelt und kontrovers diskutiert.[977] GMHC war entscheidend an diesem Prozess beteiligt.

Die Expertise, die Roland aus den USA mitbrachte, wurde auch in der AIDS-Hilfe genutzt. Das erste von der Deutschen AIDS-Hilfe veröffentlichte Informationsblatt mit dem Titel »Wenn ein Freund AIDS hat« war die Übersetzung eines von der Chelsea Psychotherapy Association entwickelten und von GMHC in Umlauf gebrachten Flugblatts.[978] Ähnlich wie GMHC verfolgte die DAH zunächst das Ziel, Informationen über AIDS zu verbreiten, einer Stigmatisierung von HIV-Positiven und an AIDS Erkrankten entgegenzuwirken und Unterstützung für Betroffene anzubieten. Im Interview weist Reiß darauf hin, dass das Informationsblatt bewusst auf Bekannte und Freunde von Menschen mit AIDS ausgerichtet war, obwohl es zu diesem Zeitpunkt nur eine Handvoll bekannte Fälle von AIDS gab. Mit diesem Vorgehen versuchte die DAH die Hürde, sich Informationen über AIDS zu beschaffen, möglichst niedrig zu halten. Mit einem Interesse an dem Flyer wurde so weder die eigene sexuelle Orientierung (z. B. dadurch, dass sich der Flyer an schwule Männer richtete) noch ein möglicher Verdacht, selbst an AIDS erkrankt zu sein, nahegelegt. Dieser Ansatz war jedoch nicht unumstritten. Unter den schwulen Aktivist*innen gab es auch einige, die sich Material gewünscht hätten, welches sich direkt an schwule Männer richtet.[979]

---

972 Vgl. Baldwin: Disease and Democracy, S. 183.
973 Vgl. Kayal, Philip M.: Bearing witness. Gay Men's Health Crisis and the politics of AIDS, Boulder, CO 1993, S. 4.
974 Vgl. ebd., S. 178.
975 Für den Begriff »Akteur des Wissens« vgl. Kapitel 1.3.1.
976 Vgl. Kayal: Bearing witness, S. 184.
977 Vgl. Kapitel 3.1.
978 Vgl. Deutsche AIDS-Hilfe e.V. (Hg.): Wenn ein Freund AIDS hat ..., Berlin 1984, Privatarchiv Stefan Reiß.
979 Vgl. Interview mit Stefan Reiß, Zeitmarke: 03:11:41-7.

Neben Jürgen Roland standen noch andere Akteur*innen, die wichtig für die Entwicklung der AIDS-Politik waren, im Kontakt mit GMHC, darunter Frank Rühmann, der in Hamburg zu HIV/AIDS arbeitete. Über ihn wurden auch Materialien von GMHC an die Deutsche AIDS-Hilfe weitergeleitet. Zudem stattete im Oktober 1984 Ulrich Bienzle, der Leiter der Berliner Landesimpfanstalt, GMHC einen Besuch ab.[980] Die Deutsche AIDS-Hilfe konnte also ab ihrer Gründung von den Erfahrungen von GMHC profitieren und sich am Selbstverständnis der New Yorker Organisation orientieren. Aber auch über die DAH hinaus fand ein Wissens- und Erfahrungsaustausch zwischen Akteur*innen der New Yorker und der Berliner AIDS-Politik statt.

Obwohl die Deutsche AIDS-Hilfe mehrheitlich von schwulen Männern gegründet wurde und Anfang der 1980er Jahre vor allem schwule Männer von AIDS betroffen waren, versuchte die AIDS-Hilfe von Anfang an als eine Organisation aller Betroffenengruppen aufzutreten. Der Name der Gruppe war in Anlehnung an die seit 1974 bestehende Deutschen Krebshilfe gewählt worden, um Seriosität auszustrahlen.[981] Die Entscheidung, nicht explizit als schwule Organisation aufzutreten, wurde bereits wenige Tage nach der Gründung auf dem Treffen Berliner Schwulengruppen kritisiert. So waren einige darüber verärgert, dass die DAH trotz ihres Auftretens als nicht schwule Organisation explizit bei schwulen Männern um Spenden warb. Auch auf dem folgenden Treffen blieben die Meinungen zum Ansatz der AIDS-Hilfe gespalten. Befürworter*innen sahen darin eine Möglichkeit, breite Bevölkerungsschichten anzusprechen und insbesondere die enge Verknüpfung von AIDS und Homosexualität zu lösen. Dies nahm in gewisser Weise die spätere politische Strategie des »liberalen AIDS-Konsenses« vorweg, AIDS als Krankheit, die alle betrifft, darzustellen. Mit dem »liberalen AIDS-Konsens« beschreibt der Historiker Sebastian Haus-Rybicki eine AIDS-Politik, die auf Aufklärung und Eigenverantwortung setzte und vom Bund und den meisten Landesregierungen vorangetrieben wurde.[982] Die Kritiker*innen hingegen sahen in diesem Vorgehen ein Zurückbleiben hinter den bisher vertretenen emanzipatorischen Idealen. Für sie war AIDS ein schwules Thema, das auch so benannt werden müsse, insbesondere auch, um Solidarität unter schwulen Männern erreichen zu können.[983] Zumindest in ihrer Ansprache an die

---

980 Vgl. Fain, Nathan/Gonzáles, Federico/Lugo, Bob: Dear Jürgen, 5.10.1984, Privatarchiv Stefan Reiß.
981 Vgl. Interview Stefan Reiß, Zeitmarke: 00:00:19.
982 Vgl. Haus-Rybicki: Eine Seuche regieren, S. 151–152.
983 Brüggemann, Thomas: TBS-Protokoll vom 14.10.1983, Schwules Museum, Bestand Treffen Berliner Schwulengruppen, Kiste 1; Breuer: TBS-Protokoll vom 11.11.1983, Schwules Museum, Bestand Treffen Berliner Schwulengruppen, Kiste 1.

schwule Community trat die DAH zunächst jedoch durchaus als eine Organisation auf, die vorwiegend von schwulen Männern getragen wurde.[984]

Folglich waren die Deutsche AIDS-Hilfe und andere frühe AIDS-Hilfen subjektivierungstheoretisch gesprochen eine Institution gewordene Annahme der Anrufung schwuler Männer über AIDS. Der 1985 herrschende AIDS-Diskurs war jedoch noch nicht geprägt von rechtspolitischen Debatten oder der Diskussion staatlicher Gewalt. Vielmehr standen die Gefahr durch die Krankheit selbst, ihre Auswirkungen und ihre Assoziation mit den sogenannten »Risikogruppen« im Vordergrund. Dementsprechend lag der Schwerpunkt der neu gegründeten AIDS-Hilfen auf Aufklärung und Betreuung von Betroffenen.

5.1.2 Der Dachverband und die Zusammenarbeit mit dem Staat

Obwohl der Name Deutsche AIDS-Hilfe einen bundesweiten Anspruch suggerierte, agierte der Verein zunächst in und für Westberlin. Kurze Zeit nach der Gründung entstanden aber auch in anderen westdeutschen Großstädten AIDS-Hilfe-Initiativen. Die Münchener AIDS-Hilfe wurde am 16. Januar 1984 nach einem vom Lederclub Münchner Löwen Club (MLC) organisierten und gemeinsam mit dem städtischen Gesundheitsamt durchgeführten Informationsabend gegründet. Die in Kapitel 2 beschriebenen Bemühungen der schwulen Gruppen, Wissen über AIDS zu akquirieren, zu verteilen und Kontakt zu den Gesundheitsbehörden herzustellen, resultierte hier noch unmittelbarer als im Fall der Deutschen AIDS-Hilfe in der Gründung der Münchener AIDS-Hilfe. Im Gegensatz zum etwas distanzierteren Verhältnis zwischen der Deutschen AIDS-Hilfe und den schwulen Gruppen in Westberlin traten in München die drei größten schwulen Vereine bzw. Gruppen, die zugleich auch unterschiedliche Bereiche der Community abdeckten, als Träger des neuen Vereins auf. Dies waren neben dem MLC die Gruppe Homosexualität und Kirche (HuK) und der Verein für Sexuelle Gleichberechtigung (VSG).[985] In München war die AIDS-Hilfe damit zunächst ganz klar eine schwule Organisation.

Bis Anfang 1985 entstanden bundesweit zwölf AIDS-Hilfe-Organisationen. Bei einem Bundestreffen dieser Organisationen im Januar 1985 in Köln bot die Deutsche AIDS-Hilfe an, zukünftig als Dachorganisation der örtlichen Gruppen zu fungieren. In der Folge wurde beim ersten Koordinationstreffen der AIDS-Hilfen im April 1985 im Waldschlösschen die Umwandlung der DAH in eine

---

984 Vgl. Deutsche AIDS-Hilfe e.V.: AIDS-Hilfe, in: *Siegessäule* 1 (1984), H. 3, S. 19.
985 Vgl. Vael: AIDS, S. 8–9; Baier, Georg/Cruse, Karl-Georg/Pretsch, Walter: Münchner AIDS-Hilfe – eine homosexuelle Selbsthilfe-Initiative, in: *Rosa Flieder* (1984), H. 34, S. 21.

Dachorganisation in Angriff genommen.[986] Die DAH sollte dabei vor allem die Koordinierung der AIDS-Hilfegruppen, die Informationsversorgung zur Unterstützung von Beratung und Betreuung, die Konzipierung einer bundesweiten Kampagne zur AIDS-Prävention, eine systematische Pressearbeit sowie die Verbandsarbeit gegenüber der Politik übernehmen. Die Umwandlung in einen Dachverband fiel mit einer Neubesetzung des Vorstandes zusammen.[987] Zudem konnten im Juli 1985 erste eigene Räume am Bundesplatz in Berlin-Wilmersdorf bezogen werden.[988]

In ihren Arbeiten haben Sebastian Haus-Rybicki und Hennings Tümmers die Bedeutung eines Expert*innengesprächs im März 1985 für die Zusammenarbeit zwischen der Deutschen AIDS-Hilfe und der Bundeszentrale für gesundheitliche Aufklärung (BZgA) und damit dem Bundesgesundheitsministerium herausgearbeitet. Das zweitägige Treffen wurde von der BZgA organisiert, die vom Bundesgesundheitsministerium damit beauftragt worden war, eine »allgemeine Ärzte- und Öffentlichkeitsinformation« zu entwickeln. Neben Mediziner*innen lud die BZgA auch die Sexualwissenschaftler Erwin Haeberle[989] und Martin Dannecker ein. Mit dem Bundesnetzwerk der Gruppe Homosexualität und Kirche und Vorstandsmitgliedern der Schwusos waren auch Vertreter*innen der Schwulenbewegung mit dabei. Auf dem Treffen konnten die schwulen und AIDS-Hilfe-Gruppen auf bestehende Konzepte und Flyer zur Prävention und insbesondere Safer Sex verweisen. Zudem wurde die DAH von den staatlichen Stellen als Vertreterin aller Betroffenengruppen und nicht nur der schwulen Männer wahrgenommen. Entsprechend wurde vereinbart, dass die DAH ein Beratungs- und Betreuungsangebot für alle Betroffenengruppen entwickeln sollte. Die BZgA wurde wiederum mit der Erarbeitung eines Schulungsprogramms für das Gesundheitswesen beauftragt.[990]

---

986 Vgl. Deutsche AIDS-Hilfe e.V. (Hg.): Jahresbericht 1985/86, S. 11; Salmen, Andreas: Dach gefunden, in: *Siegessäule* 2 (1985), H. 2, S. 10.

987 Stefan Reiß befürchtete, dass seine Kandidatur für die Alternative Liste sich negativ auf die Deutsche AIDS-Hilfe auswirken könnte. Vgl. Interview mit Stefan Reiß, Zeitmarke: 00:00.19. Zudem war Siegfried Zobel mit dem Betrieb eines Darkrooms in seiner Kneipe in den Fokus des *Spiegels* geraten. Vgl. Noack, Hans-Joachim: Plötzlich stirbst du ein Stück weit, in: *Der Spiegel* 39 (1985), H. 5, S. 178–183, hier: S. 182.

988 Vgl. Paul, Gerd: Information und Vernetzung. Bericht von der Tagung der Deutschen AIDS-Hilfe, in: *Rosa Flieder* (1985), H. 41, S. 17.

989 Erwin Haeberle (1936–2021) war Sexualwissenschaftler. Haeberle hatte 1977 in San Francisco promoviert. Ab 1984 war er Professor an der San Francisco State University. Im Jahr 1988 kehrte Haeberle nach Deutschland zurück und übernahm die Leitung des Fachgebiets Information & Dokumentation im AIDS-Zentrum des Bundesgesundheitsministerium. Vgl. den Lebenslauf auf seiner Website, 2014, http://www.sexarchive.info/Entrance_Page/About_Us/Staff/staff.html [22.3.2025].

990 Vgl. Tümmers: AIDS, S. 106–107; Haus-Rybicki: Eine Seuche regieren, S. 109–111.

Die Deutsche AIDS-Hilfe lieferte schnell. Bereits einen Monat nach der oben beschriebenen Tagung reichte sie im April 1985 ein Präventionskonzept beim Bundesgesundheitsministerium ein. In diesem wurden auch Forderungen an die staatlichen Stellen gerichtet. Gefordert wurden der Verzicht auf staatliche Maßnahmen, die Erhaltung schwuler Subkultur und die Unterstützung eines Präventionskonzepts, das auf die Stärkung von Eigenverantwortung setzte. Zudem wurde gefordert, dass staatliche Akteur*innen keinerlei moralische Zusammenhänge zwischen schwuler Sexualität und AIDS herstellen. Auf Basis des Konzepts empfahl die BZgA eine finanzielle Förderung der Tätigkeit der DAH. Diese erfolgte ab August 1985.[991]

5.2 AIDS-Hilfe zwischen schwuler Politisierung und Professionalisierung

Die Förderung der Deutschen AIDS-Hilfe durch den Bund sowie die Gründung weiterer lokaler AIDS-Hilfen und deren Förderung durch Länder und Kommunen wirkten sich auch auf den Charakter und die Arbeitsweisen der AIDS-Hilfe aus. Bereits in einem ersten Rückblick in einem Sammelband zum zehnjährigen Bestehen der Deutschen AIDS-Hilfe konstatierten die Aktivist*innen eine Veränderung im Selbstverständnis der AIDS-Hilfe sowie ein kontinuierliches Spannungsverhältnis zwischen einem schwulen Selbstverständnis und der thematischen Ausrichtung auf HIV/AIDS. Das Spannungsverhältnis war auch eng gekoppelt an die Entstehung und Entwicklung der AIDS-Hilfen vor Ort. Zum einen machten die Autoren einen strukturellen Wandel bedingt durch die zunehmende Professionalisierung aus.[992] Sie unterteilten die Entwicklung der AIDS-Hilfen in drei Phasen. Bis Ende 1985 seien AIDS-Hilfen vor allem in großen Ballungsräumen gegründet worden und geprägt gewesen »von schwulenbewegten Aktivist*innen, Positiven, deren Freunden und Bekannten«.[993] In einem Bericht in der *Siegessäule* über die Umwandlung der DAH in eine bundesweite Dachorganisation wurde betont, dass dieser Beschluss von »zwölf schwulen AIDS-Selbsthilfegruppen aus verschiedenen Städten« gefasst worden war.[994] Laut Rückblick entstanden in einer zweiten Gründungswelle bis 1987/88 dann weitere

---

991 Vgl. Haus-Rybicki: Eine Seuche regieren, S. 111–114; Paul: Information und Vernetzung, S. 17.
992 Dieser Professionalisierungsprozess wurde für die Schweiz auch von Peter-Paul Bänziger beschrieben. Vgl. Bänziger: ExpertInnen statt AktivistInnen.
993 Pieper, Kajo/Vael, Guido: Die AIDS-Hilfe – ein historischer Abriß, in: Deutsche AIDS-Hilfe e.V. (Hg.): 10 Jahre Deutsche AIDS-Hilfe Geschichten & Geschichte, Berlin 1993, S. 25–32, hier: S. 26.
994 Salmen: Dach gefunden, S. 10.

AIDS-Hilfen in größeren Städten, die zunächst vor allem durch schwule Männer geprägt worden seien, sich aber dann infolge der Beteiligung von Sozialarbeiter*innen und Sozialpädagog*innen professionalisiert hätten. In einer dritten Phase habe dann wiederum eine weitere Regionalisierung stattgefunden, bei der kaum noch eine schwule Ausrichtung zu spüren gewesen sei.[995] Die Autoren des Beitrags diagnostizierten außerdem eine paradoxe Wirkung der Professionalisierung auf schwule ehrenamtliche Mitarbeiter*innen, die in hauptamtliche Positionen wechselten. Für viele sei dies mit dem Gefühl der Anerkennung des eigenen Schwulseins einhergegangen, mit der Folge, dass dieses nicht mehr so deutlich in die Öffentlichkeit getragen worden sei.[996] Ein weiterer Faktor, der dazu beigetragen habe, dass die AIDS-Hilfe zunehmend weniger von schwulen Männern geprägt war, sei die verstärkte Hinwendung zu Drogennutzer*innen gewesen. Ab 1988 seien daher lokale AIDS-Hilfen zum Teil mit Unterstützung von oder Anbindung an Drogenberatungseinrichtungen und mit der Zielsetzung, sich um diese Betroffenengruppe zu kümmern, gegründet worden.[997]

5.2.1 AIDS-Hilfe in Berlin

Insbesondere in Großstädten mit einer entsprechenden schwulen Community und den damit verbundenen Bewegungsstrukturen stellte sich die Frage nach der schwulenpolitischen Positionierung der AIDS-Hilfe. Exemplarisch steht hierfür (West-)Berlin. Da sich die Deutsche AIDS-Hilfe zunächst vorwiegend in Berlin engagierte, gab es mit der Umwandlung der Deutschen AIDS-Hilfe in eine Dachorganisation Bestrebungen, die bestehende Beratungs- und Betreuungsgruppe in eine lokale AIDS-Hilfe für Berlin umzuwandeln. Hierzu beantragte die DAH bereits 1984 erneut Gelder beim Selbsthilfefonds des Berliner Senats für die Berliner AIDS-Hilfe, die zu diesem Zeitpunkt noch kein eingetragener Verein war. Anfang 1985 rückte der *Spiegel* den Betrieb eines Darkrooms in der Kneipe des DAH-Vorstandsmitglieds Siegfried »Thomas« Zobel in die Öffentlichkeit. Der Spiegel warf Zobel vor, mit dem Darkroom die Verbreitung von HIV zu befördern. In der Folge zögerte der Berliner Senat die Bewilligung der entsprechenden Mittel hinaus. Nach einem längeren Hin und Her gab die Senatsgesundheitsverwaltung aber schließlich im April 1985 die Mittel frei.[998]

---

995 Vgl. Pieper/Vael: Die AIDS-Hilfe, S. 26.
996 Vgl. ebd., S. 28.
997 Vgl. ebd., S. 28–29.
998 Vgl. Salmen, Andreas: AIDS im Abgeordnetenhaus, in: *Siegessäule* 2 (1985), H. 1, S. 6; NN: TBS-Protokoll vom 8.2.1985, Schwules Museum, Bestand Treffen Berliner Schwulengruppen, Kiste 1; Salmen, Andreas: Das Geld ist da!, in: *Siegessäule* 2 (1985), H. 5, S. 8.

Ein Schwerpunkt der Berliner AIDS-Hilfe (BAH) lag zunächst auf der Aufklärung, auch bedingt durch die noch moderate Anzahl an AIDS-Erkrankten in Westberlin. Die Arbeit konzentrierte sich zum einen auf das Angebot eines rund um die Uhr erreichbaren Beratungstelefons und Arbeit vor Ort in der Community, z. B. in schwulen Bars, Kneipen und Cafés, später auch in den beiden in Berlin existierenden schwulen Saunen.[999] Für die Betreuung von Menschen mit HIV und insbesondere an AIDS Erkrankten war das von GMHC in New York und dem Shanti Project in San Francisco entwickelte Buddy-System ein wichtiger Einfluss.[1000] Beim Buddy-System ging es weniger darum, konkrete Pflege bereitzustellen – dies sollte durch die Sozialstationen erfolgen –, sondern die ehrenamtlichen Betreuer*innen sollten den Betroffenen als Zuhörer*innen und Verbündete zur Seite stehen.[1001] Hierfür etablierte sich im weiteren Verlauf die Bezeichnung psycho-soziale AIDS-Betreuung.

Bereits vor der Formierung der BAH im Jahr 1985 bildeten sich in Westberlin eine Reihe von weiteren Gruppen aus der schwulen Community und Bewegung heraus, die sich mit unterschiedlicher Schwerpunktsetzung mit HIV/AIDS befassten. Hieran zeigt sich, wie die Größe Westberlins auch in Bezug auf die Anzahl der Betroffenen eine Diversifizierung möglich machte. Es gab genügend Menschen, um mehrere Gruppen mit unterschiedlichen Zielen und Überzeugungen zu gründen. Einige schwule Männer, die nach dem Verfügbarwerden des HIV-Tests eine positive Diagnose bekommen hatten, organisierten sich in einer Selbsthilfegruppe, die sich »Positive Schwule« nannte.[1002] Mit Bernd Röhrig[1003] gründete ein ehemaliger (ehrenamtlicher) Mitarbeiter der DAH nach einer Auseinandersetzung über deren Ausrichtung einen eigenen Verein, die AIDS-Betreuung e.V. Dieser legte seinen Schwerpunkt auf die Betreuung von an AIDS erkrankten Männern, später kam ein weiterer Fokus auf HIV-positive Kinder hinzu.[1004] Um den Filmemacher und Aktivisten Rosa von Praunheim wiederum entstand eine Gruppe, die versuchte, in Anlehnung an den AIDS-Aktivismus in den USA politisch tätig zu werden. Trotz teils unterschiedlicher Schwerpunkte überschnitten sich die Tätigkeitsfelder der Gruppen, was zur Folge hatte, dass sie

---

999 Vgl. Bochow, Michael: Schwule und AIDS am Beispiel Berlin, in: Thomas Biniasz/Dirk Hetzel (Hg.): »Netzwerk AIDS«. 10 Jahre AIDS-Hilfe und ihre psychosozialen Angebote, Berlin 1993, S. 18–35, hier: S. 24.
1000 Vgl. Kayal: Bearing witness, S. 4.
1001 Kohler, Robert: Was Menschenwürde kosten darf und Selbsthilfe leisten kann, in: *Siegessäule* 5 (1988), H. 1, S. 14–15, hier: S. 14.
1002 Vgl. NN: Aufruf an schwule HTLV-III-Positive, in: *Siegessäule* 2 (1985), H. 3, S. 31.
1003 Bernd Röhrig (1948/49–1988) war AIDS-Aktivist. Er baute u. a. die Berliner »AIDS-Betreuung« auf und arbeitete zum Schwerpunkt AIDS bei Frauen und Kinder. Vgl. NN: Bernd Röhrig verstorben, in: *Rosa Flieder* (1988), H. 59, S. 16.
1004 Vgl. Teuber, Bernhard: AIDS bei Frauen und Kindern, in: *Vor-Sicht* (1987), H. 14, S. 3.

auch um dieselben Finanzmittel konkurrierten.[1005] Um Kämpfe um Gelder zu vermeiden, wurde auf Initiative von Sabine Lange 1985 eine Arbeitsgemeinschaft zur Koordination der Tätigkeiten ins Leben gerufen, die einmal pro Monat in den Räumlichkeiten des Landesimpfanstalt tagte.[1006] Jedoch gelang es im ersten Jahr noch nicht, eine zwischen den Gruppen abgestimmte Verhandlungstaktik gegenüber dem Senat zu verfolgen.[1007]

Die intensiven politischen Debatten über die AIDS-Politik im Jahr 1987 befeuerten auch eine Auseinandersetzung über die Rolle der AIDS-Hilfen gegenüber bzw. als Teil der schwulen Community und den politischen Anspruch, den sie vertreten sollten. Losgetreten wurde die Debatte durch einen Artikel von Thomas Koppenhagen und Elmar Kraushaar in der *Siegessäule*, der auf einem Interview mit dem ehemaligen hauptamtlichen Mitarbeiter der BAH Erhard Angermann beruhte. Angesichts des bayerischen Maßnahmenkatalogs kritisierten die beiden Autoren zunächst die Schwulenbewegung, ihre geringe Aktivität in diesem Bereich und insbesondere die von ihnen diagnostizierte Tendenz, die politische Arbeit zu AIDS allein den AIDS-Hilfen zu überlassen. Anhand der Berliner AIDS-Hilfe versuchten die Autoren zu demonstrieren, warum sie hierin ein Problem sahen. Das Präventionskonzept der BAH sei nicht unbedingt passend für alle schwulen Lebensrealitäten. Es sei vielmehr darauf ausgerichtet, was vom Geldgeber, dem Berliner Senat, gewünscht sei.[1008] Hier zeigt sich auch die bereits in Kapitel 3 gezeigte persistierende Skepsis gegenüber Safer-Sex-Konzepten in Teilen der Community, insbesondere auch nach der Übernahme von Safer Sex in staatliche Präventionsprogramme.[1009]

Obwohl Koppenhagen und Kraushaar die Nähe zum Staat kritisierten, sahen sie im Wechselverhältnis zwischen AIDS-Hilfe und Staat auch ein großes Potenzial, denn die AIDS-Hilfe sei nicht nur vom Staat als Geldgeber abhängig, sondern umgekehrt auch der Staat von der AIDS-Hilfe als einem Zugang zu den Hauptbetroffenengruppen. Dabei bekräftigen sie Angermanns Forderung, unter den Betroffenengruppen Solidarität herzustellen und so gemeinsames politisches Handeln zu ermöglichen. Darüber hinaus war ihnen auch die Emanzipation von schwulen Männern als Teil der AIDS-Prävention wichtig. Zur Verdeutlichung ihres Standpunktes zogen sie Larry Kramers[1010] Kritik an GMHC

1005 Salmen, Andreas: Lagebericht, in: *Siegessäule* 2 (1985), H. 10, S. 10–11.
1006 Vgl. Albers, Karl-Heinz/Huwe, Andreas: Drei »schwule« Frauen, in: *Siegessäule* 2 (1985), H. 12, S. 12.
1007 Vgl. Eckert, Albert: Ende der Bescheidenheit, in: *Siegessäule* 3 (1986), H. 11, S. 17.
1008 Vgl. Koppenhagen/Kraushaar: DenkMal für die AIDS-Hilfe, S. 14.
1009 Vgl. Kapitel 3.1.
1010 Larry Kramer (1935–2020) war ein US-amerikanischer Autor und LGBT-Aktivist. Kramer war Mitgründer der Gay Men's Health Crisis (GMHC). Über den Streit, wie politisch GMHC sein sollte, und schloss die Organisation Kramer 1983 aus. 1987 war Kramer Mit-

heran. Kramer hatte bereits 1983 die von ihm mitgegründete Selbsthilfe-Organisation für ihre mangelnde politische Aktivität kritisiert und war in der Folge ausgeschlossen worden. In Bezug auf die Berliner AIDS-Hilfe, aber auch darüber hinaus forderten Koppenhagen und Kraushaar in Übereinstimmung mit Angermann, offensiv mit schwulen Themen umzugehen sowie eine spezifisch schwule AIDS-Betreuung in Form von Sozialstationen und Wohnprojekten aufzubauen. Schließlich erwarteten sie von der AIDS-Hilfe, sich politisch insbesondere in Bezug zu Gauweilers AIDS-Politik zu positionieren.[1011]

An diesen Forderungen zeigen sich unterschiedliche Themenfelder des schwulen AIDS-Aktivismus, die später in anderer Form weiterverfolgt wurden. Wie noch detaillierter ausgeführt werden wird, versuchte Hans Peter Hauschild mit der AIDS-Hilfe Frankfurt unter der Überschrift »Solidarität der Uneinsichtigen« eine AIDS-Politik zu denken, die sich aus der Idee der gemeinsamen Betroffenheit und eines daraus notwendigen gemeinsamen politischen Handelns speiste. Ähnliche Vorstellungen waren auch maßgeblich für die Kooperation von Schwulen- und Hurenbewegung in Nürnberg oder die dortige Formation des Komitees AIDS und Menschenrechte.[1012] Die neuen Formen von Zusammenarbeit und Solidarität waren nicht nur durch die Notwendigkeit der gemeinsamen Bewältigung der AIDS-Krise bedingt, sondern auch dem spezifischen rechtspolitischen Druck geschuldet, der aus schwulenbewegter Sicht vor allem im Jahr 1987 bedrohliche Ausmaße annahm. Während es für Angehörige der Hauptbetroffenengruppen möglich war, das individuelle Risiko, sich mit HIV zu infizieren und an AIDS zu erkranken, kleinzureden, war die Gefahr, die von staatlichen Maßnahmen auszugehen drohte, weniger leicht zu ignorieren.

Die Idee einer Betreuung und Pflege von an AIDS erkrankten schwulen Männern durch schwule Männer manifestierte sich in Berlin kurz nach Erscheinen des Artikels von Koppenhagen und Kraushaar im Sommer 1987 in Form der Gründung des HIV e.V. Der Verein sollte als eine auf AIDS spezialisierte Sozialstation fungieren. Der erste Antrag beim Selbsthilfefonds des Berliner Senats wurde jedoch abgelehnt.[1013] Erst ab Mitte 1988 stellte der Senat Mittel für zwei Pflegestellen und Sachkosten bereit.[1014]

---

begründer der Aktionsgruppe ACT UP. Vgl. Bronski: A queer History of the United States, S. 231.
1011 Vgl. Koppenhagen/Kraushaar: DenkMal für die AIDS-Hilfe, S. 15.
1012 Vgl. Kapitel 3.4.1.
1013 Vgl. NN: Sozialstation HIV e.V. gegründet, in: *Siegessäule* 4 (1987), H. 8, S. 15; Meyers, Ralf: Wer hilft wem?, in: *Siegessäule* 4 (1987), H. 9, S. 9–10; Kohler: Was Menschenwürde kosten darf und Selbsthilfe leisten kann; Lenz, Michael: HIV e.V. – In the Ghetto?!, in: *Vor-Sicht* (1987), H. 13, S. 11–12.
1014 Vgl. NN: Bezahlte Pflege für AIDS-Kranke, in: *Siegessäule* 5 (1988), H. 8, S. 17.

Der Artikel von Kraushaar und Koppenhagen stieß auf Resonanz zunächst in Form von Leserbriefen in der *Siegessäule*, in denen ebenfalls die Notwendigkeit einer politischen Arbeit zur Abwehr politischer und juristischer Bedrohungen auf der einen Seite und die Ausweitung der Arbeit auf die Betreuung und Pflege von Menschen mit AIDS auf der anderen Seite betont wurde.[1015] Gleichzeitig schien der Artikel auch einen Konflikt innerhalb der Berliner AIDS-Hilfe widerzuspiegeln. Kurz nach Veröffentlichung des Artikels trat der Vorstand zurück und es wurden vorgezogene Neuwahlen anberaumt, die im Juli 1987 stattfanden. Dabei bemühte sich die Mitgliederversammlung, unterschiedlichen Vorstellungen der AIDS-Hilfe-Arbeit zu integrieren. Mit Jörg Stubben wurde ein ehemaliger Aktivist im Schwulenreferat des AStA der FU und Mitarbeiter im schwulen Beratungs- und Informationszentrum Mann-O-Meter in den neuen Vorstand gewählt. Darüber hinaus wählte die Versammlung die im Berliner Frauenstrafvollzug tätige Psychologin Petra Körner und den bereits dem letzten Vorstand angehörenden Arzt Klaus Nolden. Allerdings erhielten alle drei neuen Vorstände nur gut die Hälfte der Stimmen.[1016]

Bemerkenswert ist, dass sich auch Dr. Kramer, der im Senat zuständige Mitarbeiter des Selbsthilfetopfs, in der *Siegessäule* zu der Frage äußerte. In einem Interview mit Elmar Kraushaar betonte er, dass eine stärkere Politisierung der BAH einer Förderung durch den Selbsthilfetopf entgegenstehen könnte. Dabei ging es ihm vor allem darum, dass die Gelder, die für die AIDS-Prävention vorgesehen waren, nicht für schwulenpolitische Aktionen verwendet werden dürften. Andernfalls würde dies seiner Ansicht nach die Berliner Linie und damit eine liberale AIDS-Politik gefährden. Gegen eine Nutzung der Gelder für den Aufbau einer schwulen Infrastruktur sei jedoch nichts einzuwenden. Aus den Mitteln des Senats würde zum Beispiel auch das Mann-O-Meter gefördert. Generell wolle der Senat der Berliner AIDS-Hilfe nicht vorschreiben, ihren Charakter als schwule Organisation zu negieren. Eine solche Wahrnehmung sei durchaus auch im Interesse des Senats.[1017]

Die beiden in der *Siegessäule* veröffentlichten Artikel demonstrieren, wie die diskursive Verdichtung um die AIDS-Politik rund um das Jahr 1987 deutliche Auswirkungen auf das Selbstverständnis der BAH hatte. Im Angesicht eines möglicherweise bedrohlich werdenden Staates wurde die Beziehung zu diesem neu ausgehandelt. Damit einher ging die Forderung nach einer Politisierung der AIDS-Arbeit, aber auch Überlegungen zur politischen Solidarität mit den anderen Hauptbetroffenengruppen. Die Äußerungen des Senatsvertreters Kramer

---

1015 Vgl. Hümpel, Henri: Leserbrief – Ein Gesellenstück, in: *Siegessäule* 4 (1987), H. 5, S. 4.
1016 Vgl. Kraushaar, Elmar: Keine Politisierung, in: *Siegessäule* 4 (1987), H. 7, S. 12–13, hier: S. 12; NN: Neuer BAH-Vorstand, in: *Siegessäule* 4 (1987), H. 8, S. 15.
1017 Vgl. Kraushaar: Keine Politisierung, S. 12–13.

waren insoweit nicht überraschend, als das Land Berlin sich mit der Berliner Linie als Gegenspieler der restriktiven Gauweiler'schen AIDS-Politik und als Verfechter des »liberalen AIDS-Konsenses« präsentieren wollte. Eine weitere Politisierung der AIDS-Hilfe und Nutzung von staatlichen Geldern auch für schwulenpolitische Forderungen ohne unmittelbaren Zusammenhang mit AIDS wurde jedoch dezidiert als Verstoß gegen den AIDS-Konsens gesehen, der aus Sicht des Senats die Akzeptanz der Berliner Linie schwächen könnte.

Obwohl die Auseinandersetzungen bezüglich rechtspolitischer Maßnahmen gegen Ende der 1980er Jahre abnahmen und sich infolge der Wiedervereinigung hin zu finanziellen Fragen verschoben, blieb das Spannungsfeld zwischen der Kooperation mit staatlichen Stellen und der politischen Vertretung der Hauptbetroffenengruppen für die Arbeit der AIDS-Hilfe prägend. Mehr noch als die BAH musste die DAH diese unterschiedlichen Ansprüche austarieren.

5.2.2 Die Deutsche AIDS-Hilfe zwischen Staat und Bewegung

Mit der Umwandlung in einen Dachverband vereinigte die DAH eine Vielzahl von unterschiedlichen Stimmen. Je mehr lokale AIDS-Hilfen, die aus ganz verschiedenen Kontexten entstanden, Mitglied in der DAH wurden, desto diverser wurden auch die Vorstellungen davon, was die Deutsche AIDS-Hilfe ausmachen sollte. Zusätzlich war (und ist bis heute) die Deutsche AIDS-Hilfe auf die Finanzierung durch staatliche Mittel angewiesen. Sie musste daher auch immer auf einen Ausgleich zwischen den Interessen der von ihr vertretenen Gruppen auf der einen Seite und der staatlichen Institutionen auf der anderen Seite achten.

Viele der in den lokalen AIDS-Hilfen stattfindenden Debatten übertrugen sich auch auf die Deutsche AIDS-Hilfe. Insbesondere die für die Berliner AIDS-Hilfe beschriebene Debatte um ihre Politisierung bzw. ihre Rolle als schwulenpolitische Organisation spiegelt sich auch auf Ebene der DAH wider. Zum Beispiel wandelte sich, wie in vielen lokalen AIDS-Hilfen, das eigene Selbstverständnis mit einem zunehmenden Fokus auf die Drogenhilfe. Ein konstantes Spannungsfeld war auch, Primärprävention und Sekundärprävention gegeneinander abzuwägen. Bei der Primärprävention geht es vor allem darum, zu verhindern, dass sich ein Mensch mit HIV ansteckt. Die Sekundärprävention hingegen hat zum Ziel, das Leben von Menschen mit HIV und AIDS zu verbessern. Damit einher ging die Frage, ob sich die Deutsche AIDS-Hilfe als Vertretung der Hauptbetroffenengruppen verstand oder als Vertretung von Menschen mit HIV und AIDS. Dies konnte durchaus Widersprüchliches bedeuten.

Wie schwierig die Zusammenarbeit mit staatlichen Stellen sein konnte, zeigen die Themen, die den zweiten Vorstand der Deutschen AIDS-Hilfe von 1985 bis 1987 (Jürgen Roland, Gerd Paul und Ian Schäfer) beschäftigten. Bereits das erste

Safer-Sex-Plakat, das mit Mitteln aus einem 1985 von Rosa von Praunheim organisierten Benefizkonzert finanziert wurde, verursachte Probleme beim Einwerben von öffentlichen Mitteln. Obwohl nur zwei nackte männliche Oberkörper abgebildet waren, wurde dies als Tabubruch angesehen. Die Assoziation mit bildlich dargestellter mann-männlicher Sexualität verursachte bei einigen Politiker*innen Vorbehalte hinsichtlich der Bewilligung von öffentlichen Mitteln. Auch die Ablehnung des HIV-Antikörper-Tests[1018] durch die Deutsche AIDS-Hilfe verursachte Spannungen mit staatlichen Institutionen.[1019]

Unter dem Eindruck der spätestens ab Frühjahr 1987 zunehmenden gesamtgesellschaftlichen Debatte um die AIDS-Prävention im Zusammenhang mit dem bayerischen Maßnahmenkatalog bezog auch die Deutsche AIDS-Hilfe mit dem Memorandum »Leben mit AIDS« Stellung. Dieses wurde maßgeblich von der Leiterin des AIDS-Präventionsreferats der DAH, Christa Brunswicker, mitentwickelt.[1020] Grundlegend für das Papier war die Diagnose, dass die Wahrnehmung von AIDS als eine gesamtgesellschaftliche Gefahr eine wichtige Ursache für die neu aufgeflammte Debatte über die Bekämpfung von AIDS sei und negative Konsequenzen für die Hauptbetroffenengruppen z. B. durch zunehmende Diskriminierung habe.[1021] Empirisch unterlegt wurde diese Diagnose mit dem Verweis darauf, dass es bisher kaum bekannte Fälle gebe, bei denen das HI-Virus durch heterosexuellen Sexualkontakt zwischen Personen, die keiner der Hauptbetroffenengruppen zugehörten, übertragen worden war.[1022]

Der vor allem auch von der Bundesregierung vorangetriebenen Botschaft »AIDS geht alle an«,[1023] die eine möglichst breite Aufmerksamkeit für AIDS und eine Umsetzung von präventivem Verhalten in allen Bevölkerungsgruppen erreichen sollte, wurde in dem Memorandum ein Fokus auf die Hauptbetroffenengruppen entgegengesetzt. Damit entwarf das Dokument nicht nur eine Gegenposition zu restriktiven AIDS-Politiken, sondern definierte auch den Präventionsbegriff neu. Weiterhin setzte die DAH auf Verhaltensprävention (insbesondere Safer Sex), wobei diese zielgruppenspezifischer werden und vor allem an die Diversität innerhalb der einzelnen Hauptbetroffenengruppen angepasst werden sollte. Die DAH beschrieb ihre Ausrichtung in der Verhal-

---

1018 Vgl. Kapitel 3 und 4.
1019 Vgl. Paul, Gerd: Politisch war alles, in: Deutsche AIDS-Hilfe (Hg.): Jahrbuch 2007/2008 der Deutschen AIDS-Hilfe e.V., Berlin 2008, S. A6–A10, A8–A9.
1020 Vgl. ebd., S. A10.
1021 Vgl. Deutsche AIDS-Hilfe e.V. (Hg.): Memorandum. Leben mit AIDS – Bestandsaufnahme und Perspektiven der AIDS-Bekämpfung in der Bundesrepublik Deutschland, Berlin 1987, S. 5–6.
1022 Vgl. ebd., S. 7.
1023 In ihrem Aufsatz arbeitet Magdalena Beljan die »Universalisierung des Risikos« durch die Bundesregierung anhand des von Rita Süssmuth veröffentlichten Buches *AIDS. Wege aus der Angst* (1987) heraus. Vgl. Beljan: »AIDS geht uns alle an!«.

AIDS-Hilfe zwischen schwuler Politisierung und Professionalisierung 275

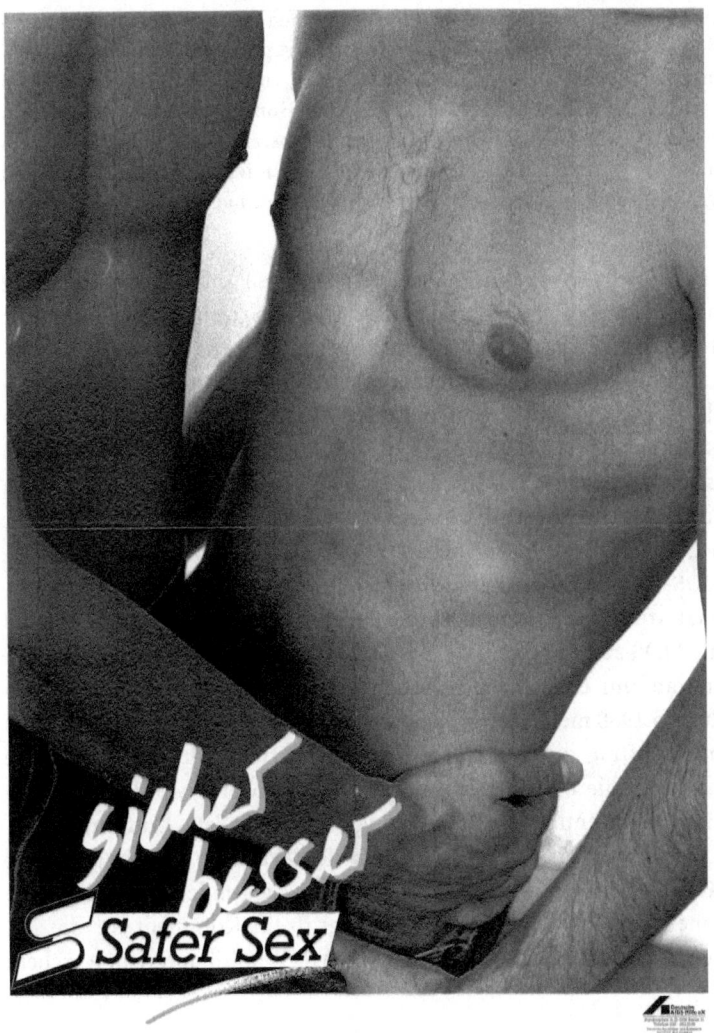

Abbildung 5: sicher besser – safer sex, Material Archiv der Deutschen AIDS-Hilfe (DAH)

tensprävention mit den Stichworten »Zielgruppenspezifität«, »Klarheit der Präventionsaussage«, »angemessene Sprache ohne falsche Tabus« und »Vermittlung an Orten, an denen möglicherweise risikoreiche Verhaltensweisen auftreten«.[1024] Das Dokument machte jedoch noch einen entscheidenden weiteren Schritt, indem es über die Vermittlung von konkreten Verhaltensweisen hinausging. Zur Prävention bei schwulen Männern hieß es:

1024 Deutsche AIDS-Hilfe e.V. (Hg.): Memorandum. Leben mit AIDS, S. 9.

»Die bisherigen Präventionsmaßnahmen der Deutschen AIDS-Hilfe haben dazu geführt, daß Homosexuelle die am besten informierte Gruppe sind. Durch die Notwendigkeit einer Verhaltensänderung, durch Krisen- und Trauerbewältigung und durch Diskriminierungstendenzen in der Gesellschaft stehen Homosexuelle aber unter einem besonderen psychischen Druck. Um die Präventionsbereitschaft dennoch auf dem erreichten Niveau zu halten, müssen persönliche und individuellere Beratungs- und Betreuungsmöglichkeiten ebenso geschaffen werden wie Angebote zur Selbstaktivierung und Selbsthilfe.«[1025]

Mit diesem Dokument führte die DAH also einen ersten Argumentationsstrang zur sogenannten Verhältnisprävention ein. Demzufolge reichte es nicht aus, nur sichere Verhaltensweisen zu vermitteln und an verantwortungsvolles Handeln zu appellieren, wie dies die Verhaltensprävention anstrebte. Die strukturell angelegte Verhältnisprävention hingegen zielte auf die Umstände, unter denen die Hauptbetroffenen von HIV/AIDS lebten.[1026] Die DAH legte damit die Grundlage für eine Ausweitung ihrer politischen Forderungen.[1027] Diese klangen bereits im weiteren Verlauf des Dokuments an, in dem z. B. der Abbau der »Marginalität der Betroffenen-Gruppen« gefordert wurde.[1028] Mit diesem Dokument schuf die Deutsche AIDS-Hilfe auch die Basis für ein eigenständigeres Auftreten gegenüber dem Staat, vor allem aber auch für die Forderung von Maßnahmen, die nur mittelbar mit AIDS zu tun hatten.

Das Memorandum erreichte eine erhebliche Aufmerksamkeit. Der DAH-Jahresbericht von 1988 meldete, dass eine zweite Auflage im Umfang von 10.000 Exemplaren in Auftrag gegeben worden sei und darüber hinaus auch etliche Nachdruckanfragen die DAH erreicht hätten.[1029] Gleichzeitig wurde das Dokument bei seiner Veröffentlichung vor allem von schwuler Seite kritisiert, insbesondere für die Abkehr von der Aussage, dass alle Menschen (gleich) gefährdet seien. Die Kommentator*innen befürchteten eine wachsende Diskriminierung von Betroffenengruppen.[1030] Im *Rosa Flieder* griff ein Kommentator die Befürchtung auf, dass auch abseits von Bayern die AIDS-Politik nur dem Anschein

---

1025 Ebd., S. 10.
1026 Entsprechende Forderungen fanden sich auch für Drogennutzer*innen, Strafgefangene und Sexarbeiter*innen. Vgl. ebd.
1027 Auf die Verschränkung zwischen Verhaltens- und Verhältnisprävention weist auch Sebastian Haus-Rybicki hin. Vgl. Haus-Rybicki: Eine Seuche regieren, S. 214, 229.
1028 Deutsche AIDS-Hilfe e.V. (Hg.): Memorandum. Leben mit AIDS, S. 13.
1029 Vgl. Deutsche AIDS-Hilfe e.V. (Hg.): Jahresbericht 1987/88, Berlin 1988, S. 8.
1030 Vgl. u. a. einen Kommentar in der Zeitschrift *Vor-Sicht* und einen offenen Brief des Mann-O-Meters an den Vorstand der Deutschen AIDS-Hilfe: Lenz, Michael: Kommentar: Eigentor, in: *Vor-Sicht* (1987), H. 12, S. 17; Dierks, Uwe: An den Vorstand der Deutschen AIDS-Hilfe, 6.7.1987, Schwules Museum, Bestand Treffen Berliner Schwulengruppen, Kiste 1.

nach liberal sei, und warf der DAH einen zu affirmativen Bezug auf diese Politik vor.[1031]

Trotz dieser vielen Ambivalenzen und Spannungsfelder trat die DAH wiederholt als schwulenpolitische und rechtspolitische Akteurin in Opposition zum Staat auf. Besonders deutlich agierte die DAH immer dann, wenn das von ihr vertretene Präventionskonzept bedroht oder eine Diskriminierung von Menschen mit HIV und AIDS zu befürchten war. Dies begann mit einer eindeutigen Positionierung gegen den HIV-Test und die damit verbundenen Möglichkeiten einer staatlichen Erfassung insbesondere von HIV-Positiven. In Reaktion auf den bayerischen Maßnahmenkatalog beteiligte sich die DAH an Demonstrationen und Aktionstagen. Dabei arbeitete sie auch – nicht immer konfliktfrei – mit dem Bundesverband Homosexualität zusammen.[1032] Mit der Herausgabe eines eigenen Rechtsratgebers 1988 wurde nicht nur Betroffenen die Möglichkeit geboten, sich selbst juristisches Wissen anzueignen und damit Handlungsmacht zu gewinnen. Es ging dabei auch um das Verbreiten einer eigenen Interpretation von für Menschen mit HIV und AIDS relevantem Recht.[1033]

Mit dem Verweis auf Verhältnisprävention trat die Deutsche AIDS-Hilfe immer wieder auch bei Themen, die mittelbar die Prävention von HIV-Übertragungen betreffen, in Auseinandersetzung mit dem Staat. Unter anderem forderte die DAH eine tolerantere Drogenpolitik.[1034] In Bezug auf schwulenpolitische Themen ist die Beteiligung an der Kampagne gegen den § 175 StGB, um die es im Folgenden gehen soll, ein besonders deutliches Beispiel.

5.2.3 Schwulenbewegte Rechtspolitik der AIDS-Hilfen: die § 175-Kampagne

Ab Ende der 1980er Jahre setzte sich die DAH zunehmend offensiv für die Abschaffung des § 175 StGB ein, der zu dieser Zeit in Westdeutschland noch immer ein höheres Schutzalter für sexuelle Kontakte zwischen Männern vorgab. Überraschend ist dies, weil es keinen unmittelbaren Zusammenhang zwischen HIV/AIDS und dem § 175 StGB gab. Obwohl der Paragraf jahrzehntelang Teil schwulenpolitischen Engagements war, war es daher zunächst nicht naheliegend, dass § 175 StGB Ende der 1980er Jahre im Kontext der AIDS-Politik verhandelt wurde. Dennoch wurde die DAH, die bei schwulenpolitischem Engagement

---

1031 Vgl. Gumbach, Detlef: Leben mit AIDS. Bemerkungen zum Memorandum der Deutschen AIDS-Hilfe, in: *Rosa Flieder* (1987), H. 55, S. 11. Vgl. Kapitel 4.2 zur Skepsis gegenüber der liberalen AIDS-Politik des Bundes und der meisten Länder.
1032 Vgl. Kapitel 3 und 4.
1033 Vgl. u. a. Deutsche AIDS-Hilfe e.V. (Hg.): AIDS und HIV im Recht. Ein Leitfaden, Bamberg 1991.
1034 Vgl. Deutsche AIDS-Hilfe e.V. (Hg.): Memorandum. Leben mit AIDS, S. 10.

häufig im Spannungsfeld mit staatlichen Akteuren und Finanzierung stand, Hauptakteurin bei den Protesten für seine Abschaffung. Dafür gab es drei Gründe, die ich im Folgenden näher erläutern werde: ein Wandel der Struktur der Deutschen AIDS-Hilfe, eine Veränderung im Präventionskonzept der DAH und die Festigung des liberalen AIDS-Konsenses.

Mit dem Beginn der Finanzierung der Deutschen AIDS-Hilfe aus Mitteln des Bundes 1985 konnte schnell eine Geschäftsstelle mit hauptamtlicher Belegschaft aufgebaut werden. Diese war neben dem Vorstand und der Mitgliederversammlung prägend für die Tätigkeiten des Vereins. Zunächst war das Referat »Drogen und Justizvollzug« als einziges spezifisch auf eine Betroffenengruppe zugeschnitten.[1035] Im August 1986 wurden dann als zusätzliche Referate »Prostitution« und »Homosexuelle« geschaffen und mit hauptamtlichen Mitarbeiter*innen besetzt.[1036] Damit waren die Hauptbetroffenengruppen jeweils durch ein eigenes Referat abgedeckt. Der erste »Homosexuellen-Referent« war mit Karl-Georg Cruse ein langjähriger Aktivist der Münchener Schwulenbewegung. Ab 1987 wurde der ebenfalls aus der Münchener Bewegung kommende Rainer Schilling als Sachbearbeiter im Referat eingestellt.[1037] Beide waren überzeugt, dass schwules Leben vor Ausgrenzung und Verbot geschützt werden müsse. Hierzu gehörte für beide auch die Abschaffung von § 175 StGB. Zudem ging es den beiden außerdem um eine positive Darstellung schwuler Sexualität in der Öffentlichkeit. Eine Einstellung, die sich nicht zuletzt in den von der Deutschen AIDS-Hilfe verwendeten Plakaten widerspiegelt.[1038]

Auch der bereits mit dem Memorandum »Leben mit AIDS« eingeschlagene Weg hin zur Verhältnisprävention hatte einen entscheidenden Einfluss darauf, dass sich die DAH mehr für schwulenpolitische Anliegen öffnete und eine Kampagne gegen § 175 StGB möglich wurde. Für das Präventionskonzept der DAH war Eigenverantwortung zentral.[1039] Der Fokus verschob sich nun aber hin zu der Frage, wie eigenverantwortliches Handeln sichergestellt werden konnte. Dementsprechend hieß es im Positionspapier zur Präventionsarbeit mit schwulen Männern aus dem Jahr 1989:

1035 Vgl. Deutsche AIDS-Hilfe e.V. (Hg.): Jahresbericht 1985/86, S. 69.
1036 Vgl. Deutsche AIDS-Hilfe e.V. (Hg.): Jahresbericht 86/87, Berlin 1987, S. 10.
1037 Vgl. Deutsche AIDS-Hilfe e.V. (Hg.): Jahresbericht 1987/88, S. 32.
1038 Vgl. Schilling, Rainer: Die Haut ist dünner geworden; das bleibt, in: *HIV&more* (2011), Sonderausgabe, S. 44–47, hier: S. 44.
1039 Nicht unerheblich war dabei die Stimme von Menschen mit HIV und AIDS, die zunehmend ein größeres Gewicht in der AIDS-Hilfe bekamen. Eine Konzentration auf Verhaltensprävention barg immer auch die Gefahr, dass Menschen mit HIV und AIDS selbst die Schuld an ihrer Infektion gegeben wurde. Als eine Organisation, die sich sowohl als Selbsthilfeorganisation von HIV/AIDS betroffenen Gruppen als auch als Selbsthilfegruppe von Menschen mit HIV und AIDS verstand, bestand hier ein Spannungsverhältnis. Der Fokus auf Eigenverantwortlichkeit konnte dieses Spannungsverhältnis auflösen.

»Schwule Männer werden sich nur dann und insoweit präventiv verhalten wie
- sie sich von AIDS bedroht fühlen
- sie informiert und aufgeklärt sind
- sie ihr eigenes Schwulsein annehmen
- sie in ihrem sozialen Umfeld als schwule Männer akzeptiert werden.«[1040]

Diese Aussage zur Ermöglichung von präventivem Verhalten wurde mit den Ergebnissen der vom Soziologen Michael Bochow im Auftrag der DAH 1987/88 durchgeführten Studie[1041] über schwule Männer und AIDS begründet und aus ihr abgeleitet.[1042] Dieses Präventionsverständnis war die Grundlage für die Unterstützung von Safer-Sex-Gesprächskreisen und Multiplikator*innentreffen, die Entwicklung von »sexpositiven« Safer-Sex-Materialien, aber auch das Eintreten für schwulenpolitische Themen, insbesondere die Streichung von Homosexualität aus dem Krankheitsregister der WHO und die Streichung des § 175 aus dem Strafgesetzbuch.[1043]

Diese Hinwendung zu schwulenpolitischen Themen erregte jedoch auch Widerspruch, der zeigt, wie ambivalent die Rollenzuschreibung der Deutschen AIDS-Hilfe innerhalb der Schwulenbewegung war. Andreas Salmen, der sowohl in der Schwulenbewegung aktiv war als auch auf verschiedenste Weise AIDS-Aktivismus betrieb, kritisierte diese Veränderung im Präventionsverständnis der Deutschen AIDS-Hilfe. Dabei bestritt er nicht die Notwendigkeit, »Maßnahmen der Verhältnisprävention, wie die rechtliche Gleichstellung Schwuler (z. B. Abschaffung des § 175 StGB), Anerkennung nicht-ehelicher Lebensgemeinschaften) und die Entdiskriminierung« zu verfolgen.[1044] Ihm standen diese Punkte jedoch zu sehr im Mittelpunkt des Papiers. An der Durchsetzung dieser Forderungen sei die Schwulenbewegung bereits in den letzten 20 Jahren gescheitert. Sie müssten daher langfristig und vor allem von der Schwulenbewegung verfolgt werden. Die Aufgabe der AIDS-Hilfe sei dagegen, kurzfristig Verhaltensände-

---

1040 Deutsche AIDS-Hilfe e.V.: Präventionsarbeit der D.A.H., in: *Deutsche AIDS-Hilfe Aktuell* (1989), H. Sept./Okt., S. 16–17.
1041 Bei der Bochow-Studie handelt es sich um die von der Deutschen AIDS-Hilfe in Auftrag gegebene und durch Michael Bochow durchgeführte Studie. Ziel der Studie war es, die Sexualität schwuler Männer im Kontext von HIV/AIDS zu erforschen. Bochhow begann 1987 mit der Verteilung der Fragebögen. Veröffentlich wurde die Studie im Jahr 1988. Vgl. Bochow, Michael: AIDS, wie leben schwule Männer heute? Bericht über eine Befragung im Auftrag der Deutschen AIDS-Hilfe, Berlin 1988.
1042 Auf die Bedeutung der Bochow-Studie für die Durchsetzung der Präventionsstrategie der Deutschen AIDS-Hilfe verwies auch Sebstian Haus-Rybicki. Vgl. Haus-Rybicki: Eine Seuche regieren, S. 221.
1043 Vgl. Deutsche AIDS-Hilfe e.V.: Präventionsarbeit der D.A.H., S. 16–17.
1044 Salmen, Andreas: Schwulenprävention. Noch lange nicht am Ziel, in: *Deutsche AIDS-Hilfe Aktuell* (1989), H. Sept./Okt., S. 22–23, hier: S. 23.

rungen im Sinne von »Verhaltensprävention« zu erreichen.[1045] Salmens Stimme blieb jedoch eine der wenigen aus der Schwulenbewegung, die das revidierte Präventionsverständnis der DAH kritisierte.

Die Änderung bzw. Ausdifferenzierung des Präventionsverständnisses war also eine wichtige interne Grundlage, die ein Eintreten der DAH für die Abschaffung des § 175 StGB möglich machte. Zusätzlich trugen externe Faktoren dazu bei. Wie Sebastian Haus-Rybicki zeigt, stabilisierte die Auseinandersetzung um den bayerischen Maßnahmenkatalog den liberalen AIDS-Konsens.[1046] Während, wie am Beispiel der Berliner AIDS-Hilfe gezeigt, im Verlauf des Jahres 1987 bezüglich offensiv vorgetragener schwulenpolitischer Forderungen noch Zurückhaltung geübt wurde, bestand in der Folge weniger Gefahr, dass eine solche Positionierung genutzt werden konnte, um liberale AIDS-Politik zu delegitimieren und somit die Finanzierung der DAH zu gefährden.

Eine weitere Stabilisierung des liberalen AIDS-Konsenses brachte die AIDS-Enquete-Kommission mit sich. Diese wurde infolge der Auseinandersetzung um den bayerischen Maßnahmenkatalog durch einen gemeinsamen Antrag von CDU/CSU, FDP und SPD eingerichtet.[1047] Auf ihre Arbeit und Bedeutung für die Forderungen der Schwulenbewegung geht das folgende Kapitel noch detaillierter ein. Sowohl der Zwischen- als auch der Endbericht der Kommission, die im Juni 1988 bzw. im Mai 1990 veröffentlicht wurden, forderte für eine effektive AIDS-Prävention bei schwulen Männern die Abschaffung von § 175 StGB.[1048] Damit bestand eine überparteiliche Grundlage für die DAH und die lokalen AIDS-Hilfen, eine Abschaffung des § 175 StGB zu fordern, die diese zudem in einen direkten Zusammenhang zur AIDS-Prävention stellte.

1988 nahm die DAH die Abschaffung des § 175 StGB in ihre Forderungen auf. Auf diese Weise konnte sie beim gemeinsam mit dem BVH organisierten AIDS-Aktionstag vom 4. Juni 1988 und im Rahmen des Welt-AIDS-Tages 1988 thematisiert werden. 1989 organisierte die DAH gemeinsam mit der AIDS-Hilfe Bonn und dem BVH eine Podiumsdiskussion mit Vertreter*innen der politischen Parteien zur Streichung des § 175 StGB.[1049] Mit dem Fall der Mauer, dem Prozess zur Wiedervereinigung und der drohenden Wiedereinführung des § 175 StGB in den neuen Bundesländern[1050] intensivierte die Deutsche AIDS-Hilfe ihre

---

1045 Vgl. ebd., S. 22–23.
1046 Vgl. Haus-Rybicki: Eine Seuche regieren, S. 210.
1047 Vgl. zur Einrichtung der AIDS-Enquete-Kommission Geene: AIDS-Politik, S. 150–151.
1048 Vgl. Enquete-Kommission: Zwischenbericht der Enquete-Kommission, S. 93; AIDS-Enquete-Kommission: Endbericht der Enquete-Kommission, S. 5, 77.
1049 Vgl. Deutsche AIDS-Hilfe e.V.: Präventionsarbeit der D.A.H., S. 16.
1050 In der DDR war 1968 der § 175 durch den § 151 ersetzt worden. Dieser setzte für gleichgeschlechtlichen Sex sowohl zwischen Frauen als auch zwischen Männern ein Schutzalter von 18 Jahren fest. Im Jahr 1988 wurde § 151 aus dem Strafgesetzbuch gestrichen. Vgl.

diesbezügliche Aktivität und wurde zur federführenden Akteurin der Abschaffungsbestrebungen. Die DAH verbreitete Demoaufrufe und startete eine Unterschriftenkampagne.[1051] Kapitel 6 zeichnet die Überschneidung zwischen dem Aktivismus zur Abschaffung von § 175 StGB und zur AIDS-Prävention detaillierter nach.

5.3 »Wir brauchen Macht!«

Die Entscheidung der Deutschen AIDS-Hilfe, nicht als schwulenpolitische Organisation zu fungieren, sondern sich als Interessenvertretung aller von HIV/AIDS betroffenen Gruppen zu verstehen und sich auf Aufklärungsarbeit zu konzentrieren, hinterließ eine Leerstelle in der politischen Interessenvertretung von schwulen Männern in Bezug auf AIDS-politische Themen. Wie in Kapitel 2 gezeigt, intensivierte sich jedoch erstens eine gegenüber schwulen Männern diskriminierende Berichterstattung und zweitens eine politische Diskussion über die Bekämpfung von AIDS, die für viele schwule Männer bedrohlich erschien, insbesondere im Deutungsrahmen der geistig-moralischen Wende im Zuge der Wahl Helmut Kohls zum Bundeskanzler.[1052] Unter schwulen Männern fand in der Folge ein intensiveres Nachdenken über die Möglichkeit statt, effektiv im medialen Diskurs Einfluss nehmen und politisch aktiv werden zu können. Schließlich wirkte, wie in Kapitel 4 gezeigt, zunehmend das Bundesseuchengesetz subjektivierend auf schwule Männer und bot so eine neue Grundlage für politische Mobilisierung. Im Mittelpunkt stehen im Folgenden die Versuche, das schwulenpolitische Engagement der bestehenden Gruppen in einem Bundesverband zu bündeln, sowie das parteipolitische Engagement insbesondere bei den Grünen. Es geht also zum einen darum, wie schwulenpolitische Mobilisierung in Form eines Verbandes institutionalisiert wurde, und zum anderen darum, wie schwulenpolitisches Engagement in eine Partei getragen wurde.

5.3.1 AIDS und die Gründung des Bundesverbandes Homosexualität

AIDS war ein wesentlicher Grund, warum in der zweiten Hälfte der 1980er Jahre nach gescheiterten Versuchen in den 1970er Jahren wieder über die Gründung einer nationalen Vertretung von schwulen Männern bzw. eine Verbandsstruktur

---

McLellan, Josie: Love in the Time of Communism. Intimacy and Sexuality in the GDR, Cambridge 2011, S. 117; Huneke: States of Liberation, S. 214.
1051 Vgl. u. a. Deutsche AIDS-Hilfe: Weg mit § 175!, in: *Deutsche AIDS-Hilfe Aktuell* (1990), H. Aug./Sept., S. 52.
1052 Vgl. hierzu Kapitel 2.3.

zur Bündelung schwulenbewegten Engagements nachgedacht wurde. Auf der in Kapitel 2 beschriebenen Veranstaltung »AIDS. Wie gehen wir Schwule damit um?« am 12. Dezember 1984 im Audimax der TU Berlin machte Matthias Frings einen Vorstoß. Als Beweggrund nannte Frings insbesondere die Sprachlosigkeit der deutschen Schwulenbewegung angesichts der durch den HIV-Test möglich gewordenen staatlichen Maßnahmen. Gerade die Bedrohung durch AIDS mache es notwendig, weiter offen schwul zu leben und gegebenenfalls Widerstand gegen staatliche Maßnahmen zu leisten. Schwule Männer bräuchten daher Macht, betonte Frings. Auch der *Spiegel* berichtete in einem längeren Text über AIDS in Westberlin über dieses Treffen und bemerkte, dass diesem Aufruf zwar Applaus, aber danach auch Schweigen gefolgt sei.[1053]

Frings' Impuls wurde von der Würzburger Schwulengruppe WÜHST (und der Würzburger Gruppe von Homosexualität und Kirche) aufgenommen. Anfang 1985 verschickte sie an die lokalen westdeutschen Schwulengruppen einen Aufruf zur Gründung eines bundesweiten Dachverbandes. Der Aufruf war mit dem Frings-Zitat »Was wir brauchen, ist Macht« überschrieben.[1054] Die Gruppe leitete die Notwendigkeit einer solchen Verbandsgründung ab aus der von ihr beobachteten »Sprachlosigkeit im Fall Kießling«[1055] sowie aus der Auseinandersetzung mit AIDS »und den damit verbundenen Diskriminierungen und Stigmatisierungen«. Zudem beobachtete die Gruppe, dass Medien bekannte schwule Persönlichkeiten ansprachen und deren Aussagen nutzten, um die Stimme von schwulen Männern zu repräsentieren. WÜHST urteilte dazu, dass so immer nur ein kleiner Ausschnitt der schwulen Community in den öffentlichen Fokus rücke.[1056] Aus der Diagnose der politischen Situation von schwulen Männern folgerte die Gruppe:

> »Wir Schwule müssen unsere Stärke als gesellschaftliche Gruppe in der Öffentlichkeit offenkundiger zeigen. Allein dadurch können wir die Möglichkeit vermehren unser Interesse politisch durchzusetzen.«[1057]

Zudem wurde die Notwendigkeit betont, auch bundespolitisch aktiv zu werden und hierfür entsprechend bundesweite Strukturen zu schaffen.[1058]

Der Aufruf zeigt, wie zentral die Auseinandersetzung mit HIV/AIDS für die Gründung eines Bundesverbandes schwuler Gruppen in der Bundesrepublik war.

1053 Vgl. Noack: Plötzlich stirbst du ein Stück weit, S. 180.
1054 Vgl. Wühst e.V./Homosexuelle in der Kirche: 1. Rundschreiben Bundesweite Schwulenorganisation »Was wir brauchen ist Macht«, 1985, Schwules Museum, Bundesverband Homosexualität (BVH), Nr. 3 – Koordinierungstreffen, S. 1–3.
1055 Vgl. Kapitel 2.3.3.
1056 Vgl. Wühst e.V./Homosexuelle in der Kirche: 1. Rundschreiben Bundesweite Schwulenorganisation, S. 1.
1057 Ebd.
1058 Vgl. ebd., S. 2.

Dabei spiegeln sich zwei Anrufungsprozesse im AIDS-bezogenen Subjektivierungsprozess von schwulen Männern wider. Wie in Kapitel 2 beschrieben, konzentrierte sich die mediale Berichterstattung über HIV/AIDS auf schwule Männer. Gleichzeitig wurden die Möglichkeiten der AIDS-Politik diskutiert, jedoch noch ohne sich konkret auf Maßnahmen des Bundesseuchengesetzes zu konzentrieren.[1059] Der Aufruf und die später tatsächlich erfolgte Gründung des Bundesverbandes Homosexualität ist somit auch das Resultat eines solchen Subjektivierungsprozesses. Denn dieser war die Basis für den Wunsch, kollektives Handeln zu ermöglichen und politische Positionen zu bündeln. Dazu gehörte auch, dass sich der Aufruf genau gegen die Anrufungen im Subjektivierungsprozess, also die mediale Berichterstattung und die politische Debatte, wandte und das Ziel vorgab, hier ein eigenes Narrativ einzubringen. Aufgrund der Entscheidung der Deutschen AIDS-Hilfe, sich nicht als dezidiert schwule bzw. schwulenpolitische Organisation zu präsentieren, konnte sie nicht als Plattform zur Mobilisierung auf Basis dieses Subjektivierungsprozesses genutzt werden.

Die Aktivität, die sich in der Folge des Aufrufs entfaltete, war beträchtlich. Von Oktober 1985 bis zur Gründungsversammlung im November 1986 fanden drei Koordinierungstreffen und sechs Fachtagungen zur Gründung statt. Eine große Anzahl an Gruppen reagierte auf den Aufruf, unterstützte ihn und war auf den verschiedenen Treffen präsent. Die Beteiligten versuchten sowohl eine geeignete Struktur zu finden als auch die inhaltlichen Kernpunkte zu bestimmen, hinter denen sich eine Mehrheit der beteiligten Gruppen versammeln konnte.[1060] Dabei meldeten sich jedoch auch Stimmen, die auf die Herausforderungen einer solchen Gründung hinwiesen. Wiederholt wurde an das Scheitern des bundespolitischen Schwulenaktivismus an der Beethoven-Halle[1061] erinnert und vor der Schwierigkeit gewarnt, einen gemeinsamen politischen Nenner zu finden.[1062]

1059 Vgl. Kapitel 2.3.2.
1060 Vgl. Wühst e.V.: 3. Rundschreiben Bundesweite Schwulen- und Lesbenorganisation, September 1985, Schwules Museum, Bestand Bundesverband Homosexualität (BVH), Nr. 3 – Koordinierungstreffen; Wühst e.V.: Bundesweite Schwulen- und Lesbenorganisation. 2. Koordinierungstreffen 21.–23. März, Köln, Februar 1986, Schwules Museum, Bestand Bundesverband Homosexualität (BVH), Nr. 3 – Koordinierungstreffen; NN: Gemeinsam sind wir stärker. In Köln wurde der Bundesverband Homosexualität gegründet, in: Du&Ich 19 (1987), H. 1, S. 18–20.
1061 Gemeint ist die Podiumsdiskussion in der Bonner Beethoven-Halle im Juli 1980. Organisiert von der Allgemeinen Homosexuellen Aktion waren Vertreter*innen der Parteien eingeladen worden, um im Vorfeld der Wahlen schwulenpolitische Themen zu diskutieren. Die Veranstaltung versank unter anderem durch das lautstarke Auftreten der Nürnberger Indiana Kommune und der Oranienkommune, zwei pädosexuelle Gruppen, im Chaos. Von vielen Aktivist*innen wurde dies als schweres Scheitern der Bewegung empfunden. Vgl. Huneke: States of Liberation, S. 139–140; Henze: Schwule Emanzipation und ihre Konflikte, S. 346–350, 354–359.

Im Verlauf dieses Prozesses einigten sich die beteiligten Aktivist*innen darauf, dass der neue Bundesverband sich – entgegen der ursprünglich angedachten Zusammenarbeit von Lesben und Schwulen – ausschließlich an schwule Männer bzw. an Gruppen mit schwulen Männern richten sollte.[1063] Besonders die thematische Fokussierung auf AIDS und das Sexualstrafrecht dürften diese Entscheidung forciert haben. In diesen Bereichen gab es wenige Überschneidungen mit der Frauen- und Lesbenbewegung. Anders formuliert waren schwule und lesbische Subjektivierungsprozesse so unterschiedlich, dass die verbindenden Elemente nicht ausreichten, um eine gemeinsame kollektive Identität zu bilden bzw. für gemeinsame politische Mobilisierung zu nutzen.

5.3.2 AIDS-Thesenpapier und Aktionen des Bundesverband Homosexualität

In seiner Studie zu AIDS-Prävention in der Bundesrepublik attestiert Sebastian Haus-Rybicki dem Bundesverband Homosexualität (BVH) zwar ein Interesse an AIDS, aber auch Schwierigkeiten, eine Position zur Thematik zu finden. Letztendlich sei dies auf Probleme zurückzuführen, AIDS in das existierende »schwulenpolitische Koordinatensystem« einzufügen.[1064] Auch wenn staatsfeindliche bzw. staatsskeptische Positionen im BVH durchaus eine entscheidende Rolle bei den Auseinandersetzungen um AIDS spielten, greift dieses Erklärungsmuster zu kurz und geht auch nicht auf den Wandel innerhalb des Bundesverbandes ein. Bereits der Gründungsimpuls deutete auf eine AIDS-spezifische Diskriminierung von schwulen Männern durch Politik und Medien hin, die eine Mobilisierung beförderte.

Darüber hinaus bildeten bis ins Jahr 1988 die Aktivitäten zu AIDS einen maßgeblichen Schwerpunkt der Arbeit des Bundesverbandes Homosexualität.[1065]

1062 Vgl. u. a. Richter, Burghard: Betr.: Eure Initiative zur Gründung einer bundesweiten Schwulenorganisation, 29.6.1985, Schwules Museum, Bestand Bundesverband Homosexualität (BVH), Nr. 3 – Koordinierungstreffen; Kraushaar, Elmar: Post aus Ippinghausen, in: *Siegessäule* 2 (1985), H. 7, S. 25; Hedeström, Peter: Die Macht am Rhein, in: *Siegessäule* 2 (1985), H. 10, S. 9; Salmen, Andreas: Macht, die wir nicht bekommen, in: *Siegessäule* 2 (1985), H. 10, S. 9.
1063 Vgl. Offermann, Bernd: Anmerkungen zur Diskussion eines neuen Schwulen- und Lesbenverbandes in der BRD, in: *Rosa Flieder* (1985), H. 44, S. 10–13; Offermann, Bernd: Ein breites Bündnis der Schwulen, in: *Rosa Flieder* (1985), H. 50, S. 6–7; Schiller, Heike: Lesben und Schwule gemeinsam!?, in: *Rosa Flieder* (1985), H. 44, S. 13–14.
1064 Vgl. Haus-Rybicki: Eine Seuche regieren, S. 291–294.
1065 Das BVH-eigene Aktivitätenprotokoll listete die Aktionen »Ausstellung falscher Gesundheitszeugnisse« am 1.6.1987, der »Spiegel-Protest Hamburg 88« am 5.2.1988, der »AIDS-Aktionstag 88« am 4.6.1988 und der Aktionstag »Schwule Gesundheit 95« am 25.5.1995. Darüber hinaus sind die Gründung der AG AIDS am 11.7.1987 und ein Vortrag auf der Mitgliederversammlung der Deutschen AIDS-Hilfe in Würzburg am 14.11.1987 ge-

Diese standen insbesondere im Zusammenhang mit möglichen Anwendungen des Bundesseuchengesetzes und des bayerischen Maßnahmenkatalogs gegen AIDS. Erst mit dem Abschwächen der Debatten um den bayerischen Maßnahmenkatalog und der damit einhergehenden Stärkung des liberalen AIDS-Konsenses, die Haus-Rybicki beschreibt, gingen auch die Aktivitäten des BVH zu AIDS zurück.

Die Arbeit an einem Positionspapier zu AIDS verdeutlicht, mit welchen Problemen der BVH in Bezug auf eine Positionsfindung konfrontiert war. Bereits kurz nach seiner Gründung entstand eine Arbeitsgruppe AIDS innerhalb des BVH. Aus dem Protokoll der zweiten Mitgliederversammlung des BVH im Oktober 1987 wird jedoch ersichtlich, dass es zwischen Vorstand und Arbeitsgruppe kaum Absprachen gab. Unter anderem stimmte der Vorstand die zahlreichen Aktionen im Kontext der Proteste gegen den bayerischen Maßnahmenkatalog inhaltlich nicht mit der Arbeitsgruppe ab. Folglich kritisierte der Beirat im Herbst 1987, dass es zu viele Aktionen und zu wenig inhaltliche Arbeit gegeben habe.[1066] Die inhaltliche Arbeit gestaltete sich jedoch sehr schwierig. Nach 1987 sank die Bereitschaft innerhalb des BVH, sich mit AIDS als Teil von schwuler Politik auseinanderzusetzen. Bereits auf der vierten Mitgliederversammlung im Herbst 1988 kam eine entsprechende Arbeitsgruppe während der Tagung nicht zustande.[1067] Hier spiegelt sich die in Kapitel 4 beschriebene nachlasslassende mobilisierende Wirkung des Bundesseuchengesetzes und des bayerischen Maßnahmenkatalogs wider.

Das bedeutete jedoch zunächst nicht, dass die Auseinandersetzung mit HIV/AIDS im BVH am Ende war. Zwar flachte die Aktivität des BVH zu diesem Thema im Laufe des Jahres 1988 ab und kam 1989 praktisch zum Erliegen. Die Diskussion fand nun aber vermehrt intern statt. Weiterhin herrschte die Überzeugung vor, dass die Auseinandersetzung mit HIV/AIDS ein wichtiges Thema für schwule Männer sei. Öffentliche Auseinandersetzungen, wie der in Kapitel 4 beschriebene Boykott der Studie Martin Danneckers,[1068] verdeutlichen, dass es

---

listet. Vgl. Rimmele, Harald: Projekte/Ergebnisse (thematisch), Schwules Museum, Bestand Bundesverband Homosexualität (BVH), Nr. 1 – Grundsätzliches, S. 28. Darüber hinaus gab es, eine ganze Reihe von weiteren Tätigkeiten, welche nicht in der Übersicht gelistet sind. Dies war unter anderem die Beteiligung an den Demonstrationen gegen den Maßnahmenkatalog, die Unterstützung Linwood B.s oder die Schaffung des Rechtshilfefonds. Vgl. Kapitel 3 und 4.

1066 Vgl. NN: Protokoll der Mitgliederversammlung des BVH vom 23.10–25.10.87, 25.10.1987, Schwules Museum, Bestand Bundesverband Homosexualität (BVH), Nr. 10a – Mitgliederversammlung.

1067 Erschwerend kam hinzu, dass die Berichte über die Aktionen im Jahr 1988 nicht vorlagen und damit die Diskussionsgrundlage fehlte. Vgl. Protokoll der 4. Ordentlichen Mitgliederversammlung in München, 15.–16.10.1988, Schwules Museum, Bestand Bundesverband Homosexualität (BVH), Nr. 10b – Mitgliederversammlung.

1068 Vgl. Kapitel 4.3.3.

innerhalb des BVH, abgesehen von der Ablehnung strikter seuchenpolitischer Maßnahmen, kein geteiltes Verständnis davon gab, welches die beste AIDS-Präventionspolitik wäre und wie schwulenpolitisches Engagement im Bereich AIDS aussehen sollte. Mit Seyfert und Giesen gefasst blieben die Debatten um HIV/AIDS und Präventionsstrategien Teil der kollektiven Identität schwuler Männer.

Neuen Schwung in die inhaltliche Debatte des BVH brachten die Theorien des in den USA arbeitenden Molekularbiologen Peter Duesberg,[1069] der sich im Laufe der 1990er Jahre zu einem der wirkmächtigsten AIDS-Leugner entwickeln sollte. Die von Duesberg ausgelöste Debatte wurde zunächst in verschiedenen Bewegungszeitschriften geführt. In einem 1987 in der Zeitschrift *Cancer Research* veröffentlichten Artikel hatte Duesberg den Zusammenhang zwischen einer HIV-Infektion und dem Ausbruch von AIDS-Erkrankungen bestritten.[1070] Vielmehr sei AIDS das Resultat einer westlichen Lebensweise,[1071] von Drogennutzung bzw. von den ab 1987 erfolgenden Behandlungen mit Azidothymidin (AZT)[1072]. In afrikanischen Ländern wiederum seien schlechte Lebensbedingungen, Unterernährung und Parasiteninfektionen ursächlich.[1073] Duesbergs Thesen und die darum entstehenden Debatten in der US-amerikanischen Schwulenbewegung wurden im Frühjahr 1988 vom AIDS-Aktivisten Andreas Salmen in einem Artikel in der *Siegessäule* aufgegriffen. Dabei wies er auf die Gefahren der Aussagen Duesbergs hin, gestand aber zu, dass die Nebenfaktoren, die eine AIDS-Erkrankung begünstigten, in der medialen Auseinandersetzung und der medizinischen Forschung bisher zu kurz gekommen seien.[1074]

Entscheidender Akteur für die Rezeption von Duesbergs Thesen im deutschsprachigen Raum und vor allem in der Schwulenbewegung war der

---

1069 Peter Duesberg (*1936) ist ein deutsch-amerikanischer Molekular- und Zellbiologe. Er spezialisierte sich zunächst auf krebserregenden Retroviren. Ende der 1980er-Jahre wurde er wegen seinen Publikationen bekannt in denen er den Zusammenhang zwischen HIV-Infektion und AIDS-Erkrankung bestritt. Vgl. Geene: Aids-Politik, S. 309.
1070 Vgl. Duesberg, Peter H.: Retroviruses as Carcinogens and Pathogens. Expectations and Reality, in: *Cancer Research* 47 (1987), H. 5, S. 1199–1220.
1071 Daher verhandelte der BVH die Duesberg-Thesen zum Teil auch unter dem Stichwort »Lifestyle-Debatte«.
1072 Auch bekannt unter den Namen Zidovudin. AZT wurde in den 1960er Jahren als Krebsmittel entwickelt. Es war das erste Mittel bei dem eine antiviralen Wirkung auf das HI-Virus nachgewiesen werden konnte. in der Regel entwickelte das HI-Virus jedoch im Verlauf der Behandlung eine Resistenz. Vgl. Arastéh/Simon: Entwicklung der therapeutischen Möglichkeiten bei der HIV-Infektion, S. 81.
1073 Vgl. Baldwin: Disease and Democracy, S. 22; Epstein, Steven: Impure Science. AIDS, Activism, and the Politics of Knowledge, Oakland, CA 1996, S. 133–137.
1074 Vgl. Salmen, Andreas: HIV nicht der AIDS-Auslöser?, in: *Siegessäule* 5 (1988), H. 5, S. 14–15.

Bioethiker Udo Schüklenk.[1075] Dieser hatte im Juli 1988 in der Zeitschrift *Vor-Sicht* auf Basis der Duesberg'schen Thesen eine Kritik an der aktuellen AIDS-Forschung und AIDS-Prävention formuliert. Auf seine Veröffentlichungen bezogen sich im Folgenden auch Akteure aus der Schwulenbewegung und er wurde aktiv in die Debatten innerhalb des BVH einbezogen. Im *BVH-Magazin* vom Februar 1989 fasste er seine Position noch einmal zusammen. Seine auf der Verneinung eines Zusammenhangs zwischen HIV-Infektion und AIDS-Erkrankung basierende Kritik konzentrierte sich auf drei Bereiche: Forschungsethik, Präventions- und Behandlungsstrategien. In seiner Argumentation führe dieser Zusammenhang zu einer Rechtfertigung von »Menschenversuchen«[1076] und Gentechnik in der Therapieforschung. Zudem kritisierte Schüklenk die Nutzung von AZT, die er als »Mord« an den Patient*innen bezeichnete. In den Präventionsstrategien sah er wiederum eine mechanistische Kontrolle schwuler Lebensweisen, die sich vor allem in Safer Sex, aber auch der Erforschung von schwulem Sexualverhalten ausdrücke.[1077] An diesem Punkt setzte auch die Rezeption in den Schwulengruppen an, da sich Anknüpfungspunkte zu ihren Diskurspositionen in Bezug auf Safer Sex[1078] und die Ablehnung staatlicher sowie in einigen Fällen wissenschaftlicher Erfassung von Daten fanden[1079].

Zunächst versuchte die Bremer Schwulengruppe Rat und Tat auf Grundlage der Thesen Duesbergs schwulenpolitische Forderungen zu AIDS neu zu formulieren. Hierzu verfasste sie ein mehrseitiges Memorandum. Ausgangspunkt ihrer Überlegungen war, dass sie in den Zielen der staatlichen Präventionspolitik eine Argumentationsgrundlage für die Durchsetzung seuchenpolitischer Zwangsmaßnahmen sah. Entsprechend formulierte die Gruppe:

> »Das Versprechen, die Gesundheitsgefahr durch Prävention völlig bannen zu können, produziert [...] eine gefährliche Erwartungshaltung, in deren Folge seuchenpolitische Zwangsmaßnahmen unausweichlich sein werden. Uns geht es stattdessen darum, AIDS als eines von vielen Lebensrisiken akzeptieren zu lernen. Dann erst werden wir in der Lage sein, entsprechende Strategien gegen die Bedingungen einer erhöhten Infektionsempfänglichkeit und Erkrankungsbereitschaft zu entwickeln.«[1080]

1075 Udo Schüklenk ist Professor für Bioethik an der Queens University in Ontario, Kanada.
1076 Dieser Vorwurf bezieht sich auf den Versuch, auch mit bereits für andere Erkrankungen entwickelte Medikamente eine HIV-Infektion zu behandeln. Die in diesem Zuge vorgenommenen klinischen Studien als »Menschenversuche«.
1077 Vgl. Schüklenk, Udo: Schwule und AIDS, in: *BVH Magazin* 3 (1989), H. 1, S. 5-7, hier: S. 5-6.
1078 Vgl. Kapitel 3.1.
1079 Vgl. Kapitel 4.2 und 4.3.
1080 Rat und Tat Zentrum für Homosexuelle (Hg.): Memorandum. Mit AIDS als Risiko leben lernen. Ein Modell für Bremen, in: *BVH Magazin* 3 (1989), H. 3, S. 32-37, hier: S. 32.

Das Memorandum ging jedoch noch deutlich weiter. Ein großer Teil des Textes stellte den direkten Zusammenhang zwischen einer HIV-Infektion und einer AIDS-Erkrankung infrage. Die Aktivist*innen beriefen sich hierzu auf sich zum Teil widersprechende Texte. Zum einen bezogen sie sich auf Veröffentlichungen, die weitere Faktoren neben einer HIV-Infektion für den Ausbruch von AIDS betonten. Zum anderen verwiesen sie auf die Veröffentlichungen von Peter Duesberg, der eine Verbindung zwischen HIV-Infektion und AIDS-Erkrankung grundsätzlich in Abrede stellte.[1081] In ihren Schlussfolgerungen bewertete die Bremer Gruppe eine auf Unterbrechung der Infektionsketten ausgerichtete Präventionsarbeit, und damit auch die Safer-Sex-Kampagnen, als problematisch. Diese Art der Präventionsarbeit wecke eine Erwartungshaltung, dass kompletter Schutz möglich sei. Letztlich führe dies zur Legitimierung von »seuchenpolitischen Überwachungsmaßnahmen«.[1082] Als Alternative stellte die Gruppe ein Konzept vor, in dem weniger konkrete Schritte zur Vermeidung der Übertragung von HIV im Fokus standen als vielmehr die Akzeptanz der eigenen Sexualität. Zugrunde lag die Annahme, dass die individuellen Lebensbedingungen einen entscheidenden Einfluss auf die Erkrankung an AIDS hätten. Zu den eigenen Vorschlägen hieß es:

> »Homosexuellen muß es deshalb ermöglicht werden, sich in einer menschenwürdigen Atmosphäre kennenzulernen (z. B. in unserem Vereinscafé), wo nicht nur Kondome bereitgehalten werden, sondern auch in Gesprächsgruppen (z. B. jeden Montag in unserer offenen Gesprächsgruppe) gemeinsam erotisches Fühlen und Erleben besprochen werden kann. [...] Der Prozess des ›Coming-out‹, des Herauskommens aus der eigenen Isolation ist daher eines der wesentlichen Ziele unserer Beratungs- und Gruppenarbeit und somit bedeutsam für die Vermeidung von Infektion und Erkrankung.«[1083]

Ihr Memorandum schlossen die Bremer Aktivist*innen mit einer Forderung nach der Stärkung und finanziellen Unterstützung von Selbsthilfegruppe der von AIDS am meisten betroffenen Gruppen.[1084]

Das Papier der Bremer Gruppe griff Überzeugungen und Linien wieder auf, die bereits in den Safer-Sex-Debatten genutzt wurden. Darunter war die Position, dass Safer Sex den Charakter schwuler Sexualität (zum Negativen) veränderte. Mit dieser Aussage wurde die Vielfalt gelebter schwuler Sexualität dem Praktizieren von Safer Sex gegenübergestellt. Bestimmend für das Bremer Memorandum war jedoch, dass der vor allem in der ersten Hälfte der 1980er Jahre verbreitete Zweifel am Zusammenhang zwischen HIV-Infektion und AIDS-Erkrankung durch den

---

1081 Vgl. ebd., S. 33.
1082 Vgl. ebd., S. 35.
1083 Ebd., S. 36.
1084 Vgl. ebd.

Verweis auf Duesbergs Thesen neu aufgegriffen wurde. Auf dieser Grundlage sollten die Lebensbedingungen schwuler Männer und deren Verbesserung durch Selbstakzeptanz und Reduktion von Diskriminierung wieder in den Fokus gerückt werden. Eine AIDS-Prävention müsse sich daher im Kern mit der Verbesserung der Lebensumstände der zu den Hauptbetroffenengruppen gehörenden Menschen und nicht mit der Verhinderung der Übertragung von HIV/AIDS beschäftigen. Indem die Autor*innen des Memorandums Seuchenrecht als etwas präsentierten, das in letzter Konsequenz immer dann zur Anwendung kommt, wenn die Verhinderung der Weitergabe des HI-Virus im Mittelpunkt einer Präventionsstrategie steht, positionierten sie das »Bremer Modell« als einzige Alternative. Selbst eine auf Safer Sex ausgerichtete Prävention stand damit unter Verdacht, staatliche Repression voranzutreiben. Zudem versuchte der Text so, eine breit geteilte Ablehnung gegen die Anwendung von seuchenrechtlichen Bestimmungen für den eigenen Ansatz zu nutzen.

Mit der Forderung nach einer Verbesserung der Lebenssituation von schwulen Männern sowie nach besseren Beratungs- und Betreuungsangeboten unterschied sich das Memorandum jedoch nicht von dem, was ebenfalls spätestens ab 1989 in den AIDS-Hilfen als Verhältnisprävention diskutiert wurde. Der große Unterschied bestand in der Anzweiflung eines wissenschaftlichen Konsenses über den Zusammenhang zwischen HIV-Infektion und AIDS-Erkrankung durch die Bremer Gruppe. Damit wurde auch Safer Sex als zentrales Präventionswerkzeug in der AIDS-Politik delegitimiert. Bemerkenswerterweise bezogen sich auf Duesberg auch konservative und reaktionäre Akteur*innen, die ebenfalls in schwulen Lebensweisen eine Ursache für AIDS verorteten. Jedoch ging es ihnen nicht um die Emanzipation schwuler Männer, sondern im Gegenteil um die Durchsetzung eines konservativen Gesellschaftsentwurfs.[1085]

Als deutlichster Kritiker an der Rezeption der Duesberg'schen Thesen innerhalb der Schwulenbewegung positionierte sich AIDS-Aktivist und BVH-Beiratsmitglied Andreas Salmen. Zunächst hatte er in einem Artikel in der *Siegessäule* im Mai 1988 noch die Thesen Duesbergs wiedergegeben, ohne auf die Problematiken einzugehen. Stattdessen hatte er den Artikel genutzt, um auf die Gefahren des HIV-Tests und die Notwendigkeit, die AIDS-Forschung voranzutreiben, um tatsächlich Erkrankten helfen zu können, hinzuweisen.[1086] In den folgenden Monaten änderte Salmen jedoch seine Position, wobei er weiterhin die Notwendigkeit der Erforschung von Ko-Faktoren für eine AIDS-Erkrankung neben einer HIV-Infektion betonte.[1087] In seinem programmatischen Text

---

1085 Vgl. Baldwin: Disease and Democracy, S. 249–250.
1086 Vgl. Salmen: HIV nicht der AIDS-Auslöser?, S. 14–15.
1087 Vgl. U, Wolf/Salmen, Andreas: Was wir über AIDS alles nicht wissen, in: *Siegessäule* 5 (1988), H. 9, S. 35.

»Endlich aus der Opferrolle herauskommen«, der in der *Siegessäule*, im *Rosa Flieder* und im *BVH-Magazin* erschien, vertrat er die These, dass die Beschäftigung mit AIDS ein zentrales Thema der schwulen Emanzipation sein müsse.[1088] Einen längeren Abschnitt widmete er auch Duesbergs Thesen, die er nun als wissenschaftlich nicht haltbar und ideologisch sowie als problematisch für die schwule Emanzipation kritisierte. Er sah in ihnen ein reaktionäres Weltbild mit wissenschaftlichem Anstrich. Die Duesberg'schen Thesen würden zu einer Entsolidarisierung zwischen schwulen Männern entlang der Linie promisk/ monogam und im Verhältnis zu anderen Betroffenengruppen führen.[1089]

Nachdem Duesberg seine These auch in der von Peter Gauweiler herausgegebenen *AIDS-Forschung* veröffentlichen durfte[1090] und anschließend in den wissenschaftlichen Beirat der Zeitschrift aufgenommen wurde, intervenierte Salmen ein weiteres Mal in der *Siegessäule*.[1091] Den Vorwurf der Nutzung der Duesberg'schen Thesen von konservativer Seite zur Durchsetzung eines reaktionären Gesellschaftsentwurfs unterlegte er nun mit dem Verweis, wie diese Thesen über Monate durch die *Bild* verbreitet worden seien. Zudem kritisierte er die Argumentation Schüklenks und insbesondere seine Ablehnung von Safer-Sex-Maßnahmen. Salmen erklärte Duesbergs Popularität auch bei schwulen Männern vor allem damit, dass viele glauben wollten, dass alles doch nicht so schlimm werde. Für Menschen mit HIV seien die Thesen attraktiv, da sie ihnen die Hoffnung geben würden, dass ein positiver HIV-Test keinem Todesurteil mehr gleichkomme, solange ein Wandel des Lebensstils z. B. durch Verzicht auf Drogen- und Alkoholkonsum erfolge. Gerade hierin, so Salmen, stellten Duesbergs Thesen eine tödliche Gefahr dar. So könne der Glaube an sie zum Verzicht auf Safer Sex führen.[1092] Salmen machte in diesem und noch weiteren Texten, mit denen er sich an der Debatte beteiligte, deutlich, dass er in den Duesberg'schen Thesen zunehmend eine Gefahr für den Umgang mit HIV/AIDS in der schwulen Bewegung sah. Er selbst plädierte entschieden dafür, nur auf der Grundlage von seriöser wissenschaftlicher – auch sozialwissenschaftlicher – Forschung zu argumentieren und weiterhin auf Solidarität der schwulen Männer untereinander

---

1088 Vgl. Salmen, Andreas: Endlich aus der Opferrolle herauskommen, in: *Siegessäule* 6 (1989), H. 1, S. 22-23; Salmen, Andreas: Endlich aus der Opferrolle herauskommen!, in: *BVH Magazin* 3 (1989), H. 1, S. 7-8; Salmen, Andreas: Endlich aus der Opfer-Rolle herauskommen. Die Geschichte des Verhältnisses der Schwulenbewegung zu AIDS ist die Geschichte von Verdrängung und einer Kette von Versäumnissen, in: *Rosa Flieder* (1989), H. 63, S. 12-13.
1089 Vgl. ebd., S. 22.
1090 Vgl. Duesberg, Peter H.: HIV und AIDS. Korrelation, aber nicht Ursache, in: *AIDS-Forschung* 4 (1989), H. 3, S. 115-126.
1091 Vgl. Salmen, Andreas: Der Scharlatan findet seine Jünger, in: *Siegessäule* 6 (1989), H. 6, S. 18-19.
1092 Vgl. ebd., S. 19.

und mit den anderen Hauptbetroffenengruppen als Grundlage für jegliche weitere Emanzipation zu setzen.

Die Rezeption Duesbergs war neben den Ergebnissen der Bochow-Studie der entscheidende Faktor zur Neubelebung der Debatte über die AIDS-Politik des BVH. Zur Beiratssitzung im Dezember 1988 wurde Udo Schüklenk eingeladen, um Duesburgs Thesen vorzustellen. Zudem waren mit Bodo Mende und Friedrich Baumhaar auch Vertreter der Deutschen AIDS-Hilfe an der Diskussion beteiligt.[1093] In der folgenden Mitgliederversammlung im März 1989 in Frankfurt am Main kam auch wieder eine Arbeitsgruppe zum Thema AIDS zustande. Als Diskussionsgrundlage für die Arbeitsgruppe reichte das BVH-Vorstandsmitglied Dieter Telge eine Auswertung der Bochow-Studie ein. Zudem gab es einen Entwurf für ein Positionspapier von Wolfram Setz. Schließlich stellten Jörg Hutter und Ingo Schneider das im »Rat und Tat«-Zentrum in Bremen entwickelte Papier zur Diskussion. Letzteres bildete auch die Grundlage für die Diskussionen. Weitgehende Übereinstimmung bestand in der Arbeitsgruppe darin, dass das Präventionsverständnis erweitert und vor allem die Lebensumstände von schwulen Männern verbessert werden müssten. Jedoch gab es in Bezug auf Safer Sex deutlichen Dissens. Hier standen sich die in Kapitel 3 vorgestellten Diskurspositionen zu Safer Sex gegenüber: Einige der Teilnehmer der Arbeitsgruppe argumentierten, dass Safer Sex eine schwule Norm werden müsse, andere sahen in einem solchen Normierungsprozess ein Einfallstor für staatliche Intervention.[1094]

Der im Frühjahr 1989 neukonstituierte BVH-Beirat nahm diesen Diskussionsstand auf und startete einen neuen Versuch, ein Positionspapier zu HIV/AIDS für den Verband zu formulieren. Er beauftragte einige seiner Mitglieder sowie einen externen Experten, Papiere zu unterschiedlichen Teilbereichen zu erarbeiten: Jörg Hutter aus Bremen zum Verhältnis Schwulenbewegung und AIDS-Hilfen, Frank Laubenburg zu Präventionspolitiken und Andreas Salmen zu »politischen Forderungen und Strategien des BVH in der AIDS-Politik«. Als Externer sollte Udo Schüklenk für den Themenbereich AIDS-Forschungspolitik angesprochen werden.[1095]

1093 Das Protokoll der 7. Beiratssitzung 10.–11.12. in Köln ist nicht überliefert. Es existiert jedoch ein Bericht im BVH-Magazin. Vgl. Meyer, Dirk: Life Style aus dem Beirat, in: *BVH Magazin* 3 (1989), H. 1, S. 2–4.
1094 Vgl. Protokoll der AG »AIDS«, 5.3.1989, Schwules Museum, Bestand Bundesverband Homosexualität (BVH), Nr. 11 – Regionalgruppen, Regionaltreffen, Arbeitsgruppen, Arbeitskreise.
1095 Vgl. Meyer, Dirk: BVH-Beiratssitzung 21.04.–23.04.89 / Konstituierende Sitzung nach der Wahl des neuen Beirates / Tagungshaus Waldschlößchen, 23.4.1989, Schwules Museum, Bestand Bundesverband Homosexualität (BVH), Nr. 8 – Vorstand, Beirat, Kuratorium.

Die folgende Beiratssitzung im Juli 1989 in Köln stellte schließlich die Weichen für das Positionspapier. Andreas Salmen war persönlich anwesend und konnte in die Debatte intervenieren. Jörg Hutter hingegen war verhindert. Als Grundlage dienten das Positionspapier »Schwule und AIDS« der Deutschen AIDS-Hilfe, der Entwurf von Wolfram Setz, ein Entwurf von Andreas Salmen und Michael Fischer sowie ein von Jörg Hutter verfasstes Dokument. Der Beirat entschloss sich, das DAH-Positionspapier und den Text von Salmen und Fischer als Textbasis zu verwenden. Laut Protokoll sollten auch Ideen aus Hutters Text mit aufgenommen werden.[1096]

Die Orientierung am DAH-Positionspapier wurde auch auf der Mitgliederversammlung im November 1989 in Hamburg weiterverfolgt. In der dort zusammengekommenen Arbeitsgruppe AIDS wurde die Übernahme von Teilen des DAH-Positionspapiers begrüßt. Darüber hinaus sprachen sich die Beteiligten für eine schwule Perspektive und die Betonung schwuler AIDS-Arbeit, zum Beispiel im Mann-O-Meter in Westberlin oder im Rat und Tat in Bremen, aus. Als Zugeständnis an die Duesberg-Anhänger wurde die Forderung angefügt, dass der »Komplex ›Schwule / AIDS / Medizin / Wissenschaft‹ kritisch beleuchtet werden sollte und insbesondere ein wissenschaftskritischer Ansatz einzubringen« sei.[1097]

Im April 1990 konnte der BVH auf seiner Mitgliederversammlung in Hannover das Positionspapier beschließen.[1098] Dieses gliederte sich in die drei Bereiche »Bundesdeutsche AIDS-Politik«, »Schwule und AIDS« und »Schwule Sexualität und AIDS« sowie einen vierten Teil mit Forderungen. Die staatliche AIDS-Politik wurde vor allem für ihren Fokus auf sexuelle Treue, die Zentralität des HIV-Tests und die Nähe zur medizinischen Forschung kritisiert.[1099] Die Abschnitte, die sich explizit mit schwulen Belangen beschäftigten, konzentrierten sich vor allem auf einen Blick in die Community. Betont wurde auch hier die Notwendigkeit der Verhältnisprävention bzw. der (Selbst-)Akzeptanz schwuler Lebensweisen für eine effektive AIDS-Prävention. Zudem wurde für die Akzeptanz unterschiedlicher schwuler Lebensweisen und verschiedener Formen, Sexualität zu leben, plädiert. Zwar betonte der Text die Wichtigkeit von Safer Sex zur Verhinderung von HIV-Übertragungen, problematisierte aber auch, welche Einschränkungen das für ein unbeschwertes Ausleben von Sexualität bedeuten

---

1096 Vgl. NN: BVH-Beiratssitzung vom 8.–9.7.1989 in Köln, 9.7.1989, Schwules Museum, Bestand Bundesverband Homosexualität (BVH), Nr. 8 – Vorstand, Beirat, Kuratorium, S. 2.
1097 Vgl. Meyer, Dirk: Protokoll der Arbeitsgruppe AIDS auf der BVH-MV vom 10./11.11.89 in Hamburg, 11.11.1989, Schwules Museum, Bestand Bundesverband Homosexualität (BVH), Nr. 10b – Mitgliederversammlung.
1098 Vgl. NN: Protokoll der 7. ordentliche Mitgliederversammlung des BVH, Hannover, 21./22. April 1990, 22.4.1990, Schwules Museum, Bestand Bundesverband Homosexualität (BVH), Nr. 10c – Mitgliederversammlung.
1099 Vgl. Bundesverband Homosexualität: Schwule und AIDS, in: *BVH-Magazin* 4 (1990), H. 3, S. 7–12, hier: S. 7–8.

würde.[1100] Aus diesen Abschnitten wurden jedoch keine konkreten Forderungen hergeleitet. Diese blieben auf auch von der Deutschen AIDS-Hilfe vertretene Positionen beschränkt, also die Solidarität mit Menschen mit HIV und AIDS, die Ablehnung des HIV-Antikörpertests als zentrales Präventionsinstrument sowie eine bessere Forschungsförderung zu AIDS.[1101]

5.3.3 Interne Auseinandersetzung im Bundesverband Homosexualität und Abkehr von AIDS

Bezeichnenderweise markierte die Verabschiedung des Positionspapiers auch den Endpunkt der Beschäftigung des BVH mit AIDS, was mit Dynamiken sowohl innerhalb als auch außerhalb des BVH zu tun hatte. Wichtigster äußerer Faktor war die Konsolidierung des liberalen AIDS-Konsenses. Paradoxerweise hatten gerade die Vorstöße der Bayerischen Staatsregierung den liberalen AIDS-Konsens stabilisiert, so die These von Sebastian Haus-Rybicki.[1102] Die liberale AIDS-Politik wiederum war trotz der Betonung von sexueller Treue und HIV-Test als zentralen Elementen der Präventionsstrategie in der schwulen Community und Bewegung nicht kontrovers genug, um schwulenpolitisch großes Mobilisierungspotenzial freizusetzen. Zudem fehlte, nachdem Peter Gauweiler infolge der Kabinettsumbildung in Bayern im Oktober 1988 die Zuständigkeit für den Themenbereich HIV/AIDS entzogen worden war, die zentrale Figur einer restriktiven und für viele bedrohlichen AIDS-Politik. Schließlich setzte mit der Verfügbarkeit von ersten Therapieansätzen mit Medikamenten wie AZT und ddI ab 1987 bzw. 1991[1103] in der schwulen Community und Bewegung auch eine Neubewertung des HIV-Tests ein.

Entscheidend waren aber auch Prozesse, die sich innerhalb des BVH abspielten und zu einer massiven Verengung des vom BVH bearbeiteten Themenfelds führten. Ab Ende der 1980er Jahre fand ein intensiver Richtungsstreit innerhalb des BVH zu zwei zentralen schwulenpolitischen Themen statt: dem Sexualstrafrecht und der rechtlichen Absicherung von Partnerschaften.[1104] Hier entstanden zwei große Lager. Eine Gruppe um Volker Beck, Günter Dworek und Manfred Bruns setzte auf eine bürgerrechtsorientierte Ausrichtung des BVH und

---

1100 Vgl. ebd., S. 8–10.
1101 Vgl. ebd., S. 11–12.
1102 Vgl. Haus-Rybicki: Eine Seuche regieren, S. 210.
1103 Azidothymidin (AZT), Didanosin (ddI). Vgl. Arastéh/Simon: Entwicklung der therapeutischen Möglichkeiten bei der HIV-Infektion, S. 81.
1104 Die Entwicklung dieser beiden Themen in Beziehung zu AIDS, auch über den BVH hinaus ist Bestandteil von Kapitel 6.

der Schwulenbewegung. Ihnen gegenüber stand das Lager um Wolfram Setz, das radikalere sexualpolitische Forderungen in den Mittelpunkt stellte.

Seit seiner Gründung gab es im BVH eine Auseinandersetzung darum, welche Position zum Sexualstrafrecht vertreten werden sollten. Vorschläge reichten von der Forderung nach der Abschaffung des § 175 StGB, der in den 1980er Jahren weiterhin ein höheres Schutzalter für mann-männliche Sexualität vorsah, bis hin zu Forderungen nach der zusätzlichen Abschaffung der §§ 174, 176 und 182 StGB, die Bestimmungen zum Schutzalter bzw. zum Missbrauch von Kindern und Jugendlichen umfassten.[1105] Die weitergehenden Forderungen wurden von pädosexuellen Aktivisten in den BVH eingebracht, aber auch von Personen unterstützt, die ein Eingreifen des Staates in Sexualität komplett ablehnten.

Wie bereits für die AIDS-Hilfen beschrieben, verlieh die Empfehlung der vom Bundestag eingesetzten AIDS-Enquete-Kommission, § 175 StGB zu streichen, dem Kampf schwuler Aktivist*innen und dem BVH in dieser Sache zusätzliche Legitimität. Zudem konnten nun auch andere Akteure, z. B. die Deutsche AIDS-Hilfe, für diese Forderungen gewonnen werden.[1106] Innerhalb des BVH war jedoch umstritten, ob eine Fokussierung auf den § 175 StGB nicht dazu führen könnte, dass eine grundsätzliche Reform des Sexualstrafrechts unwahrscheinlicher würde.[1107] Es ist also nicht überraschend, dass der BVH nicht in der Lage war, eine nachhaltige Kampagne gegen den § 175 StGB zu betreiben, sondern dies von der Deutschen AIDS-Hilfe übernommen wurde.

Das Lager um Beck und Bruns sah in den Empfehlungen der AIDS-Enquete-Kommission einen willkommenen Anlass, um das eigene Engagement zur Streichung des § 175 StGB zu intensivieren. Sie warnten aber auch davor, dass bei einer Konzentration auf das Sexualstrafrecht andere (rechtspolitische) Bereiche, die für die Diskriminierung lesbischer Frauen und schwuler Männer entschei-

---

1105 Vgl. Ullmann, Dieter F.: Konsens und Dissens – einige Anmerkungen zur Pädofrage, Januar 1986, Hamburger Institut für Sozialforschung, Nachlass Andreas Salmen, Ordner BVH; Milka/Hans: Treffen des Arbeitskreises Gründungsprobleme vom 24.1.–25.1.86. Minderheitsposition zur Beschlussempfehlung: Wiedersprüche nicht Wegbeschließen, Januar 1986, Hamburger Institut für Sozialforschung, Nachlass Andreas Salmen, Ordner BVH; Bundesverband Homosexualität: Die politische Plattform des Bundesverbandes Homosexualität (BVH), in: *Rosa Flieder* (1985), H. 50, S. 10–11, hier: S. 10.
1106 Dies zeigte sich unter anderem an einer gemeinsamen Initiative, die zusammen mit dem Lesbenring, pro Familia, der Humanistischen Union, dem Komitee für Grundrechte und Demokratie und Emma gestartet werden konnte. Vgl. u. a. Beck, Volker: Ersatzlose Streichung notwendig. Anti-Schwulen § 175 darf nicht nur kosmetische Reparaturen erfahren, in: *Rosa Flieder* (1988), H. 64, S. 14.
1107 Vgl. NN: Protokoll der 5. ordentlichen Mitgliederversammlung des BVH in Frankfurt/Main am 4./5. März 1989, 5.3.1989, Schwules Museum, Bestand Bundesverband Homosexualität (BVH), Nr. 10b – Mitgliederversammlung.

dend waren,[1108] aus dem Blick geraten könnten. In ihrem im Oktober 1989 im *BVH-Magazin* erschienenen programmatischen Aufsatz »Möglichkeiten einer schwul-lesbischen Rechtspolitik der 1990er Jahre« entwarfen sie ein umfassendes Programm für die Schwulenbewegung, das auch politische Bündnisse insbesondere mit lesbischen Frauen ermöglichen sollte.[1109] Kern dieses Programms war die Forderung nach einer rechtlichen Absicherung von gleichgeschlechtlichen Partnerschaften. Der Text beklagte die Diskriminierung von Lesben und Schwulen in unterschiedlichen Lebensbereichen wie Arbeit, Zusammenleben, Versicherungsschutz und vielem mehr. In einem Antidiskriminierungsrecht sahen die Autor*innen zwar eine wichtige Forderung, aber nicht die Lösung der Diskriminierungsprobleme, die vor allem durch den besonderen Schutz von Ehe und Familie im Grundgesetz und die Privilegierung von heterosexuellen Partnerschaften in den verschiedenen Rechtsbereichen bedingt sei. Der vielversprechendste Weg zur Gleichstellung von Schwulen und Lesben bestehe daher in der Forderung nach einer rechtlichen Absicherung von gleichgeschlechtlichen Partnerschaften z. B. nach dem Vorbild Dänemarks.[1110] Basierend auf dem Artikel formulierten Beck und Bruns zusammen mit Günter Dworek einen Antrag an die Mitgliederversammlung des BVH von November 1989, mit dem ein entsprechendes rechtspolitisches Programm verabschiedet werden sollte.[1111]

Dieser Antrag sorgte für viel Widerspruch. Gegner*innen der rechtlichen Absicherung von gleichgeschlechtlichen Partnerschaften sahen darin eine bloße Kopie der Ehe und damit die Aufgabe eines emanzipatorischen Anspruchs auf eine Gesellschaft jenseits der Norm der heterosexuellen Paarbeziehung.[1112] Der Fokus auf § 175 StGB und die rechtliche Absicherung von gleichgeschlechtlichen Partnerschaften wurden zudem von Befürworter*innen einer generellen Straf-

---

1108 Das zusammendenken von lesbischen Frauen und schwulen Männern in den Dokumenten Becks, Bruns und Dworeks ist zudem ein erster Hinweis, dass sie politische Forderungen anstrebten, die Bündnisse möglich machten.
1109 Vgl. Bruns, Manfred/Beck, Volker: Möglichkeiten und Grenzen schwul-lesbischer Rechtspolitik für die 90er Jahre, in: *BVH-Magazin* 3 (1989), H. 4, S. 18–23.
1110 Vgl. ebd.
1111 Vgl. Bruns, Manfred/Beck, Volker/Dworek, Günter: Antrag an die BVH-Mitgliederversammlung am 11./12. November 1989, in: *BVH Magazin* 3 (1989), H. 4, S. 24–28.
1112 Vgl. hierzu den Artikel von Veronika Springmann sowie die im BVH-Magazin dokumentierten Debattenbeiträge. Springmann, Veronika: »Wie alle anderen [...]. Es darf keine Dummheit geben, die uns verboten ist«. Debatten um die Vielfalt von Lebensformen, in: *Feministische Studien* 21 (2021), H. 2, S. 263–277; Oesterle-Schwerin, Jutta: Macht die Mottenkiste zu! Eine Antwort auf Volker Beck und Manfred Bruns, in: *BVH Magazin* 3 (1989), H. 4, S. 28–35; Laubenburg, Frank: Anmerkungen zum Rechtspapier von Beck/Bruns, in: *BVH Magazin* 3 (1989), H. 4, S. 43.

rechtsreform sowie von im BVH stärker werdenden pädosexuellen Aktivisten kritisiert.[1113]

Die Gruppe um Beck konnte sich auf der Mitgliederversammlung im November 1989 in Hamburg nur teilweise durchsetzen. Zwar unterstützte die Mitgliederversammlung die Forderung nach einem Antidiskriminierungsrecht, jedoch nur teilweise die nach einer rechtlichen Absicherung von gleichgeschlechtlichen Partnerschaften. Entgegen dem Interesse der Gruppe um Beck beauftragten die Mitglieder den Vorstand sogar, »den Kontakt zu Pädogruppen« zu verstärken.[1114]

Der Fall der Mauer und die anschließende Wiedervereinigung hatten auch auf die weitere Entwicklung des BVH einen entscheidenden Einfluss. In der DDR hatte sich ab Anfang der 1980er Jahren eine Lesben- und Schwulenbewegung vornehmlich unter dem Dach der Kirche entwickelt.[1115] Nach der Widervereinigung löste sich die Verbindung zur Kirche jedoch schnell. Zuvor entstand aus dieser Bewegung zunächst der Schwulenverband in der DDR, der sich wenig später in Schwulenverband in Deutschland (SVD) umbenannte und auch über die neuen Bundesländer hinaus einen Vertretungsanspruch erhob. Gegenüber dem diesbezüglich gespaltenen BVH gab es im SVD eine deutlichere Orientierung hin zur Bürgerrechtspolitik. Zudem basierte der Verband auf individueller und nicht auf Gruppenmitgliedschaft. Ende 1990 wechselten Volker Beck, Günter Dworek und Manfred Bruns in den SVD, da sie hofften, dort erfolgreicher eine schwule Bürgerrechtspolitik vorantreiben zu können.[1116] Neben dem

---

1113 Vgl. für Vorstellungen einer umfassenden Sexualstrafrechtsreform u. a. die Auseinandersetzung zwischen Gernot Back und Günter Dworek: Back, Gernot: Offener Brief von Gernot Back an Günther Dworek, in: *BVH Magazin* 3 (1989), H. 2, S. 20–22; Vgl. für Einfluss von Stellungnahmen pädosexueller Aktivisten die im BVH-Magazin dokumentierten Beiträge: Etgeton, Stefan: Der BVH und das Thema Pädophilie, in: *BVH Magazin* 3 (1989), H. 4, S. 60–63; Ullmann, Dieter F.: Der Anfang lag im Deutschen Herbst ... Ein Rückblick auf die Pädobewegung, in: *BVH Magazin* 3 (1989), H. 4, S. 66–78.
1114 Vgl. NN: Positionen zur Lebensformenpolitik. beschlossen auf der BVH-Mitgliederversammlung am 11./12. November 1989, in: *BVH Magazin* 3 (1989), H. 5, S. 1; Setz, Wolfram: Mitgliederversammlung des Bundesverbandes Homosexualität (BVH). Die Richtung stimmt, in: *Nürnberger Schwulenpost* (1989), H. 52, S. 13; Beck, Volker: Gegendarstellung zu dem Artikel »Mitgliederversammlung des Bundesverbandes Homosexualität (BVH)«, in: *Nürnberger Schwulenpost* (1990), H. 53, S. 15.
1115 Vgl. Tammer, Teresa: »Warme Brüder« im Kalten Krieg. Die DDR-Schwulenbewegung und das geteilte Deutschland in den 1970er und 1980er Jahren, Berlin 2023, S. 124–131; Neuhierl, Christian: Homosexualität und Christentum. Das »Dach« der evangelischen Kirche und die »Arbeitskreise Homosexualität« in der DDR in den 1980er Jahren, in: Michael Mayer/Michael Schwartz (Hg.): Verfolgung – Diskriminierung – Emanzipation. Homosexualität(en) in Deutschland und Europa 1945 bis 2000, Berlin 2023, S. 167–174, hier: S. 168–170.
1116 Vgl. Berninger, Michael: Nummer 175, in: *Magnus* 2 (1990), H. 8, S. 29; Tammer, Teresa: »Warme Brüder«, S. 249–241.

Wechsel zentraler Akteure konnte mit dem Verschmelzen des SVD mit dem Verband von 1974 aus Hamburg und dem Berliner Schwulenverband außerhalb der ehemaligen DDR weiter an Präsenz gewonnen werden.[1117]

Für den BVH bedeutete dies, dass die wichtigsten Vertreter*innen einer Bürgerrechtspolitik in der internen Debatte von nun an fehlten. Die rechtspolitischen Forderungen wurden somit wieder radikaler. In Bezug auf Lebensformen bzw. Partnerschaften rückte erneut die Forderung nach grundsätzlichen Änderungen der Gesellschaft in den Mittelpunkt. Problematischer, insbesondere für die Rezeption in der Öffentlichkeit und die Koalitionsfähigkeit, waren jedoch die Forderungen nach einer weitgehenden Abschaffung des Sexualstrafrechts, insbesondere der §§ 174 und 176 StGB.

Aber auch für den Bereich der AIDS-Politik fehlten die Personen im Verband, die dieses Thema auf der Tagesordnung hielten. Viele waren in die AIDS-Hilfen abgewandert oder gestorben. Besonders galt dies in Bezug auf Andreas Salmen, der seit 1989 das Thema HIV und AIDS im BVH maßgeblich vorangetrieben hatte. Doch ab der Gründung von ACT UP 1989 und dem Stop-AIDS-Projekt 1991 lag sein Fokus außerhalb des BVH. Im Februar 1992 starb Salmen an den Folgen von AIDS.[1118]

Im Laufe der 1990er Jahre verlor der BVH immer weiter an Bedeutung in der öffentlichen Debatte, aber auch innerhalb der schwulen Bewegung. Zunehmend fungierte er vorrangig als Sprachrohr von pädosexuellen Aktivisten. So trat der BVH im Herbst aus der International Gay and Lesbian Association aus, als diese pädosexuelle Gruppen ausschloss.[1119] Zudem führte er kurz vor seiner Auflösung im Jahr 1997 noch einen Prozess gegen eine Razzia bei einer pädosexuellen Aktivistengruppe.

5.3.4 Die Grünen

Abseits der Emanzipationsgruppen engagierten sich Aktivist*innen der Schwulenbewegung in den politischen Parteien. Offen für dieses Engagement waren in unterschiedlichem Maße FDP, SPD und die Grünen. Zum Teil konnten mithilfe von Abgeordneten auf Bundes- oder Landesebene parlamentarische Initiativen gestartet werden.[1120] Mit den Schwusos entstand in der SPD 1984 eine eigene parteiinterne Organisation, die sich mit schwulen Belangen auseinan-

---

1117 Vgl. Homburg, Michael: Fusion, in: *Das Rundgespräch* (1992), H. 108, S. 11.
1118 NN: Zum Tode von Andreas Salmen, in: *Du&Ich* 24 (1992), H. 4, S. 82.
1119 Vgl. NN: Protokoll der Sitzung des erweiterten Vorstands am 3./4.9.1994 in Dortmund, 4.9.1994, Schwules Museum, Bestand Bundesverband Homosexualität (BVH), Nr. 9b – Vorstandssitzungen.
1120 Vgl. Kapitel 4.2.1 und 4.3.3.

dersetzte.¹¹²¹ Mit den Grünen gründete sich 1979/80 eine Partei, die sich ganz explizit als eine Partei der neuen sozialen Bewegungen verstand. Sie räumte von Anfang an Aktivist*innen und Gruppen aus der Schwulenbewegung die Möglichkeit ein, das Programm mitzugestalten.¹¹²² Wie im Folgenden gezeigt wird, war diese Einbindung jedoch von der Auseinandersetzung zwischen verschiedenen Strömungen der Schwulenbewegung und dem Kampf um eine nachhaltige Verankerung in der Partei gekennzeichnet. Die Auseinandersetzung mit AIDS-Politik konnte die Dynamiken grundsätzlich beeinflussen.

Am weitesten bei der Einbindung der Schwulenbewegung ging zunächst die Alternative Liste (AL)¹¹²³ in Westberlin, die als Westberliner Landesverband der Grünen fungierte. Neben anderen sozialen Bewegungen trat die AL auch an das Treffen Berliner Schwulengruppen (TBS) heran mit der Bitte, einen Kandidaten für das Abgeordnetenhaus vorzuschlagen. Das TBS entschied sich für Stefan Reiß, der dann als Parteiloser auf der Liste der AL antrat und 1985 ins Berliner Abgeordnetenhaus einzog.¹¹²⁴ Diese Position nutzte er, um schwulenpolitische Themen insbesondere in Form von Anfragen an den Senat ins Parlament einzubringen. Schwierig blieb jedoch die Verzahnung von parlamentarischer Arbeit und schwuler Bewegung. Am Ende seiner Amtszeit beklagte Reiß, dass es innerhalb der Westberliner Schwulengruppen nicht ausreichend Aktive gegeben habe, die eine Vorbereitung von Anträgen zu schwulenpolitischen Kampagnen unterstützt hätten. Die Schwulengruppe innerhalb der AL wiederum habe sich thematisch auf Forderungen von Pädoaktivisten zur Abschaffung des Sexualstrafrechts versteift und das Thema AIDS komplett ignoriert.¹¹²⁵ Auf ähnliche

---

1121 Die Schwusos ging aus einem Diskussionszusammenhang der Berliner Jusos zurück. Eine erste Arbeitsgruppe wurde 1978 eingerichtet. Ab Dezember 1984 gab es einen anerkannten Arbeitskreis auf Bundesebene. Vgl. Eckert, Albert: Verstand bei der SPD, Herz bei den Grünen, in: *Siegessäule* 4 (1987), H. 6, S. 14–15, hier: S. 14.
1122 Vgl. Klecha, Stephan: Niemand sollte ausgegrenzt werden. Die Kontroverse um Pädosexualität bei den frühen Grünen, in: Franz Walter/Stephan Klecha/Alexander Hensel (Hg.): Die Grünen und die Pädosexualität. Eine bundesdeutsche Geschichte, Göttingen 2015, S. 160–227, S. 169.
1123 Die Alternative Liste in Westberlin wurde bereits am 5. Oktober 1978 gegründet. Nach der Gründung der Grünen auf Bundesebene fungierte sie als deren Landesverband in Westberlin.
1124 Vgl. NN: Vom MSC zum MdA? Einen Schwulen ins Parlament, in: *Siegessäule* 1 (1984), H. 7, S. 5–6; Vgl. NN: Treffen der Berliner Schwulengruppen. Auferstanden aus Ruinen, in: *Siegessäule* 2 (1985), H. 4, S. 33.
1125 Vgl. NN: An schwuler Unterstützung fehlt es, in: *Siegessäule* 4 (1987), H. 5, S. 9; Bereits während seiner Amtszeit beklagte sich Reiß über die fehlende Unterstützung des TBS. Zudem machte er deutlich, dass die Forderungen der Schwulenbewegung auch anschluss- und koalitionsfähig sein müssten. Vgl. Maaß, Klaus/Lenz, Michael: 35-jähriger Abgeordneter sucht Gleichgesinnte, in: *Vor-Sicht* (1986), H. 2, S. 11–18.

Probleme stieß auch Herbert Rusche,[1126] der von 1985 bis 1987 für die Grünen im Deutschen Bundestag saß und dort der erste offen schwule Abgeordnete war.[1127]

Ab 1983 existierte bei den Grünen eine Bundesarbeitsgemeinschaft Schwule, die sich später in Bundesarbeitsgemeinschaft Schwule, Transsexuelle und Päderasten (BAG SchwuP) umbenannte. Wie der Politikwissenschaftler Stephan Klecha gezeigt hat, war für das schwulenpolitische Engagement bei den Grünen zunächst das Sexualstrafrecht zentral. In diesem Feld gab es Anknüpfungspunkte zwischen schwulem und pädosexuellem Aktivismus. Der in der Schwulenbewegung und auch bei den Grünen existierende Freiheitsdiskurs hatte zur Folge, dass im Zentrum der Politik nicht nur die Abschaffung des § 175 StGB stand, der ein Schutzalter von 18 Jahren für mann-männliche Sexualität festlegte und zudem als Symbol der Diskriminierung schwuler Männer fungierte. Darüber hinaus wurde eine grundsätzliche Änderung des Sexualstrafrechts inklusive der Abschaffung der §§ 174 und 176 StGB forderbar. Dieser Fokus machte die Gruppe attraktiv für pädosexuelle Aktivisten, die eine immer prägendere Rolle in der BAG SchwuP einnahmen.[1128]

Spätestens Mitte der 1980er Jahre war die Bundestagsfraktion der Grünen nicht mehr bereit, die Positionen der BAG SchwuP zum Sexualstrafrecht mitzutragen, was zu einem Zerwürfnis zwischen Fraktion und der SchwuP führte.[1129] Auch die Verankerung der BAG SchwuP in der Partei ging deutlich zurück, was sich unter anderem an der Aufstellung der Kandidat*innen für die Bundestagswahl 1987 widerspiegelt. Infolge der Distanz zwischen der BAG SchwuP und der Partei fanden auch andere Themen der Schwulenbewegung abseits des Sexualstrafrechts kein Gehör mehr in der Partei.[1130]

Die zunehmende Dominanz von pädosexuellen Aktivisten in der BAG SchwuP und ihre Ablösung von der Mehrheit der Schwulenbewegung verhinderte, dass mit der Bundestagswahl 1987 wieder ein oder mehrere offen schwule Abgeordnete der Grünen in den Bundestag einziehen konnten. Im Fall von Michael Schneidewind verhinderte die Intervention der Landesarbeitsgemeinschaft SchwuP Nordrhein-Westfalen dessen Kandidatur. Herbert Rusche zog seine Kandidatur aufgrund fehlender Unterstützung der schwulen Landesarbeitsgemeinschaft Hessen zurück.[1131]

Im Kontext der immer drängender werdenden Herausforderungen in der (schwulenpolitischen) Auseinandersetzung mit AIDS formierten sich innerhalb

---

1126 Zu Herbert Rusche (1952–2024) vgl. Vierhaus (Hg.): Biographisches Handbuch, S. 712.
1127 Vgl. Salmen, Andreas: Grüne Abgeordnete. Offen schwul im Parlament, in: *Du&Ich* 18 (1986), H. 3, S. 56–59, hier: S. 57.
1128 Vgl. Klecha: Niemand sollte ausgegrenzt werden, S. 180.
1129 Vgl. ebd., S. 180–183.
1130 Vgl. ebd., S. 194–195.
1131 Vgl. Salmen/Brüggemann: Die Sumpfblüten gingen auf, S. 8.

der Grünen Bestrebungen, schwule Politik besser in der Partei zu verankern und anschlussfähig zu machen. Entscheidend hierfür war das Abrücken der Forderungen nach einer Abschaffung der §§ 174 und 176 StGB. Damit einher ging auch die Abgrenzung von pädosexuellen Aktivisten.

Der schwulenpolitische Neustart bei den Grünen wurde 1986 durch den Landesarbeitskreis Schwule in Baden-Württemberg um Günter Dworek und Volker Beck in Gang gesetzt.[1132] Sie kündigten die Zusammenarbeit mit der BAG SchwuP auf und forderten deren Auflösung. In der Folge beschloss der Bundesvorstand der Grünen einen schwulenpolitischen Ratschlag, der vom 10. bis zum 12. April 1987 in Bonn unter dem Titel »Sumpfblüten im Sonnenblumenfeld« stattfand.[1133] Bei dem Treffen einigten sich die 50 Teilnehmenden auch auf neue Schwerpunkte abseits von Fragen zur Reform des Strafrechts. Zu diesen Schwerpunkten sollten die Organisation einer Kampagne zu »AIDS und Menschenrechten« und die Erarbeitung eines Antidiskriminierungsgesetzes gehören. Volker Beck wurde für die Position als Schwulenreferent der Bundestagsfraktion vorgeschlagen.[1134] Diese Position erhielt er schließlich einige Monate später und konnte damit als Bindeglied zwischen schwulen Gruppen auf Bundes- und Landesebene innerhalb der Grünen, der Bundestagsfraktion der Grünen und dem Bundesverband Homosexualität fungieren.[1135] Ebenfalls im Sommer fand die formelle Gründung der neuen Bundesarbeitsgemeinschaft Schwulenpolitik statt, die Günter Dworek[1136] zu ihrem neuen Vorsitzenden wählte. Inhaltlich

---

1132 Dies drückte sich bereits in einem im März 1986 an den Landesvorstand gestellten Antrag zur AIDS-Politik aus. Obwohl er von der LAG Schwule formuliert war, entwarf er eine AIDS-Politik, die sich auf ein breites Feld der Handlungsmöglichkeiten stützte: u. a. Drogenpolitik, Haftbedingungen, Medizinische Forschung, Unterstützung der AIDS-Hilfen, Verzicht auf Seuchenpolitische Maßnahmen etc. Vgl. Dworek, Günter: Herausforderungen durch die Krankheit AIDS, 8.3.1986, Archiv Grünes Gedächtnis, B.II.1 Die Grünen im Bundestag 1983–1990, 6115 Recht.
1133 Vgl. Klecha: Niemand sollte ausgegrenzt werden, S. 197–201; Dworek, Günter: Grüne Bundesarbeitsgemeinschaft »Schwulenpolitik« gegründet, 15.6.1987, Archiv Grünes Gedächtnis, B.II.1 Die Grünen im Bundestag 1983–1990, 6115 Recht.
1134 Vgl. Salmen/Brüggemann: Die Sumpfblüten gingen auf, S. 6.
1135 Zwar hatte sich der schwulenpolitische Ratschlag für Besetzung des schwulen Referats bei der Grünen Bundestagsfraktion für Volker Beck ausgesprochen. Die Stelle wurde jedoch offen ausgeschrieben. Die Empfehlungen des schwulenpolitischen Ratschlags führte zu Protesten des ehemaligen Bundestagsabgeordneten Herbert Rusche, der sich bei der Auswahl übergangen fühlte. Zudem kritisierte er, dass der schwulenpolitische Ratschlag im April 1987 von den Vertreter*innen aus Baden-Württemberg dominiert worden sei. Vgl. Rusche, Herbert: Antrag an die Fraktion wg. Schwulenreferat, 23.6.1987, Archiv Grünes Gedächtnis, B.II.1 Die Grünen im Bundestag 1983–1990, 6115 Recht.
1136 Günter Dworek (*1960) ist schwuler Aktivist. Er engagierte sich sowohl bei den Grünen als auch beim Bundesverband Homosexualität für schwule Politik. Zusammen mit Volker Beck und Manfred Bruns wechselte er 1991 in den Schwulenverband Deutschlands. Dort organisierte er unter anderem die Aktion »Standesamt«, die das Recht auf Ehe für gleichgeschlechtliche Paare einforderte. Vgl. NN: 2020. Günter Dworek. »Grandseigneur

bekräftigte die Versammlung den Fokus auf eine Kampagne zu AIDS und Menschenrechten und setzte zudem die Ablehnung des HIV-Tests in den Mittelpunkt ihrer Arbeit.[1137] Im gleichen Jahr löste sich die alte BAG SchwuP auf.[1138]

Den Auftakt zur Kampagne »AIDS und Menschenrechte« sollte ein Kongress bilden. Der Bundesvorstand der Grünen beauftragte für die Erstellung des Konzepts und die Koordinierung Hans Hengelein.[1139] Die Vorbereitung des Kongresses zeigte, dass es auch innerhalb der Grünen nicht unerhebliche Meinungsverschiedenheiten zur AIDS-Politik gab. Frankfurt am Main als Austragungsort scheiterte unter anderem auch an den unterschiedlichen Positionen zur Rolle des HIV-Antikörpertests. Der Hessische Landesverband trug die Ablehnung des HIV-Antikörpertests als Teil der AIDS-Prävention nicht mit. Zudem gab Hengelein seine Koordinationstätigkeit ab.[1140] Letztlich konnte der Kongress am 5./6. Dezember 1987 in Köln stattfinden und wurde von Günter Dworek und Dieter Telge koordiniert.[1141]

---

der Programmatik« auf der Website von Rosa Courage, 2020, https://rosa-courage.de/preis traegerinnen/2020-preistraeger-guenter-dworek/ [22.3.2025].
1137 Vgl. Dworek: Grüne Bundesarbeitsgemeinschaft »Schwulenpolitik« gegründet; Saemann, Detlef: Protokoll der AG »HIV-Test« Sitzung der BAG Schwulenpolitik am 13./14.6.1987, 14.6.1987, Archiv Grünes Gedächtnis, B.II.1 Die Grünen im Bundestag 1983–1990, 6115 Recht.
1138 Vgl. Klecha, Stephan: Die Grünen zwischen Empathie und Distanz in der Pädosexualitätsfrage. Anatomie eines Lernprozesses, Wiesbaden 2016, S. 220–221.
1139 Vgl. Hengelein, Hans: Tischvorlage von Hans Hengelein für die BuVo-Sitzung am 9.10.1987. Kongreß »AIDS und Menschenrechte«, 9.10.1987, Archiv Grünes Gedächtnis, B.I.1 BuVo & BGST 1979–1989, 1304 Kongreß AIDS und Menschenrechte.
1140 Neben inhaltlichen Debatten spielten auch personelle Gründe eine Rolle. In Zusammenhang der Auseinandersetzung mit dem hessischen Landesverband beendete Hengelein seine Tätigkeit. Diese wurde von Günter Dworek und Dieter Telge übernommen und der Kongress konnte schließlich in Köln durchgeführt werden. Der hessische Landesverband wiederum kündigte eine Konkurenzveranstaltung an. Ob diese tatsächlich stattfand ist jedoch nicht mehr rekonstruierbar. Vgl. Hengelein, Hans: Beendigung des Arbeitsverhältnisses; Vorbereitung AIDS-Kongreß, 12.10.1987, Archiv Grünes Gedächtnis, B.I.1 BuVo & BGST 1979–1989, 1304 Kongreß AIDS und Menschenrechte; Schlindwein, Anita: Liebe Freundinnen und Freunde, 14.10.1987, Archiv Grünes Gedächtnis, B.I.1 BuVo & BGST 1979–1989, 1304 Kongreß AIDS und Menschenrechte; Wiemann, Irmela: Eure Absage des Kongresses »AIDS und Menschenrechte« in Frankfurt, 19.10.1987, Archiv Grünes Gedächtnis, B.I.1 BuVo & BGST 1979–1989, 1304 Kongreß AIDS und Menschenrechte; Dworek, Günter: Vorbereitung Kongreß »AIDS und Menschenrechte«, 20.10.1987, Archiv Grünes Gedächtnis, B.I.1 BuVo & BGST 1979–1989, 1304 Kongreß AIDS und Menschenrechte; Schlindwein, Anita: Hessenweites Treffen zum Thema »AIDS und Menschenrechte« 11.11.1987, Mainzer Landstr., 21.10.1987, Archiv Grünes Gedächtnis, B.I.1 BuVo & BGST 1979–1989, 1304 Kongreß AIDS und Menschenrechte.
1141 Vgl. Dworek, Günter: Vorbereitung Kongreß »AIDS und Menschenrechte«; Wümeler, Michael: Ihr Lieben, 17.11.1987, Archiv Grünes Gedächtnis, B.I.1 BuVo & BGST 1979–1989, 1304 Kongreß AIDS und Menschenrechte.

Auf dem Kongress wurde ein breites Spektrum von Themen im Zusammenhang mit der AIDS-Politik verhandelt. Unter anderem standen unterschiedliche Rechtsgebiete (Straf-, Arbeits-, Sozial- und Seuchenrecht), aber auch Sexarbeit, Drogenpolitik, Gefängnisse, Schwulenpolitik und Gen-Technik auf dem Programm. Als Referent*innen waren Wissenschaftler*innen, Aktive aus den AIDS-Hilfen und Vertreter*innen der Grünen auf Bundesebene vertreten.[1142]

Entsprechend dem Titel nutzten die Organisator*innen den Bezug auf Menschenrechte, um die Themenfelder zu bündeln. Ausgangspunkt war die Diskriminierung und Stigmatisierung von Risikogruppen und von Menschen mit HIV und AIDS durch die aktuelle AIDS-Politik. So hieß es im Ankündigungsflyer der Veranstaltung:

> »Überall im Bundesgebiet mehren sich Menschenrechtsverletzungen im Zusammenhang mit AIDS. So sind z. B. heimliche bzw. routinemäßige HIV-Antikörper-Tests in vielen Kliniken bereits alltägliche Praxis. Die sogenannten ›Risikogruppen‹ werden einer verschärften Kontrolle unterworfen, Daten von Test-Positiven für- bzw. vorsorglich erfaßt und gespeichert.«[1143]

Dieser Logik entsprechend bezogen sich die Forderungen darauf, dass eine AIDS-Politik auf Eigenverantwortung setzen müsse, also weder Moral noch der HIV-Antikörpertest im Zentrum stehen dürfe. Zudem solle die Verantwortung für präventives Verhalten nicht allein den Menschen mit HIV und AIDS zugeschoben werden.[1144] Mit dieser Position stellten sich die Grünen auf ihrem Kongress also klar gegen die bayerische Linie. Der Verweis auf den Test war jedoch auch eine Kritik an der Süssmuth'schen AIDS-Politik, die ebenfalls dem Test eine wichtige Rolle zusprach. Hier zeigt sich, dass die Grünen sich in hohem Maße auf die Positionen der Schwulenbewegung und der AIDS-Hilfen zu Safer Sex und Prävention bezogen.[1145]

Neben der Kritik an der vorherrschenden AIDS-Politik fanden sich in den Forderungen des Ankündigungsflyers auch schon Ansätze für die Inkorporation der Verhältnisprävention in die AIDS-Politik. Diese sollten zugleich auch eine Öffnung für Koalitionen bzw. Bündnispolitik schaffen:

1142 Vgl. Dworek, Günter/Telge, Dieter: Flyer – Kongress AIDS und Menschenrechte. Konzepte einer alternativen AIDS-Politik, November 1987, Archiv Grünes Gedächtnis, B.I.1 BuVo & BGST 1979–1989, 1304 Kongreß AIDS und Menschenrechte; Dworek, Günter/Telge, Dieter: Konzeption Kongreß »AIDS und Menschenrechte«, November 1987, Archiv Grünes Gedächtnis, B.I.1 BuVo & BGST 1979–1989, 1304 Kongreß AIDS und Menschenrechte.
1143 Die Grünen: Kongress AIDS und Menschenrechte. Konzepte einer alternativen AIDS-Politik, November 1987, Archiv Grünes Gedächtnis, B.I.1 BuVo & BGST 1979–1989, 1304 Kongreß AIDS und Menschenrechte, S. 2.
1144 Vgl. ebd.
1145 Vgl. Kapitel 3.

»Politische Vorstöße sind notwendig, um Rahmenbedingungen für eine sinnvolle AIDS-Prävention zu schaffen – in der Drogenpolitik, im Verhältnis der Gesellschaft gegenüber Schwulen und Prostituierten. Die GRÜNEN sind gefordert, Antworten darauf zu finden, wie die Gesellschaft lernen kann, mit AIDS zu leben, wie Menschenrechtsverletzungen, Stigmatisierungs- und Ausgrenzungsprozessen entgegengewirkt werden kann.«[1146]

Programmatisch war daher auch die Wahl von Hans Peter Hauschild[1147] von der Frankfurter AIDS-Hilfe als Eröffnungsredner des Kongresses. In seiner Rede machte er nicht nur auf die Wichtigkeit von Akzeptanz in der Gesellschaft und die Verbesserung der Lebensverhältnisse Betroffener aufmerksam, sondern forderte auch zu gegenseitiger Solidarität auf;[1148] ein Konzept, das er später zur »Solidarität der Uneinsichtigen« erweitern sollte.

Die Rezeption in der regulären Tagespresse und in schwulen Medien zeigt, dass der Kongress auch über die Partei hinaus wirken konnte. Wichtiger war jedoch die Wirkung in die Partei und die Schwulenbewegung hinein, auch wenn einige Kommentator*innen eine schwache Einbindung der Parteibasis kritisierten.[1149] Der Kongress ermöglichte die Stärkung bzw. das neue Knüpfen von Kontakten zwischen Vertreter*innen der AIDS-Hilfen, der Schwulenbewegung und der Grünen. Zudem gelang es, in die AIDS-Politik eingebettete schwulenpolitische Forderungen in die Grünen-Partei einzubringen und damit die durch die einseitige Fokussierung auf das Sexualstrafrecht entstandene Isolation zu überwinden.

Ob die Kampagne innerhalb der Grünen vor allem in der Breite weitergeführt werden konnte wie geplant, lässt sich aus den überlieferten Dokumenten nicht rekonstruieren. Auch wurde in der schwulen Presse nicht darüber berichtet. Die neue Ausrichtung der AIDS- und Schwulenpolitik der Grünen schlug sich jedoch in der parlamentarischen Arbeit ihrer Bundestagsfraktion nieder, z. B. in Form

---

1146 Die Grünen: Kongress AIDS und Menschenrechte, S. 2.
1147 Hans Peter Hauschild (1954–2003) war AIDS-Aktivist. Er war an dem Aufbau der AIDS-Hilfe Frankfurt beteiligt und war bis zum Sommer 1988 deren Geschäftsvorstand. Ab dem 18. Februar 1990 war er Mitglied im Vorstand der Deutschen AIDS-Hilfe. Vgl. die Biografie auf der Website der Deutschen AIDS-Hilfe, 2013, https://wusstensie.aidshilfe.de/de/hans-peter-hauschild [22.3.2025].
1148 Vgl. Hauschild, Hans Peter: Rede Kongress AIDS und Menschenrechte, 4.12.1987, Archiv Grünes Gedächtnis, B.II.1 – Die Grünen im Bundestag 1983–1990, 4711 AIDS und Sozialrecht, S. 10–15.
1149 Vgl. NN: Angstmache und Hetze beklagen. Grünen-Kongreß zur Aids-Politik / Menschenrechte in Gefahr?, in: *Frankfurter Rundschau*, 7.12.1987; Salmen, Andreas: Wir müssen mit AIDS leben lernen, in: *taz*, 8.12.1987, S. 5; Leuchter, Bernd: AIDS und Menschenrechte. Bericht über den Kongreß der Grünen vom 5./6.12.87, in: *Vor-Sicht* (1987), H. 16, S. 3–4; Salmen, Andreas: Heimspiel, in: *Siegessäule* 5 (1988), H. 1, S. 11–12; NN: AIDS-Kongreß der Grünen, in: *Rosa Flieder* (1988), H. 57, S. 21.

von Anträgen zur Speicherung von Informationen über HIV-Infektionen in Polizeidatenbanken.[1150]

In Westberlin zeigte sich in Vorbereitung der Abgeordnetenhauswahl 1989 die langsam enger werdende Zusammenarbeit zwischen der Schwulenbewegung und der AL. Für diese Wahl nominierte das TBS zwei Kandidaten: Dieter Telge und Albert Eckert. In der Vorstellung der Kandidaten in der *Siegessäule* spiegelt sich die Erweiterung der schwulenpolitischen Forderungen über das Sexualstrafrecht hinaus wider.[1151] Beide Kandidaten des TBS wurden von der Alternativen Liste aufgestellt, landeten jedoch nur auf hinteren Listenplätzen.[1152] Der überraschende Wahlerfolg der AL ermöglichte es sowohl Telge als auch Eckert, trotzdem ins Abgeordnetenhaus einzuziehen. Innerhalb der Berliner Schwulenbewegung hatten dieses Wahlergebnis und eine mögliche Regierungsbeteiligung eine deutlich mobilisierende Wirkung. Nun erschien die Umsetzung schwulenpolitischer Forderungen tatsächlich in greifbarer Nähe. Innerhalb des TBS wurden Ansprechpersonen für verschiedene, im eigenen politischen Programm verankerte Themenfelder festgelegt. Bezeichnenderweise war das Thema »Sexualstrafrecht« nicht dabei.[1153] Der *Siegessäule*-Artikel, in dem über den Wahlerfolg berichtet wurde, trug den Titel »Ein Hauch von Macht«. Der Autor schlug damit einen Bogen zu dem Ausruf »Wir brauchen Macht!« von Matthias Frings fünf Jahre zuvor, der damit mehr politische Aktivität der Schwulenbewegung angesichts von AIDS gefordert und einen Impuls für die Gründung des BVHs gegeben hatte. 1989 nun deutete der Autor an, dass er für Berlin einen ersten Schritt in Richtung der Umsetzung schwulenpolitischer Forderungen getan sah.

Die schwulenbewegten Aktivist*innen schafften es also, die AIDS-bezogene Mobilisierung insbesondere gegen die bayerische AIDS-Politik zu nutzen, um schwule Politik bei den Grünen neu zu verankern und koalitionsfähig für andere Strömungen innerhalb der Parteien zu halten. Im Gegensatz zum BVH konnten sie AIDS nutzen, um eine schwule Bürgerrechtspolitik zu etablieren und den Fokus auf das Strafrecht zu minimieren. Dies entsprach auch sich wandelnden Subjektivierungsprozessen und damit einer sich verändernden kollektiven

---

1150 NN: Grüne im Bundestag aktiv, in: *Siegessäule* 5 (1988), H. 3, S. 16.
1151 Vgl. Seidel, Eckhard: Brauchen wir schwule Abgeordnete?, in: *Siegessäule* 5 (1988), H. 7, S. 6; NN: Wird es schwule AL-Kandidaten geben?, in: *Siegessäule* 5 (1988), H. 10, S. 11–12.
1152 Vgl. Kohler, Robert: Schwule auf hinteren AL-Listenplätzen, in: *Siegessäule* 5 (1988), H. 11, S. 13.
1153 Stattdessen waren die Themenfelder »Wissenschaft und Forschung«, »Kultur, Medien«, »AIDS-Koordination«, »Innen-, Außen- und Rechtspolitik«, »Gesundheits- und Sozialpolitik«, »Erziehung, Bildung« und »Arbeit/Beruf«. Vgl. Timm, Klaus: Ein Hauch von Macht, in: *Siegessäule* 6 (1989), H. 5, S. 15.

Identität schwuler Männer im Sinne eines gemeinsamen Selbstverständnisses, die nun zunehmend pädosexuelle Männer ausschloss.

5.4 (Neue) Orte der Vergemeinschaftung

Seit der Entschärfung des § 175 StGB und der damit erfolgten Entkriminalisierung von einvernehmlicher Sexualität zwischen erwachsenen Männern konnten im Laufe der 1970er Jahre physische und soziale Räume für schwule Männer deutlich ausgeweitet werden. Es entstanden zahlreiche Zeitschriften, die Vernetzung und Zirkulation von Informationen ermöglichten. Bereits existierende Bars und Saunen konnten nun offen agieren, neue entstanden. Auch bildete sich eine große Anzahl von schwulen Gruppen, zunächst vor allem solche, die sich mit Fragen der Emanzipation beschäftigten, später vermehrt auch solche, die sichere Räume für den persönlichen Austausch und Kontakte sowie für gemeinsame Freizeitaktivitäten schufen.[1154]

Diese Orte schwuler Infrastruktur können in Anlehnung an Sven Reichardt als Orte der Vergemeinschaftung bezeichnet werden. Sie erlaubten es, dass sich aus schwuler Subjektivierung auch kollektive Identitäten im Sinne eines gemeinsamen Selbstverständnisses formten.[1155] Diese stellten wiederum den Ausgangspunkt für politische Mobilisierung und politische Aktivitäten dar. Um es mit Haunss und Deachy zu formulieren,[1156] bildeten diese Orte eine Grundlage für die Entstehung einer Szene und das Potenzial, als Scharniere für Bewegungsmobilisierung zu dienen.

Mit ihren Aufklärungs- und Safer-Sex-Kampagnen sorgte die Reaktion auf die AIDS-Krise für eine deutliche Steigerung der Sichtbarkeit und Normalisierung von mann-männlicher Sexualität. Damit wurden auch existierende Orten schwulen Lebens und schwuler Vergemeinschaftung verstärkt öffentlich wahrgenommen. Die Zusammenarbeit mit den AIDS-Hilfen als Vertreterinnen der Hauptbetroffenengruppen wirkte sich auch direkt auf die Verfügbarkeit von Orten der schwulen Vergemeinschaftung aus. Vor allem mit den lokalen AIDS-Hilfen entstanden neue Orte, die über Öffentlichkeit und oft auch über Räumlichkeiten verfügten. Nicht unterschätzt werden sollten auch die finanziellen Ressourcen, die der Dachorganisation zur Verfügung standen. Indem sie Wer-

---

1154 Vgl. Gammerl: Anders fühlen, S. 154–158, 195–216; Huneke: States of Liberation, S. 169–170. Vgl. zu den Emanzipationsgruppen der 1970er Jahre u. a. Henze: Schwule Emanzipation und ihre Konflikte, S. 184–232. Vgl. für Zeitschriften und Buchläden: Bartholomae: Klappentexte, S. 71–82, 84–87.
1155 Vgl. Kapitel 1 bzw. Reichardt, Sven: Authentizität und Gemeinschaft. Linksalternatives Leben in den siebziger und frühen achtziger Jahren, Berlin ²2014, S. 624–625.
1156 Vgl. Kapitel 1.3.2.

bung in zahlreichen schwulen Zeitschriften schaltete und Extra-Ausgaben zum Thema AIDS finanzierte,[1157] sorgte sie für die finanzielle Absicherung und eine gesteigerte Verbreitung der Publikationen. Auch kleinere und lokale Zeitschriften konnten sich so konsolidieren. Im Zuge der Verhältnisprävention profitierten aber auch schwule Institutionen direkt. Besonders in Westberlin stellte der Selbsthilfetopf des Berliner Senats eine Möglichkeit dar, unter Verweis auf die AIDS-Prävention finanzielle Mittel für schwule Projekte einzuwerben.

5.4.1 AIDS-Hilfe abseits der Metropolen: das Beispiel Hildesheim

HIV/AIDS betraf nicht nur die Metropolen in der Bundesrepublik, sondern das gesamte Land. Im Verlauf der 1980er Jahre gründeten sich in vielen Städten und zum Teil auch in ländlichen Gebieten AIDS-Hilfen. Diese hatten eine enorme Auswirkung auf die AIDS-Arbeit sowie die Sichtbarkeit von Homosexualität. Gleichzeitig schufen sie auch eine Infrastruktur für schwule Männer, die an diesen Orten vorher noch nicht existiert hatte. Die AIDS-Hilfe Hildesheim ist hierfür ein gutes Beispiel.

Die Entstehung der AIDS-Hilfe Hildesheim lässt sich in der zweiten Gründungswelle von lokalen AIDS-Hilfen verorten. AIDS-Hilfen in dieser Gründungswelle entstanden in der Regel in größeren Städten und wurden zunächst von schwulen Männern geprägt, bevor sie sich durch die Beteiligung von Sozialarbeiter*innen und Sozialpädagog*innen professionalisierten.[1158] Hildesheim liegt rund 30 Kilometer südlich von Hannover. Die Bevölkerungszahl bewegt sich seit Anfang der 1980er Jahre um etwa 100.000. In der Stadt gab es zwar die 1978 aus der Pädagogischen Hochschule hervorgegangene Wissenschaftliche Hochschule (ab 1989 Universität) und eine Fachhochschule, aber ein ausgeprägtes studentisches Milieu, das in anderen Städten häufig die Basis für eine schwule Community und Bewegung bildete, existierte in den 1980er Jahren nicht, da der Anteil der Studierenden an der Gesamtbevölkerung gering war. Zugleich bedeutete die Nähe zu Hannover, dass Hildesheim weniger die Funktion eines regionalen Zentrums einnahm, als dies mit Blick auf die Einwohner*innenzahl erwartbar gewesen wäre. Entsprechend gab es hier auch keine organisierte Schwulenbewegung. In Hannover hingegen war bereits 1984 eine lokale AIDS-Hilfe gegründet worden, die damit in die erste Gründungswelle fiel, noch vor der Umwandlung der Deutschen AIDS-Hilfe in eine Dachorganisation.

1157 Neben zahlreichen Werbeanzeigen finanzierte die AIDS-Hilfe zwei AIDS-Ausgaben der *Siegessäule* und eine der *anderen Welt*.
1158 Vgl. Kapitel 5.2.

Die Hildesheimer AIDS-Hilfe wurde am 4. April 1987 gegründet und konnte im ersten Jahr 50 Mitglieder gewinnen.[1159] Die Initiative zur Gründung ging auf den damals 19-jährigen Schüler David Bjaoui zurück. In einem zehn Jahre später geführten Interview erläuterte er, dass der Impuls zur Gründung aus seinem ersten Kontakt zu einem Menschen mit AIDS im Sommer 1986 heraus entstanden war. Zum einen löste dies bei Bjaoui das Bedürfnis aus, sich mehr über AIDS zu informieren, zum anderen stellte er fest, dass in Hildesheim keine Unterstützungsstruktur für von HIV/AIDS Betroffene vorhanden war. Die Kontaktpersonen bei der hannoverschen AIDS-Hilfe legten nahe, dass Betroffene am besten nach Hannover oder Westberlin ziehen sollten. In Reaktion darauf entschloss Bjaoui sich dazu, in Hildesheim eine eigene AIDS-Hilfe zu gründen. Mitinitiatoren fand er in der Schwulengruppe der Grünen. Für den Aufbau der AIDS-Hilfe in Hildesheim war die hannoversche AIDS-Hilfe von entscheidender Bedeutung. Es wurde nicht nur die Satzung übernommen, die Mitarbeiter*innen der AIDS-Hilfe Hannover berieten auch bei der Beantragung von staatlichen Geldern und schulten die ersten Mitarbeiter*innen.[1160]

Zunächst konzentrierte sich die Hildesheimer AIDS-Hilfe darauf, Öffentlichkeitsarbeit zu machen sowie Räume und Gelder zu akquirieren. Dieser Fokus spiegelt sich auch darin wider, zu welchen Institutionen Kontakte geknüpft wurden, nämlich vor allem staatliche Stelle wie das Jugend- und Gesundheitsamt, aber auch die lokalen Zeitungen sowie die Krankenhäuser und der in Hildesheim angesiedelte Strafvollzug. Die Aufklärungsarbeit konzentrierte sich auf Telefondienst, Infostände in der Fußgänger*innenzone und die Zusammenarbeit mit dem Jugendamt.[1161] Bjaoui verbrachte ab 1987 ein Jahr in den USA und konnte in New York und San Francisco mehr Erfahrung in der AIDS-Arbeit sammeln, insbesondere auch in der Öffentlichkeitsarbeit.[1162]

Da die AIDS-Hilfe in Hildesheim vor allem von jungen Aktivist*innen getragen wurde, war zunächst die Aufklärungsarbeit unter Jugendlichen ein Schwerpunkt. In den Jahren 1988/89 geriet die Arbeit mit Drogennutzer*innen stärker in den Fokus. Dies war nicht nur einer allgemeinen Verschiebung der Aufmerksamkeit im AIDS-Diskurs geschuldet, sondern auch einer Politikänderung in Hannover. Dort kam es zu einem verstärkten Druck auf die lokale Drogenszene, die daraufhin auf benachbarte Städte wie Hildesheim auswich. Die

---

1159 Vgl. Hildesheimer AIDS-Hilfe e.V.: Jahresbericht der Hildesheimer AIDS-Hilfe e.V. 1987, Stadtarchiv Hildesheim, Bestand 715, Nr. 2, S. 1.
1160 Vgl. ebd., S. 2; Hildesheimer AIDS-Hilfe e.V. (Hg.): Hand in Hand. 10 Jahre Hildesheimer AIDS-Hilfe, 1997, Stadtarchiv Hildesheim, Bestand 715, Nr. 2, S. 10–11.
1161 Vgl. Hildesheimer AIDS-Hilfe e.V.: Jahresbericht der Hildesheimer AIDS-Hilfe e.V. 1987, S. 2.
1162 Vgl. Hildesheimer AIDS-Hilfe e.V.: Hand in Hand. 10 Jahre Hildesheimer AIDS-Hilfe, S. 13.

dortige AIDS-Hilfe bemühte sich daher ab dem Frühjahr 1989, in Hildesheim einen Spritzenautomaten aufzustellen, und nahm dafür Kontakt mit dem Gesundheitsamt auf.[1163] Hilfreich dabei war, dass Rita Süssmuth 1989 die AIDS-Hilfe Hildesheim besuchte. Die Aktivist*innen hatten sie ursprünglich eingeladen, um die politische Position der AIDS-Hilfe zu stärken. Bei ihrem Besuch in Hildesheim setzte sich Süssmuth aber auch aktiv für den Spritzenautomaten ein.[1164] Er konnte letztendlich im Februar 1990 aufgestellt werden.[1165]

Seit ihrer Gründung verfügte die Hildesheimer AIDS-Hilfe auch über eine Beratungs- und Betreuungsgruppe. Deren Schwerpunkt sollte die Betreuung von Menschen mit HIV und AIDS bilden. Im ersten Jahr wurden jedoch zunächst Beratungsmodelle erarbeitet und einige der Mitarbeiter*innen hospitierten zudem bei der hannoverschen AIDS-Hilfe.[1166] Ab 1988 wurde die Gruppe durch eine ABM-Kraft unterstützt.[1167] Dieser Bereich der Hildesheimer AIDS-Hilfe professionalisierte sich somit am schnellsten.

Die Arbeit der AIDS-Hilfe Hildesheim zeigt, wie auch abseits der Metropolen der Impuls für die Gründungen von schwulen Männern ausging. Viel schneller als in den Großstädten wurde die Arbeit in Hildesheim aber von einer breiteren Koalition von Menschen mit unterschiedlichen Hintergründen geprägt. Ähnlich wie der Deutschen AIDS-Hilfe ein paar Jahre zuvor gelang es auch der Hildesheimer AIDS-Hilfe auf lokaler Ebene schnell, Gelder zu akquirieren und eine Zusammenarbeit mit staatlichen Stellen zu etablieren. Die weitgehende Einwilligung in einen liberalen AIDS-Konsens durch die CDU-geführte niedersächsische Landesregierung und eine ähnliche Haltung der Hildesheimer Kommunalpolitik führten dazu, dass es auch im Jahr 1987, während des Höhepunkts der politischen AIDS-Debatte, in Hildesheim keine vergleichbaren Konflikte wie auf Bundesebene gab. Vielmehr konnte sich die AIDS-Hilfe Hildesheim auf den politischen Willen stützen, eine liberale AIDS-Politik durchzusetzen. So gelang es vor allem in der Öffentlichkeits- und Bildungsarbeit, AIDS und Sexualitäten und Lebensformen jenseits der heterosexuellen Norm ins Gespräch zu bringen. Dies zeigt auch, wie abhängig der Schwerpunkt der lokalen AIDS-Hilfen von den lokalen Gegebenheiten und Interessen der Mitarbeiter*innen war.

1163 Hildesheimer AIDS-Hilfe e.V. (Hg.): Hildesheimer AIDS-Hilfe e.V. Jahresbericht 1989, Stadtarchiv Hildesheim, Bestand 715, Nr. 4, S. 10–11.
1164 Vgl. ebd., S. 15–16.
1165 Vgl. Hildesheimer AIDS-Hilfe e.V. (Hg.): Hildesheimer AIDS-Hilfe e.V. Jahresbericht 1990, Stadtarchiv Hildesheim, Bestand 715, Nr. 5, S. 13.
1166 Vgl. Hildesheimer AIDS-Hilfe e.V.: Jahresbericht der Hildesheimer AIDS-Hilfe e.V. 1987, S. 2.
1167 Vgl. Hildesheimer AIDS-Hilfe e.V. (Hg.): Hildesheim AIDS-Hilfe e.V. Jahresbericht 1988 Stadtarchiv Hildesheim, Bestand 715, Nr. 3, S. 10–11.

Im Jahr 1992 organisierte die AIDS-Hilfe Hildesheim mit dem Café Sonderbar ein wöchentliches Angebot für Lesben und Schwule vor Ort.[1168] Unter dem Gesichtspunkt der Verhältnisprävention wurden damit eine Infrastruktur und die Möglichkeit der Organisation für lesbische Frauen und schwule Männer geschaffen. Die AIDS-Hilfe sorgte also für eine Infrastruktur, die es bis dahin in Hildesheim nicht gegeben hatte. Das Café existierte bis 1996, als durch den Umzug der AIDS-Hilfe in kleinere Räumlichkeiten hierfür kein Platz mehr vorhanden war.[1169] 1994 gründete sich aus dem Café Sonderbar mit SchLAG-Sahne eine schwul-lesbische Arbeitsgruppe, die neben AIDS-Prävention auch kulturelle Angebote organisierte.[1170] Im Laufe der 1990er Jahre entwickelten sich in Hildesheim im Umfeld der Hochschulen weitere schwul-lesbische Gruppen wie die studentische Gruppe out & proud und die Kulturgruppe Kraut & Rüben. Diese nutzten zunehmend die AIDS-Hilfe als Koordination bzw. konnten auf deren Ressourcen zurückgreifen.[1171] Hier zeigt sich, wie die Verhältnisprävention und die dafür über die AIDS-Hilfen zur Verfügung gestellten Mittel eine umfangreiche Infrastruktur für schwul-lesbisches Leben abseits der Metropolen entstehen lassen konnten, die ohne die AIDS-bedingten Mittel und die Aufmerksamkeit für HIV/AIDS nicht denkbar gewesen wäre. Und anders als in den Metropolen wurde hier keine exklusiv schwule Infrastruktur geschaffen, sondern das Angebot richtete sich gezielt auch an Lesben. Die AIDS-Hilfe Hildesheim ist also ein Beispiel dafür, wie durch die AIDS-Hilfe nicht nur neue Orte der Vergemeinschaftung für schwule Männer, sondern auch für lesbische Frauen entstanden.

5.4.2 Lokale schwule Mobilisierung zu AIDS: Mann-O-Meter

Wie am Beispiel Hildesheim gezeigt, waren in Städten ohne sichtbares schwules Leben die AIDS-Hilfen die zentralen Akteurinnen im Aufbau und bei der Unterstützung schwuler (und in vielen Fällen auch lesbischer) Infrastruktur. Das Thema HIV/AIDS wurde aber auch außerhalb der AIDS-Hilfen genutzt, um staatliche Unterstützung für schwule Strukturen zu erhalten. Möglich war das jedoch in der Regel nur in größeren Städten. Ein Beispiel hierfür ist das in Westberlin gegründete Kommunikationszentrum Mann-O-Meter.

1168 Vgl. Hildesheimer AIDS-Hilfe e.V. (Hg.): Hildesheimer AIDS-Hilfe e.V. Jahresbericht 1992, Stadtarchiv Hildesheim, Bestand 715, Nr. 8, S. 4.
1169 Vgl. Hildesheimer AIDS-Hilfe e.V.: Hildesheimer AIDS-Hilfe e.V. Jahresbericht 1996, Stadtarchiv Hildesheim, Bestand 715, Nr. 11, S. 13.
1170 Vgl. Hildesheimer AIDS-Hilfe e.V. (Hg.): Hildesheimer AIDS-Hilfe e.V. Jahresbericht 1995 Stadtarchiv Hildesheim, Bestand 715, Nr. 10, S. 3.
1171 Vgl. Hildesheimer AIDS-Hilfe e.V.: Hildesheimer AIDS-Hilfe e.V. Jahresbericht 1996, S. 13.

Im Sommer 1985 entstand beim Westberliner Treffen Berliner Schwulengruppen (TBS) die Idee, das durch den Umzug des schwulen Buchladens Prinz Eisenherz frei gewordene Ladenlokal in der Bülowstraße für schwule Infrastruktur zu nutzen. Das Projekt wurde unter dem Namen »TBS-Laden« vorangetrieben. Den Initiator*innen schwebte ein »gay switch board« vor, wie es zu dieser Zeit schon an anderen Orten wie z. B. London, New York oder San Francisco existierte. Als »gay switch boards« bezeichnete Organisationen hatten sich bereits in den 1970er Jahren gegründet und fungierten als Verteiler von Informationen innerhalb der Community. Sie waren zudem Anlaufstelle bei Informations- und Beratungsbedarf, wobei der Schwerpunkt auf Telefonberatung lag.[1172]

Mit dem Fokus auf das Ladenlokal war das Berliner Konzept deutlich stärker ortsbezogen als die im englischsprachigen Raum existierenden Switchboards. Der neue Laden sollte über schwule Gruppen und die Subkultur in Westberlin informieren und AIDS-Aufklärung betreiben.[1173] Die Nutzung des ehemaligen Prinz-Eisenherz-Ladenlokals klappte jedoch nicht, zudem verließen die ursprünglichen Initiator*innen die Initiative. Sie wurde aber von neuen Mitstreiter*innen fortgeführt.[1174] Diese fanden ein neues Ladenlokal in der Mannsteinstraße und gaben dem Projekt den Namen Mann-O-Meter.[1175] Auch bei der Einwerbung der Finanzierung war die Gruppe erfolgreich. Hebel hierfür war die AIDS-Aufklärung: Die Initiative beantragte über die Berliner AIDS-Hilfe Finanzmittel aus dem Selbsthilfetopf des Berliner Senats und bekam zunächst 50.000 DM bewilligt. Damit konnte die Miete für das erste Jahr bestritten und eine Stelle finanziert werden.[1176]

In der Berichterstattung in der *Siegessäule* zum Start des Projekts im August 1986 spielte das Thema AIDS-Prävention jedoch nur eine untergeordnete Rolle. Vielmehr wurde auf die Funktion als Informationszentrum eingegangen. Der Artikel konzentrierte sich auf im Mann-O-Meter vorhandene Computer, mit denen große Datenmengen verwaltet werden könnten, sowie auf die Frage, welche Maßnahmen zum Schutz der Daten ergriffen würden. Verbunden war der

---

1172 Vgl. für London: Hilton, Nicky: Switchboard. the LGBT+ Helpline Archive, https://www.bishopsgate.org.uk/collections/switchboard, S. 3 [22.3.2025].
1173 Vgl. NN: TBS-Protokoll vom 26.7.85, Schwules Museum, Bestand Treffen Berliner Schwulengruppen, Kiste 1; Brüggemann, Thomas: Aufruf. TBS-Laden, in: *Siegessäule* 2 (1985), H. 10, S. 37.
1174 Zu dieser Gruppe gehörten Uwe Dierks, Martin Maischberger, Erich Gürgen und Jörg Stubben. Vgl. Eckert, Albert: Top-Laden gesucht fürs ›Gay Switch-board‹, in: *Siegessäule* 4 (1987), H. 2, S. 11.
1175 Vgl. Maaß, Klaus: Man, oh Meta oder Wer weiß was?, in: *Vor-Sicht* (1986), H. 2, S. 8–10, hier: S. 9.
1176 Vgl. NN: Nur keine Schwulenangst, in: *Siegessäule* 3 (1986), H. 4, S. 13; Eckert: Top-Laden gesucht fürs »Gay Switch-board«, S. 11.

Artikel mit einem Aufruf, Informationen zu schwulenfreundlichen Einzelhandelsbetrieben, Dienstleistungsanbietern, Persönlichkeiten, Einrichtungen der medizinischen und psychosozialen Versorgung und Beratung, Rechtsberatung, Institutionen der Subkultur, Unterhaltungs- und Sporteinrichtungen sowie Privatunterkünften zu liefern, die dann im Mann-O-Meter vermittelt werden könnten.[1177] Damit wurde im Mann-O-Meter mit im Rahmen der AIDS-Prävention eingeworbenen Mitteln die schwule Infrastruktur gestärkt und vernetzt. Gerade die Rechtsberatung war ein Baustein im Feld des Rechts, um selbst Akteur*in zu werden, also sich effektiv gegen einen Zugriff des Staates wehren zu können bzw. Recht aktiv einzufordern.

Teil des Konzepts war auch die Einrichtung eines Cafés, das über die Informationsweitergabe hinaus ein Ort zum persönlichen Austausch sein sollte.[1178] Zudem bot es den verschiedenen schwulen Gruppen einen Raum, um sich zu treffen. Im Dezember 1986 berichtete die *Vor-Sicht*, dass sich die Macher des schwulen Radios Eldoradio, der Leder- und Fetischclub MSC sowie eine schwule Schuhplattlergruppe in den Räumlichkeiten von Mann-O-Meter trafen.[1179] Dabei blieb es jedoch nicht, auch das TBS und viele andere Gruppen und Initiativen fanden dort Raum für ihre Treffen. Außerdem konnten Gruppen Postfächer im Mann-O-Meter anlegen.[1180] Hierdurch waren sie auch ohne eigene Räumlichkeiten postalisch erreichbar, was es deutlich leichter machte, Informations- und Kampagnenmaterial zu verteilen und auszutauschen.

Für schwulenpolitische Mobilisierung entstand so ein weiterer wichtiger Raum. Dies zeigt sich nicht zuletzt an den Protesten gegen den bayerischen Maßnahmenkatalog. Während die bereits existierenden Gruppen in Westberlin Mühe hatten, Aktivitäten zu entwickeln und nur die AHA nennenswerte Sichtbarkeit erreichte, entstand im Mann-O-Meter eine Aktionsgruppe, die unter anderem eine Podiumsdiskussion zum Thema auf die Beine stellte.[1181]

Bemerkenswert ist, dass nach der Auseinandersetzung um den Maßnahmenkatalog und dem langsamen Abebben eines dezidiert schwulenpolitischen AIDS-Aktivismus das Mann-O-Meter weiterhin ein Ausgangspunkt von AIDS-Aktivismus blieb. Hier trafen sich die Berliner ACT-UP-Gruppe und hier war das Stop-AIDS-Projekt von Andreas Salmen angedockt.[1182]

1177 Vgl. Eckert, Albert: Schwule im Computer, in: *Siegessäule* 3 (1986), H. 8, S. 40.
1178 Vgl. ebd., S. 40.
1179 Vgl. Spangehl, Gerd: Mann-O-Meter. Eine Selbstdarstellung, in: *Vor-Sicht* (1986), H. 6, S. 3, 17.
1180 Vgl. de Briquette, Chou-Chou: TBS-Protokoll vom 10.7.1987, Schwules Museum, Bestand Treffen Berliner Schwulengruppen, Kiste 1, S. 2.
1181 Vgl. hierzu Kapitel 4.4.3.
1182 Vgl. NN: ACT UP Treffen 13.7.1989 im Mann-O-Meter, 13.7.1989, Schwules Museum, Bestand ACT UP, Kiste 1; Salmen, Andreas: Stop-Aids-Projekt beantragt, in: *Siegessäule* 6

Im Sinne von Rico Hauswald war das Mann-O-Meter ein relevanter Faktor in der Herstellung und Vergrößerung von schwuler kollektiver Identität in Westberlin. Mehr Menschen konnten durch das Mann-O-Meter an schwuler Infrastruktur teilhaben und sich so als Teil eines Kollektivs von schwulen Männern verstehen. Zugleich zeigt sich aber auch, dass Mann-O-Meter eine Scharnierfunktion zwischen der schwulen Bewegung und einer weiteren Community einnahm. Es bot einen niederschwelligen Einstiegspunkt, sich auch schwulenpolitisch zu engagieren und zu vernetzen.

5.4.3 Schwule Infrastruktur: Entstehung des Waldschlösschens

Auf Bundesebene war und ist das Waldschlösschen bei Göttingen eine wichtige schwule Infrastruktur, die mit der AIDS-Krise massiv an Bedeutung gewann. Hervorgegangen war es aus der Schwulenbewegung der 1970er Jahre bzw. aus den Zusammenhängen der Nationalen Arbeitsgruppe Repression gegen Schwule (NARGS)[1183] und dem von ihr organisierten Festival Homolulu im Sommer 1979 in Frankfurt am Main. Das Homolulu vermittelte vielen Teilnehmenden ein Gefühl von Befreiung und Zugehörigkeit.[1184] Zudem war es Gründungsmoment für eine Reihe von überregionalen schwulen Initiativen, unter anderem der »schwulen Juristen«, der »Schwulen im Gesundheitswesen« und der »schwulen Lehrer«.[1185]

(1989), H. 6, S. 15; Tagung DAH – Schwule Presse, in: *Nürnberger Schwulenpost* (1989), H. 49, S. 21; Schulze, Jörg: Stop-Aids-Projekt Berlin, in: *Magnus* 2 (1990), H. 5, S. 50–51.

1183 Die NARGS entstand Ende der 1970er Jahre als einen Versuch, die unterschiedlichen Gruppen der Schwulenbewegung auf bundesweiter ebene zusammenzuführen. Der Name machte deutlich, dass die Schwulenbewegung auch nach der Entschärfung von § 175 weiterhin Repressionen durch staatliche Institutionen z. B. durch Berufsverbote oder dem Verbot Infotische in Innenstädten aufzustellen. Zentrum der Aktivität war zunächst die Vorbereitung auf das III. Russeltribunal (über die Menschenrechte in der Bundesrepublik Deutschland). Der für die Bewegung enttäuschende Ausgang führte zu einer gewissen Abkehr von einer linken Bündnispolitik und ein Fokus auf Formen autonomen schwulen Lebens. Hieraus entstand auch die Idee des Homolulu. Vgl. Holy, Michael: Jenseits von Stonewall – Rückblicke auf die Schwulenbewegung in der BRD 1969–1980, in: Andreas Pretzel/Volker Weiß (Hg.): Rosa Radikale. Die Schwulenbewegung der 1970er Jahre, Hamburg 2012, S. 39–79, 66–70.

1184 Vgl. Henze: Schwule Emanzipation und ihre Konflikte, S. 336–344.

1185 Vgl. Marbach, Rainer: Das Freie Tagungshaus Waldschlösschen 1980–1999. Vom alternativen Projekt zur staatlich anerkannten Heimvolksschule, in: Andreas Pretzel/Volker Weiß (Hg.): Zwischen Autonomie und Integration. Schwule Politik und Schwulenbewegung in den 1980er und 1990er Jahren, Hamburg 2013, S. 34–68, hier: S. 40.

In der Folge entstand unter Mitgliedern der NARGS die Idee der Gründung eines eigenen Tagungshauses. Zentrale Figur war hierbei Rainer Marbach,[1186] der das Projekt zusammen mit Ulli Klaum und Joachim Prüß anging. Dafür wurde eine Immobilie im Raum Göttingen gesucht und in Form eines ehemaligen Hotels in der Gemeinde Reinshausen gefunden. 1983 konnte die Immobilie übernommen werden. Der Anspruch war zunächst, eine autonomes (bzw. separatistisches) schwules Projekt aufzubauen. Dementsprechend wurde auch nicht beabsichtigt, staatliche Gelder einzuwerben. Hier sollten alternative schwule Lebensformen entwickelt und erprobt werden. Das erste Seminarprogramm konnte 1984 ausgestellt werden.[1187]

Laut Marbachs Bericht im 2013 erschienenen Sammelband *Zwischen Autonomie und Integration. Schwule Politik und Schwulenbewegung in den 1980er und 1990er Jahren*[1188] stellte sich jedoch nicht die erhoffte materielle und ideelle Unterstützung durch die Schwulenbewegung ein. So ließ sich der komplett eigenständige Betrieb nur sehr mühsam aufrechterhalten. Gleichzeitig entstand mit der aufkommenden AIDS-Krise in der Schwulenbewegung und weiteren Community jedoch ein großer Informations- und Vernetzungsbedarf. Beides führte letztendlich zur Abkehr von den autonomen Positionen und zur Öffnung hin zu staatlicher Förderung. Die Initiator*innen des Waldschlösschens gründeten hierzu 1986 das Bildungswerk AIDS und Gesellschaft als eingetragenen Verein. Über ihn flossen ab 1987 Fördergelder des Landes Niedersachsen und über die Deutsche AIDS-Hilfe aus Bundesmitteln. Im Jahr 1988 wurde das Waldschlösschen von der Bundeszentrale für politische Bildung als Bildungspartner anerkannt und erhielt von ihr ebenfalls Fördermittel.[1189]

Ähnlich wie das Mann-O-Meter war auch das Waldschlösschen zu dieser Zeit ein zentraler Ort für den Informationsaustausch, die Herstellung von Kontakten und insbesondere die Bildung kollektiver Identität. Letzteres nicht nur für die Schwulenbewegung, sondern vor allem auch für die AIDS-Hilfe-Bewegung und die Positiven-Selbstorganisation. Im Waldschlösschen fanden Mitte der 1980er Jahre Koordinierungstreffen der lokalen AIDS-Hilfen statt, ab 1987 gab es regelmäßige Schulungsprogramme für ihre (haupt- und ehrenamtlichen) Mitarbeiter*innen. Darüber hinaus war das Waldschlösschen auch der Ort, an dem sich eine Selbstorganisation von Menschen mit HIV und AIDS bilden konnte.

1186 Rainer Marbach (*1944) ist schwuler Aktivist. 1981 gründete der das Tagungshaus Waldschlösschen. Vgl. Pretzel, Andreas/Weiß Volker: Über die Autor/innen, in: dies. (Hg.): Zwischen Autonomie und Integration. Schwule Politik und Schwulenbewegung in den 1980er und 1990er Jahren, Hamburg 2013, S. 251–253, hier: S. 252.
1187 Vgl. Marbach: Das Freie Tagungshaus Waldschlösschen, S. 40–43.
1188 Vgl. Andreas Pretzel/Volker Weiß (Hg.): Zwischen Autonomie und Integration. Schwule Politik und Schwulenbewegung in den 1980er und 1990er Jahren, Hamburg 2013.
1189 Vgl. Marbach: Das Freie Tagungshaus Waldschlösschen, S. 56, 59.

1986 fand das erste bundesweite Positiventreffen dort statt.[1190] Später gab es regelmäßige Vernetzungstreffen der deutschen ACT-UP-Gruppen.[1191]

Das Waldschlösschen ist somit ein Beispiel für den Wandel schwuler Institutionen in den 1980er Jahren. Ging es zunächst um Selbsterfahrung, Abgrenzung zur heterosexuellen Mehrheitsgesellschaft und Ablehnung eines als repressiv verstandenen Staates, änderte sich diese Haltung im Zuge der AIDS-Krise. Der Staat erschien nun zunehmend als Ressource. Zunächst beschränkte sich dies auf finanzielle Mittel, die im Zuge der AIDS-Krise auch für die Stärkung schwuler Infrastruktur genutzt werden konnten. Zudem konnte die Schwulenbewegung durch die Zusammenarbeit mit dem Staat effektiver mit eigenen Positionen in die Gesellschaft hineinwirken.

5.5 Bündnisse und Solidaritäten

AIDS schuf eine ganze Reihe von neuen medizinischen bzw. epidemiologischen Kategorien, die diskursiv wirksam und zum Teil verrechtlicht wurden. Wie Kapitel 4 zeigen konnte, wurden die epidemiologischen Kategorien »Risikogruppe« bzw. »Hauptbetroffenengruppe« über das Bundesseuchengesetz verrechtlicht und gleichzeitig Ausgangspunkt für sich verändernde Subjektivierungsformen schwuler Männer.[1192] Wie das Ringen um Zusammengehörigkeit und Abgrenzung bzw. um die Neu- und Umformierung kollektiver Identitäten sich vollzog, lässt sich anhand des Wortes »Solidarität« untersuchen, das im AIDS-Diskurs eine wichtige Rolle einnahm. In den Zeitschriften der Schwulenbewegung finden sich drei Diskursstränge, die mit dem Begriff assoziiert sind: Der erste befasste sich mit der Einforderung von Solidarität innerhalb der schwulen Community, ein zweiter mit der Einforderung von Solidarität zwischen den verschiedenen von HIV/AIDS betroffenen Gruppen und der dritte mit der Einforderung von gesellschaftlicher Solidarität mit Menschen mit HIV und AIDS.[1193]

1190 Vgl. ebd., S. 54–55.
1191 Vgl. u. a. Waldschlösschen: Programm Bildungswerk AIDS und Gesellschaft e.V. Programm 2. Halbjahr 1990, 1990, Schwules Museum, Bestand ACT UP, Kiste 5; Waldschlösschen: Tagungshaus Waldschlösschen – 1. Halbjahr 1990, 1989, Schwules Museum Berlin, Bestand ACT UP, Kiste 4; Verhagen, Wolfgang: Lieber Andreas, 27.1.1991, Schwules Museum, Bestand ACT UP, Kiste 4.
1192 Vgl. Kapitel 3 und 4.
1193 Über die Verwendung des Worts »Solidarität« hinaus hatten 43 Artikel im Korpus die Aushandlung von Solidarität zum Schwerpunkt.

5.5.1 Neue Spaltung und neue Solidarität innerhalb der Bewegung

In Texten, in denen Solidarität innerhalb der Community und Bewegung eingefordert wurde, beschäftigten sich die Autor*innen vor allem mit zwei dichotomen Unterscheidungen, die im Zuge von AIDS an Bedeutung gewannen: promisk/monogam und krank/gesund bzw. positiv/negativ.[1194] Zunächst soll es um die Unterscheidung zwischen »promisken« und »monogamen Lebensweisen« gehen.

Die Frage, wie Sexualität in Zeiten von HIV/AIDS ausgelebt werden konnte, stand schnell im Zentrum der in der schwulen Community und Bewegung geführten Debatten. Diese drehten sich darum, ob und wie Sexualität durch Safer-Sex-Praktiken sicherer werden konnte.[1195] Entscheidend war dabei auch, wie Promiskuität und damit verbunden Monogamie als ihr angenommenes Gegenteil verhandelt wurden. Die Vorstellung, dass Promiskuität ein zentraler Treiber der Verbreitung des HI-Virus sei, war von Anfang an ein prägender Bestandteil des AIDS-Diskurses nicht nur in der Bundesrepublik, sondern in der gesamten westlichen Welt.[1196] Dieses Narrativ war und ist eng gekoppelt an den früh aufkommenden Mythos des »Patient Zero«, der in Gestalt eines schwulen Flugbegleiters eine maßgebliche Rolle bei der Verbreitung von HIV in den USA gespielt haben soll.[1197] In der Figur des »Patient Zero« wurden Promiskuität und schwule Sexualität auf für den AIDS-Diskurs prägende Weise miteinander verknüpft.[1198]

Die öffentliche Auseinandersetzung mit der vermeintlich promisken Sexualität schwuler Männer traf auf eine bereits laufende Auseinandersetzung unter schwulen Männern selbst. Innerhalb der schwulen Bewegung und Community war seit der Entkriminalisierung mann-männlicher Sexualität hoch umstritten, welche Formen von Beziehung und von Sexualität Ideale für schwules Leben darstellen sollten. Auf der einen Seite argumentierten Aktivist*innen, dass auch das Modell einer dauerhaften Partnerschaft eine selbstbestimmte Lebensform für schwule Männer darstellen könne. Für die in den 1970er Jahren entstehende studentische Schwulenbewegung war, auf der anderen Seite, die Abgrenzung zur heterosexuellen Mehrheitsgesellschaft entscheidend für das schwule Selbstver-

---

1194 Vgl. zur Unterscheidung zwischen promisk und monogam im AIDS-Diskurs u. a. Eitz: Aids, S. 107–113; Für die Einteilung in krank und gesund vgl. u. a. Weingart: Ansteckende Wörter, S. 33–39.
1195 Vgl. Kapitel 3.
1196 Vgl. Baldwin: Disease and Democracy, S. 27, 33–34, 177, 193–194; Eitz: Aids, S. 99–112.
1197 Vgl. McKay: Patient zero.
1198 Vgl. Eitz: Aids, S. 99–102.

ständnis. Dazu gehörten für sie die Sichtbarmachung und das Ausleben der eigenen Sexualität abseits des heterosexuellen Ideals des monogamen Paars.[1199]

Die im AIDS-Diskurs vorgenommene Kopplung von Promiskuität mit Krankheit einerseits und mit Homosexualität andererseits hatte auch Einfluss auf die Debatten innerhalb der Schwulenbewegung. Plötzlich gewann die Unterteilung in »promiske Schwule« und »monogame Schwule« deutlich an Bedeutung.[1200] Insbesondere in der ersten Hälfte der 1980er Jahre spielte die Auseinandersetzung um Promiskuität und Monogamie eine wichtige Rolle in den Debatten und wurde immer wieder von schwulen Zeitschriften aufgegriffen. Die Unterteilung drückte sich jedoch nur indirekt in den betreffenden Artikeln aus. Die meisten dieser Artikel beklagten, dass auch innerhalb der Community Promiskuität zunehmend stigmatisiert werde.[1201] Ähnliches lässt sich im Diskursstrang zur Solidarität innerhalb der schwulen Community feststellen. Hier gab es jedoch nur eine Diskursposition, die ein Ende der Unterscheidung von promisken und monogamen Schwulen und stattdessen Solidarität miteinander einforderte.[1202]

Kontroverser ging es zu, wenn Sexualität abseits von Fragen der Solidarität verhandelt wurde. Ein Blick auf den Diskursstrang zum Ausleben von Sexualität in Zeiten von AIDS verdeutlicht dies. Hierzu können drei Diskurspositionen identifiziert werden: Erstens gab es Stimmen, die eine Änderung des Sexualverhaltens schwuler Männer auch in Bezug auf die Anzahl der Partner*innen forderten. Zweitens gab es Autor*innen, die die Ansicht vertraten, dass promiske und frei gelebte Sexualität konstitutiv für schwule Sexualität sei und daher nicht aufgegeben werden könne bzw. ihre Aufgabe zumindest betrauert werden müsste. Darüber hinaus gab es drittens Aktivist*innen, die eine vermittelnde Position einnahmen.[1203]

Für die vermittelnde Position stand Andreas Salmen. Diese legte er in dem bereits oben besprochenen programmatischen Text »Endlich aus der Opferrolle

---

1199 Vgl. Lehne, Adrian/Springmann, Veronika: Promiske Sexualität oder monogame Beziehung? Freiheit, Moral und Verantwortung in der westdeutschen Homosexuellenbewegung, in: *WerkstattGeschichte* 29 (2021), H. 84, S. 67–82, hier: S. 75–76; Vgl. für die linke Schwulenbewegung auch Henze: Schwule Emanzipation und ihre Konflikte, S. 255–261; Haunss: Von der sexuellen Befreiung zur Normalität, S. 210–211.
1200 Lehne/Springmann: Promiske Sexualität oder monogame Beziehung?, S. 76–78.
1201 Vgl. u.a. Jarzombek, Dieter: Ein Gespenst geht um, in: *Rosa Flieder* (1983), H. 31, S. 14; Marwitz, Reinhard von der: Kein schwuler Bruder. Zur Neuordnung der Lust, in: *Siegessäule* 2 (1985), H. 2, S. 29; Steffen, Michael: Ein Brief aus der Steinzeit, in: *Siegessäule* 2 (1985), H. 6, S. 4.
1202 Vgl. u.a. Meyers, Ralf: Die geplatzte Seifenblase, in: *Siegessäule* 4 (1987), H. 5, S. 13; Hauschild, Hans Peter: Safer Sex. Den Tiger Reiten! Due Schwule Emanzipation geht durch das Thema AIDS hindurch, in: *Rosa Flieder* (1986), H. 48, S. 42; Kohler, Robert: Der Versuch, offensiv zu werden, in: *Siegessäule* 4 (1988), H. 7, S. 12.
1203 Vgl. Lehne/Springmann: Promiske Sexualität oder monogame Beziehung?, S. 76–81.

herauskommen« dar, der 1989 im *Rosa Flieder*, der *Siegessäule* und dem *BVH-Magazin* erschien. Salmen zufolge war die Unterscheidung in promiske und monogame Schwule neben der Rezeption der Duesberg'schen Thesen, die HIV-Infektionen verharmlosten, eines der wichtigsten Hindernisse für eine effektive AIDS-Politik.[1204] Als Grundprämisse setzte er die zentrale Bedeutung von AIDS für die Schwulenbewegung:

> »AIDS wird sich zu einer kollektiven Erfahrung der Schwulen entwickeln, die die des alten Paragraphen 175 noch weit übersteigen wird. Diese Erkenntnis wird von der bundesdeutschen Schwulenbewegung in einem ungeheuren Selbsttäuschungsprozeß verdrängt.«[1205]

Die Unterteilung in gute monogame Schwule und schlechte promiske Schwule sei dabei nur ein Mechanismus, sich nicht mit AIDS auseinandersetzen zu müssen, so Salmen. Dabei sei die Unterscheidung angesichts der Möglichkeit von Safer Sex ohnehin obsolet. Statt neue Kategorien zu lancieren und AIDS als Problem von nur einem Teil der schwulen Männer zu behandeln oder das Thema ganz zu ignorieren, plädierte Salmen dafür, AIDS zu einem zentralen Thema der Bewegung zu machen.[1206] Für ihn bedeutete dies, dass die Schwulenbewegung über rechtspolitische Forderungen hinausgehen müsse, wie sie zum Beispiel in Bezug auf die Ablehnung des bayerischen Maßnahmenkatalogs zum Ausdruck gekommen waren. Dazu gehöre ein aktives Auseinandersetzen mit im Zuge von AIDS aufkommendem Rechtspopulismus und -extremismus, die Sicherstellung der Finanzierung von Selbsthilfegruppen, die Kritik am Fokus auf Treue in der AIDS-Politik von Fink und Süssmuth und die Stärkung der Erforschung einer medizinischen Therapie. Zur Durchsetzung dieser Forderungen sollten auch ACT-UP-Gruppen nach New Yorker Vorbild gegründet werden.[1207] Salmen selbst war dann auch an der Gründung der Berliner ACT-UP-Gruppe im selben Jahr beteiligt.

Auf den ersten Blick bestehen Parallelen zwischen Salmens Aktivismus und den Versuchen Günter Dworeks und Volker Becks, die Schwulenbewegung und schwule Politik über AIDS neu zu definieren. Während jedoch bei Dworek und Beck AIDS vor allem als Vehikel diente, eine neue bürgerrechtsorientierte Schwulenpolitik voranzutreiben, wurde AIDS bei Salmen zum zentralen Thema schwuler Politik.[1208] Er griff die durch AIDS entstandenen und verstärkten

---

1204 Salmen: Endlich aus der Opferrolle herauskommen, S. 22.
1205 Ebd.
1206 Vgl. ebd.
1207 Vgl. ebd., S. 23.
1208 Andreas Salmen war nicht der erste der eine entsprechende Konzeption entwarf. Zwei Jahre zuvor hatte sich bereits Hans Peter Hauschild im Rosa Flieder ähnlich geäußert. Vgl. Hauschild, Hans Peter: Safer Sex: Den Tiger Reiten! Die Schwule Emanzipation geht durch das Thema AIDS hindurch, in: *Rosa Flieder* (1986), H. 48, S. 42.

Spaltungen und Kategorisierungen auf, die sich mit dem Ins-Zentrum-Rücken von AIDS in der Schwulenpolitik auflösen sollten. Salmen setzte darauf, dass AIDS selbst (und nicht die darum entstehende Regulierung) § 175 StGB als zentrale schwule Subjektivierungsinstanz ersetzen werde. Dies trat jedoch nicht in dem von ihm erwarteten Maße ein. Zumindest entwickelte AIDS nach der Festigung des liberalen AIDS-Konsenses 1988/89 kein starkes politisches Mobilisierungspotenzial in der Schwulenbewegung mehr. Dieses fand sich nun im Umfeld der AIDS-Hilfen oder in Form von ACT UP.

Salmens Argumentation steht hier exemplarisch für die vermittelnde Diskursposition im Diskursstrang zu Solidarität innerhalb der Schwulenbewegung. Es ging ihm dabei nicht darum, die Diskurspositionen zum Ausleben schwuler Sexualität aufzulösen, sondern sie politisch zu wenden.

Der Blick auf die Anrufung von Solidarität mit bzw. unter den verschiedenen Betroffenengruppen zeigt eine sich verändernde Wirkmächtigkeit von neuen und alten Kategorien im Rahmen der AIDS-Krise. Innerhalb der Schwulenbewegung verschoben sich die Debatten um den Kern des Schwulseins bzw. der kollektiven Identität. Kategorien wie promisk oder monogam fungierten jedoch nicht in dem Maße subjektivierend, dass eine neue kollektive Identität im Sinne eines gemeinsamen Selbstverständnisses wirkmächtig geworden wäre. Vielmehr prägten sie die kollektive Identität als ein gemeinsames Ringen um Themen auf neue Art und Weise, indem zum Beispiel schwule Sexualität und schwule Beziehungsformen neu ausgehandelt wurden. Die Anrufung von Solidarität war dabei auch eine Einforderung von Akzeptanz und Zugehörigkeit.

5.5.2 Solidarität der Risikogruppen – Solidarität der Uneinsichtigen

Die Etablierung von Risikogruppen bzw. Hauptbetroffenengruppen als Kategorien führte nicht nur zur Stigmatisierung der damit bezeichneten sozialen Gruppen sowie zu ihrer diskursiven Verknüpfung mit HIV/AIDS, sondern ermöglichte auch neue Bündnisse und Koalitionen. In den Zeitschriften der Schwulenbewegung tauchte die Idee des Zusammenhalts und der Solidarität unter den hauptsächlich von HIV/AIDS betroffenen Gruppen als ein Diskursstrang ab 1986 auf.[1209] Im Zuge der Auseinandersetzung mit dem bayerischen Maßnahmenkatalog verstärkte sich der Diskursstrang und wurde vor allem von

---

1209 Vgl. u.a. Maaß, Klaus/Lenz, Michael: 35-jähriger Abgeordneter sucht Gleichgesinnte, in: *Vor-Sicht* (1986), H. 2, S. 11–18; Hauschild, Hans Peter: Safer Sex: Den Tiger Reiten! Die Schwule Emanzipation geht durch das Thema AIDS hindurch, in: *Rosa Flieder* (1986), H. 48, S. 42; Salmen, Andreas: Heimspiel: in: *Siegessäule* 5 (1988), H. 1, S. 6–8.

Hans Peter Hauschild ab 1988 unter der Überschrift »Solidarität der Uneinsichtigen« vorangetrieben.[1210]

Hauschilds Konzept bildete die Grundlage für den Aktionstag »Solidarität der Uneinsichtigen« am 9. Juli 1988 in Frankfurt am Main. Die Wahl des Slogans hing eng mit dem Aufkommen des Diskursstrangs zu »Desperados« bzw. »Uneinsichtigen« zusammen, also Menschen, die angeblich absichtlich oder fahrlässig zur Verbreitung des HI-Virus beitrugen. Auch der bayerische Maßnahmenkatalog und die darum geführte Debatte und insbesondere der Prozess gegen Linwood B. gehören in diesen Kontext.[1211] Der Aktionstag war nicht nur als Protest gegen den bayerischen Maßnahmenkatalog gedacht, sondern richtete sich auch gegen die restriktive AIDS- und insbesondere Drogenpolitik der Stadt Frankfurt am Main. Wie Sebastian Haus-Rybicki herausstellt, wählte die Deutsche AIDS-Hilfe mit dem Aufruf zum Aktionstag einen bemerkenswert konfrontativen Ansatz. Gleichzeitig machte sie ihren Vertretungsanspruch für alle von HIV und AIDS hauptsächlich betroffenen Gruppen deutlich.[1212] Zudem wies der Aufruf zum Aktionstag den Weg zu einem verstärkten Fokus auf die Verhältnisprävention, indem er gegen die Abstempelung von Menschen als »uneinsichtig« plädierte und mehr Aufmerksamkeit für die Frage forderte, unter welchen Umständen präventives Verhalten nicht umgesetzt werden konnte.[1213] Damit verbunden waren auch konkrete politische Forderungen nach der Einrichtung und Stärkung von Selbsthilfeorganisationen von Betroffenengruppen, dem Ausbau der Beratungs- und Betreuungsangebote sowie einer AIDS-Aufklärung mit »Vernunft, Phantasie und Solidarität«.[1214] Noch plakativer formulierte es der Aufruf des hessischen Landesverbands der AIDS-Hilfen:

> »Es gibt keine ›Unbelehrbaren‹ im Sinne des öffentlichen AIDS-Diskurses, sondern nur Schwachgemachte in Lebenssituationen, die gemessen am Standard dieser Kultur unwürdig sind.
> Es gibt keine ›Uneinsichtigen‹, sehr wohl aber das Bedürfnis einiger machthabender Männer, die Ware Frau oder Mann AIDS-frei kaufen zu können, ohne Verantwortung übernehmen zu müssen.
> Es gibt keine ›Desperados‹, wohl aber Verzweifelte, verzweifelt über gewaltige gesellschaftliche Strömungen, die AIDS als Motor für genormtes Leben in der menschlichen

---

1210 Vgl. u. a. NN: Gruppen in Frankfurt, in: *Rosa Flieder* (1988), H. 60, S. 27; Wieland, Hans, W.: »Solidarität der Uneinsichtigen«. Einige Worte zur Demonstration, in: *Du&Ich* 20 (1988), H. 10, S. 77–78; Salmen, Andreas: Tief in der Krise, in *Siegessäule* 5 (1988), H. 12, S. 11.
1211 Vgl. hierzu Kapitel 3 bzw. für »Unbelehrbare« und »Desperados« auch Eitz: Aids, S. 128, 173, 186–187, 194–198.
1212 Vgl. Haus-Rybicki: Eine Seuche regieren, S. 295–296.
1213 Vgl. hierzu auch Kapitel 5.2.2.
1214 Vgl. Deutsche AIDS-Hilfe e.V.: Für eine menschliche AIDS-Politik. Aufruf der Deutschen AIDS-Hilfe e.V., in: Deutsche AIDS-Hilfe e.V. (Hg.): Solidarität der Uneinsichtigen. Aktionstag 9. Juli 1988 Frankfurt am Main, Berlin 1988, S. 7–8.

Gemeinschaft einsetzen. Und dafür müssen landauf, landab Exempel statuiert werden: Die beispielgebende Aburteilung der sogenannten Uneinsichtigen.«[1215]

In den Forderungen nach mehr Verhältnisprävention sowie ihrer Herleitung steckte der Anspruch einer uneingeschränkten Solidarität mit allen von AIDS Betroffenen oder in Bezug auf AIDS Stigmatisierten.

Hans Peter Hauschild erläuterte in seiner Rede auf dem Aktionstag, was diese Solidarität für schwule Männer bedeutete. Um effektiv gegen den AIDS-Diskurs und repressive staatliche Maßnahmen vorgehen zu können, müsse Solidarität herstellt werden, unter den Schwulen, aber auch mit den anderen Betroffenengruppen. Hauschild versuchte sich dabei die abwertend verwendete Bezeichnung »uneinsichtig« als positive Selbstbezeichnung für alle von AIDS Betroffenen anzueignen. Hierzu zog er Parallelen zur Aneignung des Begriffs »schwul«. Ihm schwebte die Herstellung einer »uneinsichtigen« Subjektivität vor, aus der wiederum kollektive Identität und (rechts-)politische Mobilisierung hervorgehen könnten.[1216]

Nach 1989 verschwand dieser Diskursstrang zumindest aus den Diskursräumen der Schwulenbewegung weitestgehend. Dies korreliert jedoch auch mit der allgemeinen Abnahme einer Auseinandersetzung mit HIV/AIDS in den schwulen Zeitschriften. Wie in Kapitel 4 gezeigt, konnte AIDS nur in einem kurzen Zeitraum zwischen maximal 1986 und 1989 durchschlagend in der Schwulenbewegung mobilisieren und Koalitionen mit anderen Betroffenengruppen anstoßen. Die Entwicklung eines gemeinsamen Selbstverständnisses, übergreifender Kollektive und Diskursräume ist zumindest von schwuler Seite praktisch nicht festzustellen. Das bedeutet jedoch nicht, dass es keine Zusammenarbeit vor allem auf lokaler Ebene gab. Insbesondere die AIDS-Hilfen schufen immer wieder Räume, in denen gemeinsame politische Projekte vorangetrieben wurden. Insgesamt bleibt jedoch festzuhalten: So wenig sich AIDS über 1989 hinaus als dominantes Thema in der Schwulenbewegung halten konnte, so wenig wurde es auch verbindendes Element für die davon betroffenen sozialen Gruppen.

1215 Landesverband der Hessischen AIDS-Hilfen: Die unerträgliche Lebendigkeit der Positiven. Aufruf des Landesverbandes der hessischen AIDS-Hilfen, in: Deutsche AIDS-Hilfe e.V. (Hg.): Solidarität der Uneinsichtigen. Aktionstag 9. Juli 1988 Frankfurt am Main, Berlin 1988, S. 9–10, hier: S. 10.
1216 Vgl. Hauschild, Hans Peter: Rede am Theaterplatz, in: Deutsche AIDS-Hilfe e.V. (Hg.): Solidarität der Uneinsichtigen. Aktionstag 9. Juli 1988 Frankfurt am Main, Berlin 1988, S. 17–19.

5.5.3 Section 28 – ein neues schwul-lesbisches Miteinander?

Solidarität zwischen Schwulen und Lesben im Kampf gegen HIV/AIDS und seine gesellschaftlichen Konsequenzen spielte in den westdeutschen schwulen Zeitschriften praktisch keine Rolle. Dies ist bemerkenswert, da in anderen Ländern, z. B. in den USA, zwischen beiden Gruppen durchaus solidarische Beziehungen während der AIDS-Krise gepflegt wurden.[1217] In der Bundesrepublik hingegen verstärkte sich die ohnehin bestehende Trennung zwischen Lesben und Schwulen im Rahmen der AIDS-Krise eher noch. Dies betraf die kollektive Identität im Sinne eines gemeinsamen Selbstverständnisses ebenso wie die kollektive Identität im Sinne eines gemeinsamen Ringens um Themen. Für Letzteres fehlte auch der gemeinsame Diskursraum. Damit gab es auch keine tragfähige Grundlage für eine gemeinsame politische Mobilisierung. Eine Ausnahme bildete der seit den 1970er Jahren in vielen westdeutschen Städten stattfindende Christopher Street Day. Im allgemeinen Kontext von AIDS war Solidarität zwischen Lesben und Schwulen praktisch kein Thema.[1218] Dies änderte sich 1988 für einen kurzen Zeitraum.

Auslöser war ein Gesetz im Vereinigten Königreich,[1219] das auch in Westdeutschland eine breite Koalition und eine gemeinsame Mobilisierung von schwulen und lesbischen Gruppen bewirkte wie kein anderes Thema zuvor. Das betreffende Gesetz war die sogenannte Section oder Clause 28, die als Erweiterung des Local Government Act von 1986 im Mai 1988 beschlossen wurde und die es Gemeindeverwaltungen verbot, Homosexualität »zu begünstigen« bzw. Materialien zu veröffentlichen, die Homosexualität »begünstigen« würden. Auch wurde es den von Lokalverwaltungen betriebenen Schulen verboten, Akzeptanz für Homosexualität in den Unterricht aufzunehmen. Darüber hinaus enthielt Section 28 eine Bestimmung, in der festgelegt war, dass die Umsetzung der Bestimmungen nicht die Behandlung und Prävention von übertragbaren Krankheiten behindern dürfe.[1220] Auch wenn dies nicht explizit gesagt wurde, war hier AIDS gemeint.

1217 Vgl. Gould: Moving Politics, S. 332–334.
1218 Vgl. zu den wenigen Ausnahmen u. a. Köpf, Maria: Politics of Dancing, in: *Siegessäule* 5 (1988), H. 1, S. 6–8; Stikenboom, Bärbel: Aufforderung zur Emanzipation, in: *Vor-Sicht* 4 (1989), H. 4, S. M1.
1219 Section/Clause 28 war ausschließlich in England, Wales und Schottland gültig, nicht jedoch in Nordirland.
1220 Im englischen Ursprungswortlaut heißt es: »(1) A local authority shall not (a) intentionally promote homosexuality or publish material with the intention of promoting homosexuality; (b) promote the teaching in any maintained school of the acceptability of homosexuality as a pretended family relationship. (2) Nothing in subsection (1) above shall be taken to prohibit the doing of anything for the purpose of treating or preventing the

Die Entstehung von Section 28 war eng mit der AIDS-Krise verwoben. Wie auch in anderen westlichen Ländern befeuerte die AIDS-Krise in Großbritannien ein homophobes Klima und die diskursive Verbindung von Homosexualität mit unmoralischem Verhalten und Krankheit. Dieses Klima nutzten die konservativen politischen Kräfte, um ihre Gesellschafts- und Familienpolitik durchzusetzen. Anlass für den Vorstoß der konservativen Partei bildete das Buch *Jenny lives with Eric and Martin*, das im Labour-kontrollierten Inner London Education Authority Teacher Ressource Centre zur Verfügung gestellt wurde und in dem es um das Leben der fünfjährigen Jenny mit ihrem Vater und dessen Partner ging. In der Folge einer Debatte über das Buch formulierte ein Mitglied des House of Lords einen Gesetzentwurf, der von der Tory-Regierung unter Margaret Thatcher aufgenommen und durch das Parlament verabschiedet wurde.[1221] Das Gesetz wirkte sich vor allem in Schulen nachteilig auf schwule und lesbische Jugendliche aus. Für die britische Schwulen- und Lesbenbewegung stellte die Abschaffung von Section 28 über Jahre eine zentrale Forderung dar. Ab dem Jahr 2000 unternahm die Labour-Regierung unter Tony Blair einen Versuch, die Bestimmung abzuschaffen. Die Streichung des Gesetzes zog sich jedoch bis in das Jahr 2003.[1222]

Die Section 28 erreichte das gesamte Jahr 1988 eine hohe Aufmerksamkeit in der Berichterstattung der westdeutschen schwulen Presse, wozu insbesondere Andreas Salmen beitrug, der hierzu auch Akteur*innen aus dem Vereinigten Königreich interviewte und deren Texte für die deutschsprachigen Magazine übersetzte.[1223] Auch andere Autor*innen berichteten über die Entwicklung, wobei die meisten Texte in der Berliner *Siegessäule* erschienen.[1224] So ist es nicht

---

spread of disease.« Abgerufen von: https://www.legislation.gov.uk/ukpga/1988/9/enacted, am: 30.6.2022.

1221 Vgl. Moran, Joe: Childhood Sexuality and Education. The Case of Section 28, in: *Sexualities* 4 (2001), H. 1, S. 73–89, hier: S. 74–76; Mariat, Kate: Parliamentary Discourse on Sexuality over a Period of Legislative Change: 1986–2005, London 2017, S. 89–99, 141–143.

1222 Vgl. u. a. Lee, Catherine: Fifteen Years on. The Legacy of Section 28 for LGBT+ Teachers in English schools, in: *Sex education* 19 (2019), H. 6, S. 675–690; Waites, Matthew: Regulation of Sexuality. Age of Consent, Section 28 and Sex Education, in: *Parliamentary Affairs* 54 (2001), H. 3, S. 495–508; Epstein, Debbie: Sexualities and Education. Catch 28, in: *Sexualities* 3 (2000), H. 4, S. 387–394.

1223 Vgl. Salmen, Andreas: Bürokratie oder Aktion, in: *Siegessäule* 5 (1988), H. 3, S. 8; Salmen, Andreas: Kommentar. Die Ausgrenzung des Homosexuellen., in: *Siegessäule* 5 (1988), H. 4, S. 11; Salmen, Andreas: Musiker gegen Clause '28, in: *Siegessäule* 5 (1988), H. 4, S. 42; Salmen, Andreas: Bundesweit anti – aktiv, in: *Siegessäule* 5 (1988), H. 5, S. 11–12; Salmen, Andreas: 100.000 zeigen ihre Wut, in: *Siegessäule* 5 (1988), H. 6, S. 17–18; Tatchell, Peter: Gegen die Menschenwürde, in: *Siegessäule* 5 (1988), H. 6, S. 19.

1224 Vgl. NN: Cl›28: Keine London-Fahrt, in: *Siegessäule* 5 (1988), H. 3, S. 16; NN: Clause 28, in: *Siegessäule* 5 (1988), H. 4, S. 18, S. 28; NN: Nanny-England, in: *Siegessäule* 5 (1988), H. 6, S. 21; NN: In Kürze …; NN: Auswirkungen von Section 28, in: *Siegessäule* 6 (1989), H. 2,

verwunderlich, dass in Berlin bereits im Frühjahr ein Aktionstag gegen die Pläne der britischen Regierung organisiert wurde. Hierzu bildete sich ein breites Bündnis aus Gruppen und Institutionen, die sich in der Frauen- und Lesben-, der Schwulen-, Huren- und AIDS-Selbsthilfebewegung verorteten.[1225] Kein anderes Thema während des Untersuchungszeitraums, nicht einmal der bayerische Maßnahmenkatalog, konnte eine derart breite Koalition zusammenbringen. Die Berichte über das Vorhaben der britischen Regierung erreichten die westdeutsche Schwulenbewegung zu einer Zeit, in der die Debatten um den bayerischen Maßnahmenkatlog noch nicht vollständig abgeklungen waren. Viele Aktivist*innen sahen in Section 28 ein Modell, wie konservative Kräfte die AIDS-Krise nutzen könnten, um ein noch drastischeres gesellschaftspolitisches Rollback anzuschieben und Errungenschaften in der Emanzipation von Schwulen und Lesben wieder zurückzunehmen. Anders als in den bisher geführten Debatten zum Thema AIDS waren nun auch lesbische Frauen explizit betroffen. Dieses externe Bedrohungsszenario beförderte also solidarisches Handeln und Koalitionen, die aufgrund der divergierenden politischen Forderungen und Positionen davor kaum denkbar gewesen waren. Wie ernst die Section 28 auch in den Bewegungen in Westberlin im Kontext von HIV/AIDS genommen wurde, zeigen die Forderungen in einem Aufruf zu einer Demonstration, die am 8. April 1988 stattfinden sollte. Das Schreiben verweist auf den bayerischen Maßnahmenkatalog, zwangsweise durchgeführte Testungen in Frankfurt am Main und das Urteil gegen Linwood B., um zu verdeutlichen, dass auch in der Bundesrepublik bereits restriktive Maßnahmen ergriffen wurden und weitere nach Vorbild der Section 28 denkbar wären. Zudem nennt der Aufruf Gesetze und Regulierungen, gegen welche die verschiedenen beteiligten Bewegungen schon seit

---

S. 19; NN: Findige Grüne, in: *Siegessäule* 6 (1989), H. 2, S. 19; NN: Gegen Section 28, in: *Siegessäule* 6 (1989), H. 3, S. 26.

1225 Im Aufruf zum Aktionstag waren folgenden Unterstützer*innen gelistet: Mann-O-Meter, Allgemeine Homsoexuelle Arbeitsgemeischaft, Homosexuelle und Kirche, ASTA FU – Schwulenreferat, ASTA TU, ASTA Kirchliche Hochschulen (Lesben- und Schwulenreferat), Arbeitskreis Homosexualität der Gewerkschaften HBV, ÖTV, GEW, Deutsche AIDS-Hilfe (DAH), Berliner AIDS-Hilfe (BAH), Gesprächskreis für Krankenpflegepersonal, AIDS und Humanität, Hydra, Alternative Liste (AL), Vorspiel (Schwuler Sportverein), Männer Minne (Schwuler Männerchor), Eldorado, Prinz Eisenherz, Schwul-Lesbisches Pressearchiv, Ladies Neid, Les Tuxx, Initiative Neue Zeitschrift, Siegessäule, ADS-Westberlin, Lesbenberatungsstelle, ASTA FU Lesbenreferat, Spinnboden Lesbenarchiv, Pro Familia, die 4. Berliner Lesbenvorbereitungsgruppe, Lesbisch feministerscher Schabes-Kreis, Frauenstadtteilzentrum, Kreuzberger Schokoladenfabrik, Lesbenstich, Lärm und Lust, Begine, Labrys-Frauenbuchladen, Lilith-Frauenbuchladen, FFBIZ, Berliner Frauenfraktion, Berliner Weiberreferat, S. Americans for Peace West Berlin, Verein zur Entwicklung neuer Lebensqualität für Frauen e.V. Vgl. Aktionsbündnis der Lesben- und Schwulengruppen: Stop Clause 28, April 1988, Schwules Museum, Bestand ACT UP, Kiste 1.

längerer Zeit mobilisierten: §§ 175, 218 StGB und Bestimmungen zum Erziehungsurlaub.[1226] Neben der Demonstration in Westberlin fanden auch über das Bundesgebiet verteilt Veranstaltungen gegen Section 28 statt, von denen aber die Berliner Veranstaltung mit Abstand die größte war.[1227]

Die Berliner Rezeption der von britischen Schwulen- und Lesbengruppen vorangetriebenen Kampagne für internationale Solidarität unter dem Motto »Never going underground« zeigt jedoch, dass diese kaum über die Aktionen im Frühjahr 1988 hinaus trug. Aus Anlass einer europäischen Vortragsreise der britischen Aktivist*innen wurden in Westberlin Ende Oktober/Anfang November 1988 Aktionstage organisiert. Hier traten jedoch wieder allein die im TBS organisierten Gruppen als Organisatorinnen auf. Für lesbische Frauen gab es hingegen einen eigenen Begrüßungsabend im Frauenzentrum Schokofabrik.[1228] Dieser Umstand und die zuvor im Reichstagsgebäude veranstaltete Podiumsdiskussion, bei der britische Aktivist*innen ihre Anliegen vorstellten, machen deutlich, dass von einem gemeinsamen Selbstverständnis von Schwulen und Lesben bzw. einer nachhaltigen politischen Koalition nicht die Rede sein konnte. Bei dieser wurde zwar auf die Notwendigkeit gemeinsamer Aktionen hingewiesen, aber auch das männliche Machtverhalten schwuler Männer problematisiert.[1229] Auch Section 28 konnte keine dauerhafte gemeinsame politische Mobilisierung über den jährlichen CSD hinaus erzeugen.

Außer in Westberlin erfuhr Section 28 vor allem in Bayern größere Aufmerksamkeit. Hier wirkten die Debatten um den bayerischen Maßnahmenkatalog und die AIDS-Politik unter Gauweiler noch nach. Relevant wurde Section 28 im Kontext des Vorgehens der Bayerischen Staatsregierung gegen drei Nürnberger Vereine: Rosa Flieder e.V. als Träger der gleichnamigen Zeitschrift, die als Verein organisierte Schwulengruppe Fliederlich e.V. und das Selbsthilfeprojekt für Sexarbeiter*innen Kassandra e.V. Alle erhielten eine Förderung der Stadt Nürnberg, Fliederlich schon seit 1985.[1230] Im Sommer 1988 erließ die Bayerische Staatsregierung über die Mittelfränkische Bezirksregierung eine Verbotsverfügung an die Stadt Nürnberg, die ihr untersagte, die drei Vereine weiter zu fördern.[1231] Der Bescheid begründete dies mit der Anstößigkeit der Tätigkeit der

---

1226 Vgl. ebd.
1227 Kleinere Veranstaltungen fanden in Hamburg, Stuttgart, Bremen, Köln und Bonn statt. Vgl. Salmen: Bundesweit anti – aktiv, S. 11–12.
1228 Vgl. Treffen Berliner Schwulengruppen: Stop British Section 28. Für eine wärmere Gesellschaft. Gegen Lesben- und Schwulenfeindliche Politik in Großbritannien, Bayern und Anderswo, in: *Siegessäule* 5 (1988), H. 11, S. 26–27.
1229 Vgl. NN: Never going underground, in: *Siegessäule* 5 (1988), H. 12, S. 18–19.
1230 Vgl. Salmen, Andreas: Städtischer Zuschuß, in: *Siegessäule* 2 (1985), H. 10, S. 13.
1231 In einer Befragung im Bayerischen Landtag bestätigte Lang ausdrücklich, dass die Weisung für die Handlung der Bezirksregierung Mittelfranken aus dem Staatsministerium des

Vereine.¹²³² Die Verbindung zu Section 28 wurde nicht nur von den Aktivist*innen hergestellt, sondern auch von Vertreter*innen der bayerischen Landesregierung selbst. In einer Landtagssitzung verwies Innenminister August Lang darauf, dass im Vereinigten Königreich eine »Förderung von Schwulen« durch Kommunen sogar unter Strafe stehe.¹²³³ Letztlich konnte sich die Stadt Nürnberg in mehreren Auseinandersetzungen vor Gericht gegen die Entscheidung der Bezirksregierung Mittelfranken durchsetzen.¹²³⁴ Zumindest für den Christopher Street Day im Sommer 1988 war das Thema ein wichtiger Mobilisierungsfaktor:

> »Grund genug haben auch und gerade wir in Bayern, der Regierung im Juni – beim Christopher Street Day – zu zeigen, daß wir uns nicht als Menschen zweiter Klasse behandeln lassen (die BY-Staatsregierung bezeichnet unsere Liebe als ›anstößig‹!), daß wir uns nicht kriminalisieren lassen (die BY-Staatsregierung erklärt die städtische Unterstützung an Schwule für ›rechtswidrig‹!), daß wir uns nicht mehr verstecken werden, daß wir uns nicht vertreiben und auch nicht ›ausdünnen‹ lassen von den längst totgeglaubten Ewiggestrigen. Es wird höchste Zeit, daß wir uns endlich wehren!«¹²³⁵

Die Grünen-Fraktion im Bundestag nutzte Section 28, um auf den Versuch eines konservativen Rollbacks zu Lasten von Schwulen und Lesben insbesondere in Bayern hinzuweisen. In einem Antrag an den Bundestag forderte sie eine Solidaritätserklärung mit den von Section 28 betroffenen Schwulen und Lesben, die Anerkennung von Homosexualität als im Verhältnis zu Heterosexualität gleichwertiger Sexualität, die finanzielle Unterstützung von Emanzipationsgruppen sowie die Anerkennung ihrer Gemeinnützigkeit.¹²³⁶

Inneren kam. Vgl. Bayerischer Landtag: 62. Sitzung am Mittwoch, dem 15. Juni 1988, 9.00 Uhr, in München, 15.6.1988, Drucksache 11/62 des Bayerischen Landtags, S. 4084.
1232 Vgl. NN: Anstößiger Flieder, in: *Siegessäule* 5 (1988), H. 7, S. 17.
1233 Wörtlich sagte Lang in Reaktion auf die Aussage der Grünen Abgeordneten Psimmas, dass in Dänemark, Norwegen und den Niederlanden homosexuelle Lebensgemeinschaften als gleichberechtigt anerkannt seien: »[...] Ich kann nur sagen, daß in der ältesten Demokratie, in England, in jüngster Zeit ein Gesetz geschaffen worden ist, das dies alles unter Strafe stellt. Das muss auch gesagt werden, daß dies alles danach unter Strafe gestellt wird.« Vgl. hierzu das Plenarprotokoll und die Berichterstattung im Rosa Flieder: Bayerischer Landtag: 62. Sitzung, S. 4086; Henke, Rolf: Clause 28 in Bayern. Bayerische Regierung dreht den Geldhahn zu, in: *Rosa Flieder* (1988), H. 60, S. 6–7, hier: S. 7.
1234 Vgl. u. a. Wolf: Zu-Recht-gerückt, in: *Nürnberger Schwulenpost* (1988), H. 39; NN: Wieder Gelder für Schwule verboten, in: *Siegessäule* 6 (1989), H. 4, S. 27; NN: Fliederlich News, in: *Nürnberger Schwulenpost* (1989), H. 45; NN: Zurück ins Mittelalter, in: *Rosa Flieder* (1989), H. 64, S. 18; NN: Freistaat unterlegen, in: *Nürnberger Schwulenpost* (1991), H. 64, S. 21.
1235 Wolf: Protest gegen Clause 28, in: *Nürnberger Schwulenpost* 4 (1988), H. 36, S. 6, 28.
1236 Vgl. Oesterle-Schwerin, Jutta/Kelly, Petra/Olms, Ellen/Volmer, Ludger/Daniels, Wolfgang/ Häfner, Gerald/Kreuzeder, Matthias/Rust, Bärbel/Saibold, Halo/Weiss, Michael: Antrag. Beeinträchtigung der Menschen- und Bürgerrechte der britischen Urninge und Urninden durch die Section 28 des Local Government Bill sowie vergleichbare Angriffe auf die

5.5.4 Positive Selbstorganisation

Der dritte solidaritätsbezogene Diskursstrang, der die Solidarität mit Menschen mit HIV zum Thema hatte und sich vor allem in der *Siegessäule* findet, wurde ab 1987 relevant. Er entwickelte sich also zu einem Zeitpunkt, zu dem nicht nur die Anzahl der Menschen mit HIV und AIDS in der Bundesrepublik stetig anstieg, sondern sich auch das politische und gesellschaftliche Klima für Menschen mit HIV und AIDS im Zuge der Maßnahmenkatalog-Debatten verschlechterte.

Wie in den anderen Diskurssträngen, in denen Solidarität verhandelt wurde, dominierte eine Diskursposition, die das Fehlen von Solidarität anprangerte. Der Unterschied zur Einforderung einer »Solidarität der Uneinsichtigen« oder einer größeren Solidarität innerhalb der Schwulenbewegung bestand darin, dass die Artikel zu diesem Thema entweder von Menschen mit HIV oder aus deren Perspektive verfasst waren.[1237]

Die unterschiedlichen Aspekte, bezüglich derer Solidarität eingefordert werden konnte, verdichten sich in dem Erfahrungsbericht des HIV-positiven Tom, der im November 1987 in der *Siegessäule* erschien. Bereits der Titel »Und dann stehst du blöde mit dem Bierglas da ...« verweist auf Isolation und Ausgrenzung innerhalb der schwulen Community, die ein offenes Umgehen mit dem Positiv-Sein erschwerten.[1238] In dem Text spiegeln sich auch die Debatten um die Strafbarkeit einer potenziellen Übertragung des HI-Virus, wie sie in Kapitel 3 beschrieben wurden. Hierzu schrieb Tom auch in Bezug auf die Safer-Sex-Kampagnen der Deutschen AIDS-Hilfen:

> »Weniger gleich ist der – über seinen Befund schweigende – Positive aber auch, wenn es an ihm ist, den andren in seiner ausfernden Leidenschaft stets im sicheren Rahmen zu halten. [...] Der so juristisch anmutende Hinweis, daß beim heutigen Aufklärungsstand jeder für sich selbst verantwortlich ist, hilft einem da auch nichts, wenn man aus Gewissensgründen gerade dabei ist, jemandes aufnahmebereiten Kopf vom eigenen ejakulierenden Schwanz wegzuzerren. [...] Und da ist die Auffassung, man habe einen Anspruch darauf, informiert zu werden. Andernfalls – und hier geht man Hand in Hand mit Gauweiler – kann man sich hintergangen, geschädigt, als Opfer eines ›Kriminellen‹ fühlen. (So sieht es ja auch die Justiz.)«[1239]

Emanzipation der Urninge und Urninden in Bayern, 15.12.1988, Drucksache 11/3741 des Deutschen Bundestags.

1237 Vgl. u.a. Die Redaktion: Positive: Von Schwulen ausgegrenzt?, in: *Siegessäule* 4 (1987), H. 11, S. 3; Streu, Till: Die Angst vor dem Tod, in: *Siegessäule* 5 (1988), H. 2, S. 14–15; Aretz, Bernd: Berührungen und Berührungsängste. Über das Verhältnis zwischen Positiven und Negativen bzw. nichtgetesteten schwulen Männern, in *Magnus* 3 (1991), H. 2, S. 59–60.

1238 Vgl. Tom: Und dann stehst du blöde mit dem Bierglas da ..., in: *Siegessäule* 4 (1987), H. 11, S. 6–8, hier: S. 6.

1239 Ebd., S. 7.

Tom machte hier also deutlich, dass die Strategie, die Eigenverantwortung für Safer Sex allen Beteiligten zuzuweisen, in der Realität trotzdem bedeuten konnte, dass die Verantwortung letztendlich bei demjenigen lag, der von seinem positiven HIV-Status wusste. Außerdem machte er darauf aufmerksam, dass dieses Problem sowohl ein moralisches als auch ein strafrechtliches war. Am Beispiel der Sexualität stellte Tom also plastisch die Isolation von positiven schwulen Männern heraus, aus der es kaum einen Ausweg gebe. Auch die Bewegung nahm sich Tom zufolge dieser Herausforderungen nicht an. Ganz im Gegenteil würden Positive dort keine Rolle spielen. Hierzu schrieb Tom weiter:

»Von der Sub[1240] zur Bewegung: Auch in den Kreisen, wo unter schwul mehr verstanden wird als nur eine sexuell begründete Lebensweise, existieren wir [die HIV-Positiven] als Thema kaum. Zwar gibt es gelegentlich pflichtbewußt mitleidige Lippenbekenntnisse und natürlich die Solidarität mit den Kranken und Benefiz-Abende, aber als aktiver Teil der schwulen Welt werden wir nicht wahrgenommen. Sicherlich auch, weil die Positiven in sich so verschieden sind und sich mit ihrer neuen Lebensproblematik auseinandersetzen müssen, gehen sie dort unter. Als wäre nichts passiert stehen 175-Streichung, Naziopferentschädigung, Pädos-Lesben-Querelen, schwule Sozialdemokraten und Kirchenprobleme, Männerbewegung und Volkszählung auf der Tagesordnung. Das ist auch richtig so. Daß aber AIDS so eindimensional im Stellvertreterkrieg gegen Peter Gauweiler und Konsorten politisiert wird, ist für eine nunmehr gut fünfstellige Zahl Positiver in diesem Land fast ebenso ein Schlag ins Gesicht wie vor zwei Jahren der Versuch progressiver Schwuler, aus dem Testboykott eine politische Aktion zu machen. In beiden Fällen verdrängen schwule Aktivisten, daß AIDS nicht nur eine bösartige Herausforderung der politischen (Hetero-)Gegner ist, sondern eine medizinische Tatsache, die an sich schon viel Leid mit sich bringt.«[1241]

Die Kritik erstreckte sich also nicht nur auf das fehlende Engagement der Schwulenbewegung, sondern auch darauf, dass diese nicht in der Lage war, eine komplexe Position zu AIDS zu finden, die den Herausforderungen von schwulen Männern mit HIV und AIDS gerecht wurde.

Seit der Einführung des HIV-Antikörpertests im Jahr 1985 entstand also mit dem Positiv-Sein eine wirkmächtige Kategorie, die auch schon vor ihrer Übersetzung ins Straf- und Seuchenrecht eine subjektivierende Funktion hatte. Dies spiegelt sich auch in der Formierung von Gruppen und Zusammenschlüssen.

Die ersten Zusammenschlüsse von Menschen mit HIV entstanden vor allem als Selbsthilfegruppen ab 1985.[1242] Im Dezember 1985 listete die *Siegessäule* fünf Gruppen, die sich jeweils an einem anderen Werktag trafen. Vier von ihnen

---

1240 Kurz für »Subkultur«.
1241 NN: Und dann stehst du blöde mit dem Bierglas da ..., S. 8.
1242 Vgl. Aufrufe für Gruppen aus diesem Jahr. Unter anderem: NN: Aufruf an AIDS-Kranke und HTLV-III-Positive, in: *Siegessäule* 2 (1985), H. 7, S. 30; NN: Safer Sekt. Positive Schwule, in: *Siegessäule* 2 (1985), H. 10, S. 37.

richteten sich ausschließlich an positive schwule Männer. Eine weitere Gruppe bei der Berliner AIDS-Hilfe war offen für alle Menschen mit HIV und AIDS.[1243] Einige Monate später, im März 1986, rief das Waldschlösschen zu einem bundesweiten Vernetzungstreffen auf. Der Text sprach von bundesweit bereits 33 Gruppen. Die angekündigten Themen – »attraktive gemeinsame Freizeitgestaltung, [...] Safer Sex, Tod und Sterben, Überwindung von Isolation und mehr«[1244] – zeigen, dass hier zunächst die persönliche Auseinandersetzung mit der eigenen Infektion und noch nicht politische Forderungen im Mittelpunkt standen. Auf dem Treffen wurde deutlich, dass sich viele Positivengruppen und positive Menschen in den AIDS-Hilfen nicht wohl fühlten, weshalb darüber diskutiert wurde, eine eigene Organisation nur für positive Menschen zu gründen.[1245] Die bundesweiten Positiventreffen fanden und finden weiterhin regelmäßig im Waldschlösschen bei Göttingen statt.[1246] Aus diesen Treffen ging 1988 Positiv e.V. als Vertreter von positiven Menschen und als Organisator der bundesweiten Positiventreffen hervor.[1247]

Bei der Vernetzung und dem gegenseitigen Support blieb es jedoch nicht. Positive Menschen traten auch als eigenständige Stimme öffentlich in Erscheinung. Besonders sichtbar war dies in der Bundesrepublik beim zweiten Europäischen Treffen HIV-Positiver und AIDS-Kranker in München im Mai 1988.[1248] 220 Teilnehmende tauschten sich in Workshops und Diskussionsrunden aus und vernetzten sich.[1249] Darüber hinaus wurden auch politische Positionen in die Öffentlichkeit getragen. Ein Solidaritätsmarsch forderte das Ende von restriktiven AIDS-Politiken.[1250] Der Demonstration waren heftige Diskussionen mit der Münchener Polizei vorausgegangen. Die taz hatte im Vorfeld berichtet, dass die Polizist*innen bei der Demonstration Gummihandschuhe tragen würden.[1251] Von den Aktivist*innen wurde dieses übervorsichtige Vorgehen als diskriminierend und stigmatisierend markiert. Die Organisator*innen der Demonstration konnten jedoch einen Kompromiss erreichen, gemäß dem die Hälfte der

---

1243 Vgl. NN: Die positiven Gruppen, in: *Siegessäule* 2 (1985), Sonderheft, S. 20; Die Beratungsstelle Hollmannstraße veranstaltete sogar eine Diskussionsrunde, bei der Vor- und Nachteile von Positivengruppen diskutiert wurden. Vgl. Lenz, Michael: Sinn und Unsinn von Positivengruppen, in: *Vor-Sicht* (1986), H. 3, S. 11–12.
1244 Schmidt-Helau, Hartmut: Ganz ganz positiv, in: *Siegessäule* 3 (1986), H. 3, S. 13.
1245 Vgl. Teuber, Bernhard: Positives Treffen, in: *Vor-Sicht* (1986), H. 3, S. 10.
1246 Vgl. Marbach: Das Freie Tagungshaus Waldschlösschen, S. 50.
1247 Vgl. hierzu die Selbstbeschreibung des Vereins auf deren Website: https://www.positiv-e v.de/verein/index.html [22.3.2025].
1248 Vgl. Vischansky: »Mir haben Muat, und mir bleiben muatig!«, S. 12.
1249 Vgl. Hengelein, Hans/Schneider, Ingo: 2. Europäisches Positivtreffen in München, in: *Siegessäule* 5 (1988), H. 7, S. 11–12.
1250 Vgl. Vischansky: »Mir haben Muat, und mir bleiben muatig!«, S. 12–13.
1251 Vgl. Weise, NN/Nothnagel, NN: Bayern macht gegen Aids-Treffen mobil, in: *taz*, 21.05. 1988, S. 1–2.

anwesenden Polizist*innen Lederhandschuhe, die restlichen dagegen gar keine Handschuhe tragen sollten. Zusammen mit dem Vorgehen des Münchener Kreisverwaltungsreferats gegen eine Mitveranstalterin, der aufgrund ihrer gesundheitlichen Verfassung die Befähigung abgesprochen wurde, als Mitveranstalterin zu fungieren, wurde dies als Zeichen für die Diskriminierung von Menschen mit HIV und AIDS durch öffentliche Stellen gewertet.[1252]

Wie sich die Politisierung von Menschen mit HIV und AIDS weiterentwickelte, zeigt die erste Positivenversammlung in Frankfurt am Main im September 1990 unter dem Motto »Positiv in den Herbst – Keine Rechenschaft für Leidenschaft«. Im Aufruf der Deutschen AIDS-Hilfe zur Versammlung steckte die Organisation bereits einen thematischen Rahmen ab. Es sollte um die Selbstorganisation von Menschen mit HIV und AIDS sowie deren Verhältnis zu den AIDS-Hilfen, um Forderungen zur medizinischen Forschung, Konsequenzen strafrechtlicher Verfolgung und die Verbesserung von Pflegestrukturen gehen.[1253] Die Versammlung selbst verabschiedete einen ausführlichen Forderungskatalog, in den die Anliegen der verschiedenen von HIV und AIDS betroffenen Gruppen Eingang fanden. Neben den oben genannten Themen enthielt der Katalog auch Forderungen zu Kriterien für die Durchführung medizinischer Studien, zur Entkriminalisierung von Drogennutzung und Verbesserung der sozialen Situation von Drogennutzer*innen, zur Entkriminalisierung und Entstigmatisierung von Sexarbeiter*innen, zu speziellen Angeboten für Frauen mit HIV und AIDS, zu Angeboten für Menschen ohne deutsche Staatsbürgerschaft sowie zur Bekämpfung der Wohnungsnot von Menschen mit HIV und AIDS.[1254] Die Forderungen wurden zudem mit einer Demonstration unter dem Motto »Keine Rechenschaft für Leidenschaft« auf die Straße getragen.[1255]

Die Organisation der Versammlung zeigt, wie sich die Deutsche AIDS-Hilfe mit der Einrichtung eines eigenen HIV-Referats[1256] darum bemühte, Menschen mit HIV und AIDS besser in die AIDS-Hilfen zu integrieren und ihre Stimmen hörbar zu machen. In der Konzeption der Versammlung, die eine gemeinsame

---

1252 Vgl. Vischansky: »Mir haben Muat, und mir bleiben muatig!«, S. 12–13.
1253 Vgl. Hauschild, Hans Peter/Gundermann, Eduardo/Kesselring, Christian/Hengelein, Hans: Einladung, in: Deutsche AIDS-Hilfe e.V. (Hg.): Positiv in den Herbst – Keine Rechenschaft für Leidenschaft. 1. Bundesweite Positivenversammlung der Deutschen AIDS-Hilfe e.V. Frankfurt/Main, 27. bis 30. September 1990, Berlin 1990, S. 9–10.
1254 Vgl. 1. Bundesweite Positivenversammlung: Forderungskatalog, wie auf dem Abschlußplenum verabschiedet, in: Deutsche AIDS-Hilfe e.V. (Hg.): Positiv in den Herbst – Keine Rechenschaft für Leidenschaft. 1. Bundesweite Positivenversammlung der Deutschen AIDS-Hilfe e.V. Frankfurt/Main, 27. bis 30. September 1990, Berlin 1990, S. 97–106.
1255 Vgl. Aretz, Bernd/Hauschild, Hans Peter: Demonstration »Keine Rechenschaft für Leidenschaft«, in: Deutsche AIDS-Hilfe e.V. (Hg.): Positiv in den Herbst – Keine Rechenschaft für Leidenschaft. 1. Bundesweite Positivenversammlung der Deutschen AIDS-Hilfe e.V. Frankfurt/Main, 27. bis 30. September 1990, Berlin 1990, S. 107–112.
1256 Vgl. Deutsche AIDS-Hilfe e.V. (Hg): Jahresbericht 1987/88, S. 43.

Politisierung von Menschen mit HIV und AIDS aus unterschiedlichen Betroffenengruppen anstrebte, spiegelt sich zudem der Einfluss von Hans Peter Hauschild bzw. seine Vision der »Solidarität der Uneinsichtigen« wider. Diese blieb jedoch auf Menschen mit HIV und AIDS beschränkt. Menschen mit HIV wurden hier zu einer politisch agierenden kollektiven Identität. Da ihre Forderungen auch auf Verhältnisprävention zielten, waren diese zum Teil deckungsgleich mit Forderungen der Emanzipationsbewegungen aus den jeweiligen Betroffenengruppen, darunter die Streichung des § 175 StGB, die Entkriminalisierung von Sexarbeit und Drogenkonsum etc.

5.6 ACT UP

Auch wenn sich die ursprünglich starke Mobilisierung infolge der Debatten um den bayerischen Maßnahmenkatalog Ende der 1980er Jahre abschwächte, war das Ende eines (radikalen) AIDS-Aktivismus noch nicht gekommen. Inspiriert von den in den USA und anderswo aktiven Gruppen der AIDS Coalition to Unleash Power (ACT UP), versuchten auch in Westdeutschland Aktivist*innen einen konfrontativeren AIDS-Aktivismus zu etablieren. Im Sommer 1989 gründeten sie den ersten deutschen ACT-UP-Ableger.[1257] Im Vergleich zu den Maßnahmenkatalog-Protesten argumentierten die ACT-UP-Aktivist*innen konsequenter aus der Sicht von Menschen mit HIV und AIDS. In den Fokus ihrer Aktionen gerieten dabei nicht nur Politiker*innen, sondern auch die (katholische) Kirche, Wirtschaftsunternehmen, Zulassungsbehörden und die Pharmaindustrie. Im Vergleich zu Gruppen in anderen Ländern wurden die ACT-UP-Gruppen in der Bundesrepublik nur von relativ wenigen Personen getragen.[1258] Im Jahr 1993, spätestens nach der Welt-AIDS-Konferenz in Berlin, ließ der ACT-UP-Aktivismus in der Bundesrepublik dann stark nach und die meisten Gruppen lösten sich auf.[1259] Nur ACT UP Frankfurt existierte bis zum Ende der 1990er Jahre weiter.[1260]

1257 Vgl. Würdemann: Schweigen = Tod, S. 48.
1258 Bspw. engagierten waren in Berlin zunächst ca. 30 Personen dabei. Auf späteren Listen waren dann kaum mehr als zehn Personen verzeichnet. Auch aus der Trauerrede bei dem Begräbnis von Andreas Salmen wurde die kleine Anzahl an aktiven bei ACT UP angesprochen. Vgl. NN: ACT UP Berlin, 1.10.1990, Schwules Museum, Bestand ACT UP, Kiste 3; NN: Rede für Andreas Salmen, Februar 1992, Schwules Museum, Bestand ACT UP, Kiste 1; ACT UP Berlin: Adressliste, 1992, Schwules Museum, Bestand ACT UP, Kiste 1; In anderen Städte, wie zum Beispiel Hamburg, waren die Gruppen ähnlich groß. Vgl. NN: ACT UP Hamburg Projektgruppe, Information, Dokumentation, 1991, Schwules Museum, Bestand ACT UP, Kiste 1.
1259 Vgl. Würdemann: Schweigen = Tod, S. 137–140.
1260 Vgl. Wienold: AIDS-Aktivismus in Deutschland, S. 211.

5.6.1 Der transatlantische Transfer

Vorbild für die Gruppen in der Bundesrepublik war die von New York ausgehende ACT-UP-Bewegung. Die New Yorker Gruppe entstand im Juli 1987. Wichtiger Impuls war ein Vortrag von Larry Kramer im New Yorker Lesbian and Gay Center im März 1987.[1261] ACT UP entstand im spezifischen Kontext der US-amerikanischen AIDS-Politik. Die US-Regierung und die ihr nachgeordneten Institutionen zeichneten sich in der AIDS-Krise durch Untätigkeit aus. US-Präsident Ronald Reagan sprach das Wort AIDS bis 1986 nicht einmal öffentlich aus. Es flossen kaum Gelder in die Forschung zu Therapie-Möglichkeiten, und für viele Menschen, insbesondere aus marginalisierten Gruppen, war der Zugang zu AIDS-spezifischer Behandlung und Betreuung nicht möglich. Oft war es den Betroffenen grundsätzlich verwehrt, Institutionen des Gesundheitssystems in Anspruch zu nehmen, da sie zum Beispiel über keine Krankenversicherung verfügten. Zugleich bedrohte ein auch religiös motivierter Backlash die Lebensweise von sexuellen Minderheiten und Menschen mit HIV und AIDS.[1262]

Die Soziologin Deborah B. Gould sieht in der Entscheidung Bowers v. Hardwick des US Supreme Court im Juni 1986 das entscheidende Ereignis, das den Boden für einen von *direct action* geprägten AIDS-Aktivismus, wie jenen von ACT UP, bereitete.[1263] Diese Entscheidung hielt das Sodomiegesetz des Bundesstaates Georgia aufrecht. Das Gesetz stellte einvernehmlichen Oral- und Analverkehr zwischen Erwachsenen unter Strafe. Zum Zeitpunkt der Gerichtsverhandlung gab es ähnliche Gesetze in 20 Bundesstaaten der USA. Im konkreten Fall wurde Michael Hardwick in seinem Schlafzimmer verhaftet, nachdem er von einem Polizisten beim Oralsex beobachtet worden war. Der Polizist hatte zuvor das Haus mit einem (abgelaufenen) Haftbefehl wegen eines verpassten Gerichtstermins betreten.[1264] Hardwick klagte anschließend gegen dieses Vorgehen und erhielt dabei Unterstützung durch die American Civil Liberties Union, die hoffte, so das Sodomiegesetz zu Fall zu bringen. Der Fall kam schließlich vor den Obersten Gerichtshof der Vereinigten Staaten, der Hardwicks Beschwerde in einer 5:4-Entscheidung zurückwies. Die Mehrheitsmeinung, verfasst von Justice Bryon White, argumentierte, dass aus der US-Verfassung kein Recht auf Ho-

---

1261 Vgl. Schulman: Let the record show, S. xiv.
1262 Die Historikerin Jennifer Brier verweist jedoch zugleich auf die zum Teil widersprüchlichen Handlungen der Reagan-Administration ab 1985 sowie das Potenzial der AIDS-Politik, konservative Bündnisse unter Druck zu setzen. Vgl. Brier, Jennifer: Infectious Ideas. U.S. Political Responses to the AIDS Crisis, Chapel Hill, NC 2011, S. 78-82.
1263 Vgl. Gould: Moving Politics, S. 133-136.
1264 Hinzu kam, dass die Vorladung nicht korrekt ausgefüllt war, sodass Michael Hardwick von einem späteren Gerichtstermin ausgegangen war. Vgl. Nussbaum, Martha C. (Hg.): From Disgust to Humanity. Sexual Orientation and Constitutional Law, Oxford 2010, S. 77-78.

mosexualität abgeleitet werden könne, auch nicht unter Verweis auf die Privatsphäre. Der Vorsitzende des Gerichts, Justice Warren E. Burger, ging noch einen Schritt weiter. Er argumentierte, dass »Akte homosexueller Sodomie« vor staatlichem Zugriff zu schützen einer Jahrtausende alten Moral widerspreche.[1265] Nach Ansicht von Gould löste die Entscheidung nicht nur Wut und Empörung aus, sondern signalisierte vielen lesbischen und schwulen Aktivist*innen darüber hinaus komplette soziale Zurückweisung. Dies bedeutete auch, dass sie letztlich keine schlimmeren Konsequenzen zu befürchteten, wenn sie ihrer Wut gegenüber Regierung und Gesellschaft Ausdruck verleihen würden.[1266]

Das Urteil im Fall Bowers v. Hardwick, das von Homophobie und HIV/AIDS-bezogener Diskriminierung geprägte gesellschaftliche Klima sowie die prekäre Situation vieler Menschen mit HIV und AIDS motivierten einen neuen radikalen AIDS-Aktivismus in Gestalt von ACT UP. Laut Sarah Schulmann ging es ACT UP vor allem darum, Sichtbarkeit herzustellen und die politischen Forderungen ihres AIDS-Aktivismus auf offensive Weise in eine breite Öffentlichkeit zu tragen. Gleichzeitig war auch der Zugang zu Medikamenten ein wichtiges Anliegen.[1267] ACT-UP-Aktivismus wurde aus ganz unterschiedlichen Richtungen beeinflusst, zum Teil auch durch personale Überschneidungen mit anderen sozialen Bewegungen. Schulmann verweist auf Gruppen der Schwulen- und Lesbenbewegung wie die Gay Activist Alliance, die Gay Liberation Front und den Lavender Hill Mob, vor allem aber auf das Black Liberation Movement, Bürgerrechtsorganisationen, die Arbeiter*innenbewegung, diverse linke Gruppen und Gruppen aus dem Reproductive-Rights-Aktivismus.[1268]

Der politische Kontext in der Bundesrepublik war demgegenüber ein anderer. Zwar hatte, wie in Kapitel 4 dargestellt, im Zuge der Debatte um den bayerischen Maßnahmenkatalog auch hier eine intensive politische Mobilisierung stattgefunden. Gleichzeitig gab es in der Bundesrepublik aber einen offeneren Umgang mit AIDS, gerade vonseiten staatlicher Stellen.[1269] Durch die Tätigkeit der BZgA, die Förderung der Deutschen AIDS-Hilfe und Aktivitäten des Bundesgesundheitsministeriums betrieb die Bundesregierung eine aktive AIDS-Politik, die zumindest formal eine Kooperation mit den Betroffenen zum Ziel hatte. Entsprechende Ansätze der Landesregierungen komplementierten diese Herangehensweise. Hinzu kam, dass sich die Prävalenz von HIV/AIDS und die medizi-

---

1265 Vgl. ebd., S. 79–80.
1266 Vgl. Gould: Moving Politics, S. 135–136.
1267 Vgl. Schulman: Let the record show, S. 59–60, 198.
1268 Vgl. ebd., S. 14–16.
1269 Viele Aktivist*innen war allerdings auch der Meinung, dass nicht genug passierte. Sie kritisierten, dass AIDS zu wenig und nicht die richtige Aufmerksamkeit bekam. Außerdem wurde die Bereitstellung von Finanzmittel und die in den 90er Jahren zurückgehende Finanzierung scharf kritisiert.

nische Versorgung von der Situation in den USA unterschieden. Außerdem war durch den späteren Start der HIV-Verbreitung der Anstieg bei der Sterblichkeit im Vergleich zu den USA verzögert.[1270]

Dennoch gab es viele Felder, in denen aus Sicht der Aktivist*innen, der Menschen mit HIV sowie von Freund*innen und Familien von Betroffenen nicht genug passierte. Wie für die Etablierung der Deutschen AIDS-Hilfe war auch für die Gründung von ACT-UP-Gruppen der transnationale Kontakt entscheidend. So gab es schon vor der Gründung von ACT UP einzelne Personen, die versuchten, einen radikaleren AIDS-Aktivismus aus den USA in die Bundesrepublik zu bringen. Bereits im Rahmen der Benefiz-Veranstaltung für die Berliner AIDS-Hilfe im Sommer 1985 rief Rosa von Praunheim zur Bildung einer entsprechenden Aktionsgruppe auf. Diese sollte gerade abseits staatlicher Förderung aktiv werden. Praunheim imaginierte eine Kunst- und Aktionsgruppe, die innerhalb und außerhalb der schwulen Community Aufmerksamkeit für AIDS und Safer Sex herstellen sollte.[1271] Praunheim war 1989 schließlich eines von 14 Gründungsmitgliedern von ACT UP Berlin.[1272]

Entscheidender Akteur für die Etablierung von ACT UP in der Bundesrepublik war jedoch Andreas Salmen.[1273] Mit Artikeln in schwulen Zeitschriften versuchte er gezielt Informationen über den Ansatz und die Ziele von ACT UP zu verbreiten und war maßgeblich an der Gründung von ACT UP Berlin beteiligt.[1274] Die Historiker*innen Ulrike Klöppel und Eugen Januschke konnten anhand des ACT-UP-Protestes gegen die katholische Kirche zeigen, dass ACT UP in Deutschland maßgeblich von aus den USA übernommenen Themen, Aktionsformen, Arbeitsweisen und Prinzipien geprägt war. Gleichzeitig fand eine Anpassung an den deutschen Kontext statt. Im Gegensatz zu den USA richtete sich dieser Protest nicht nur gegen die AIDS-Politik der katholischen Kirche, sondern

---

1270 Auf diese Rahmenbedingungen verwiesen auch Ulrike Klöppel und Eugen Januschke in ihrem Artikel zum ACT UP-Kirchenprotest. Vgl. Januschke/Klöppel: ACT UP-Kirchenprotest in Deutschland, S. 657; Vgl. hierzu auch Ulrich: 20 Jahre HIV-/AIDS-Epidemie in Deutschland, S. 59–61.
1271 Vgl. NN: Einzelkämpfer gesucht!, in: *Siegessäule* 2 (1985), Sonderheft, S. 21; Praunheim, Rosa von: Guten Tod!, in: *Siegessäule* 2 (1985), Sonderheft, S. 31.
1272 Vgl. NN: ACT UP Treffen am 13.7.1989 im MOM, Schwules Museum, Bestand ACT UP, Kiste 1.
1273 Vgl. hierzu Januschke/Klöppel: ACT UP-Kirchenprotest in Deutschland, S. 651; Würdemann: Schweigen = Tod, S. 45–47.
1274 Vgl. u. a. Salmen, Andreas: Wie sich US-Schwule wehren, in: *Siegessäule* 5 (1988), H. 3, S. 6–8; Salmen, Andreas: Kondom(un)sicherheit?, in: *Siegessäule* 5 (1988), H. 11, S. 13; Salmen, Adreas: Ich verstehe Menschen nicht, die aufgeben, in: *Siegessäule* 5 (1988), H. 12, S. 36–37; Salmen: Endlich aus der Opferrolle herauskommen!, S. 22–23; Salmen, Andreas: Humbug oder Guerillamedizin, in: *Siegessäule* 6 (1989), H. 2, S. 14–15.

war Teil einer vor allem in der Schwulenbewegung verbreiteten generellen Kirchenkritik.[1275]

Der ehemalige ACT-UP-Aktivist Ulrich Würdemann erinnert sich in seinem Buch *Schweigen = Tod, Aktion = Leben* an das Referat von Andreas Salmen auf dem Seminar »Schwule und AIDS« im Waldschlösschen im Dezember 1988 als den Ursprung von ACT UP in Deutschland.[1276] Aus diesem Referat entstand der Text »Endlich aus der Opfer-Rolle herauskommen«, in dem es Salmen wie oben erläutert darum ging, Spaltungen der Schwulenbewegung in Bezug auf HIV/AIDS zu überwinden und AIDS zu einem zentralen Thema der schwulen Emanzipation zu machen. Hierbei konzentrierte er sich auf die Konflikte um die Unterscheidung monogam/promisk, um Safer Sex und Peter Duesbergs problematische Thesen. Der Text enthielt jedoch auch konkrete Handlungsvorschläge. Abseits der Schwulenbewegung forderte Salmen mehr Aufmerksamkeit der AIDS-Hilfe für die Primärprävention und die Betreuung von Menschen mit AIDS sowie die Stärkung der Positiven-Selbsthilfe und einen radikaleren AIDS-Aktivismus nach dem Vorbild von ACT UP New York.[1277] ACT UP wurde hier auch als ein wichtiges Element schwuler Emanzipation über AIDS entworfen. Damit stellte diese Form des Aktivismus in Salmens Perspektive eine Zukunftsvision für die schwule Bewegung dar und zielte auf schwule Emanzipation jenseits des vorherrschenden Fokus auf Strafrecht oder Bürgerrechtspolitik. Entgegen Salmens Konzeption bestand ACT UP jedoch nicht nur aus schwulen Männern. Nicht nur bei ACT UP New York spielten Frauen eine entscheidende Rolle.[1278] Auch die Teilnahmelisten der Treffen von ACT UP Berlin zeigen, dass (lesbische) Frauen oder Personen aus anderen Bereichen des AIDS-Aktivismus dabei waren. Beispielsweise war die Mitgründerin der Deutschen AIDS-Hilfe Sabine Lange unter den Gründer*innen der Berliner ACT-UP-Gruppe. In Hamburg gab es eine aktive Gruppe von Frauen in ACT UP, die auch das Thema AIDS und Frauen entscheidend mit vorantrieben. Gleichwohl blieb ACT UP Deutschland in einer gewissen Nähe zur deutschen Schwulenbewegung. Würdemann weist in seinem Buch darauf hin, dass vor allem schwule Männer mit HIV in den Gruppen aktiv waren.[1279]

1275 Vgl. Januschke/Klöppel: ACT UP-Kirchenprotest in Deutschland, S. 652–655, 657.
1276 Vgl. Würdemann: Schweigen = Tod, S. 48.
1277 Vgl. Salmen: Endlich aus der Opfer-Rolle herauskommen, S. 22.
1278 Schulman: Let the record show, S. 175–185, 227–269.
1279 Vgl. Würdemann: Schweigen = Tod, S. 63–64.

5.6.2 Aktionen und Zusammenhalt

Der ACT-UP-Aktivismus in der Bundesrepublik übernahm viele Themen und Aktionsformen aus den USA. Immer ging es um die Situation von Menschen mit HIV und AIDS bzw. um Präventionspolitiken, wobei zu den konkreten Themen unter anderem Kirche, Frauen und AIDS, Wohnungsnot und Therapie zählten. Zudem gab es mit dem Marlboro-Boykott eine Aktion gegen die US-amerikanische AIDS-Politik. Schließlich protestierten die Aktivist*innen auch gegen die Bundespolitik, insbesondere in Bezug auf die finanzielle Förderung von AIDS-Prävention und Pflege sowie den Bluterskandal.[1280] Im Folgenden werden zwei Aktionen näher beleuchtet, die besonders viel Aufmerksamkeit auch in der schwulen Bewegung und Community erreichten: »Stoppt die Kirche« und der Marlboro-Boykott.

Wie Klöppel und Januschke zeigen, orientierte sich die Aktion »Stoppt die Kirche« eng an dem Protest von ACT UP New York und der Women's Health Action and Mobilization (WHAM!) im Dezember 1989 in der St. Patrick's Cathedral New York.[1281] Die New Yorker Proteste richteten sich vor allem gegen die Ablehnung von Schwangerschaftsabbrüchen und Safer Sex durch die katholische Kirche. Die Aktivist*innen kritisierten insbesondere deren Versuche, diese Positionen auch in staatlichen Einrichtungen durchzusetzen.[1282] In Deutschland fand »Stoppt die Kirche« am 26. September 1991 in Fulda statt und richtete sich gegen den dortigen Bischof Johannes Dyba,[1283] der für seine fundamentalistisch-konservativen Positionen bekannt war und zudem mit homophoben Aussagen auch in Bezug auf AIDS aufgefallen war. In der Berichterstattung der schwulen Zeitschriften wurden unter anderem seine Auslassungen im *Bonifatiusboten*, der Kirchenzeitung des Bistums Fulda, aus dem Jahr 1987 zitiert, denen zufolge Menschen mit AIDS nicht nur sterben würden, sondern auch »nichts für die Zukunft der Menschen einbringen könnten«.[1284]

1280 Zu den Aktionen von ACT UP-Frankfurt Vgl. Wienold: AIDS-Aktivismus in Deutschland, S. 212; Für den Überblick des ACT UP-Aktivismus in Deutschland insgesamt. Vgl. Würdemann: Schweigen = Tod, S. 119–136.
1281 Vgl. Januschke/Klöppel: ACT UP-Kirchenprotest in Deutschland, S. 653–654; Schulman: Let the record show, S. 136.
1282 Schulman: Let the record show, S. 137–138, 142–144, 152.
1283 Johannes Dyba (1929–2000) war Erzbischof der römisch-katholischen Kirche. Im Jahr 1979 wurde er zum apostolischen Nuntius und Titularerzbischof ernannt. Ab 1983 war Dyba Bischof von Fulda. Von 1990 an bekleidete er zudem das Amt eines Militärbischofs. Vgl. NN: »Dyba, Johannes«, in: Hessische Biografie, 23.7.2022, https://www.lagis-hessen.de/pnd/119089246 [22.3.2025].
1284 Lucas, Klaus: Der Mullah von Fulda. Eine ACT UP-Demo und die Folgen, in: *Magnus* 3 (1991), H. 11, S. 31.

Laut Ulrich Würdemann wurde die Aktion »Stoppt die Kirche« mehrere Monate lang umfassend vorbereitet. Im Gegensatz zu den Protesten in New York wurde die Demonstration von ACT UP Frankfurt als reguläre Demonstration vor dem Dom angemeldet. An der Demonstration selbst waren rund 80 Personen beteiligt. Im Dom kam es zu heftigen Auseinandersetzungen zwischen Demonstrant*innen und Gottesdienstbesucher*innen.[1285] Klöppel und Januschke weisen darauf hin, dass die Konfrontationen deutlich größer waren als bei der Aktion in New York.[1286] Mit Ende der Demonstration war die Auseinandersetzung nicht vorbei. Nach der Aktion schrieb Dyba im *Bonifatiusboten*, dass diese von »Chaoten«, »hergelaufenen Schwule[n]« und »randalierenden AIDS-Positive[n]« veranstaltet worden sei.[1287] Beteiligte Aktivist*innen reichten daraufhin Klage wegen Beleidigung ein. Dies bewog ACT UP Frankfurt dazu, sich als eingetragener Verein zu konstituieren, um auch vor Gericht aktiv werden zu können.[1288] Dieser Schritt entsprach zwar nicht dem ursprünglichen Ansatz von ACT UP als einer informellen Aktionsform, korrespondierte aber mit einem generellen Prozess im (schwulen) AIDS-Aktivismus in der Bundesrepublik. Denn für die Auseinandersetzung mit dem Staat und quasi-staatlichen Institutionen wie der katholischen Kirche spielten Gerichte eine wichtige Rolle. Um entsprechende Konflikte also gegebenenfalls auch gerichtlich austragen zu können, half die Konstituierung als Verein. An diesem Beispiel zeigt sich erneut, dass neben Öffentlichkeit und unterschiedlichen Aktionsformen auch das rechtliche Feld als eine wichtige Arena für die Auseinandersetzung mit dem Staat und einflussreichen gesellschaftlichen Institutionen bzw. Akteuren gesehen wurde, die eine entsprechende Institutionalisierung mit sich brachte. Wichtig zu betonen ist aber, dass ACT UP in Deutschland diese Entwicklung nicht weiter vorantrieb und sich in anderen Städten nicht als Verein organisierte. Nicht nur in der Tendenz der Verrechtlichung der Auseinandersetzung zeigen sich Parallelen zwischen ACT-UP-Aktivismus und schwulem AIDS-Aktivismus. Vor allem die bei ACT UP zentrale Kirchenkritik war anschlussfähig an bereits länger in der Schwulenbewegung diskutierten Positionen.[1289]

Eine hohe Sichtbarkeit erlangte auch eine weitere aus den USA übernommene Aktion: der Boykott der Zigarettenmarke Marlboro und weiterer Produkte des

---

1285 Vgl. Würdemann: Schweigen = Tod, S. 104–105.
1286 Vgl. Januschke/Klöppel: ACT UP-Kirchenprotest in Deutschland, S. 656, 659.
1287 Vgl. Mathes, Mike: Dyba, unser neuer Gott, in: *Virulent* (1991), Schwules Museum, Bestand ACT UP, Kiste 1; NN: Erzbischof Dyba tut Buße, in: *FIRST*, 12.1991, Schwules Museum, Bestand ACT UP, Kiste 1.
1288 Vgl. Hoogen, Hans-Peter: Presseerklärung von ACT UP Frankfurt zur Einstellung des Ermittlungsverfahrens gegen Bischof DYBA vom 20.2.1992 und zur Klageabweisung vom 27.2.1992, 3.3.1992, Schwules Museum, Bestand ACT UP, Kiste 1.
1289 Vgl. Januschke/Klöppel: ACT UP-Kirchenprotest in Deutschland, S. 656–657.

Philip-Morris-Konzerns. Hintergrund war der Protest gegen den von Philip Morris unterstützten republikanischen Senator Jesse Helms,[1290] der aufgrund seiner Positionen für den schwul-lesbischen und AIDS-Aktivismus zum Symbol der homophoben und restriktiven AIDS-Politik in den USA geworden war.[1291] Eines der Gesetzesvorhaben, das Helms 1987 in Bezug auf HIV/AIDS im Senat vorantrieb und das auch Bedeutung für den bundesrepublikanischen Kontext hatte, war eine Änderung im Immigration and Nationality Act, infolge derer HIV-Positiven die Einreise in die Vereinigten Staaten verweigert wurde.[1292]

Bei den Senatswahlen im Jahr 1990 stellte sich Helms zur Wiederwahl für eine vierte Amtszeit. Dies bot den Aktivist*innen die Gelegenheit, gegen Helms als Galionsfigur der repressiven HIV/AIDS-Politik vorzugehen. Sein Wahlkampf wurde maßgeblich von der Tabakfirma Philip Morris International finanziert. Der Konzern produzierte mehrere Zigaretten-Marken, darunter mit Marlboro die weltweit am weitesten verbreitete. Die Washingtoner ACT-UP-Gruppe sah hier einen Ansatzpunkt und rief im April 1990 zu einem Boykott aller Philip-Morris-Produkte auf, dem sich die anderen US-amerikanischen ACT-UP-Gruppen anschlossen.[1293] An diesem Boykott, der aufgrund der Prominenz der Marke oft als Marlboro-Boykott bezeichnet wurde, nahmen auch die deutschen Gruppen teil. Der Boykott richtete sich vor allem auch an eine schwule Öffentlichkeit. Es wurden gezielt Wirte schwuler Bars und Kneipen auf eine Teilnahme am Boykott angesprochen, um Breitenwirksamkeit zu erzielen. Zudem wurde der Boykott von weiteren Aktionen vor allem in Berlin begleitet. Auf dem Platz der Luftbrücke vor dem Flughafen Berlin-Tempelhof demonstrierten Aktivist*innen gegen das Einreiseverbot für Menschen mit HIV und AIDS in die USA. Zudem stürmte ACT UP Berlin eine Kunstschau von Stipendiat*innen von Philip Morris.[1294]

Auch wenn die USA für die schwule Bewegung und Community ein wichtiger Referenzpunkt waren, bedurfte es für den deutschen Kontext einer Erklärung der Relevanz und Notwendigkeit des Boykotts. Der von ACT UP Berlin verfasste Flyer

---

1290 Jesse Helms (1929–2008) war US-Amerikanischer Politiker. Von 1973 bis 2003 war er für North Carolina Mitglied des US-Senats. Ursprünglich Demokrat trat er ab 1972 für die Republikaner an. Helms war für seine sozialkonservative Ansichten insbesondere in Bezug auf Schwangerschaftsabbruch und Homosexualität. Vgl. Editors of Encyclopedia Britannica: »Jesse Helms«, 30. 6. 2022, https://www.britannica.com/biography/Jesse-Helms [22. 3. 2025].
1291 Vgl. für die Positionen von Helms u. a. Baldwin: Disease and Democracy, S. 121, 135, 249–250.
1292 Vgl. Brier: Infectious Ideas, S. 107.
1293 Vgl. Offen, Naphtali/Smith, Elizabeth A./Malone, Ruth E.: From Adversary to Target Market: the ACT-UP Boycott of Philip Morris, in: *TOB CONTROL* 12 (2003), H. 2, S. 203–207, hier: 204–205.
1294 Vgl. Würdemann: Schweigen = Tod, S. 96–97; NN: Pressemitteilung an die taz, 2. 10. 1990, Schwules Museum, Bestand ACT UP, Kiste 1; Haus-Rybicki: Eine Seuche regieren, S. 316.

mit dem Boykottaufruf enthielt daher einen längeren Text, in dem die Gründe für den Boykott dargelegt wurden. In der Einleitung heißt es:

> »Kennen Sie Jesse Helms? Aber Sie kennen Peter Gauweiler! Jesse Helms ist sozusagen der Peter Gauweiler des US-Kongresses. Er ist eine Spinne im Netz der US-amerikanischen Ultrarechten um die sogenannte ›Moralische Mehrheit‹. Finanziert wird Helms u. a. mit großzügigen Spenden des Tabakkonzerns Philip Morris Products Inc., der mit ›Marlboro‹ die weltweit meistgekaufte Zigarettenmarke herstellt.«[1295]

Ähnlich wie bei den oben beschriebenen Protesten gegen die britische Section 28 fungierte Peter Gauweiler auch hier als Symbol für eine homophobe und restriktive AIDS-Politik im deutschen Kontext und für ein drohendes konservatives Rollback in der Gesellschaft. Helms, der verschiedene reaktionäre Gesetzesprojekte in Bezug auf HIV/AIDS und Homosexualität durchsetzen konnte,[1296] hatte allerdings in den USA eine deutlich größere Wirkung als Gauweiler in der Bundesrepublik. Für den bundesrepublikanischen Kontext ermöglichte der Vergleich jedoch, an die Mobilisierung von 1987 anzuschließen. Die Rezeption des Boykotts zeigt auch, dass dieser in kleinem Maße erfolgreich war. Es war also auch hier der Verweis auf Vorgänge im Ausland, der zu einer Mobilisierung innerhalb der Schwulenbewegung beitrug.

Der Boykott gegen Philip Morris wurde von den deutschen ACT-UP-Aktivist*innen bis in das Jahr 1992 betrieben und lief dann aus.[1297] Er war damit die längste und wahrscheinlich neben dem Kirchenprotest auch die sichtbarste Aktivität von ACT UP in Deutschland.[1298] Dies steht im Kontrast zu seiner geringeren Sichtbarkeit und Wirkung in den USA selbst. Die beiden Monografien zu ACT-UP-Gruppen in den USA, *Moving Politics. Emotion and ACT UP's Fight against AIDS* von Deborah B. Gould und *Let the Record Show* von Sarah Schulman erwähnen den Boykott nicht.[1299]

1295 ACT UP Berlin/Feuer unterm Hintern: Boykott!, 1990, Schwules Museum, Bestand ACT UP, Kiste 1.
1296 Vgl. Editors of Encyclopedia Britannica: »Jesse Helms«
1297 Dokumente im ACT UP Bestand, sowie die Erinnerung von Ulrich Würdemann weisen darauf hin, dass die Datierung des Ende des Boykotts in Deutschland, die von Sebastian Haus-Rybicki Mitte 1991 angesetzt wird, auf 1992 verortet werden muss. Vgl. NN: Gedanken zum Malboro-Boykott, Februar 1992, Schwules Museum, Bestand ACT UP, Kiste 1, S. 1; Würdemann: Schweigen = Tod, S. 100.
1298 Vgl. zur Berichterstattung in schwulen Zeitschriften u. a. Marlboro-Boykott, in: *Nürnberger Schwulenpost* (1990), H. 61; März, U.: Helme$ = Death, in: *Magnus* 2 (1990), H. 11, S. 1; Der Marlboro-Boykott, in: *Die andere Welt* 1 (1990), H. 8, S. 26–27; Philip Morris reagiert, in: *Nürnberger Schwulenpost* (1990), H. 53; Aßmus, Wolf-Jürgen: !Schweigen=Tod! Weltweite ACT UP Bewegung kämpft gegen Ignoranz, in: *Nürnberger Schwulenpost* (1991), H. 66; Grein, Thomas/Großer, Heiko: Stonewall war gestern. Ein Augenblick USA, in: *Die andere Welt* 2 (1991), H. 7, S. 6–7.
1299 Vgl. Gould: Moving Politics; Schulman: Let the record show.

Aus Sicht der schwulen Bewegung und Community kann ACT UP Deutschland als letzte direkt mit ihr verwobene Politisierungs- und Mobilisierungsform zu AIDS beschrieben werden. Es greift aber gleichzeitig zu kurz, die deutschen ACT-UP-Gruppen nur als Teil der Schwulenbewegung oder der schwulen Community einzuordnen. Nach dem Vorbild der US-amerikanischen Gruppen wollten die deutschen Aktivist*innen einen radikalen AIDS-Aktivismus vorantreiben. Die Aktionen waren also vor allem auf die Themen von Menschen mit HIV und AIDS ausgerichtet. Gleichzeitig versuchten die Aktivist*innen, ähnlich wie schon Hans Peter Hauschild mit der »Solidarität der Uneinsichtigen« zuvor, Themen von Menschen mit HIV und AIDS in Forderungen schwuler Emanzipation zu integrieren.

Mobilisieren konnte ACT UP immer dann besonders gut, wenn die Aktionen anschlussfähig waren an andere Themen in der Schwulenbewegung, wie sich besonders deutlich an der »Stoppt die Kirche«-Aktion zeigt. Auch beim Marlboro-Boykott konnte mit dem Verweis auf bedrohliche Entwicklungen im Ausland das Mobilisierungspotenzial gegen eine repressive AIDS-Politik genutzt werden. Bei anderen Forderungen, insbesondere nach Verbesserung der medizinischen Therapien, nach Wohnraum und verbesserter Pflege für Menschen mit HIV und AIDS, blieb die Resonanz hingegen sehr verhalten. Hier fehlte nicht zuletzt ein klar definiertes Gegenüber (z. B. die Regierung), um effektiv zu mobilisieren.

Trotz sichtbarer Aktionen blieb ACT UP in Deutschland im Vergleich zu den USA oder auch Frankreich nicht nur mit Blick auf die Anzahl der Gruppen, sondern auch die Größe der Gruppen relativ klein. Außerdem waren die deutschen Aktivist*innen auf die Finanzierung durch die Deutsche AIDS-Hilfe angewiesen.[1300]

5.7 Fazit

Die Kapitel 2–4 der Arbeit haben gezeigt, dass die durch die AIDS-Krise entstandenen Kategorien, z. B. Risikogruppen, unmittelbar oder mittelbar über Recht Einfluss auf die Subjektivierungsprozesse schwuler Männer hatten. Sie prägten die kollektive Identität schwuler Männer sowohl im Sinne der Zugehörigkeit als auch in der Auseinandersetzung darum, was Schwulsein bedeuten kann und soll. Die unterschiedlichen Anrufungen von Solidarität im Kontext von HIV/AIDS stellen einen guten Indikator für den Wandel kollektiver schwuler Identität dar. Wie auch bereits in Kapitel 3 gezeigt, wurden Sexualität und Partnerschaft als Kern von schwuler Identität neu verhandelt. Abseits der Do-

---

1300 Vgl. Haus-Rybicki: Eine Seuche regieren, S. 316.

minanz von Safer Sex gab es in Bezug auf Promiskuität und Monogamie nur leichte Verschiebungen hin zu Monogamie. Es kam also weder zum Auseinanderbrechen der kollektiven schwulen Identität noch zu einer kompletten Neuformulierung. Allerdings gelang es Aktivist*innen wie Hans Peter Hauschild und Andreas Salmen auch nicht, eine neue kollektive Identität im Sinne eines gemeinsamen Selbstverständnisses basierend auf der Betroffenheit von HIV und AIDS bzw. der Risikogruppenzugehörigkeit zu schaffen. Allein das Positiv-Sein an sich entwickelte sich zu einer eigenen kollektiven Identität.

Die AIDS-spezifischen Subjektivierungsprozesse und der graduelle Wandel der kollektiven schwulen Identität ermöglichten in der schwulen Bewegung und Community wiederum unterschiedliche Wellen der Mobilisierung und damit verbunden die Schaffung von neuen Institutionen. Die Deutsche AIDS-Hilfe und viele lokale AIDS-Hilfen gehen auf die erste Mobilisierungswelle zurück. Die AIDS-spezifischen Subjektivierungsprozesse waren vor allem von gesundheitlicher Gefahr und Stigmatisierung geprägt. Obwohl aus der Schwulenbewegung hervorgegangen, versuchten die AIDS-Hilfen von Anfang an als Vertretung aller Risikogruppen wahrgenommen und als Kooperationspartnerinnen von staatlichen Stellen ernst genommen zu werden. Hinzu kam ein Prozess der Professionalisierung. Erst mit der Weitung des Präventionsverständnisses und dem Engagement für Verhältnisprävention wurden auch schwulenpolitische Forderungen unterstützt.

Die Gründung des Bundesverbandes Homosexualität (BVH) sowie die Neubelebung des schwulenpolitischen Engagements der Grünen waren eine direkte Reaktion auf die Diskussionen um die Anwendung des Bundesseuchengesetzes und die Einführung des bayerischen Maßnahmenkatalogs. In beiden Fällen trug die AIDS-spezifische Mobilisierung jedoch nicht lange, sondern war vor allem der Auslöser. Der BVH wandte sich in der Folge vor allem strafrechtlichen Forderungen zu, wodurch er sich stärker für pädosexuelle Aktivist*innen öffnete. Bei den Grünen wiederum wurde AIDS genutzt, um sich von der Konzentration auf das Strafrecht zu lösen und eine koalitionsfähige Bürgerrechtspolitik zu betreiben, die auf Antidiskriminierung und rechtliche Absicherung von gleichgeschlechtlichen Partnerschaften setzte. Diese bürgerrechtspolitische Ausrichtung fand schließlich ihr Bewegungspendant im Schwulenverband in Deutschland (SVD).

ACT UP in Deutschland steht für die letzte schwulenpolitische Mobilisierung zu AIDS. Der ACT-UP-Aktivismus ging jedoch über Schwulenpolitik hinaus und konzentrierte sich vor allem auf Anliegen von Menschen mit HIV und AIDS. ACT UP in Deutschland hatte jedoch in der schwulen Bewegung und Community seinen wichtigsten Resonanzraum. Mobilisierung war immer dann erfolgreich, wenn Überschneidungen zu Themen der Schwulenbewegung bestanden.

Die Mobilisierung, Institutionalisierung und insbesondere die Zusammenarbeit mit dem Staat im Kontext des AIDS-Aktivismus hatten mit der Schaffung von neuen Orten der schwulen Vergemeinschaftung einen langfristigen Effekt. Die Orte stabilisierten Diskursräume und eröffneten die Möglichkeit für neue Mobilisierungen. Abseits der Zentren schwulen Lebens schufen sie jedoch auch die Voraussetzung, aktiv an kollektiven Identitäten zu partizipieren. Die Öffnung einiger dieser Räume für lesbische Frauen legte zudem eine erste Basis für das Entstehen eines neuen Zusammengehörigkeitsgefühls zwischen Schwulen und Lesben. In der längeren Perspektive zeigt sich, dass dieser Prozess eine der Grundlagen für spätere queere Mobilisierungsformen bildete.

6 Zwischen Diskriminierung und Emanzipation

Am 1. Dezember 1989 betrat eine Gruppe ACT-UP-Aktivist*innen die Lufthansa-Niederlassung am Berliner Kurfürstendamm und veranstaltete ein sogenanntes Die-in, bei dem sich die Aktivist*innen plötzlich wie tot auf den Boden fallen ließen. Hiermit wollten sie dagegen demonstrieren, dass die Fluglinie bei Neueinstellungen HIV-Antikörpertests eingeführt hatte.[1301] Dieser Protest war Teil einer größeren Auseinandersetzung mit neuen durch HIV/AIDS entstandenen Diskriminierungsformen am Arbeitsplatz und der Suche nach Mitteln, diesen zu begegnen. Im Fall des Arbeitsplatzes, aber auch anderer Felder von AIDS-bezogener Diskriminierung verfolgten Aktivist*innen unter anderem die Strategie, das Recht und den Staat für die eigenen Zwecke zu nutzen. Wie die Aktivist*innen hier agierten, unterschied sich von der Interaktion mit dem Seuchen- und Strafrecht, das in den vorherigen Kapiteln im Mittelpunkt stand. Über das Seuchen- und Strafrecht wurde staatliches Handeln legitimiert. Die Maßnahmen zielten dabei auf das Individuum ab und sollten die Übertragung des HI-Virus verhindern bzw. seine (potenzielle) Übertragung bestrafen. Aus Sicht der Schwulenbewegung standen diese beiden Rechtsgebiete für das restriktive Handeln des Staates, gegen das sie sich mit Protestaktionen, parlamentarischen Initiativen, strategischer Prozessführung bzw. Nutzung des Datenschutzes zu Wehr setzten.

In diesem Kapitel argumentiere ich, dass die Auseinandersetzung mit Diskriminierungsformen, die abseits seuchen- und strafrechtlicher Bestimmungen lagen, ebenfalls einen wichtigen Beitrag dazu leistete, dass die Schwulenbewegung ihre Position zum Staat änderte und ihre bisherigen Emanzipationsziele und Strategien modifizierte. Denn in diesem Bereich trat der Staat nicht nur als repressiv und invasiv auf, sondern er konnte auch ein Werkzeug darstellen, um gegen Diskriminierung vorzugehen. Mit Sonja Buckel (und Bourdieu) formuliert geht es um die Frage, wie sich die Schwulenbewegung über das Recht gesell-

---

1301 Vgl. Kotte, Heinz-Hermann: Aids-Aktionsgruppe, in: *taz*, 2.12.1989, S. 33.

schaftliche Verhältnisse erschloss und es als Werkzeug der gesellschaftlichen Veränderung nutzte.

6.1 Recht und Diskriminierung

Im Kontext von HIV/AIDS wurde neben dem Seuchen- und Strafrecht auch eine ganze Reihe weiterer Rechtsgebiete relevant, wie ein Blick in die ab 1987 erscheinenden Rechtsberater aus dem Umfeld der AIDS-Hilfen zeigt. Diese Rechtsgebiete regelten vorwiegend das Verhältnis zwischen Menschen bzw. die soziale Absicherung von Individuen. Der von Jürgen Wolff, Sabine Mehlem und Stefan Reiß 1988 herausgegebene Rechtsratgeber beschäftigte sich neben dem Seuchen- und Strafrecht, dem bayerischen Maßnahmenkatalog und dem Datenschutz auch mit Familien-, Wohn-, Reise-, Arbeits-, Sozial-, Versicherungs- und Steuerrecht. Hinzu kamen rechtliche Bestimmungen zum Drogenkonsum und zur Sexarbeit.[1302] Ähnlich sah die Zusammensetzung in einem 1991 von der Deutschen AIDS-Hilfe herausgegebenen Rechtsratgeber aus.[1303]

In die Debatten der schwulen Bewegung und Community fanden jedoch nicht all diese Themen Eingang. Im AIDS-bezogenen Diskurs auf Ebene der schwulen Zeitschriften verdichteten sich diese Themen in drei Diskursstrangbündeln (Arbeitsrecht, Kranken- und Lebensversicherung sowie Blutspenden), auf die ich im Folgenden eingehe. Auffällig ist insbesondere die Abwesenheit von Themen, die sich vorwiegend aus einer AIDS-Erkrankung oder einem AIDS-bedingten Tod ergaben, wie zum Beispiel Fragen des Wohn-, Familien- und Erbrechts. Andere Themen tauchten nur in Form von kleinen Meldungen auf, zumal wenn diese Themen nicht innerhalb der Schwulenbewegung, sondern von den AIDS-Hilfen vorangetrieben wurden. Im Bereich des Sozialrechts fand zum Beispiel der Kampf um die Kostenübernahme von Kondomen und Gleitcreme für Sozialhilfeempfänger*innen nur in Form von anekdotischen Artikeln über die geführten Gerichtsprozesse Eingang in die Berichterstattung.[1304] Die geringe Intensität der Berichterstattung steht im Kontrast zu der Bedeutung des Themas für die Gestaltung des Sexuallebens schwuler Männer. Eine Grundsatzentscheidung dazu etablierte ein Recht auf sichere Sexualität im Sozialrecht. Konkret bedeutete dies, dass Sozialämter verpflichtet wurden, die Kosten für Kondome

---

1302 Vgl. Wolff, Jürgen/Mehlem, Sabine/Reiß, Stefan: Rechtsratgeber AIDS, Hamburg 1988.
1303 Vgl. Deutsche AIDS-Hilfe e.V. (Hg.): AIDS und HIV im Recht.
1304 Vgl. u. a. Sill, Torsten: Gummis, Gleitmittel und Gerichte, in: *Vor-Sicht* 3 (1988), H. 3, S. 4; NN: Sozialamt muß Kondome bezahlen, in: *Du&Ich* 20 (1988), H. 7, S. 29; NN: Grundsatzentscheidung in Sachen AIDS-Verhütung, in *Du&Ich* 22 (1990), S. 9–10; k, c: Kondome vom Sozialamt, in: *Magnus* 2 (1990), H. 5, S. 54.

und Gleitgel für Sozialhilfeempfänger*innen zu übernehmen.[1305] Der Prozess war eng mit der Durchsetzung von Safer Sex verknüpft. Obwohl in der Schwulenbewegung weitgehende Einigkeit über die Notwendigkeit von Safer Sex bestand, war der Safer-Sex-bezogene Aktivismus vor allem bei den AIDS-Hilfen verortet.[1306] Entsprechend tauchten politische und rechtliche Auseinandersetzungen um Safer Sex ab der zweiten Hälfte der 1980er Jahre kaum in der Berichterstattung schwuler Zeitschriften auf.

6.1.1 Arbeit

Mit Abstand den dominantesten Strang im Diskurs zu AIDS und Recht bildete neben seuchen- und strafrechtlichen Debatten die Auseinandersetzung mit der Auswirkung von HIV/AIDS auf die Arbeitswelt.[1307] Für viele Menschen ist und war Erwerbsarbeit entscheidend für die Existenzsicherung und ein wichtiger Bestandteil der Sinngebung. Der Untersuchungszeitraum zeichnet sich durch eine prekäre Situation am Arbeitsmarkt aus. Durch den Strukturwandel infolge der beiden Ölkrisen war spätestens ab Ende der 1970er Jahre Arbeitslosigkeit ein bestimmender Faktor für das Leben in Westdeutschland geworden. Die Arbeitslosenquote stieg von 0,7 Prozent im Jahr 1970 auf 9,3 Prozent 1985 und sank dann bis 1990 wieder leicht auf 7,2 Prozent.[1308] Dabei waren vor allem ältere und geringqualifizierte Personen von Arbeitslosigkeit betroffen. Zudem traten die geburtenstarken Jahrgänge der »Babyboomer« im Verlauf der 1980er Jahren in den Arbeitsmarkt ein.[1309] Dies schlug sich in einer erhöhten Jugendarbeitslosigkeit unter den 18- bis 25-Jährigen nieder, wenngleich sie niedriger ausfiel als in anderen westeuropäischen Ländern.[1310] Arbeit zu haben oder eine neue Stelle zu finden war also nicht mehr selbstverständlich. Dies machte den Verlust des Arbeitsplatzes zu einer bedrohlichen Erfahrung. Es verwundert daher nicht, dass

---

1305 Für eine detaillierte Analyse des Falls vgl. Lehne, Adrian: HIV/AIDS, Kondome und das Recht auf sichere Sexualität, in: *Kritische Justiz* 53 (2020), H. 4, S. 468–474.
1306 Vgl. Kapitel 3.1.
1307 Hierzu finden sich 62 Artikel im Korpus.
1308 Vgl. Wirsching: Abschied vom Provisorium, S. 237.
1309 Andreas Wirsching verwies zudem auf Zuwanderung und erhöhte Partizipation von Frauen, die die Anzahl der potenziellen Arbeitnehmer*innen erhöhte. Vgl. ebd., S. 238–240.
1310 Vgl. Raithel, Thomas: Jugendarbeitslosigkeit in der Bundesrepublik Deutschland und Frankreich in den 1970er und 1980er Jahren, in: ders./Schlemmer, Thomas (Hg.): Die Rückkehr der Arbeitslosigkeit. Die Bundesrepublik Deutschland im europäischen Kontext 1973 bis 1989, München 2009, S. 67–80; Raithel, Thomas: Jugendarbeitslosigkeit in der Bundesrepublik. Entwicklung und Auseinandersetzung während der 1970er und 1980er Jahre, München 2012, S. 129–130.

das Thema Arbeit und Arbeitsplatzverlust in Zusammenhang mit HIV/AIDS über den gesamten Untersuchungszeitraum eine wichtige Rolle spielte.

Die Situation am Arbeitsplatz war eines der ersten rechtsbezogenen Themen, die im Hinblick auf HIV/AIDS in der Schwulenbewegung diskutiert wurden. Besonders problematisch war dabei, dass die offene oder im Betrieb bekannt gewordene Zugehörigkeit zu einer Risikogruppe ausreichen konnte, um Diskriminierung zu erfahren. Der bereits in Kapitel 2 diskutierte Artikel von Jürgen Roland in der *Siegessäule* vom Dezember 1984, in dem er gegen den HIV-Test argumentierte, ging auch auf die Rolle des Tests bei Kündigungen von Mitarbeiter*innen mit HIV/AIDS ein:

> »Jedenfalls, Bild der Frau schrieb am 29. Oktober: ›Auch auf schlecht gespültem Geschirr – das von AIDS-Überträgern berührt worden ist – können Erreger sein.‹ Wen wundert es da, wenn die Belegschaft eines westdeutschen Kleinbetriebs beschließt, nicht mehr aus ständig wechselnden Tassen Kaffee zu trinken, sondern diese zu markieren. Wie schön, daß der homosexuelle Mitarbeiter überhaupt noch eine Tasse Kaffee angeboten erhält. Wen wundert es, daß ein Arbeitgeber von seinem Arbeitnehmer den ärztlichen Nachweis verlangte, daß er nicht mit dem HTLV-III-Virus infiziert sei, andernfalls werde er gekündigt.«[1311]

Roland betonte, welche stigmatisierenden Effekte die Assoziation von Homosexualität mit HIV/AIDS mit sich brachte, und zwar in einem Maße, dass der Arbeitsplatz bedroht sein konnte. Der HIV-Test erschien dadurch für schwule Männer umso gefährlicher. Aber auch nach der Einführung des Tests konnte die Identifikation als schwul zu Diskriminierung am Arbeitsplatz führen, die mit AIDS begründet wurde.[1312]

Infolge der tatsächlichen Verfügbarkeit des HIV-Antikörpertests im Jahr 1985 entwickelte sich ein Diskursstrang zum Thema AIDS und Arbeitsplatz, der eng mit dem Test verknüpft war. Die diesbezügliche Berichterstattung in den Zeitschriften der Schwulenbewegung erstreckte sich dabei über den gesamten Untersuchungszeitraum. In einer ersten Phase in den Jahren 1985 und 1986 wurde das Thema nur sporadisch aufgegriffen. Zumeist wurde über Fälle von Kündigungen, drohenden Kündigungen und Wiedereinstellungen in den USA berichtet.[1313] Zwei Artikel in der *Vor-Sicht* warnten zudem, dass ähnliche Konse-

---

1311 Roland: AIDS-Test, S. 29.
1312 Die Vor-Sicht listete eine Liste mit Fällen auf in denen Personen nach dem bekannt werden ihrer Homosexualität von Diskriminierung und/oder Kündigung betroffen waren. Diesen wurden dann mit der Gefahr eine HIV-Ansteckung begründet. Vgl. Timm, Klaus Timm: AIDS überfordert Gewerkschaften, *Vor-Sicht* (1987), H. 7, S. 4–6.
1313 Vgl. u. a. NN: Wieder eingestellt, in: *Du&Ich* 17 (1985), H. 6, S. 53; Salmen, Andreas: Eine gutes Beispiel aus LA, in: *Siegessäule* 3 (1986), H. 3, S. 10–11.

quenzen auch in der Bundesrepublik drohten.[1314] Gleichzeitig erreichten die ersten Berichte über Diskriminierung am Arbeitsplatz schwule Emanzipationsgruppen in Westdeutschland.[1315]

In einer zweiten Phase von 1987 bis Anfang der 1990er berichteten schwule Zeitschriften regelmäßig über das Thema AIDS und Arbeitsrecht, wobei gerade in den ersten beiden Jahren besonders oft darüber geschrieben wurde. Arbeitsrechtliche Fragen wurden parallel zum Seuchen- und Strafrecht verhandelt und standen zum Teil auch in direktem Zusammenhang mit dem bayerischen Maßnahmenkatalog. Der Diskursstrang teilte sich in drei Unterstränge auf: Weiterhin Thema war die Kündigung aufgrund eines positiven HIV-Status, hinzu kamen der HIV-Antikörpertest als Einstellungsvoraussetzung und die Diskriminierung von Menschen mit HIV und AIDS am Arbeitsplatz.

Der Diskursstrang zum HIV-Antikörpertest als Einstellungsvoraussetzung entwickelte sich im Kontext der Veröffentlichung des bayerischen Maßnahmenkatalogs. Davor wurde der Test kaum im Zusammenhang mit Einstellungen thematisiert. In der Ankündigung des Maßnahmenkatalogs auf der bayerischen Ministerratssitzung vom 25. Februar 1987 hieß es zu den Auswirkungen von HIV/AIDS auf die Einstellungspraxis im öffentlichen Dienst:

»Die Staatsregierung wird zum Schutz der Bevölkerung vor einer weiteren Ausbreitung der Immunschwächekrankheit AIDS alle sachlich notwendigen und rechtlich vertretbaren Maßnahmen ergreifen. Ab sofort werden in Bayern [...] die Einstellungsuntersuchungen im öffentlichen Dienst auf AIDS erweitert.«[1316]

Auch wenn es hier noch unpräzise formuliert war, machte die Bayerische Staatsregierung mit einem Brief an die Gesundheitsämter und die beiden Landesuntersuchungsämter ein negatives Testergebnis zur Voraussetzung für die Übernahme in den öffentlich Dienst.[1317] Dementsprechend stand zunächst der öffentliche Dienst im Fokus. Dabei ging es in den Debatten in der schwulen Bewegung und Community weniger um den Ausschluss von HIV-Positiven als um die Verpflichtung zum Test. Dennoch berichtete die *Nürnberger Schwulen-*

1314 Vgl. Maaß, Klaus: Gib' mir Recht!, in: *Vor-Sicht* (1986), H. 1/86, S. 19; Lenz, Michael: Ätz Test, in: *Vor-Sicht* (1986), H. extra, S. 13–15.
1315 Vgl. NN: TBS-Protokoll vom 12.07.1985. 12.7.1985, Schwules Museum, Bestand Treffen Berliner Schwulengruppen, Kiste 1.
1316 Bayerische Staatskanzlei (Hg.): Aus der Ministerratssitzung vom 25.2.1987, S. 177.
1317 Vgl. Bayerische Staatsregierung: Gesundheitsämter, Landesuntersuchungsämter für das Gesundheitswesen Südbayern und Nordbayern, nachrichtlich. Regierungen, in: Deutsche AIDS-Hilfe e.V. (Hg.): AIDS und HIV im Recht. Ein Leitfaden, Bamberg 1991, S. 182–184; Das Land Bayern war das einzige Bundesland, das einen HIV-Antikörpertest zur Übernahme in den öffentlichen Dienst forderte. Es beendete diese Praxis 1995. Von 1987 bis Juni 1995 wurde 78.400 HIV-Tests durchgeführt von denen vier positiv ausfielen. Vgl. NN: HIV-Regeltest für Beamtenanwärter abgeschafft, in: *Deutsches Ärzteblatt* 93 (1996), H. 1–2, S. A-21.

post über einen HIV-positiven Redner auf der Demonstration gegen den Maßnahmenkatalog im April 1987 in München, der ankündigte, einen »Musterprozess« führen zu wollen, um seine Einstellung in den öffentlichen Dienst zu erzwingen.[1318] Ob ein solcher Prozess stattfand, ist nicht überliefert, jedoch unterstreicht diese Aussage den sich auf alle Rechtsgebiete erstreckenden Ansatz schwuler Aktivist*innen, Recht über Gerichtsprozesse zu beeinflussen.[1319]

Aufmerksamkeit erhielt im Folgenden vor allem die Auseinandersetzung des Nürnberger Stadtrats mit der Bayerischen Staatsregierung um die Frage der verpflichtenden HIV-Tests. Ersterer beschloss, bis zur Klärung der Rechtmäßigkeit von Tests als Zugangsvoraussetzung zum öffentlichen Dienst keine solche Tests durchführen zu lassen.[1320] Daraufhin versuchte die Bayerische Staatsregierung die Stadt Nürnberg zur Durchführung zu zwingen. Den darauffolgenden Prozess verlor der Freistaat Bayern.[1321] Aufmerksamkeit entstand auch, als 1989 die Stadt München ebenfalls die Entscheidung traf, auf Tests zu verzichten.[1322]

Hatte 1987 noch der öffentliche Dienst im Fokus gestanden, verschob sich 1988 die Aufmerksamkeit der schwulen Zeitschriften hin zu großen Unternehmen. Hier verdichteten sich alle drei oben genannten Diskursstränge. Im Zuge der gestiegenen Verfügbarkeit des HIV-Tests legten einige Unternehmen ein umfangreiches Testprogramm auf. Ein solches konnte sowohl den Einstellungsprozess als auch die bestehende Belegschaft betreffen. Der Elektronikkonzern AEG sorgte mit einem betriebsinternen AIDS-Maßnahmenkatalog für Irritationen in der schwulen Bewegung und Community. Diesem Plan zufolge sollten sich alle Beschäftigten (Ende der 1980er Jahre waren das rund 80.000) freiwillig und anonym einem Test unterziehen. Für Fahrer*innen und medizinisches Personal sollte der Test verpflichtend sein. Der Gesamtbetriebsrat genehmigte das Vorgehen. Es gab jedoch auch deutliche Proteste, unter anderem aus gewerkschaftlichen Kreisen.[1323] Nicht nur in der Berichterstattung über den Fall, sondern auch in der Diskussion zur Rolle des Tests wurde AEG ein Beispiel für die Auswirkungen einer restriktiven Präventionspolitik, die sich in der Pri-

---

1318 Vgl. NN: Aschermittwoch in München, S. 7.
1319 Die Arbeit zeigt dies für das Strafrecht (Kapitel 3.3), das Seuchenrecht (Kapitel 4.4.6) und Sozialrecht (Kapitel 6.1).
1320 Vgl. NN: Stadtrat lehnt AIDS-Test ab, in: *Rosa Flieder* (1988), H. 56, S. 17.
1321 Vgl. NN: Zwangstests abgeblockt, in: *Siegessäule* 6 (1988), H. 1, S. 20.
1322 Vgl. NN: München lehnt Zwangstest für Beamte ab, in: *Vor-Sicht* 4 (1989), H. 3, S. 4; NN: Keine Zwangstests in München, in: *Rosa Flieder* (1989), H. 63, S. 14; Das Vorgehen Münchens blieb allerdings auch nicht ohne Widerspruch der Landesregierung. Vgl. NN: Beamtenüberprüfung, in: *Magnus* 4 (1992), H. 4, S. 22.
1323 Vgl. NN: AEG will testen lassen, in: *Siegessäule* 5 (1988), H. 5, S. 20; Lenz, Michael: AEG – Aus Erfahrung Gut?, in: *Vor-Sicht* 3 (1988), H. 4, S. 2–4.

vatwirtschaft verselbstständigen konnten.[1324] Daher griff auch der Bundesverband Homosexualität (BVH) die AEG-Teststrategie in einer Presseerklärung auf. Darin forderte der Verband AEG auf, von den Tests abzusehen, und appellierte an die durchführenden Ärzt*innen, Getesteten einen negativen HIV-Status zu attestieren. Der BVH vermutete hinter dem Vorgehen das Ziel, HIV-positive Mitarbeiter*innen zu identifizieren, um diesen kündigen zu können und so spätere potenzielle Fehlzeiten zu vermeiden. Darüber hinaus forderte der Verband den Bund auf, ein Antidiskriminierungsgesetz auf den Weg zu bringen, sollte AEG zu Zwangstests übergehen.[1325] In einer weiteren Presseerklärung anlässlich des Jahrestags des Inkrafttretens des bayerischen Maßnahmenkatalogs nutzte der BVH den Verweis auf AEG, um zu demonstrieren, dass die »Absonderungs-Politik« der Bayerischen Staatsregierung auch in die Privatwirtschaft überschwappen konnte.[1326] Ein Leserbrief in der *Siegessäule* schlug in Reaktion auf diese Vorgänge vor, AEG-Produkte zu boykottieren.[1327]

Neben AEG sorgte die Lufthansa ab 1988 mit ihrer AIDS-Politik für Schlagzeilen in schwulen Zeitschriften. Bereits 1987 hatte die Fluggesellschaft begonnen, ihr fliegendes Personal einem HIV-Test zu unterziehen. Für den Fall, dass dieser positiv ausfiel, wurden die Betroffenen in den Bodendienst versetzt. Als Lufthansa im Frühjahr 1988 ankündigte, dass auch für das Bodenpersonal ein HIV-Antikörpertest eingeführt werden sollte, löste dies Proteste aus.[1328] Im Rahmen der in Kapitel 4 untersuchten und von Hans Peter Hauschild in Frankfurt initiierten Demonstration »Solidarität der Uneinsichtigen« stand Lufthansa exemplarisch für Probleme im Bereich »AIDS und Arbeitswelt«. Hierzu hielt Ingo Marowsky, Vertreter der Gewerkschaft Öffentliche Dienste, Transporte und Verkehr (ÖTV) beim fliegenden Personal der Lufthansa, eine Rede.[1329] Darin warf er der Lufthansa und der AEG vor, dass es ihnen beim Test ausschließlich um eine »Selektion« von Arbeitskräften und die Vermeidung von

---

1324 Vgl. Jarke, Jens: AIDS-Politik, Bube oder Dame – die falsche Alternative, in: *Vor-Sicht* 3 (1988), H. 4, S. 13–16, hier: S. 14.
1325 Vgl. NN: Pressemitteilung. Keine HIV-Reihentestung – weder bei AEG noch anderswo!, 7. 4. 1988, Schwules Museum, Bestand Bundesverband Homosexualität (BVH), Nr. 64 – Pressemitteilungen.
1326 Vgl. Bundesverband Homosexualität e.V.: Presseerklärung.
1327 Vgl. Brauneck, Gregor: Leserbrief – Boykott aller AEG-Produkte, in: *Siegessäule* 5 (1988), H. 6, S. 4.
1328 Vgl. NN: Lufthansa-Test, in: *Vor-Sicht* 3 (1988), H. 4, S. 12; NN: Zwangstest bei der Lufthansa, in: *Siegessäule* 5 (1988), H. 6, S. 21.
1329 Ingo Marowsky (*unbek.) war Flugbegleiter bei der Lufthansa und Gewerkschaftsaktivist. Als offen schwuler Kandidat wurde er 1990 zum Vorsitzen des fliegenden Personals der Lufthansa gewählt. Vgl. Lucas, Klaus: Schwuler Vorsitzender, in: *Magnus* 2 (1990), H. 8, S. 12.

Kosten in der Zukunft gehe.[1330] Die Teststrategie der Lufthansa blieb bis in die 1990er Jahre bestehen und sorgte wiederholt für Protest. Unter anderem führte ACT UP im Dezember 1989 das oben beschrieben Die-in durch.[1331] Wie die konkrete Praxis bei Lufthansa aussah, beschrieb Marowsky in einem Schreiben an das Frankfurter AIDS-Archiv im August 1992. Er gab an, dass Lufthansa weiterhin an einem negativen HIV-Test als Voraussetzung zur Einstellung beim fliegenden Personal festhielt. Zudem konnten die Angestellten sich bei den Routine-Untersuchungen freiwillig testen lassen. Marowsky berichtete darüber hinaus, dass es bei der Lufthansa keine Kündigungen aufgrund einer HIV-Infektion gegeben habe und dass Betroffene in der Regel vom Unternehmen auch gut behandelt würden, nur in Einzelfällen habe es Versetzungen gegeben.[1332]

AEG und Lufthansa standen in dieser Debatte exemplarisch für die in der schwulen Bewegung und Community befürchtete Diskriminierung HIV-Positiver oder auch Angehöriger von Risikogruppen am Arbeitsplatz. So hielten es Aktivist*innen und die Autor*innen in den schwulen Zeitschriften durchaus für denkbar, dass die Firmen eine solche Diskriminierung unter anderem mithilfe des HIV-Antikörpertests auch gegen die liberale AIDS-Politik im Bund vorantreiben würden. Es ging aus dieser Perspektive also darum, Aufmerksamkeit für potenzielle Missstände im Bereich AIDS und Arbeit zu erlangen und dabei insbesondere die Gewerkschaften als Verbündete zu gewinnen.

Blieb die Diskussion zunächst hypothetisch und konzentrierte sich auf den HIV-Test als Zugangsvoraussetzung für die Einstellung in bestimmten Arbeitsfeldern bzw. Unternehmen, erreichte 1987 der Fall eines Düsseldorfer Floristen, dem aufgrund einer HIV-Infektion gekündigt worden war, eine gewisse Aufmerksamkeit in schwulen Zeitschriften.[1333] Eine ausführlichere Berichterstattung fand jedoch nur in der *taz* und der *Vor-Sicht* statt.[1334] Jozef B. hatten kurz nach seiner Einstellung als Florist bei einem Düsseldorfer Blumengroßhandel im August 1987 von seiner HIV-Infektion erfahren. In der Folge erlitt er einen emotionalen Zusammenbruch, unternahm einen Suizidversuch und meldete sich daraufhin krank. Hierdurch erfuhr B.s Arbeitgeber von seiner HIV-Infektion und kündigte ihm, erwähnte die HIV-Infektion jedoch nicht. B. klagte gegen seine Entlassung vor dem Arbeitsgericht Düsseldorf und unterlag im Prozess,

---

1330 Vgl. Marowsky, Ingo: AIDS und Arbeitswelt, in: Deutsche AIDS-Hilfe e.V. (Hg.): Solidarität der Uneinsichtigen. Aktionstag 9. Juli 1988 Frankfurt a.M., Berlin 1988, S. 27–29.
1331 Vgl. NN: ACT UP – Protest gegen den Zwangstest, in: *Magnus* 2 (1990), H. 1, S. 58.
1332 Vgl. Marowsky, Ingo: Liebe Leute beim Aids-Archiv, 25.8.1992, Schwules Museum, Bestand ACT UP, Kiste 1.
1333 Vgl. NN: Ansteckungsangst als Kündigungsgrund, in: *Siegessäule* 5 (1988), H. 5, S. 21; NN: Nicht Sittenwidrig aber eine Sauerei, in: *Siegessäule* 5 (1988), H. 6, S. 20; NN: Angst rechtfertig Kündigung, in: *Rosa Flieder* (1988), H. 59, S. 16.
1334 Vgl. Teuber, Bernhard: (Un)recht Kündigungsgrund HIV, in: *Vor-Sicht* 4 (1989), H. 4, S. 5; Nitschmann, J.: Kündigung ist nicht sittenwidrig, in: *taz*, 11.5.1988, S. 1–2.

ebenso im Berufungsverfahren vor dem Landesarbeitsgericht Düsseldorf. Das Bundesarbeitsgericht lehnte schließlich eine Revision ab.[1335]

Dass im Fall von Jozef B. die Kündigung im Zusammenhang mit seinem HIV-Status stand, ist nicht unwahrscheinlich, lässt sich aber nicht mehr feststellen. Da B. sich noch in der Probezeit befand, konnte ihm ohne Nennung von Gründen gekündigt werden. Das Bundesarbeitsgericht machte daher in seiner Urteilsbegründung auch keine Angaben darüber, ob Kündigungen wegen einer HIV-Infektion zulässig seien.[1336] Es verwies jedoch wie schon das vorher mit dem Fall befasste Landesarbeitsgericht darauf, dass hier durchaus Spielraum bestünde. Die Position des Landesarbeitsgerichts gab es folgendermaßen wieder:

»Nicht übersehen werden dürfe, daß eine Ansteckungsgefahr im vorliegenden Fall nicht völlig ausgeschlossen werden könne. Die Tätigkeit eines Floristen bringe es mit sich, daß ständig kleine Verletzungen wie Hautabschürfungen, Stiche und Schnitte aufträten. Da als potentiell gefährdet alle Berufe anzusehen seien, bei denen die Gefahr einer Kontaminierung mit Blut bestehe, sei unter den vom Beklagten vorgetragenen Umständen der Berufsausübung eines Floristen eine Ansteckungsgefahr jedenfalls nicht völlig auszuschließen.«[1337]

Daraus leitete das Landesarbeitsgericht ab:

»Aus der dem Arbeitgeber den anderen Arbeitnehmern gegenüber obliegenden Fürsorgepflicht gem. § 618 BGB bzw. aus haftungsrechtlichen Gesichtspunkten gegenüber Kunden und Arbeitnehmern wird in der Literatur gefolgert, daß zumindest dann, wenn durch besondere Schutzvorkehrungen der Ansteckungsgefahr nicht entgegengewirkt werden könne, der Arbeitgeber selbst einem Arbeitnehmer, der den allgemeinen Kündigungsschutz genieße, kündigen könne.«[1338]

In seiner Begründung fügte das Bundesarbeitsgericht hinzu, dass es zwar Konstellationen gebe, in denen eine Kündigung sittenwidrig wäre, dass hier aber hohe Anforderungen bestünden, ohne dies zu spezifizieren.[1339] Die Begründungen zeigen zum einen, dass die Arbeitsgerichte willens waren, Kündigungen aufgrund von HIV-Infektionen zu akzeptieren. Auch wenn im Fall von Jozef B. rechtlich gesehen für die Kündigung die HIV-Infektion nicht ausschlaggebend war, stellte er in der Rezeption ein Beispiel genau dafür da: die Kündigung aufgrund einer HIV-Infektion.

Die Thematik AIDS und Arbeit wurde nicht nur in den schwulen Zeitschriften und vor Gerichten verhandelt. Mit der Auseinandersetzung um AIDS am Ar-

---

1335 Vgl. Bundesarbeitsgericht: Kündigung nach Infektion mit HIV-Virus, in: *juris* (1989), S. 1–9, hier: S. 3.
1336 Vgl. ebd., S. 1.
1337 Ebd., S. 4.
1338 Ebd., S. 4–5.
1339 Vgl. ebd., S. 5.

beitsplatz ging auch eine Mobilisierung von Gewerkschaften und deren Öffnung gegenüber den Anliegen schwuler Männer insgesamt einher. Dieser Prozess verlief nicht ohne Widerstände. In seiner Rede auf der Frankfurter Demonstration »Solidarität der Uneinsichtigen« im Juli 1988 stellte Ingo Marowsky noch fest:

> »Die Gewerkschaft ÖTV war eine der ersten im Deutschen Gewerkschaftsbund, die sich zum Thema AIDS äußerte. Das tat sie im übrigen nicht, weil sie so fürchterlich fortschrittlich wäre, nein, keine Sorge. Ein Mann aus Bayern, von dem bis dahin noch kaum jemand sprach, zwang sie, Position zu beziehen. Stichwort Bayern – Öffentlicher Dienst.«[1340]

Marowsky spielte damit auf die unter anderem von Peter Gauweiler vorangetriebene Einführung des HIV-Antikörpertests als Voraussetzung für den Zugang zum öffentlichen Dienst in Bayern an. Er führte zudem aus, dass sich die ÖTV im Juni 1988 dazu entschlossen habe, das Thema AIDS offensiv anzugehen, indem sie sich gegen HIV-Tests und Reihenuntersuchungen aussprach. Infolge der Beschäftigung mit AIDS konnten Gewerkschaftsaktivist*innen aus Köln auch die Verankerung des Kampfs gegen die Diskriminierung von Schwulen und Lesben am Arbeitsplatz im Programm der ÖTV erkämpfen.[1341] Konkret beschloss der Bundeskongress der ÖTV im Juni 1988 neben der Ablehnung von Tests am Arbeitsplatz und mehr AIDS-Aufklärung in den Betrieben folgende Forderungen: den Ausschluss von Homosexualität als Kündigungsgrund, das Verbot von Hinweisen auf Homosexualität in Arbeitszeugnissen sowie die ersatzlose Streichung von § 175 aus dem Strafgesetzbuch. Zudem solle sich die ÖTV für ein Antidiskriminierungsgesetz und mehr öffentliche Sichtbarkeit von lesbischen Frauen und schwulen Männer innerhalb der Gewerkschaft einsetzen.[1342] In seiner Frankfurter Rede sah Marowsky auch die anderen Gewerkschaften diesbezüglich auf einem guten Weg:

> »Ich weiß, daß auch andere Gewerkschaften (IGM, GEW) bereits auf einem ähnlichen Weg sind, und hoffe sehr, daß bald auch der gesamte DGB auf die gleichen Gedanken kommt.«[1343]

1340 Marowsky: AIDS und Arbeitswelt, S. 29.
1341 Vgl. NN: Unterstützung von ötv-Vorsitzender, in: *Siegessäule* 4 (1987), H. 6, S. 16; NN: In der Kürze ..., in: *Siegessäule* 4 (1987), H. 8, S. 15; NN: Aufbruch in der ÖTV, in: *Siegessäule* 5 (1988), H. 3, S. 17.
1342 Vgl. Lenk, Jörg: »ÖTV« übt Solidarität, in: *Rosa Flieder* (1988), H. 61, S. 14; Wolfgang: Schwule und Gewerkschaft, in: *Nürnberger Schwulenpost* (1988), H. 40; Die Aufklärungsbemühungen der ÖTV schlug sich in den folgenden Jahren auch in Form von Ankündigungen in schwulen Zeitschriften nieder. Vgl. u. a. NN: Aids, Einzelne und Alle, in: *Magnus* 3 (1991), H. 4, S. 17; NN: Aids und Homosexualität am Arbeitsplatz, in: *Magnus* 3 (1991), H. 4, S. 8.
1343 Marowsky: AIDS und Arbeitswelt, S. 29.

Das sollte sich in den darauffolgenden Jahren bewahrheiten.[1344] Der Wandel erfolgte Ende der 1980er Jahre somit sehr schnell. Noch 1986 waren die bereits existierenden Schwulen- und Lesbengruppen der GEW und der ÖTV auf dem DGB-Kongress damit gescheitert, einen Antrag durchzubringen, in dem, wie die *Siegessäule* berichtete,»der Abbau von Diskriminierung, die Streichung des § 175 und Auftreten gegen jegliche Gesetzesänderung im Zusammenhang mit AIDS gefordert werden«.[1345]

Zusammenfassend lässt sich festhalten, dass Aktivist*innen gewerkschaftliche Strukturen nutzen konnten, um konkret auf Diskriminierung am Arbeitsplatz in Zusammenhang mit HIV/AIDS und Homosexualität hinzuweisen. Das restriktive Vorgehen der Bayerischen Staatsregierung und einiger Unternehmen konnte wiederum genutzt werden, um weitergehende Beschlüsse innerhalb der Gewerkschaften zur Unterstützung einer Antidiskriminierungspolitik für lesbischen Frauen und schwule Männer zu erreichen. Bei ihrem gewerkschaftlichen Engagement konnten die Aktivist*innen innerhalb der GEW und der ÖTV auf bereits bestehende lesbische und schwule Gruppen und deren Netzwerke aufbauen.[1346] Diese wurden ihrerseits in der Folge gestärkt.

Wie im Seuchen- und Strafrecht versuchten auch im Arbeitsrecht schwule Aktivist*innen die rechtswissenschaftlichen Debatten zu beeinflussen. Dabei fanden die juristischen Fachdebatten zu HIV/AIDS im Arbeitsrecht deutlich später statt als die zur Anwendung des Bundesseuchengesetzes und zur Strafbarkeit von HIV-Übertragungen und wurden auch weniger vehement geführt. Entsprechend der wiederkehrenden Aktualität der Frage von HIV/AIDS am Arbeitsplatz intervenierte auch in diesem Fall Manfred Bruns mit einem Artikel in den juristischen Fachdiskurs. Sein Aufsatz »AIDS, Alltag und Recht« erschien in der *Monatsschrift für deutsches Recht*, aber auch in der *Vor-Sicht* und in einer gekürzten Version im *Rosa Flieder*.[1347]

In zwei Abschnitten des Texts ging Bruns auf die beiden auch in den Zeitschriften der Schwulenbewegung vorherrschenden Themen am Arbeitsplatz ein:

1344 Vgl. Mücke, Detlef/Timm, Klaus: Schwules und Lesbisches Gewerkschaftsengagement in den 1980er und 1990er Jahren, in: Andreas Pretzel/Volker Weiß (Hg.): Zwischen Autonomie und Integration. Schwule Politik und Schwulenbewegung in den 1980er und 1990er Jahren, Hamburg 2013, S. 93–117, hier: S. 107–109.
1345 Bongartz, Markus: Überforderung, in: *Siegessäule* 3 (1986), H. 7, S. 8–9, hier: S. 8; Auch die Vor-Sicht verwies auf den DGB-Bundeskongress und forderte mehr gewerkschaftliches Engagement gegen AIDS-Bezogener Diskriminierung bei Einstellung und am Arbeitsplatz. Vgl. Timm: AIDS überfordert Gewerkschaften, S. 4–6.
1346 Vgl. Mücke/Timm: Schwules und Lesbisches Gewerkschaftsengagement, S. 110–112.
1347 Vgl. Bruns: Thesen über den Umgang mit der Krankheit AIDS; Bruns, Manfred: AIDS, Alltag und Recht, in: *Vor-Sicht* (1987), H. 8, S. 8–13; Bruns, Manfred: AIDS, Alltag und Recht, Teil 2, in: *Vor-Sicht* (1987), H. 9, S. 5–8; Zudem erläuterte Bruns seine Thesen auch auf Vorträge u. a. auf in Nürnberg auf Einladung des Komitees AIDS und Menschenrechte. Vgl. NN: AIDS, Alltag und Recht, in: *Nürnberger Schwulenpost* 3 (1987), H. 26, S. 4.

die Zulässigkeit von Kündigungen aufgrund eines positiven HIV-Status und die Zulässigkeit von HIV-Antikörpertests als Einstellungsvoraussetzung.[1348] Bruns argumentierte, dass eine Kündigung aufgrund einer HIV-Infektion nicht zulässig sei und Betroffene daher gegenüber ihren Arbeitgeber*innen auch lügen dürften. Er begründete dies damit, dass HIV unter normalen Alltagsbedingungen nicht übertragbar sei. Einen potenziellen Weg für Kündigungen identifizierte Bruns jedoch in »Druckkündigungen« aufgrund von Unruhe im Betrieb, also wenn diese durch Belegschaft oder Kundschaft erzwungen würden. Hier habe das Bundesarbeitsgericht aber hohe Hürden gesetzt.[1349]

Ähnlich argumentierte Bruns in Bezug auf den HIV-Test als Einstellungsvoraussetzung. Zusätzlich verwies er darauf, dass zwar ein hoher Prozentsatz von Menschen mit HIV an AIDS erkranke, aber eben nicht alle. Daher sei ein positives Testergebnis nicht gleichbedeutend mit dem Beginn einer unheilbaren Krankheit. Bruns gestand allerdings ein, dass Bewerber*innen hier gegenüber ihren potenziellen Arbeitgeber*innen in der schwächeren Position seien. Auch habe die Stadt München bereits einen Präzedenzfall geschaffen, indem sie von allen Personen, die auf Lebenszeit angestellt oder ins Beamtenverhältnis übernommen werden sollten, einen negativen HIV-Antikörpertest verlange.[1350]

Im Rahmen eines längeren Artikels in der *Siegessäule* zum Thema AIDS und Arbeitsplatz gab Robert Kohler Bruns' Argumentation noch einmal auf leichter zugängliche Weise für eine breitere schwule Öffentlichkeit wieder. Ausdrücklich warnte er dabei vor möglichen Kündigungen in der Probezeit und der Gefahr von Krankheitskündigungen. Als vielversprechende Gegenstrategie sah Kohler jedoch weniger die Änderung von Gesetzen als vielmehr die Nutzung von gewerkschaftlichen Mitbestimmungsrechten, z. B. durch das Engagement in Betriebsräten oder die Aushandlung von Tarifverträgen, in denen Testungen auf HIV und/oder Kündigungen aufgrund einer HIV-Infektion ausgeschlossen wurden.[1351]

Bruns' Intervention in die juristischen Debatten zum Thema AIDS und Arbeitsrecht und die Veröffentlichung seiner Thesen in Bewegungszeitschriften sowie Vorträge in Gruppen zeigen, wie diese Strategie über das Seuchen- und Strafrecht hinaus auch andere Rechtsbereiche umfasste. Es ging auch hier um die

---

1348 Der Artikel nahm eine ganze Reihe von Themen auf. An erster Stelle stand die Anwendbarkeit des Bundesseuchengesetzes gefolgt von der Zulässigkeit von (heimlichen) HIV-Antikörpertests, Offenbarungspflicht HIV-Positiver gegenüber ihren Ärzten, Strafbarkeit der Verbreitung von AIDS, ärztlicher Schweigepflicht und Antidiskriminierungsrecht. Vgl. Bruns: Aids, Alltag und Recht.
1349 Vgl. ebd., S. 357.
1350 Vgl. ebd., S. 357–358.
1351 Vgl. Kohler, Robert: Was von der Arbeit abhängt, in: *Siegessäule* 5 (1988), H. 11, S. 6–8, hier: S. 6–7.

Beeinflussung rechtswissenschaftlichen Wissens auf der einen Seite und die Vermittlung von Rechtswissen in die Community und Bewegung auf der anderen Seite.[1352] Hinzu kam in diesem Kontext die Einbindung von Gewerkschaften als relevanten Akteur*innen und die Nutzung von Recht in Form von gewerkschaftlicher Mitbestimmung.

6.1.2 Kranken- und Lebensversicherung

Außer auf arbeitsrechtliche Fragen hatte die Verfügbarkeit des HIV-Antikörpertests auch Auswirkungen auf den Zugang zum sozialen Sicherungssystem. Die Einführung von HIV-Tests als Bedingung für die Aufnahme in Kranken- und Lebensversicherung erhielt jedoch deutlich weniger Aufmerksamkeit, als dies bei HIV- und AIDS-bezogener Diskriminierung am Arbeitsplatz der Fall war. Dies hatte zunächst einen strukturellen Grund: Solche Ausschlüsse waren selten und betrafen nur eine kleine Gruppe von Menschen. Für Pflichtversicherte in der Krankenkasse gab es fast immer einen Weg, Versicherungsschutz zu erlangen.[1353] Die Ausschlüsse betrafen vor allem freiwillige und Privatversicherungen. Außerdem erschien vielen Aktivist*innen aufgrund der jungen Altersstruktur in der Schwulenbewegung das Thema Lebensversicherung schlicht nicht relevant. Hinzu kam ein geringes Maß an konkreter Betroffenheit, solange der Zugang zur Krankenversicherung nicht auf Basis einer Risikogruppenzugehörigkeit geregelt oder grundsätzlich ein HIV-Test verlangt wurde.

Die Westberliner AOK machte 1986 Schlagzeilen, als sie ankündigte, Menschen mit HIV und AIDS nicht für eine freiwillige Versicherung zuzulassen.[1354] Dennoch kam es aufgrund der geringen Betroffenheit nicht zu Demonstrationen und auch die schwulen Medien berichteten nicht ausführlicher dazu. Der Vorgang floss jedoch in die Berichterstattung des Aktivisten Albert Eckert in der *Siegessäule* über den vom Westberliner Gesundheitssenator Ulf Fink 1986 veranstalteten AIDS-Kongress ein. Eckert machte deutlich, dass nicht nur auf die großen Themen wie Meldepflicht und Zwangstestungen geschaut werden dürfe, sondern auch die konkret existierende, oft subtile Diskriminierung beachtet werden müsse. Er kritisierte dabei insbesondere die anwesenden Vertreter*innen der Deutschen AIDS-Hilfe, der SPD und der Grünen:

1352 Vgl. Kapitel 3 und 4.
1353 Der Rechtsratgeber der Deutschen AIDS-Hilfe enthielt eine ganz Reihe und auf unterschiedliche Lebenssituationen abgestimmte Liste. Vgl. Deutsche AIDS-Hilfe e.V. (Hg.): AIDS und HIV im Recht, S. 93.
1354 Vgl. NN: Testpflicht bei der AOK, in: *Rosa Flieder* (1986), H. 46, S. 19; Eckert: Der Papiertiger soll zahlen, S. 11; NN: Der Kleine Unterschied, in: *Siegessäule* 3 (1986), H. 11, S. 16.

> »Die Podiumsteilnehmer redeten leider nur ›ganz allgemein‹ gegen Zwangstestungen und Meldepflicht und rügten die Krankenkassen, weil sie gelegentlich HIV-Positive ablehnen, statt die Staatsvertreter zu drängen, die gesetzliche Aufsicht über die Krankenkassen auszuüben, ein Antidiskriminierungsgesetz zu erstreiten und Aufklärungskampagnen einzufordern, die besonders deutlich sagen, daß man einen HIV-Positiven ohne Risiko umarmen und aus seinem Glas trinken kann.«[1355]

Über die Ankündigung der Westberliner AOK hinaus schlug sich der Umgang der gesetzlichen Krankenversicherungen mit HIV und AIDS nicht auf die Leistungsgewährung nieder. Mit dem formellen Ausschluss von HIV-Tests für den Zugang zu den gesetzlichen Versicherungen im Frühjahr 1989 hatte sich das Thema für die schwulen Zeitschriften endgültig erledigt.[1356]

In Bezug auf die privaten Krankenversicherungen tauchte die Bekanntgabe des Verbandes der privaten Krankenversicherungen, auf HIV-Tests verzichten zu wollen, nur als kleine Meldung in den schwulen Medien auf.[1357] Aber auch die Aussage des Verbandsvorsitzenden einige Monate später, dass die aus einer AIDS-Erkrankung folgenden Behandlungskosten nicht versicherbar seien, fand nur in der *Vor-Sicht* Erwähnung.[1358]

Ebenfalls nur in kurzen Meldungen thematisierten schwule Medien die Einführung eines HIV-Antikörpertests als Voraussetzung für den Abschluss von Lebensversicherungen im Wert von über 250.000 DM und die Genehmigung dieses Vorgehens durch das Bundesaufsichtsamt für das Versicherungswesens.[1359] Allein die *Vor-Sicht* publizierte einen längeren kritischen Artikel zur Einführung von HIV-Tests bei Abschlüssen von Lebens- und privaten Krankenversicherungen. Der Artikel verwies auch darauf, dass in den USA in einigen Bundesstaaten eine Antidiskriminierungsgesetzgebung auf den Weg gebracht worden sei, die den Test als Voraussetzung für den Abschluss von Versicherungen ausschloss.[1360]

1355 Eckert: Händchenhalten ist noch keine Politik, S. 9.
1356 Vgl. NN: Besserer Krankenschutz, in: *Siegessäule* 6 (1989), H. 3, S. 27; NN: Gesetzliche Krankenkassen können menschen mit HIV oder AIDS nicht mehr zurückweisen, in: *Rosa Flieder* (1989), H. 64, S. 18.
1357 Vgl. Sz: Kein Test für Private, in: *Siegessäule* 4 (1987), H. 12, S. 21.
1358 Vgl. NN: Rasterfahndung. Allianz der Versicherungskonzerne gegen »Risikogruppen«, in: *Vor-Sicht* 3 (1988), H. 5, S. 6.
1359 Vgl. u. a. NN: Versicherung, in: *Du&Ich* 18 (1986), H. 9, S. 6; TS: Ungesichert, in: *Siegessäule* 4 (1987), H. 4, S. 16; NN: Keine Lebensversicherung, in: *Siegessäule* 4 (1987), H. 7, S. 17; NN: Volksfürsorge schnüffelt, in: *Siegessäule* 5 (1988), H. 6, S. 21; NN: Versicherungen verlangen HIV-Test, in: *Siegessäule* 5 (1988), H. 8, S. 17.
1360 Vgl. NN: Rasterfahndung. Allianz der Versicherungskonzerne, S. 6.

6.1.3 Blutspende: »Homoblut unerwünscht!«

Das Thema Blutspende nahm in der Schwulenbewegung im Kontext von HIV/AIDS zunächst keine große Rolle ein. Wie bereits in Kapitel 4 gezeigt, enthielten einzelne Safer-Sex-Richtlinien und Artikel zum Thema AIDS den Aufruf, auf Blutspenden zu verzichten.[1361] Ebenfalls wurde in den schwulen Medien diskutiert, welche Auswirkungen gesetzliche Bestimmungen zum Ausschluss von HIV-Positiven und an AIDS Erkrankten von Blutspenden haben würden. Grundsätzlich befürworteten die Autor*innen den Ausschluss.[1362] Mit der Einführung des HIV-Antikörpertests ergaben sich Unsicherheiten bezüglich des Umgangs mit den dabei erhobenen Daten und mit Blick auf eine Mitteilung des Testergebnisses gegen den Willen der getesteten Person.[1363] In Westberlin hatte, wie ebenfalls in Kapitel 4 besprochen, die Speicherung und Weitergabe der Testergebnisse, aber auch die Frage nach der sexuellen Orientierung durch den Blutspendedienst des Roten Kreuzes zu einer Mobilisierung der Schwulenbewegung geführt. Infolge der Auseinandersetzung verzichtete das DRK zwar nicht auf die Erfassung und Weitergabe personenbezogener Daten, informierte jedoch im Voraus über diese Praxis und appellierte an potenzielle Spender*innen, die Blutspende nicht als HIV-Test zu nutzen. Auf dem von ihr ausgegebenen Merkblatt wurde zudem dazu geraten, auf Blutspenden zu verzichten, wenn die Betroffenen zuvor einem Übertragungsrisiko ausgesetzt waren bzw. sich diesem ausgesetzt hatten. Wer Blut spenden wollte, wurde jedoch nicht mehr danach gefragt, und schwule Männer wurden auch nicht pauschal von der Blutspende ausgeschlossen.[1364]

Dass der Blutspendedienst des Westberliner Roten Kreuzes seine Vorgehensweise änderte, stand wahrscheinlich im Zusammenhang mit der Aufstellung der zum ersten Mal seit 1979 überarbeiteten Richtlinien zur Blutgruppenbestimmung und Bluttransfusion. Diese wurde ab 1984 in Reaktion auf die ersten Fälle von AIDS in der Bundesrepublik überarbeitet und trat 1987 in Kraft. Sie enthielten nun auch einen Hinweis auf HIV und AIDS. Im Rahmen der Anamnese sollten Risikofaktoren abgefragt und Personen mit einer AIDS-Erkrankung, einer HIV-Infektion, intimem Kontakt zu AIDS-Erkrankten bzw. Angehörige

---

1361 Vgl. u. a. Vael, Guido: AIDS-Hysterie, in: *Keller Journal* (1984), H. 6, S. 6–7; NN: Kein Blut!, S. 15.
1362 Vgl. Salmen, Andreas: Mit dem Gesetz gegen AIDS?, in: *Siegessäule* 1 (1984), H. 9, S. 8–9; Deutsche AIDS-Hilfe: Pressemitteilung, in: *Rosa Flieder* (1985), H. 38, S. 11; Seuchengesetz vom Tisch, in: *Siegessäule* 2 (1985), H. 1, S. 6.
1363 Zur Einführung des Tests vgl. NN: Konserven-Test, in: *Siegessäule* 2 (1985), H. 4, S. 10; Salmen: Bluttest lizensiert, S. 11; Vgl. zur Frage des Datenschutzes: Salmen: Bluttest beim DRK nicht anonym, S. 11; NN: Blutfluß reduziert, S. 13; Eckert: Kein Blut ans Rote Kreuz!, S. 14; NN: In der Kürze …, in: *Siegessäule* 4 (1987), H. 5, S. 17.
1364 Vgl. Kapitel 4.3.3.

einer Risikogruppe vom Blutspenden ausgeschlossen werden.[1365] Wenn auch unkonkret formuliert, implizierte dies den Ausschluss von schwulen Männern bzw. Männern, die Sex mit Männern hatten.[1366]

Das Vorgehen der einzelnen Blutspendedienste blieb jedoch bis zur Einführung des Transfusionsgesetzes 1998 uneinheitlich. Besonderen Unmut rief der Ausschluss von der Blutspende bei schwulen Männern in Ostdeutschland im Zuge der Wiedervereinigung hervor. Bis zum Fall der Mauer verzeichnete die DDR eine sehr geringe Zahl an HIV-Infektionen und manifesten AIDS-Erkrankungen. Mit Stand vom 30. September 1990 verzeichnete die DDR insgesamt 321 HIV-Infektionen, 26 AIDS-Erkrankungen und 16 AIDS-bedingte Todesfälle.[1367] Trotz der geringen Fallzahlen setzte die DDR auf eine restriktive AIDS-Politik. Bereits am 20. Juni 1985 war dort die Meldepflicht für HIV-Infektionen eingeführt worden.[1368] Zentrales Präventionsinstrument war die Nachverfolgung von Infektionsketten per HIV-Antikörpertest und damit verbunden die Isolation bzw. Überwachung von HIV-Positiven. Außerdem wurden zum Teil ohne Wissen der Betroffenen großflächig Tests durchgeführt. Erst 1987 wurde eine umfängliche Aufklärung der Bevölkerung ins Auge gefasst. Die in der Folge entstandenen Präventionskampagnen konzentrierten sich jedoch auf sexuelle Treue und nur nachrangig auf Kondome.[1369] Ein Blutspendeverbot für schwule Männer existierte in der DDR nicht und beim Spenden wurde auch nicht nach der sexuellen Orientierung der Spender*innen gefragt. Jedoch erfolgte ab 1985 eine systematische Testung aller Blutspenden.[1370]

1365 Vgl. Wissenschaftlicher Beirat der Bundesärztekammer/Bundesgesundheitsamt: Richtlinien zur Blutgruppenbestimmung und Bluttransfusion. Neufassung 1987, Köln 1988, S. 3, 18.
1366 In der folgenden Revision blieb es zunächst bei der unspezifischen Formulierung »Risikogruppe«. Die Novellierung von 2005 hingegen nannte explizit »homo- und bisexuelle Männer« als von der Blutspende auszuschließend. Vgl. Wissenschaftlicher Beirat der Bundesärztekammer/Bundesgesundheitsamt: Richtlinie zur Blutgruppenbestimmung und Bluttransfusion. Überarbeitete Fassung 1991, Köln 1992, S. 23; Bundesärztekammer: Richtlinien zur Gewinnung von Blut und Blutbestandteilen und zur Anwendung von Blutprodukten (Hämotherapie). Gesamtnovelle 2005, in: *Bundesanzeiger* 57 (2005), H. 209a, S. 1–36, hier: S. 12.
1367 Vgl. Zentralinstitut für Hygiene, Mikrobiologie und Infektiologie der DDR: HIV-Infektionen DDR, Robert-Havemann-Gesellschaft, Nachlass Eduard Stapel, ESt 10.
1368 Die Bestimmung wurde im Dezember 1987 erneuert. Vgl. Mecklinger, Ludwig: Vierte Durchführungsbestimmung zum Gesetz zur Verhütung und Bekämpfung übertragbarer Krankheiten beim Menschen – Meldepflicht bei AIDS – vom 11. Dezember 1987, in: *Gesetzblatt der Deutschen Demokratischen Republik* (1988), H. 1, S. 1–2.
1369 Vgl. Tümmers: AIDS und die Mauer, S. 170–177.
1370 Vgl. ebd., S. 173.

Ein Großteil der DDR-Bevölkerung rezipierte über westliche Medien mehr oder weniger indirekt die in der Bundesrepublik geführte Debatte.[1371] Es kann daher davon ausgegangen werden, dass auch in der DDR (männliche) Homosexualität in hohem Maße mit AIDS assoziiert wurde.[1372] Von AIDS-Aktivist*innen wurde die staatliche AIDS-Prävention insbesondere dafür kritisiert, nicht zielgruppenspezifisch zu sein, Eigenverantwortung einen zu kleinen Raum zu geben und nicht ausreichend Kondome bereitzustellen. Spezifisch auf HIV/AIDS bezogene Diskriminierung von schwulen Männern wurde jedoch nicht beklagt.[1373]

Mit dem Fall der Mauer und der darauffolgenden Wiedervereinigung passten die für HIV/AIDS zuständigen Behörden in den neuen Bundesländern auch das Präventionsregime an und kopierten im Großen und Ganzen das westdeutsche System. Meldepflicht, Überwachung und zwangsweise durchgeführte HIV-Tests entfielen. Als sich Ostberliner Blutspendedienste im Verlauf des Jahres 1990 dazu entschlossen, schwule Männer von der Blutspende auszuschließen, verstärkte dies den Kontrast zur bisherigen AIDS-Politik. Hier wurde institutionelles Handeln in Ostdeutschland zum ersten Mal aufgrund von Risikogruppen-Zugehörigkeit sichtbar. Kritik regte sich auch, da in Ostdeutschland nach dem Mauerfall ein deutlicher Mangel an Blutspenden herrschte.[1374]

Im September 1990 erreichten die Redaktion der ostdeutschen schwul-lesbischen Zeitschrift *Die andere Welt* Gerüchte, dass die Charité plane, im Kontext von Blutspenden Fragebögen einzuführen, in denen Spendewillige nach ihrer sexuellen Orientierung gefragt würden. Auf Nachfrage bei der Charité konnte der Autor des Artikels über den Vorgang jedoch keine eindeutige Aussage zum Ausschluss von schwulen Männern von der Blutspende erhalten, der eine »besonders scharfe Benachteiligung« darstellen würde. Darüber hinaus sah der Autor in dem Fragebogen eine potenzielle Grundlage für das Anlegen einer »Rosa Liste«.[1375]

Für die Dezember-Ausgabe machte der Autor schließlich den Praxistest, meldete sich in der Charité zu einer Blutspende an und konnte bestätigen, dass dabei die Zugehörigkeit zu einer Risikogruppe abgefragt wurde. In seiner Beurteilung des Vorgehens verwies er nicht nur auf die Unzulänglichkeit der Ka-

---

1371 Vgl. Kuschel, Franziska: Schwarzhörer, Schwarzseher und heimliche Leser. Die DDR und die Westmedien, Göttingen 2016, S. 298–308.
1372 Ein Hinweis darauf gibt die von Kurt Starke Ende der 1980er Jahren unter Jugendlichen durchgeführte Umfrage. Vgl. Starke, Kurt: A.I.D.S. Assoziationen und Fragen Jugendlicher, Leipzig 11988, BArch DC 4/738c.
1373 Vgl. Grau, Günter/Herrn, Rainer: Memorandum Aktuelle Erfordernisse im Umgang mit Aids in der DDR. Eine Erklärung der AIDS-(Selbst-)Hilfegruppen der DDR, Robert-Havemann-Gesellschaft, Nachlass Eduard Stapel, ESt 10.
1374 Vgl. NN: Blutspender. Keener mit der Knute, in: *Der Spiegel* 45 (1991), H. 8.
1375 Vgl. NN: Homoblut unerwünscht, in: *Die andere Welt* 1 (1990), H. 7, S. 1.

tegorie »Risikogruppe« anstelle von »Risikoverhalten« für die AIDS-Prävention. Er wählte auch drastische Vergleiche, um die Problematik dieses Vorgehens zu beschreiben:

> »Und wer von denen dennoch anders einteilt, nämlich in ›Risikogruppen‹, wer diese so klar und deutlich benennt und ausgrenzt, der handelt für meine Begriffe faschistoid. Dieser Katalog [mit Einschränkungen für die Blutspende] nämlich richtet; er urteilt und verurteilt. Es ist faschistoid, Menschen zu bestrafen, für was sie sind, und nicht für das, was sie tun. Nichts anderes taten die Nazis vor 50 Jahren mit Juden, Polen, Russen, Behinderten, Lesben, Schwulen, Sozialisten, Kommunisten, Christen und Pazifisten. In dem, was ich hier und heute erlebe, werde ich zwangsläufig daran erinnert. Die Sache ›Homoblut unerwünscht‹ ist nur ein Steinchen im Mosaik der neuerlichen Faschisierung Deutschlands, seiner Politik, seiner Herrscher. Es fügt sich gut zusammen mit dem regierungsamtlichen Nationalismus à la ›Kanzler aller Deutschen‹, der wachsenden Ausländerfeindlichkeit, dem Entsenden von Flotten in den Persischen Golf, der Durchsuchung von Parteizentralen, Berufsverboten, schwerbewaffneten Polizeitruppen, Paragraphen Marke 175 und 218.«[1376]

Hier zeigt sich eine gewisse Ähnlichkeit zur Kritik und Empörung, wie sie 1987 in Westberlin aufgekommen war. Vermutlich waren die Westberliner Proteste dieser Zeit bei den ostdeutschen Aktivist*innen nicht bekannt. Dennoch glichen sich die Kritikpunkte. Zum einen wurde die potenzielle Erfassung schwuler Männer angeprangert. Aufmerksamkeit erreichte der Vorgang jedoch vor allem, weil hier die Ungleichbehandlung ausschließlich aufgrund der Zugehörigkeit zu einer Risikogruppe erfolgte. Der NS-Vergleich und die Schärfe der Kritik wiederum spiegeln den zeitlichen Kontext wider. Der Ausschluss von der Blutspende wurde als Element einer größeren politischen Konstellation gedeutet, die von einem zunehmenden Rechtsruck und wachsender rechtsextremer Gewalt (in Ostdeutschland) geprägt war.

Ein Jahr später berichtete *Die andere Welt* erneut über Diskriminierung bei Blutspenden. Diesmal war der Ausschluss von Personen in Cottbus der Auslöser.[1377] Auch der SVD veröffentlichte eine Presseerklärung, in der die Diskriminierung von schwulen Blutspendern beklagt und auf Aussagen des Bundesgesundheitsministeriums verwiesen wurde, dass das HIV-Infektionsrisiko an ein Verhalten und nicht an eine Gruppenzugehörigkeit gebunden sei.[1378] Daran zeigt

---

1376 Moritz: Blutleere, in: *Die andere Welt* 1 (1990), H. 8, S. 5.
1377 Vgl. Enrico: Als Spender gestorben. Null Rhesus negativ, in: *Die andere Welt* 2 (1991), H. 10, S. 12; Carsten: Schlicht und einfach diskriminierend, in: *Die andere Welt* 2 (1991), H. 10, S. 12; Zobel, Uwe: Nur ein Fragebogen? Ein Kommentar, in: *Die andere Welt* 2 (1991), H. 10, S. 13.
1378 Vgl. Felgentreu, Jörg: Presseerklärung – »Spende Blut – rette Leben!« – Nicht für Schwule!?, Robert-Havemann-Gesellschaft, Nachlass Eduard Stapel, ESt 16/2.

sich, dass das Bewegungsgedächtnis bezüglich des Ausschlusses von Blutspenden relativ kurz war.

Neben dem Mobilisierungspotenzial aufgrund risikogruppenbezogener Diskriminierung zeigt sich anhand des Ausschlusses schwuler Männer von Blutspenden noch ein weiterer Aspekt der Auseinandersetzung der Schwulenbewegung mit Regulierung. Im Gegensatz zu den Bereichen Seuchen- oder Strafrecht wurde hier nicht rechtlich argumentiert. Die für das Blutspenden grundlegenden normativen Dokumente (Richtlinien, Verordnungen und Gesetze) wurden nicht diskutiert und auch der Rechtsweg nicht eingeschlagen. Vielmehr erschienen die Blutspendedienste als handelnde Akteur*innen, die mit fachlichen bzw. wissenschaftlichen Argumenten zu überzeugen wären. Die Blutspendedienste verfügten tatsächlich über einen gewissen Handlungsspielraum im Rahmen der Blutspenderichtlinien. Entscheidend für die Wahrnehmung der Aktivist*innen dürfte jedoch auch die Komplexität der Regulierung von Blutspendeprodukten über eine Kombination aus Richtlinien, Verordnungen und Gesetzen gewesen sein, die den Aktivist*innen nicht zugänglich war und ihnen auch nicht als relevant erschien. Folglich erzeugte auch die Veröffentlichung der überarbeiteten Blutspenderichtlinien, in denen der Ausschluss von Risikogruppen festgelegt wurde, keine öffentliche Aufmerksamkeit. Allein der tatsächlich erfahrene Ausschluss mobilisierte hier.

Dieser Mechanismus wirkte nicht nur in der Schwulenbewegung, sondern auch in der weiteren Gesellschaft. Gerade die Komplexität und Undurchsichtigkeit der Regulierung von Blutspenden und von aus Blutspenden hergestellten Produkten machte es möglich, dass es gravierende Mängel bei der Überprüfung von Blutspenden und Blutprodukten gab. Beispielsweise fehlte die Kenntnis in der Breite der Bevölkerung, dass nach der Zulassung des HIV-Antikörpertests dieser nicht flächendeckend für die Kontrolle von Blutspenden vorgeschrieben war. So wurden die Tests erst 1993 verpflichtend für gespendetes Blut eingeführt und routinemäßig angewendet.[1379] Ähnliche Versäumnisse gab es für aus Blut gewonnene Produkte. Diese Mängel führten letztendlich zu einer hohen Zahl an HIV-Infektionen bei an Hämophilie erkrankten Menschen und lösten Anfang der 1990er Jahre den sogenannten Bluterskandal aus.[1380] Wie gravierend der Aufmerksamkeitsunterschied war, zeigt sich daran, dass in dem Zeitraum, in

---

1379 Vgl. Scheu/Lohmann/Schmidbauer/Schnittler: Zweite Beschlußempfehlung, S. 426.
1380 Durch die nachlässige Regulierung von Blutprodukten infizierten sich in den 1980er und 1990er Jahren ca. 4.500 Menschen mit Hämophilie an HIV. Der sogenannte »Bluterskandal« führte zu der Auflösung des Bundesgesundheitsamtes. Eine geschichtswissenschaftliche Bearbeitung ist bisher noch nicht erfolgt. Für eine Übersicht zur Geschichte der Behandlung und Lebensumständen von an Hämophilie Erkrankten vgl. Vogel, Günter (Hg.): Bluterkrankheit. Zur Geschichte der Hämophilie mit Berichten von Zeitzeugen, Neckargemünd 2007.

denen bei Blutspenden kein Test vorgeschrieben war, die in Kapitel 3 und 4 dargestellten Diskussionen zur Anwendung des Seuchen- und Strafrechts stattfanden.

Am Umgang der Schwulenbewegung mit rechtsbezogenen Themen im Kontext von HIV/AIDS abseits des Seuchen- und Strafrechts zeigen sich zwei generelle Trends. Zum einen fand ein Thema am ehesten dann Aufmerksamkeit, wenn Freiheiten oder Zugänge z. B. zu Teilhabe oder Ressourcen über einen HIV-Antikörpertest eingeschränkt wurden. Dies wurde insbesondere beim Zugang zum Arbeitsplatz oder zur Kranken- und Lebensversicherung deutlich. Ebenso wehrten sich Bewegungsaktivist*innen, wenn Diskriminierung bzw. Ungleichbehandlung aufgrund der Zugehörigkeit zu einer Risikogruppe stattfand. Entsprechende Fälle ereigneten sich vor allem bei Blutspenden. Kaum Aufmerksamkeit erhielten hingegen die konkrete Diskriminierung von HIV-Positiven oder Menschen mit AIDS bzw. die Auswirkungen, die dies auf Partner*innen hatte. Fragen des Wohn- oder Erbrechts wurden kaum thematisiert und kamen, wenn überhaupt, dann in Form von Erfahrungsberichten vor.

Zum anderen war der Trend zu beobachten, dass der HIV/AIDS-bezogene Aktivismus in die AIDS-Hilfen abwanderte. Je später im Verlauf der AIDS-Krise ein Thema zum ersten Mal auftauchte, desto wahrscheinlicher wurde es ausschließlich oder vorwiegend von den AIDS-Hilfen behandelt. Wie bereits in Kapitel 5 gezeigt, wurde AIDS-bezogener Aktivismus ab Anfang der 1990er Jahre praktisch nicht mehr von der Schwulenbewegung, sondern vor allem von den AIDS-Hilfen oder Aktionsgruppen wie ACT UP getragen. AIDS-bezogene Themen tauchten in der bewegungsnahen Schwulenpresse zwar noch auf, führten aber nicht mehr zu politischer Aktivität oder Mobilisierung. Gleichwohl nutzten schwule Aktivist*innen – wie in den folgenden Abschnitten zu sehen ist – HIV und AIDS dazu, emanzipatorische Forderungen neu zu formulieren und zu begründen.

6.2 AIDS-Enquete-Kommission

Die 1987 ins Leben gerufene AIDS-Enquete-Kommission bildete in den darauffolgenden Jahren einen wichtigen Referenzpunkt für AIDS-Politik und -Aktivismus, aber auch für die Schwulenbewegung. Die Kommission entstand vor dem Hintergrund der sich Anfang 1987 intensivierenden Auseinandersetzung um die grundsätzliche Ausrichtung der AIDS-Politik auf Bundes- und Länderebene. In einer Sondersitzung der Gesundheitsministerkonferenz hatten am 27. März 1987 alle Bundesländer außer Bayern bekräftigt, Aufklärung und Selbstverantwortung gegenüber einer Anwendung seuchenrechtlicher Maßnahmen zu priorisieren. Der Freistaat Bayern pochte in einem Sondervotum jedoch auf die bundesweite Anwendung des Bundesseuchengesetzes auf HIV/AIDS.[1381] Zur Lösung dieser Auseinandersetzung brachten Ende März 1987 alle Fraktionen des neu konstituierten 11. Deutschen Bundestages Anträge auf Einrichtung einer AIDS-Enquete-Kommission ein.[1382] Diese sollte Empfehlungen für die Entwicklung einer effektiven AIDS-Politik erarbeiten.[1383] Im Ausschuss für Jugend, Familie, Frauen und Gesundheit konnten sich CDU/CSU, FDP und SPD auf die Zusammenführung ihrer Anträge einigen. Dabei gingen die Anträge der Regierungsparteien CDU/CSU und FDP sowie der oppositionellen SPD jeweils zur Hälfte in den neuen Antragstext ein. Eine von der CSU stammende Passage, die eine Überprüfung »administrativer und seuchenrechtlicher Maßnahmen zur Verhinderung der weiteren Verbreitung der Krankheit« forderte, fehlte in diesem gemeinsamen Antrag. Die Grünen lehnten eine Teilnahme an der Kompromissfindung ab. Sie befürworteten einen Antrag, der den gesellschaftlichen Umgang mit HIV/AIDS in den Mittelpunkt der Arbeit der Kommission gestellt hätte. Der Bundestag richtete schließlich am 8. Mai 1987 die Enquete-Kommission »Gefahren von AIDS und wirksame Methoden ihrer Eindämmung« ein.[1384]

6.2.1 Zwischen Hardlinern und Verankerung in der schwulen Bewegung

Die Kommission bestand aus insgesamt siebzehn Mitgliedern, von denen neun Bundestagsabgeordnete und acht externe Sachverständige waren. Als parlamentarische Mitglieder benannte die CDU/CSU-Fraktion Norbert Geis (CSU), Karl Becker, Joseph-Theodor Blank und Hans-Peter Voigt (alle CDU). Letzterer fungierte als Vorsitzender der Kommission. Laut dem Politikwissenschaftler Raimund Geene hatte sich die CSU im Gegenzug für den Verzicht der Aufnahme seuchenrechtlicher Maßnahmen in den Auftrag der Kommission das Recht vorbehalten, die drei von der gemeinsamen Fraktion vorzuschlagenden Sachverständigen zu benennen. Mit Hans-Ulrich Gallwas, Wolfgang Spann[1385] und Nepomuk Zöllner[1386] benannte sie drei Juristen von der Ludwig-Maximilians-

---

1381 Vgl. Haus-Rybicki: Eine Seuche regieren, S. 178–179.
1382 Vgl. ebd., S. 208.
1383 Vgl. Geene: AIDS-Politik, S. 150.
1384 Vgl. ebd., S. 150–152.
1385 Wolfgang Spann (1921–2013) war ab 1969 Professor für Rechtsmedizin an der LMU München. Von 1971 bis 1989 war er Dekan der medizinischen Fakultät. Vgl. Probst, Jürgen: Erinnerungen an Prof. Dr. Dr. h. c. Wolfgang Spann, in: *Orthopädie und Unfallchirurgie. Mitteilungen und Nachrichten* 3 (2013), H. 2, S. 184.
1386 Nepomuk Zöllner (1923–2017) war ab 1973 Professor für Innere Medizin an der LMU München. Sein Forschungsschwerpunkt waren Stoffwechselpathologien. Vgl. Jenss, Harro: In Memoriam Professor Dr. med. Nepomuk Zöllner 21. Februar 1923 bis 10. Juli 2017, in: *Zeitschrift für Gastroenterologie* 55 (2017), H. 10, S. 1055.

Universität München, die für die Anwendung seuchenrechtlicher Bestimmungen auf HIV/AIDS eintraten.[1387] Wie bereits in Kapitel 3 und 4 beschrieben, war Gallwas insbesondere in der rechtswissenschaftlichen Literatur entscheidender Impulsgeber und Akteur bei diesem Thema.[1388] Die FDP berief das Parlamentsmitglied Norbert Eimer[1389] und als Sachverständigen den Arzt Wolfgang Stille.[1390]

Die SPD benannte Achim Großmann[1391], Margit Conrad[1392] und Renate Schmidt, die später durch Eckhardt Pick[1393] ersetzt wurde. Die Sachverständigen der SPD sollten die Perspektive von Betroffenen einbringen bzw. waren Verfechter einer liberalen, auf Aufklärung beruhenden Strategie im Umgang mit HIV/AIDS. Benannt wurden Manfred Bruns, Dieter Riehl[1394] und Rolf Rosenbrock. Bruns war nicht nur aktiv in der Schwulenbewegung, er versuchte auch, wie weiter oben sowie in Kapitel 3 und 4 beschrieben, die rechtswissenschaftliche Debatte im Sinne einer liberalen AIDS-Politik zu beeinflussen. Rosenbrock leitete am Wissenschaftszentrum Berlin eine Arbeitsgruppe zu Public Health und stand für sozialwissenschaftliche Expertise, die eine liberale AIDS-Politik stützte. Mit Riehl wurde schließlich ein Vertreter der Deutschen AIDS-Hilfe berufen. Zudem waren alle drei schwul. Nur Bruns hatte jedoch zu dieser Zeit bereits sein Coming-out.[1395]

Die Grünen verfügten ebenfalls über zwei Sitze in der Kommission, die von der Abgeordneten Heike Wilms-Kegel und der Psychologin Sophinette Becker als Sachverständige besetzt wurden.[1396] Becker hatte zuvor in Heidelberg zu den psychosozialen Folgen von AIDS geforscht, insbesondere zu den Auswirkungen

---

1387 Vgl. Geene: AIDS-Politik, S. 154.
1388 Vgl. Kapitel 3.2.2 und Kapitel 4.1.1/4.1.2.
1389 Norbert Eimer (1940–2021) war FDP-Politiker. Er war von 1976 bis 1994 Mitglied des Deutschen Bundestags. Vgl. Vierhaus (Hg.): Biographisches Handbuch, S. 175.
1390 Vgl. Geene: AIDS-Politik, S. 154–155.
1391 Achim Großmann (1947–2023) war sozialdemokratischer Politiker. Er war von 1987 bis 2009 Mitglied des Deutschen Bundestags. Vgl. Vierhaus (Hg.): Biographisches Handbuch, S. 282.
1392 Margit Conrad (*1952) ist sozialdemokratische Politikerin. Sie war von 1987 bis 1990 Mitglied im Deutschen Bundestag. Vgl. Vierhaus (Hg.): Biographisches Handbuch, S. 124.
1393 Eckhardt Pick (*1941) ist sozialdemokratischer Politiker. Von 1987 bis 2002 war er Mitglied des Deutschen Bundestags. Von 1988 bis 2002 war er parlamentarischer Staatssekretär im Bundesjustizministerium. Vgl. Vierhaus (Hg.): Biographisches Handbuch, S. 645.
1394 Dieter Riehl (*unbek.) war von April 1987 bis Januar 1988 Mitglied im Vorstand der Deutschen AIDS-Hilfe. Davor war er Mitglied in der Hannöverschen AIDS-Hilfe. Vgl. Deutsches AIDS-Hilfe: Jahresbericht 1987/88, Berlin 1988, S. 5.
1395 Vgl. Geene: AIDS-Politik, S. 154–155.
1396 Vgl. ebd.

der Testergebnismitteilung und der Stringenz bei der Safer-Sex-Anwendung.[1397] Später war sie Mitherausgeberin der *Zeitschrift für Sexualwissenschaft*.

Der Politikwissenschaftler Raimund Geene beschreibt das Ergebnis der personellen Zusammensetzung der Kommission als ein labiles Gleichgewicht zwischen Befürworter*innen einer restriktiven AIDS-Politik auf der einen Seite und Befürworter*innen eines auf Aufklärung basierenden Präventionskonzepts auf der anderen Seite.[1398] Das sich Letztere weitgehend durchsetzen konnten, war mehreren Faktoren zu verdanken. Geene führt hier die Fundamentalopposition gegen jegliche Vorschläge jenseits einer auf seuchen- und strafrechtlicher Intervention basierenden Politik an, die vor allem von den Münchener Sachverständigen und Geis ausgeübt wurde und ohne Verstärkung von außen schnell ermüdete. Dagegen sei eine Arbeitskoalition zwischen dem Kommissionsvorsitzenden Voigt (CDU), den Sachverständigen Bruns und Rosenbrock sowie den SPD-Abgeordneten Schmidt und Conrad entstanden, die Ansätze einer liberalen AIDS-Politik vorantrieben.[1399] Hierzu passen auch die von Manfred Bruns im Interview beschriebenen Vorgehensweisen der beiden einander gegenüberstehenden Seiten. Ihm zufolge haben die Kommissionsmitglieder, die eine restriktive AIDS-Politik befürworteten, in den Kommissionssitzungen viel geredet, aber relativ wenig Text verfasst, der als Grundlage für Beschlüsse und Empfehlungen dienen konnten. Die Gruppe um Bruns, Rosenbrock, Becker und Riehl hingegen habe in deutlich größerem Maße Text produziert. So lagen deren Konzepte schriftlich ausgearbeitet vor und die konservativen Mitglieder mussten sich hierzu verhalten. Im Endeffekt, so Bruns, konnte auf diese Weise ein Großteil der eigenen Konzepte und Vorstellungen einer liberalen AIDS-Politik inklusive Vorschlägen zur Verhältnisprävention durchgesetzt werden. Auch verwies er auf eine Kommissionsreise in afrikanische Länder, die geholfen habe, weitere Kommissionsmitglieder von der Zentralität von Kondomen für die AIDS-Prävention zu überzeugen.[1400]

Das erste Dokument, das von der Enquete-Kommission veröffentlicht wurde, war am 16. Juni 1988 ein Zwischenbericht. Das 156 Seiten starke Dokument beschäftigte sich mit den Themen »AIDS und Gesellschaft«, dem »Krankheitsbild von AIDS«, den »Übertragungswegen aus heutiger Sicht«, der »Epidemiologie«, der »Primärprävention« und der »Prävention von intravenös Drogenabhängigen«.[1401] Ein großer Teil der Empfehlungen bezog sich zunächst auf Diagnostik, medizinische Forschung und Therapieoptionen. Als weitreichend

---

1397 Vgl. Becker, Hans: Nachruf auf Sophinette Becker, gestorben am 24. Oktober 2019 in Frankfurt, in: *Psychoanalyse im Widerspruch* 32 (2020), H. 1, S. 111–114, hier: S. 113.
1398 Vgl. Geene: AIDS-Politik, S. 155.
1399 Vgl. ebd., S. 206–207.
1400 Vgl. Interview mit Manfred Bruns, Zeitmarke: 00:09:15–00:15:34.
1401 Vgl. Enquete-Kommission: Zwischenbericht der Enquete-Kommission, S. 1.

sollten sich vor allem die Forderungen im Kapitel »Primärprävention« erweisen, das allgemeine und zielgruppenspezifische Aufklärungskampagnen als zentrale Maßnahmen empfahl. Gefordert wurden außerdem der Abbau der »sozialen und rechtlichen Diskriminierung von Prostituierten« sowie die Abschaffung des § 175 StGB.[1402] Hierzu hieß es:

> »Des weiteren ist eine Novellierung des Strafgesetzbuches mit dem Ziel der Streichung der Sondervorschrift § 175 Strafgesetzbuch und der Einführung einer einheitlichen Schutzvorschrift für männliche und weibliche Jugendliche zu prüfen.«[1403]

Somit fanden zentrale Forderungen der AIDS-Hilfen und der Schwulenbewegung Eingang in den Zwischenbericht, der sich in der Folge wiederum für die Aktivist*innen aus beiden Feldern zu einem wichtigen Referenzdokument für die eigenen Forderungen entwickelte, wie im Weiteren zu sehen sein wird. Wie sehr sich hier Becker, Bruns, Riehl und Rosenbrock durchgesetzt hatten, zeigt auch ein Interview, das der Hamburger Bundestagsabgeordnete Freimut Duve[1404] (SPD) der *Siegessäule* im Zuge der Einrichtung der AIDS-Enquete-Kommission gab und in dem er sich noch dagegen ausgesprochen hatte, die Streichung von § 175 StGB in ein Programm zur Bekämpfung von AIDS aufzunehmen.[1405]

Neben den per Mehrheitsbeschluss aufgenommenen Feststellungen und Empfehlungen dokumentierte der Zwischenbericht auch Minderheitenvoten. Das Votum der Grünen enthielt weitergehende Forderungen wie die finanzielle Unterstützung schwuler Emanzipationsgruppen, die Vernichtung von »Rosa Listen« und eine Subventionierung des Kondomkaufs.[1406] Bereits vor der Veröffentlichung des Zwischenberichts hatte Wilms-Kegel[1407] in einem Interview mit der *Vor-Sicht* ihre Ablehnung der Süssmuth'schen AIDS-Politik und damit auch ihre Opposition innerhalb der Enquete-Kommission erläutert. Für sie bedeutete selbst der Fokus auf Aufklärung eine falsche Einteilung der Menschen in die, die sich und andere schützten, und jene, die »sich und andere nicht (immer)« schützten. Letztere seien von »Krankheit, Diskriminierung und staatlichen

---

1402 Vgl ebd., S. 9–11.
1403 Ebd., S. 99.
1404 Freimut Duve (1936–2020) war von 1980 bis 1998 Mitglied des Deutschen Bundestags für die SPD. Zudem war er bis 1989 Lektor im Rowohlt Verlag und Herausgeber der politischen Buchreihe rororo aktuell. Vgl. Vierhaus (Hg.): Biographisches Handbuch, S. 160–161.
1405 Vgl. Kohler, Robert: Gegen populistischen Aktionismus und demagogische Augenwischerei, in: *Siegessäule* 4 (1987), H. 7, S. 8–9, hier: S. 8.
1406 Vgl. Enquete-Kommission: Zwischenbericht der Enquete-Kommission, S. 123.
1407 Heike Wilms-Kegel (1952) ist Politikerin. Von 1987 bis 1990 war sie für die Grünen Mitglied im Deutschen Bundestag. Vgl. Vierhaus (Hg.): Biographisches Handbuch, S. 958.

Sanktionen« gleichzeitig betroffen.[1408] Demgegenüber schwebte ihr eine Gesellschaft vor, in der es möglich war, »mit AIDS zu leben«.[1409]

Die Gruppe der CSU-Sachverständigen formulierte ebenfalls ein Minderheitenvotum, dem sich der CDU-Abgeordnete Norbert Geis anschloss. Entsprechend der bereits in rechtswissenschaftlichen Aufsätzen geäußerten Positionen[1410] stand hier die Anwendung des Bundesseuchengesetzes inklusive der Möglichkeit, Zwangstests anzuordnen, im Zentrum der vorgeschlagenen Maßnahmen.[1411] Zudem sollte die Wichtigkeit von (sexueller) Treue in den Aufklärungskampagnen betont werden.[1412] Auf die Forderung nach der Abschaffung von § 175 StGB ging die Gruppe nicht ein.

Drei Jahre nach dem Beschluss zu ihrer Einrichtung legte die AIDS-Enquete-Kommission am 31. Mai 1990 ihren Abschlussbericht vor. Dieser war mit 440 Seiten noch einmal deutlich umfangreicher als der Zwischenbericht. Gegenüber diesem wurden weitere Themenfelder aufgenommen, unter anderem »AIDS und Ethik«, »Betreuung und Versorgung von symptomlosen HIV-Infizierten«, »AIDS bei Kindern«, »Zielgruppenspezifische Prävention« und »AIDS in anderen Ländern, insbesondere in Ländern der Dritten Welt« sowie »AIDS und Recht«.[1413]

Im Einklang mit den Aussagen des Zwischenberichts bekräftigte auch der Abschlussbericht den Vorrang von Aufklärung gegenüber seuchen- und strafrechtlichen Maßnahmen bei der Bekämpfung von AIDS. Die Forderung der Streichung von § 175 StGB war ebenfalls weiterhin enthalten. Die von der Gruppe bayerischer Sachverständiger und dem Abgeordneten Geis formulierte Minderheitenmeinung bekräftigte demgegenüber erneut ihre Position, dass die Anwendung von Seuchen- und Strafrecht Teil der AIDS-Prävention sein müs-

---

1408 Vgl. Wilms-Kegel, Heike: Mit AIDS Leben. Die Grünen und die Politik mit der Seuche, in: Vor-Sicht (1987), H. 13, S. 8–11, hier: S. 8–9.
1409 Genauer formulierte Wilms-Kegel: »Meine Vorstellung von einer vernünftigen AIDS-Politik geht davon aus, daß wir lernen müssen, mit dem Virus zu leben. Es ist illusionär anzunehmen, daß sicher der Virus ausrotten läßt, weder durch medizinische Fortschritte noch durch gesellschaftliche Veränderungen. Dies ist keine Panikmache, gehe ich doch davon aus, daß die Zunahme der Neuinfektionen sich künftig in Grenzen halten wird – AIDS geht eben nicht alle an! Es muß ein gesellschaftliches Klima geschaffen werden, in dem es möglich ist, mit AIDS zu leben. UNd ds ist doppeldeutig gemeint, denn ich möchte, daß in unserer Gesellschaft Menschen leben können, die HIV-positiv und AIDS-krank sind, und ich möchte, daß Menschen, die nicht direkt betroffen sind, ein Zusammenleben mit HIV-Positiven und AIDS-Kranken ermöglichen. Eine solche Veränderung einer Gesellschaft, die sonst Krankheit für Schwäche hält und sie nur allzu gerne ignoriert, die Gesund-sein idealisiert und die Sexualität und sexuell übertragbare Krankheiten tabuisiert, erfordert eine entschiedene und behutsame Informationspolitik.« Vgl. ebd., S. 10.
1410 Vgl. Kapitel 3 und 4.
1411 Vgl. Enquete-Kommission: Zwischenbericht der Enquete-Kommission, S. 128.
1412 Vgl. ebd., S. 127.
1413 Vgl. AIDS-Enquete-Kommission: Endbericht der Enquete-Kommission.

se.¹⁴¹⁴ Geis ging jedoch noch darüber hinaus. Für ihn gehörte die Strafandrohung entscheidend zur Prävention. Daher müssten §§ 174ff. StGB beibehalten werden, also auch § 175.¹⁴¹⁵ Eine umfangreiche Abschaffung des Sexualstrafrechts wurde allerdings von der Kommissionsmehrheit gar nicht gefordert.¹⁴¹⁶ Vielmehr stellte Geis damit die Forderung der Mehrheit, § 175 abzuschaffen, gezielt in die Nähe von Forderungen der Streichung von Bestimmungen zu Missbrauch von Schutzbefohlenen (§ 174), Kindesmissbrauch (§ 176) und Vergewaltigung (§ 177).¹⁴¹⁷

Im Kapitel »AIDS und Recht« beschäftigte sich der Abschlussbericht mit einer Reihe von an HIV und AIDS geknüpften Diskriminierungen. Gefordert wurden eine Verbesserung der Bestimmungen zur Schweigepflicht von Ärzt*innen und Mitarbeiter*innen in Gesundheitsberufen sowie ein Zeugnisverweigerungsrecht für Mitarbeiter*innen in AIDS-Beratungseinrichtungen.¹⁴¹⁸ Die Kommission schlug zudem vor zu prüfen, ob eine Gleichstellung von Menschen mit HIV mit Schwerbehinderten eine Diskriminierung beim Zugang zum öffentlichen Dienst reduzieren könnte. Zudem forderte sie, Test-Verpflichtungen beim Zugang zu Kuren und Rehabilitationsmaßnahmen einzuschränken.¹⁴¹⁹ Für das Arbeitsrecht, sofern korrekt angewendet, sah die Kommission zum Schutz von Menschen mit HIV und AIDS keinen Änderungsbedarf. Vielmehr sollten die betriebliche Aufklärung und Prävention gestärkt werden.¹⁴²⁰

Sowohl im Zwischen- als auch im Endbericht konnte sich also ein auf Aufklärung basierendes Präventionskonzept durchsetzen. In ihren Empfehlungen ging die Kommission über den liberalen AIDS-Konsens hinaus und bereitete den Weg dafür, dass im Kampf gegen AIDS verstärkt auf Verhältnisprävention gesetzt wurde. Einen entscheidenden Einfluss hatten dabei die von SPD und Grünen benannten Sachverständigen, die als wichtige Stimmen zu HIV/AIDS in ihren jeweiligen Disziplinen (Bruns, Rosenbrock, Becker) und als Vertreter der schwulen und der AIDS-Hilfebewegung (Bruns, Riehl) ihre Expertise in die Kommission und damit in ein normatives Dokument einbrachten. Darauf konnten sich in der Folge nicht zuletzt Aktivist*innen der Schwulen- und AIDS-Selbsthilfebewegung berufen.

1414 Vgl. ebd., S. 364–365.
1415 Vgl. ebd., S. 363.
1416 Auch wenn diese Forderungen innerhalb der Schwulenbewegung vorhanden war und im Verlauf der 1990er Jahre immer intensiver vom Bundesverband Homosexualität eingefordert wurde. Vgl. hierzu Kapitel 5.
1417 Diese Argumentation ist besonders zynisch, da Norbert Geis einer der entschiedensten Gegner der Strafbarkeit von Vergewaltigung in der Ehe war.
1418 Vgl. AIDS-Enquete-Kommission: Endbericht der Enquete-Kommission, S. 15.
1419 Vgl. ebd., S. 16.
1420 Vgl. ebd., S. 222.

6.2.2 Schwulenpolitische Rezeption der Enquete-Kommission

Die Berichterstattung zur Enquete-Kommission in der schwulen Presse konzentrierte sich insbesondere auf die Forderung nach der Abschaffung von § 175 StGB. Die Artikel von Andreas Salmen für die *Siegessäule* und von Günter Dworek für den *Rosa Flieder* vom Spätsommer 1988 machten ein Mehrheitsbündnis aus SPD, FDP und liberalen Vertretern der CDU aus. Dem gegenüber stünden eine konservative Minderheit aus Mitgliedern der CDU/CSU und die deutlich weitergehende Forderungen stellenden Grünen. Beide Autoren sahen im Zwischenbericht eine klare Ablehnung der bayerischen AIDS-Politik.[1421] Dworek kritisierte darüber hinaus, dass die Empfehlungen zwar Aufklärung in den Mittelpunkt stellten, gleichzeitig hielten sie aber an HIV-Antikörpertests als Präventionsmittel fest. Zudem werde weiterhin Menschen mit HIV die Verantwortung für die Übertragung von HIV zugeschrieben.[1422]

In der Pressemitteilung, die der Bundesverband Homosexualität (BVH) in Reaktion auf die Bundestagsdebatte zum Zwischenbericht veröffentlichte, spiegeln sich nicht nur die prioritären Anliegen des Verbandes, sondern auch die Themen wider, denen in den schwulen Zeitschriften zu dieser Zeit die größte Bedeutung zukam.[1423] In Bezug auf das Seuchen- und Strafrecht hieß es:

>»Unabdingbare Voraussetzung einer humanen und demokratischen AIDS-Politik sind die ausdrückliche Absage an alle Zwangsmaßnahmen, an Überwachung, Erfassung und Kriminalisierung HIV-positiver Menschen sowie der Verzicht auf kontraproduktive Treue- und HIV-Test-Propaganda. Nur so kann die Eigenverantwortung des Einzelnen zum Tragen kommen.«[1424]

Zudem bekräftigte der BVH die Forderung nach Abschaffung des § 175 StGB, bezeichnete dies aber als Kompromissvorschlag. Wie bereits beschrieben, war es innerhalb des BVH umstritten, wie weit die Forderungen bezüglich des Sexualstrafrechts gehen sollten. Die Abschaffung des § 175 war dabei die Minimalforderung. Diskutiert wurden aber auch die Anpassung von § 182 (Verführung) sowie die Abschaffung von § 174 (Sexueller Missbrauch von Schutzbefohlenen) und § 176 (Sexueller Missbrauch von Kindern). Neben der Pressemitteilung

---

1421 Vgl. Dworek, Günter: Viel Süssmuth-Geraspel. Zum Zwischenbericht der AIDS-Enquete-Kommission, in: *Rosa Flieder* (1988), H. 60, S. 14–15; Salmen, Andreas: Mehr Anstrengungen gefordert, in: *Siegessäule* 5 (1988), H. 8, S. 9–10.
1422 Vgl. Dworek: Viel Süssmuth-Geraspel, S. 14.
1423 Vgl. hierzu insbesondere Kapitel 4.
1424 Bundesverband Homosexualität: Bundesweiter Schwulenverband zur Bundestagsdebatte über den Zwischenbericht der AIDS-Enquete-Kommission des Deutschen Bundestages. Den »schönen Worten« Taten folgen lassen – Schluß mit staatlicher Schwulendiskriminierung!, 27.10.1988, Schwules Museum, Bestand Bundesverband Homosexualität (BVH), Nr. 64 – Pressemitteilungen.

startete der BVH auch eine Kampagne gegen § 175, die aber unter den internen Auseinandersetzungen litt und letztendlich von der Deutschen AIDS-Hilfe vorangetrieben wurde.[1425]

Die Resonanz auf den im Mai 1990 erschienenen Abschlussbericht fiel in den Medien der Schwulenbewegung dann deutlich geringer aus als die auf den Zwischenbericht. Hierfür können eine Reihe von Gründen angeführt werden. Die AIDS-Politik hatte, wie in Kapitel 4 beschrieben, spätestens nach 1989 an Brisanz für die Bewegung verloren.[1426] Mit dem Fall der Mauer und dem Vollzug der Deutschen Einheit waren andere Themen aktueller und drängender geworden. Die Schwulenbewegung durchlief einen organisationellen Wandel durch die Abwanderung von Teilen der Protagonist*innen des BVH in den SVD und dessen Ausbau zu einem gesamtdeutschen Verband. Schließlich zeigt sich an der eingeschränkten Rezeption die Abnahme des AIDS-Aktivismus in der Schwulenbewegung.[1427] In der *Magnus* hob ein zweiteiliger Artikel von Klaus Lucas über den Abschlussbericht hervor, dass der »bayerischen Linie« in der AIDS-Politik nun endgültig eine Absage erteilt worden sei. Nur kurz erwähnt wurde, dass die Streichung von § 175 StGB weiterhin Teil der Empfehlungen war. Zudem verwies der Artikel auf im Bericht enthaltene Forderungen, Diskriminierung von HIV-Positiven im öffentlichen Dienstrecht zu beenden und Finanzierungslücken bei Pflege, Sozialhilfe und Unfallversicherung im Kontext von HIV/AIDS zu schließen. Lucas machte zudem darauf aufmerksam, dass der Bericht die Einführung eines Zeugnisverweigerungsrechts für ehrenamtliche Mitarbeiter*innen in AIDS- und Suchthilfe-Organisationen forderte, aber in Bezug auf Strafbarkeit von HIV-Übertragungen keinen Handlungsbedarf sah. Laut Artikel hatte gerade der Fall Linwood B. gezeigt, dass Strafandrohungen kontraproduktiv seien.[1428] Der einen Monat später veröffentlichte zweite Teil des Artikels konzentrierte sich auf die Forderungen des Abschlussberichts, die nichts mit Recht zu tun hatten. Sie umfassten die Einbettung von HIV-Tests in eine Beratungsstruktur, die Verbesserung der Betreuung Erkrankter und die finanzielle Unterstützung von Selbsthilfegruppen und -projekten.[1429] Lucas sah in dem Abschlussbericht der AIDS-Enquete-Kommission eine Argumentationshilfe für die Einforderung von rechtlichen Änderungen sowie vor allem von finanziellen Mitteln für die AIDS-

---

1425 Vgl. Kapitel 5.2.3.
1426 Vgl. Kapitel 4.
1427 Vgl. Kapitel 5.
1428 Vgl. Lucas, Klaus: Enquete-Kommission legt Abschlußbericht zu AIDS vor, in: *Magnus* 2 (1990), H. 8, S. 52–53.
1429 Vgl. Lucas, Klaus: Enquete-Bericht des Bundestages zu Aids, in: *Magnus* 2 (1990), H. 9, S. 40–41.

Arbeit angesichts nachlassenden öffentlichen Interesses an AIDS.[1430] Wie dies konkret erfolgte, wird im Folgenden näher erläutert.

6.3 Emanzipationsziele und -strategien

Die Auseinandersetzung der Schwulenbewegung mit neuen staatlichen Eingriffen auf Basis des Seuchen- und Strafrechts, insbesondere aber auch mit neuen Formen von AIDS-bezogenen Diskriminierungen in anderen Rechtsbereichen brachte neue Emanzipationsstrategien hervor. Dabei wurden auch die bisherigen Emanzipationsziele transformiert oder erhielten eine neue Aktualität. Auf der einen Seite stand die Chance, mit dem Argument der AIDS-Prävention politische Ziele durchzusetzen, auf der anderen Seite entstand ein Bewusstsein für neue Formen von Diskriminierung, gegen die aktiv vorgegangen werden müsse.

Für die längerfristige Perspektive der Schwulenbewegung war die zunehmende Hinwendung zur Bürgerrechtspolitik mit der rechtlichen Absicherung von gleichgeschlechtlichen Partnerschaften als zentralem Ziel von entscheidender Bedeutung. Diese Strömung konnte mit dem Lebenspartnerschaftsgesetz von 2001 und der Öffnung der Ehe für gleichgeschlechtliche Paare im Jahr 2017 wichtige Ziele erreichen. Wie in Kapitel 5 gezeigt, waren in der zweiten Hälfte der 1980er Jahre HIV/AIDS, vor allem aber die durch HIV/AIDS deutlich sichtbar gewordenen Diskriminierungen von schwulen Männern Argumente für die Forderung der rechtlichen Absicherung gleichgeschlechtlicher Partnerschaften.[1431] Die explizite Verbindung zwischen AIDS-Politik und dieser Forderung verschwand aber bereits am Übergang zu den 1990er Jahren. Inwiefern die Auswirkungen von HIV/AIDS die Forderungen implizit erstrebenswerter erscheinen ließen und welche Rolle die rechtliche Anerkennung gleichgeschlechtlicher Partnerschaften in den Niederlanden und Dänemark für den deutschen Kontext spielte, kann im Rahmen dieser Arbeit nicht genauer untersucht werden.

Neben der auf rechtliche Absicherung von gleichgeschlechtlichen Partnerschaften ausgerichteten Bürgerrechtspolitik gab es weitere Strategien und Ziele in der Schwulenbewegung, die durch HIV/AIDS entstanden oder im Zuge der Auseinandersetzung mit HIV/AIDS neuen Schwung bekamen oder auch inhaltlich modifiziert und neu begründet wurden. Diese Neuverhandlungen der Strategien und Ziele der Bewegung im Laufe des Untersuchungszeitraums stehen im Folgenden im Mittelpunkt. Konkret sind das die Begründung der Forderung

---

1430 Vgl. Lucas: Enquete-Kommission legt Abschlußbericht zu AIDS vor, S. 53; Vgl. Lucas: Enquete-Bericht des Bundestages zu Aids, S. 41.
1431 Vgl. Kapitel 5.3.4.

zur Abschaffung des § 175 StGB mit HIV/AIDS, die Forderung eines Antidiskriminierungsrechts und das Outing[1432].

6.3.1 Paragraf 175 StGB

Die Forderung nach der Abschaffung von § 175 StGB zeigt, dass bestehende Ziele der Schwulenbewegung im Zuge der Auseinandersetzung mit HIV/AIDS neu an Bedeutung gewannen. In diesem Fall kam es zu kurzen Überschneidungen und sich daraus ergebenden Neuformulierungen.

Der § 175 trat mit der Einführung des Reichsstrafgesetzbuches im Jahr 1871 in Kraft und stellte den sexuellen Kontakt zwischen Männern unter Strafe. Die Bestimmung ging dabei auf die bereits zuvor in Preußen geltende Kriminalisierung von mann-männlicher Sexualität zurück.[1433] Das NS-Regime verschärfte 1935 § 175 und fügte mit § 175a weitere Straftatbestände hinzu, die sich auf erzwungene Sexualität, Altersunterschiede zwischen den Männern und mann-männliche Prostitution bezogen. Die Verschärfungen standen in einem engen Zusammenhang mit der intensivierten Verfolgung mann-männlicher Sexualität im NS-Staat.[1434] Nach dem Krieg behielt die Bundesrepublik die verschärften Bestimmungen sowie die damit verbundenen Verfolgungspraxen bei.[1435] Im Rahmen der großen Strafrechtsreform wurde § 175 in der Bundesrepublik 1969 und 1973 in zwei Schritten entschärft, sodass in der Folge nur noch der sexuelle Kontakt eines über 18-jährigen Mannes mit einem unter 18-Jährigen unter Strafe gestellt und somit de facto ein höheres Schutzalter als für heterosexuelle Kontakte (14 Jahre) bzw. für Sex zwischen Frauen (kein Schutzalter) festgelegt wurde.[1436]

Die DDR hingegen behielt nach ihrer Gründung zwar § 175a bei, kehrte jedoch im Fall des § 175 zur ursprünglichen Fassung zurück. Im Jahr 1968 strich sie § 175 aus ihrem Strafgesetzbuch und führte stattdessen den § 151 ein. Dieser stellte gleichgeschlechtliche sexuelle Kontakte sowohl bei Frauen als auch Männern

---

1432 Outing bezeichnet hier nicht das persönliche Coming-Out, sondern das Bekanntmachen der »sexuellen Orientierung« einer anderen, meisten öffentlich bekannten, Person.
1433 Vgl. Lücke: Männlichkeit in Unordnung, S. 113–114.
1434 Vgl. Zinn, Alexander: »Aus dem Volkskörper entfernt?« Homosexuelle Männer im Nationalsozialismus, Frankfurt am Main 2018, S. 279–282.
1435 Vgl. Gammerl, Benno: Affecting Legal Change. Law and Same-Sex Feelings in West Germany since the 1950s, in: Sean Brady/Mark Seymour (Hg.): From Sodomy Laws to Same-Sex Marriage. International Perspectives since 1789, London, 2019, S. 109–123, hier: S. 113–115.
1436 Vgl. für eine statistische Auswertung der Verfolgungspraxis auch: Dickinson, Edward Ross: Policing Sex in Germany, 1882–1982. A Preliminary Statistical Analysis, in: *Journal of the history of sexuality* 16 (2007), H. 2, S. 204–250.

unter Strafe, wenn eine Person über 18 Jahre und die andere unter 18 Jahre alt war. Im Jahr 1988 wurde dann der § 151 komplett aus dem Strafgesetzbuch der DDR gestrichen.[1437]

Sebastian Haunss und Magdalena Beljan haben gezeigt, dass der § 175 in den 1970er und 1980er Jahren in der Bundesrepublik auch nach der Strafrechtsreform ein wichtiges Thema in der Schwulenbewegung war. Haunss betont zudem, dass die Debatte zum § 175 eng mit der Debatte zu Pädophilie verwoben war.[1438] In den Emanzipationsgruppen führte – wie Beljan darlegt – die Auseinandersetzung mit § 175 häufig zur Forderung nach einer generellen Abschaffung des Sexualstrafrechts oder zumindest der Streichung von § 174 (sexueller Missbrauch von Schutzbefohlenen), § 176 (sexueller Missbrauch von Kindern) und § 182 (Verführung[1439]) StGB. Die Aktivist*innen führten dabei den Topos der sexuellen Befreiung bzw. des Kampfs gegen sexuelle Repression ins Feld. Gleichzeitig hatte der § 175 für die meisten schwulen Männer eine geringe lebenspraktische Bedeutung, da der Schutzaltersunterschied nur für eine kleine Zahl von Sexualkontakten relevant war.[1440] Eine wichtige Rolle spielte § 175 dagegen noch in der Erinnerung der Verfolgung von Schwulen im Nationalsozialismus. Er wurde damit auch ein Symbol für die Verfolgung schwuler Männer allgemein und die diesbezüglichen Kontinuitäten zwischen NS-Regime und Bundesrepublik.[1441]

Es kann daher davon ausgegangen werden, dass § 175 auch nach seiner Entschärfung eine enorme Subjektivierungswirkung auf schwule Männer entfaltete. Bedeutend ist in diesem Zusammenhang, dass eine Rechtsnorm auf zwei Weisen subjektivierend wirkt. Zum einen ist diese historisch und damit geschichtskulturell vermittelt. Anders formuliert wirkte der § 175 in seiner entschärften Fassung für schwule Männer auch weiterhin subjektivierend, weil er der Ankerpunkt für Erinnerung an die Verfolgung im Nationalsozialismus und der frühen Bundesrepublik war. Erinnert wurde damit eine generelle Verfolgung von gleichgeschlechtlich begehrenden Männern. Sébastien Tremblay bezeichnet dies als das »haunting potential« des § 175 StGB.[1442] Dies traf auf eine zeitgenössische Wirkung des § 175, die es pädosexuellen Männern ermöglichte, sich in den Prozess der Herstellung von kollektiver Identität schwuler Männer einzuschreiben. Die

---

1437 Vgl. McLellan: Love in the Time of Communism, S. 117; Huneke: States of Liberation, S. 214.
1438 Vgl. Haunss: Identität in Bewegung, S. 200–201.
1439 Bis 1994 wurde in diesem Paragrafen das Schutzalter für heterosexuelle Sexualkontakte festgelegt. Heute fasst er den sexuellen Mißbrauch von Jugendlichen.
1440 Vgl. Beljan: Rosa Zeiten?, S. 132–162.
1441 Vgl. ebd., S. 71–78.
1442 Vgl. Tremblay, Sébastien: Haunting Penal Codes: § 175, Lesbian Erasure, and Queer Memorial Debates in Berlin-Brandenburg since the 1990s, Unpublished Paper presented at the German Studies Association Conference 2021, S. 19.

Auseinandersetzung mit § 175 war somit ein zentraler Bestandteil schwuler Subjektivierung und Identitätsbildung. Bis in die 1980er Jahre war er die stärkste rechtliche Komponente in diesem Prozess. Die Forderungen nach Abschaffung des § 175 können daher als Kern schwulenpolitischen Engagements in dieser Zeit gewertet werden.

Zunächst bestanden keine Überschneidungen zwischen den Bestrebungen, § 175 abzuschaffen, und der Auseinandersetzung mit HIV/AIDS. Doch 1986 brachte der Soziologe Rolf Rosenbrock die Auffassung in die Debatte ein, dass für eine effektive AIDS-Prävention auch eine Bekämpfung der Diskriminierung der Risikogruppen wichtig wäre. Im Fall von schwulen Männern würde dies unter anderem bedeuten, sich für die Abschaffung von § 175 einzusetzen.[1443] Diese Position konnte sich wie oben beschrieben auch in der AIDS-Enquete-Kommission durchsetzen und wurde Teil der Empfehlungen in ihrem Abschlussbericht. Wie in Kapitel 5 gezeigt, setzte sich parallel zur Arbeit der AIDS-Enquete-Kommission und damit verbunden bei der Deutschen AIDS-Hilfe (DAH) das Konzept der Verhältnisprävention als zentrales Instrument des Kampfes gegen AIDS durch. Die DAH konnte sich so als eine der Hauptakteurinnen für Kampagnen gegen § 175 StGB etablieren. Der Bundesverband Homosexualität wiederum war infolge interner Auseinandersetzungen über die grundsätzliche Position zum Sexualstrafrecht nicht in der Lage, eine größere Kampagne zu organisieren.[1444]

Neben den Empfehlungen der AIDS-Enquete-Kommission waren es der Fall der Mauer und der darauffolgende Wiedervereinigungsprozess, die den entscheidenden Impuls für eine neue Mobilisierung gegen den § 175 StGB gaben und schließlich zu seiner Streichung im Jahr 1994 führten. Durch die Streichung von § 151 StGB in der DDR im Jahr 1988 galt dort ein einheitliches Schutzalter von 16 Jahren für homo- und heterosexuelle Kontakte. Im Zuge des Beitritts der DDR zur Bundesrepublik drohte nun eine erneute Einführung des § 175 StGB auf dem Gebiet der ehemaligen DDR. Ähnliches galt auch für den § 218 StGB und die Reglungen zum Schwangerschaftsabbruch. Ein solcher war in der DDR seit 1972 unabhängig von der Indikation innerhalb der ersten zwölf Wochen der Schwangerschaft straffrei möglich.[1445]

Bereits vor dem Vollzug der Wiedervereinigung wies der Rechtsreferent der DAH zusammen mit einem Hamburger Rechtsanwalt auf die Problematik hin und forderte dazu auf, sich dafür zu engagieren, dass es auf dem Gebiet der ehemaligen DDR zu keiner Re-Kriminalisierung schwuler Sexualität kommt.[1446]

1443 Vgl. Salmen, Andreas: AIDS geht jeden an, in: Du&Ich 18 (1986), H. 12, S. 62–63, hier: S. 63.
1444 Vgl. Kapitel 5.2.4.
1445 Vgl. McLellan: Love in the Time of Communism, S. 57–58.
1446 Vgl. Brandt, Claus/Baumhauer, Friedrich: Recht Schwul in beiden deutschen Staaten, in: Deutsche AIDS-Hilfe Aktuell (1990), H. April/Mai 1990, S. 19.

Auch aktivistische Stimmen aus der DDR meldeten sich zu Wort. Bert Thinius, Leiter der interdisziplinären Studiengruppe Homosexualität an der Berliner Humboldt-Universität und Mitglied im Vorstand der AIDS-Hilfe DDR, machte in seinem Beitrag im Magazin *Deutsche AIDS-Hilfe Aktuell* im September 1990 deutlich, dass sich keine der in der Volkskammer vertretenen Parteien außer der DSU[1447] für eine Wiedereinführung des § 175 StGB aussprachen.[1448] Damit präsentierte er die mögliche Wiedereinführung des § 175 StGB als undemokratisch, da sie von den Bürger*innen der DDR nicht gewollt sei. Mit Unterstützung der Deutschen AIDS-Hilfe hatte die AIDS-Hilfe der DDR bereits im Juni 1990 eine Plakataktion gegen den § 175 StGB gestartet.[1449] Wie auch die Deutsche AIDS-Hilfe setzte sie dabei auf sexpositive Motive, um selbstbewusste schwule Sexualität zu demonstrieren.

Eine größere Sichtbarkeit erhielt das Thema § 175 StGB und die mit der Wiedervereinigung drohende Wiedereinführung in Ostdeutschland auf dem Berliner CSD im Sommer 1990. Dort wurde »Jeder übergibt sich beim Hundertfünfundsiebzig« skandiert.[1450] Parallel wurden im Rahmen der sogenannten Mittwochsrunde, an der neben Einzelpersonen auch Vertreter*innen der Deutschen AIDS-Hilfe, der Berliner AIDS-Hilfe, des Berliner Schwulenverbandes[1451], des Schwulenverbandes Deutschland (SVD) und von Mann-O-Meter beteiligt waren, Aktionen zum Thema geplant.[1452] Der Bundesverband Homosexualität, der an anderer Stelle massiv für eine Reform des Sexualstrafrechts eintrat, war in dieser Runde nicht vertreten. Der erste Schritt auf diesen Treffen war die Einigung auf gemeinsame Ziele. Auch hier wurde diskutiert, ob nicht ebenfalls die Abschaffung der §§ 174 und 176 StGB gefordert werden müsste. Gleichzeitig gab es Personen, die eine Abschaffung des § 175 StGB mit einer Forderung nach Liberalisierung der Fristenlösung im § 218 StGB (Schwangerschaftsabbruch)

1447 Die Deutsche Soziale Union (DSU) entstand im Zuge der Wende, als eine rechts-konservative Partei.
1448 Thinius, Bert: § 175? – nein danke!, in: *Deutsche AIDS-Hilfe Aktuell* (1990), H. Aug./Sept., S. 5.
1449 Vgl. 175 – Kein Anschluss unter dieser Nummer. Gemeinsames Plakat der DAH und der AIDS-Hilfe der DDR zur Abschaffung des § 175 im Rahmen der deutschen Wiedervereinigung, https://www.aidshilfe.de/shop/archiv/175-kein- anschluss-nummer [22.3.2025]; Jetzt oder nie! Weg mit § 175. 11 Gemeinsames Plakat der Deutschen AIDS-Hilfe und der AIDS-Hilfe der DDR zur Demo für die Abschaffung des § 175 im Oktober 1990, https://www.aidshilfe.de/shop/archiv/nie-weg-ss175 [22.3.2025].
1450 Vgl. Neumann, Jürgen: Kollektives Kotzen, in: *Deutsche AIDS-Hilfe Aktuell* (1990), H. Aug./Sept., S. 4.
1451 Der Berliner Schwulenverband entstand 24. Juni 1990 aus dem TBS, indem die bisher informellen Treffen in eine Vereinsstruktur überführt wurden. Wenig später fusionierte der BSV dann mit dem SVD. Vgl. Lucas, Klaus: Schwule EInheit, in: *Magnus* 2 (1990), H. 8, S. 16.
1452 Vgl. Neumann: Kollektives Kotzen, S. 4.

verbinden wollten. Schließlich einigte sich die Mittwochsrunde als Minimalkonsens auf eine Forderung, die auf einer kurz zuvor im Mai 1990 veröffentlichten Gesetzesinitiative des Landes Hamburg basierte.[1453] Diese sah vor, sowohl den § 175 StGB als auch den § 182 StGB (Verführung) zu streichen. Der Begründung der Gesetzesinitiative lag die »sexuelle Selbstbestimmung« als zu schützendes Rechtsgut zugrunde, das die Hamburger Landesregierung durch die bestehenden §§ 174 (sexueller Missbrauch von Schutzbefohlenen), 176 (sexueller Missbrauch von Kindern) und 178 StGB (sexueller Übergriff, sexuelle Nötigung und Vergewaltigung mit Todesfolge) als ausreichend geschützt ansah.[1454] Damit gab es neben den Berichten der AIDS-Enquete-Kommission ein weiteres normatives Dokument, auf das die Aktivist*innen sich bei ihren Forderungen berufen konnten. Gleichzeitig konnten mit Verweis auf den Hamburger Gesetzentwurf die Forderungen nach weitergehenden Streichungen im Sexualstrafrecht abgewehrt werden.

Die Mittwochsrunde mobilisierte für den 27. Oktober 1990 zu einer großen Demonstration unter der dem Slogan »Weg mit § 175!« auf dem Berliner Alexanderplatz. Zeitgleich sollten im ganzen Bundesgebiet weitere Veranstaltungen stattfinden, organisiert von lokalen AIDS-Hilfen und Schwulengruppen. Den einzelnen Gruppen wurde es aber freigestellt, über den auf dem Hamburger Gesetzentwurf basierenden Minimalkonsens hinausgehende Forderungen bezüglich des Sexualstrafrechts zu artikulieren.[1455] In dem von den beteiligten Gruppen unterzeichneten Demonstrationsaufruf, der sich auch auf den Hamburger Gesetzentwurf berief, wurde die aus der Wiedervereinigung resultierende Notwendigkeit der Streichung von § 175 StGB betont. Auch wenn die AIDS-Prävention hierbei keine Rolle spielte, nutzte die DAH den Aufruf dazu, Unterschriften für den Hamburger Gesetzentwurf zu sammeln.[1456]

Zu der Berliner Demonstration kamen etwa 6.000 Personen und damit weniger, als sich die Aktivist*innen der Mittwochsrunde erhofft hatten. Ihr Bericht verweist allerdings darauf, dass eine große Anzahl von Menschen aus Westdeutschland angereist waren, was als ein Mobilisierungserfolg auch über das Gebiet der ehemaligen DDR hinaus gedeutet wurde.[1457]

1453 Vgl. ebd.
1454 Vgl. Freie und Hansestadt Hamburg: Entwurf eines Gesetzes zur Änderung des Sexualstrafrechts der Freien und Hansestadt Hamburg vom 7. Mai 1990, in: *Deutsche AIDS-Hilfe Aktuell* (1990), H. Aug./Sept., S. 6.
1455 Neumann: Kollektives Kotzen, S. 4.
1456 Vgl. Deutsche AIDS-Hilfe: Weg mit § 175!, S. 52.
1457 Vgl. Neumann, Jürgen/Schuhmacher, Michael: Machtvoller Aufmarsch Homosexueller am Schicksalstor der Deutschen, in: *Deutsche AIDS-Hilfe Aktuell* (1990), H. Herbst, S. 34–35, hier: S. 35.

Mit den Aktionen und der Demonstration versuchten einige Aktivist*innen auch, die Forderung nach Abschaffung des § 175 StGB mit anderen Themen zu verbinden und so neue Formen der Solidarität zu kreieren. Mit der wahrscheinlichen Wiedereinführung des § 218 StGB drohte ähnlich wie beim § 175 StGB eine Re-Kriminalisierung auf dem Gebiet der ehemaligen DDR. Die Kopplung der Forderung nach Abschaffung von § 175 StGB mit der nach einer Abschaffung bzw. Reform von § 218 StGB bot hier die Möglichkeit eines Brückenschlags zu feministischen Bewegungen. Dies wurde in den Aktionen und auf der Demonstration sowie insbesondere auch in der Berichterstattung über die Veranstaltungen aufgegriffen.[1458] Auch im Zuge der AIDS-Arbeit gab es Bemühungen, weitere Zusammenhänge herzustellen. Auf der Schlusskundgebung der Berliner Demonstration verlas ein Vertreter der Drogenselbsthilfegruppe Junkies, Ehemalige und Substituierte (JES) eine Solidaritätsadresse. Er stellte dabei eine Verbindung zwischen dem gesellschaftlichen Ausschluss von Drogennutzer*innen und schwulen Männern und der jeweiligen Kriminalisierung dieser Gruppen her.[1459] Auf der Demonstration sollte noch einmal die Verbindung zwischen Verhältnisprävention und Entkriminalisierung gestärkt werden. Diese Bemühungen, Querverbindungen herzustellen, blieben jedoch ohne größere Resonanz.

Der Druck, der bereits vor der Demonstration auf die Politik insbesondere in der DDR ausgeübt wurde, war dahingehend erfolgreich, dass zumindest der Ausschluss der Anwendung von § 175 StGB auf dem Gebiet der ehemaligen DDR im Einigungsvertrag vereinbart wurde.[1460] Die Abschaffung von § 175 und § 182 StGB fand auch Eingang in den nach der Bundestagswahl vom 2. Dezember 1990 geschlossenen Koalitionsvertrag zwischen CDU/CSU und FDP. In diesem hieß es unter Punkt 38:

»Die §§ 175, 182 StGB sollen durch eine einheitliche Schutzvorschrift für männliche und weibliche Jugendliche unter 16 Jahren ersetzt werden (innerdeutsche Rechtsangleichung).«[1461]

1458 Vgl. ebd., S. 34.
1459 Vgl. Hermann: Positiv in den Herbst, in: *Deutsche AIDS-Hilfe Aktuell* (1990), H. Herbst, S. 5-6, hier: S. 5.
1460 Vgl. Gesetz zu dem Vertrag vom 31. August 1990 zwischen der Bundesrepublik und der Deutschen Demokratischen Republik über die Herstellung der Einheit Deutschlands – Einigungsvertragsgesetz – und der Vereinbarung vom 18. September 1990, 23. September 1990, in: *Bundesgesetzblatt* (1990), H. 35, S. 885-1245, hier: S. 975.
1461 Vgl. Koalitionsvertrag für die 12. Legislaturperiode des Deutschen Bundestags, in: CDU-Dokumentation (1991), H. 2, S. 33.

Die Abschaffung des § 175 StGB konnte somit über den Weg der Rechtsangleichung zwischen alten und neuen Bundesländern durchgesetzt werden. Dennoch erfolgte ein entsprechender Beschluss des Bundestages erst 1994.[1462]

Zusammenfassend kann festgehalten werden, dass durch die Einbettung der Forderung nach Abschaffung von § 175 StGB in das Konzept der Verhältnisprävention zwei entscheidende Erfolge gelangen. Erstens konnte gegenüber dem Staat die Wichtigkeit der Abschaffung des § 175 StGB unabhängig von seiner tatsächlichen Anwendung neu begründet werden. Die Aufnahme dieser Forderung in den AIDS-Enquete-Bericht und die Hamburger Gesetzesinitiative ermöglichten es wiederum, innerhalb der schwulen Bewegung eine Fokussierung auf § 175 StGB zu befördern und Forderungen nach einer generellen Abschaffung des Sexualstrafrechts zurückzudrängen. Die Rechtsangleichung im Rahmen der Wiedervereinigung sorgte jedoch für das nötige Momentum, diese Forderung auch durchzusetzen.

6.3.2 Antidiskriminierungsrecht

Die Forderung nach der Schaffung von Antidiskriminierungsrecht war in der Schwulenbewegung nicht neu. Dahinter stand die Idee, mit der Schaffung von Recht die Gesellschaft zu beeinflussen. Im Gegensatz zu den Forderungen nach Abschaffung des § 175 StGB und damit der Absage an staatliche Intervention verband sich mit der Forderung nach einem Antidiskriminierungsgesetz die Hoffnung auf eine positive Wirkung staatlicher Intervention. Jedoch war umstritten, ob ein Diskriminierungsgesetz gefordert werden sollte. Beispiele für die unterschiedlichen Positionen in den 1970er Jahren hat Craig Griffiths in seiner Studie *The Ambivalence of Gay Liberation* von 2021 herausgearbeitet. Die Initiativgruppe Homosexualität Bielefeld (IHB) kritisierte zum Beispiel die Forderung nach einem Antidiskriminierungsgesetz. Ein solches Gesetz würde nur schwules Leben innerhalb einer bestimmten staatlichen Definition schützen.[1463] Die Berliner Allgemeine Homosexuelle Aktion (AHA) startete hingegen 1977 eine Kampagne für ein Antidiskriminierungsgesetz. Unter anderem forderte sie, dass ein Verbot von Diskriminierung auf Basis von sexueller Orientierung ins Grundgesetz aufgenommen werden sollte.[1464]

In den 1980er Jahren verlief die Diskussion über ein Antidiskriminierungsgesetz parallel zur Auseinandersetzung um eine Strategie im Umgang mit HIV/

1462 Vgl. Deutscher Bundestag: Gesetzesbeschluß des Deutschen Bundestags. Strafrechtsänderungsgesetz – §§ 175, 182 StGB, 8.4.1994, Drucksache 265/94 des Deutschen Bundestages.
1463 Vgl. Griffiths: The Ambivalence of Gay Liberation, S. 205.
1464 Vgl. ebd., S. 208.

AIDS, und beide Themenfelder überschnitten sich in der zweiten Hälfte des Jahrzehnts zunehmend. Wie bei vielen HIV/AIDS-bezogenen Fragen tauchte die Idee eines Antidiskriminierungsrechts zuerst in der Berichterstattung über die USA auf. Dabei erregte insbesondere das Verbot der Diskriminierung von AIDS-Kranken in Los Angeles im Jahr 1985 Aufsehen. In den westdeutschen schwulen Zeitschriften wurde auch in den folgenden Jahren wiederholt über Vorstöße oder tatsächlich verabschiedete Antidiskriminierungsgesetze in den USA berichtet.[1465]

Wie oben beschrieben nahm ab Mitte der 1980er Jahre im Zusammenhang mit der Verfügbarkeit des HIV-Antikörpertests auch die HIV/AIDS-bezogene Diskriminierung zu, wodurch die Forderung nach einem Antidiskriminierungsrecht neue Dringlichkeit und auch eine neue Begründung erhielt. Unter anderem die vom Treffen Berliner Schwulengruppen formulierten Wahlprüfsteine für die Berliner Abgeordnetenhauswahlen von 1985 zeigen, wie die Forderung nach einem Antidiskriminierungsrecht unabhängig von HIV/AIDS formuliert aussah:

> »Um Benachteiligung von Schwulen im Beruf, bei der Wohnungssuche, im Steuer- und Erbrecht abzubauen, ist ein Anti-Diskriminierungs-Gesetz erforderlich, dessen Aufbau dem nach Europa-Recht auch für die Bundesrepublik zu erarbeitenden Anti-Diskriminierungs-Gesetz für Frauen entspricht.«[1466]

Die hier angeführten Bereiche, für die ein Antidiskriminierungsgesetz gefordert wurde, entsprachen Feldern, in denen es nicht möglich war, sich staatlichen Regulierungen zu entziehen und autonome schwule Strukturen zu schaffen. Sie stehen auch exemplarisch für Rechtsbereiche, in denen in der Folgezeit wiederholt ein Antidiskriminierungsgesetz gefordert wurde.

In der Berichterstattung der schwulen Zeitschriften kam das Antidiskriminierungsgesetz in zwei Formen vor. Zum einen als ein Gesetz, das schwule Männer generell bzw. als eine Hauptbetroffenengruppe von HIV und AIDS vor unterschiedlichen Formen von Diskriminierung schützen sollte, und zum anderen als Gesetz, das vor allem auf den Schutz von Menschen mit HIV und AIDS ausgerichtet sein sollte. Häufig wurden beide Formen kombiniert.[1467]

1465 Vgl. u. a. NN: Diskriminierungsverbot gegenüber AIDS-Kranken, in: *Rosa Flieder* (1985), H. 43, S. 25; NN: AIDS-Strafe, in: *Du&Ich* 17 (1985), H. 12, S. 51; Salmen: Ein gutes Beispiel aus LA, S. 10–11.

1466 Treffen Berliner Schwulengruppen: Die schwulen Stolpersteine. Homosexuelle Forderungen zu den Bezirks- und Abgeordnetenhauswahlen 1985, Schwules Museum, Bestand Treffen Berliner Schwulengruppen, Kiste 1.

1467 Für die Forderung eines Antidiskriminierungsgesetz bezogen auf schwule Männer vgl. u. a. Salmen, Andreas: Schwuler Bundesverband, in: *Rosa Flieder* (1986), H. 46, S. 4; Kay, Axel: AIDS. Starker Staat und Immunschwäche. Der bayrische Weg zu bundesweiten Repressionen, in: *Rosa Flieder* (1987), H. 52, S. 8; NN: Geschützte Homos, in: *Siegessäule* 4 (1987), H. 7, S. 16; Für Forderungen eines Antidiskriminierungsgesetzes bezogen auf Hauptbetroffenengruppen von HIV und AIDS vgl. u.a. Eckert, Albert: Händchenhalten ist noch keine Politik, in: *Siegessäule* 3 (1986), H. 12, S. 8–9; Beck, Volker/Dworek, Günter: Ein

Forderungen nach einem Antidiskriminierungsrecht nahmen vor allem im Kontext der Diskussionen um den bayerischen Maßnahmenkatalog zu. Die Vorstellung war hier, dass ein Antidiskriminierungsrecht staatlichen Eingriffen, wie sie im Maßnahmenkatalog vorgesehen waren, Grenzen setzen könnte. Dies drückten zum Beispiel die Herausgeber*innen der *Nürnberger Schwulenpost* in ihrem Editorial im April 1987 aus:

> »Die wichtigste Aufgabe der Bundesregierung ist es jetzt, uns mit einem ANTI-DISKRIMINIERUNGSGESETZ vor den wildgewordenen ›Sepplnᐸ aus der Landeshauptstadt zu schützen. Bis dahin fordern wir Euch auf, alle möglichen Rechtsmittel gegen eventuelle Zwangsmaßnahmen nach dem 1. April einzulegen. Verhaltensmaßregeln sowie einen Musterbrief veröffentlichen wir im Mittelteil der NSP!«[1468]

Diese Forderung war zunächst von schwulen Männern aus gedacht und bezog sich allein darauf, die Anwendung des Seuchen- und Strafrechts auf HIV/AIDS gemäß dem bayerischen Maßnahmenkatalog zu verhindern. Weitere Rechtsbereiche fassten die Herausgeber*innen nicht in den Blick.

Ein Antidiskriminierungsgesetz war auch Teil der Kampagne des Bundesverbandes Homosexualität (BVH) gegen den bayerischen Maßnahmenkatalog. Auf seiner Sitzung im März 1987 beschloss der Vorstand, die Forderung nach einem Antidiskriminierungsgesetz für »HIV-Positive, AIDS-Kranke und Angehörige der Hauptbetroffenengruppen« zu unterstützen. Hierzu sollten alle Fraktionen des Bundestages angeschrieben und eine Presseerklärung veröffentlicht werden.[1469] In mehreren Pressemitteilungen wiederholte der BVH die Forderung nach einem Antidiskriminierungsgesetz und differenzierte die Forderung aus.[1470] Spezifisch hieß es dann im Flugblatt zur Demonstration gegen den bayerischen Maßnahmenkatalog in München am 4. April 1987:

Antidiskriminierungsgesetz muss her! Wir müssen wieder in die Offensive kommen, in: *Rosa Flieder* (1987), H. 52, S. 8; Wilms-Kegel Heike: Mit AIDS leben. Die Grünen und die Politik der Seuche, in *Vor-Sicht* (1987), H. 13, S. 8–11.

1468 Wolf: Aus der Redaktionsstube, in: *Nürnberger Schwulenpost* 3 (1987), H. 22, S. 1, 4, hier: S. 4.

1469 Vgl. NN: Protokoll der Vorstandssitzung vom 15.3.1987, 15.3.1987, Schwules Museum, Bestand Bundesverband Homosexualität (BVH), Nr. 9a – Vorstandssitzungen; Antworten von den Bundestagsfraktionen sind Keine Überliefert. Für das Anschreiben vgl. App, Holger: Sehr geehrte Damen und Herren, 17.3.1987, Schwules Museum, Bestand Bundesverband Homosexualität (BVH), Nr. 64 – Pressemitteilungen; Nicht nur der BVH startete eine Briefkampagne. Auch der Nürnberger Fliederlich e.V. rief seine Mitglieder dazu auf an die Abgeordneten des Bundestags zu schreiben. Teil dieses Schreibens war ein Antidiskrimierungsgesetz, dass eine Anwedung von Seuchen- und Strafrecht abwenden sollte. Vgl. Fliederlich e.V.: AIDS-Maßnahmen der Bayrischen Staatsregierung, 14.4.1987, abgedruckt in: *Nürnberger Schwulenpost* (1987), H. 5, S. 9.

1470 Vgl. Humann, Peter: Pressemitteilung – Protestkundgebung gegen die AIDS-Zwangsmaßnahmen der bayerischen Landesregierung »Stoppt Bayern – Keine Zwangstestung, keine Meldepflicht!« am Samstag, dem 07.03.1987, 5.3.1987, Schwules Museum, Bun-

»Mit einem Antidiskriminierungsgesetz muß ein generelles Verbot jeglicher Diskriminierung und Benachteiligung von Personen aufgrund eines realen oder angenommenen Betroffenseins durch eine AIDS-Erkrankung, Vorstufen von AIDS oder eine HIV-Infektion ausgesprochen werden. Daneben sind für einige Bereiche Spezialregelungen unabdingbar, in denen bestimmt wird, daß
- bei Einstellungsuntersuchungen HIV-Tests sowie Fragen nach der Zugehörigkeit zu einer der Hauptbetroffenengruppen grundsätzlich verboten werden,
- Benachteiligungen im Berufsleben verboten und ein wirksamer Kündigungsschutz eingeführt wird,
- Benachteiligungen bei Krankenkassen und Sozialversicherungen verboten werden,
- Wohnungskündigungen und Benachteiligungen bei der Vergabe von Wohnungen verboten werden,
- eine Behandlungspflicht für Ärzte und Zahnärzte hinsichtlich dieses Personenkreises eingeführt wird.«[1471]

Der BVH umriss damit ein Antidiskriminierungsgesetz, das nicht nur unterschiedliche Grade von Betroffenheit (Zugehörigkeit zur Risikogruppe, positiver HIV-Status, AIDS-Erkrankung) aufgriff, sondern auch Diskriminierungsformen jenseits des bayerischen Maßnahmenkatalogs bzw. seuchen- und strafrechtlicher Bestimmungen berücksichtigte. Aufgegriffen wurden dabei mit dem Wohnrecht und der Behandlungspflicht von Ärzt*innen auch Bereiche, die in den Diskussionen der Schwulenbewegung kaum vorkamen. Es blieb jedoch bei diesem groben Entwurf. Weder formulierte der BVH einen konkreten Gesetzentwurf aus noch war eine entsprechende Forderung ein signifikanter Teil der Kampagnen nach 1988. Lediglich bei arbeitsrechtlichen Themen wurde ein Antidiskriminierungsgesetz erneut angeführt, etwa in Reaktion auf die Teststrategie von AEG, bei der, wie in Kapitel 6.1.1 beschrieben, eine Testung der gesamten Belegschaft auf HIV angedacht war.[1472] Im 1990 vom BVH verabschiedeten Positionspapier »Schwule und AIDS« war die Forderung nach einem Antidiskriminierungsgesetz dann gar nicht mehr enthalten.[1473]

---

desverband Homosexualität (BVH), Nr. 64 – Pressemitteilungen; Hoyer, Frank: Pressemitteilung – BUNDESVERBAND HOMOSEXUALITÄT: BREMST DIE AIDS-REPRESSIONSLAWINE. Forderung nach einem Antidiskriminierungsgesetz für AIDS-Betroffene erhoben, 17.3.1987, Schwules Museum, Bundesverband Homosexualtität (BVH), Nr. 64 – Pressemitteilungen.
1471 Bundesverband Homosexualität: AIDS und Bürgerrechte, 4.4.1987, Schwules Museum, Bundesverband Homosexualtität (BVH), Nr. 0, S. 2; Fast inhaltlich identisch war auch das Konzept eines Antidiskriminierungsgesetzes, welches von Jutta Oesterle-Schwerin, Volker Beck und Günter Dworek entworfen wurde. Vermutlich bestanden hier in die eine oder andere Richtung Transfers. Vgl. Oesterle-Schwerin, Jutta/Beck, Volker/Dworek, Günter: Überlegungen zu einem Antidiskriminierungsgesetz für AIDS-Betroffene, Archiv Grünes Gedächtnis, B.II.1 – Die Grünen im Bundestag 1983–1990, 5020 AIDS.
1472 Vgl. NN: Keine HIV-Reihentestung.
1473 Vgl. Bundesverband Homosexualität: Schwule und AIDS, S. 7–12.

Etwa zur selben Zeit wie der BVH brachte Manfred Bruns ein Antidiskriminierungsgesetz für HIV-Positive in die Debatte ein. In seinem Artikel »AIDS, Alltag und Recht« in der *Monatsschrift für deutsches Recht* vom Mai 1987 ging er auf die möglichen Probleme bei der Nutzung von HIV-Antikörpertests ein, insbesondere heimliche und/oder unter Zwang durchgeführte Tests, die Pflicht, den eigenen HIV-Status gegenüber Ärzt*innen und Zahnärzt*innen zu offenbaren, die strafrechtliche Verfolgung von Übertragungen des HI-Virus, Kündigungen infolge eines positiven Testergebnisses und negative Tests als Einstellungsvoraussetzung.[1474]

In der Folge wanderte die Forderung nach einem Antidiskriminierungsgesetz in den erstarkenden schwulen Gewerkschaftsaktivismus, wo sich der Fokus wieder von Menschen mit HIV und AIDS auf schwule Männer verschob. Wie bereits oben gezeigt, fanden schwule Aktivist*innen vor allem in der ÖTV und der GEW Gehör. Konkret beschloss die ÖTV 1988 die Forderung nach einem »Antidiskriminierungsgesetz zum Schutz Homosexueller am Arbeitsplatz, bei der Arbeits- und Wohnungssuche«.[1475]

Ähnlich wie bei der Forderung nach Abschaffung von § 175 StGB wurde die Forderung nach einem Antidiskriminierungsgesetz im Kontext der AIDS-Krise aktualisiert und neu begründet. In ihr spiegeln sich vor allem jene Bereiche wider, in denen durch HIV/AIDS Diskriminierung zugenommen hatte (u. a. Arbeitsplatz, Versicherung und Wohnen). Zudem waren dies Bereiche, in denen sich dem Staat nicht entzogen werden konnte. Die Forderung nach einem Antidiskriminierungsrecht stand somit auch für eine Strategie, die Recht und staatliche Strukturen für Emanzipation nutzen wollte. Diese konnte sich zunehmend gegenüber einer sich vom Staat radikal abgrenzenden Strategie durchsetzen.

6.3.3 Outing

Inspiriert von Debatten in den USA wurde 1990 eine bis dahin in der Bewegung nicht ernsthaft diskutierte Strategie neu verhandelt: das Outing. Gemeint war damit die Offenlegung der Homosexualität von öffentlichen Personen. Ziel war zum einen eine erhöhte Sichtbarkeit von Homosexualität in der Gesellschaft und zum anderen wollte man so in der Öffentlichkeit stehende Personen dazu bewegen, sich für die Emanzipation von lesbischen Frauen und schwulen Männern einzusetzen.

1474 Vgl. Bruns: Aids, Alltag und Recht.
1475 Vgl. NN: Schwule und Gewerkschaft; NN: ÖTV fordert Nichtdiskriminierung, in: *Die andere Welt* 3 (1992), H. 8, S. 9.

Die Strategie, Homosexualität sichtbar zu machen, war nicht neu. Sie bildete einen Kern der studentisch geprägten Emanzipationsbewegungen ab den 1970er Jahren. Jedoch ging es dabei immer um das Bekenntnis zur eigenen Homosexualität und nicht um die Offenbarung der Sexualität von anderen.[1476] Zwar äußerten einzelne Aktivist*innen hin und wieder den Vorschlag, Outings vorzunehmen, aber es fanden sich in der Regel kaum Unterstützer*innen und die Vorschläge wurden verworfen.[1477] Selbst angesichts eines zunehmend homophoben Klimas während der 1980er Jahre und der intensiven politischen Auseinandersetzungen 1987 und 1988 entwickelte sich in der Bewegung keine Outing-Strategie. Zudem gab es 1990, als die neue Outing-Diskussion in der Bundesrepublik ankam, keinen lokalen politischen Anlass, auf den sie sich übertragen ließ.

Fast gleichzeitig stellten dann 1990 die schwulen Publizisten Klaus Lucas und Elmar Kraushaar das Konzept Outing vor: Lucas in der *Magnus* und Kraushaar im *Spiegel*. Beide gingen auf die in den USA intensiv geführte Debatte ein und zeichneten nach, wie das Konzept aus einer Ohnmachtserfahrung gegenüber der US-amerikanischen AIDS-Politik entstanden war.[1478] Lucas betonte, dass eine herausforderndere politische Situation wie die in den USA auch radikalere Aktionen wie Outings rechtfertigen würde. Im Hinblick auf die Bundesrepublik positionierte sich Lucas nicht, führte aber Fälle an, in denen das Öffentlich-Machen einer (vermeintlichen) Homosexualität für politische Zwecke genutzt wurde, z. B. in der Kießling-Wörner-Affäre. Die Beispiele bezogen sich jedoch auf Fälle, in denen das Outing nicht von schwulen Aktivist*innen ausgegangen war.[1479] Kraushaar leitete seine Position in der Outing-Diskussion über die im Juli 1990 erfolgte Ermordung des Schauspielers Walter Sedlmayr[1480] und deren öffentliche Verhandlung her. Im Rahmen der Ermittlungen erfuhr die breite Öffentlichkeit von Sedlmayrs Homosexualität, die er zu Lebzeiten geheim gehalten hatte. Aufsehen erregte dies insbesondere, da Sedlmayr das Bild eines konservativen bayerischen Volksschauspielers gepflegte hatte. Kraushaar prangerte an, dass selbst die Tageszeitung *taz* in der Berichterstattung über die Ermittlungen nicht über die Homosexualität von Sedlmayr schrieb. Zudem kritisierte er, dass auch in anderen Fällen Homosexualität in die Privatsphäre gedrängt worden sei. Selbst wenn Personen wie Rio Reiser in Interviews über ihre Homosexualität

---

1476 Vgl. Beljan: Rosa Zeiten?, S. 85–86, 116–120.
1477 Vgl. ebd., S. 119–120.
1478 Vgl. Kraushaar, Elmar: Unwürdiges Spiel mit der Lüge, in: *Der Spiegel* 44 (1990), H. 39, S. ?; Lucas, Klaus: Outing. Darf man verschlossene Türen öffnen?, in: *Magnus* 2 (1990), H. 9, S. 28–31.
1479 Vgl. Lucas: Outing, S. 31.
1480 Walter Sedlmayr (1926–1990) war ein bayerischer Schauspieler. Er spielte an diversen Münchener Theatern und in zahlreichen Fernsehserien.

sprachen, komme dies in den veröffentlichten Texten aus falsch verstandener Rücksicht nicht vor. Für Kraushaar war die Verbannung von Homosexualität in den privaten Raum ein Problem. In dem Outing erkannte er eine – wenn auch kontroverse – Möglichkeit, die Verdrängung von Homosexualität aus dem öffentlichen Raum zu überwinden.[1481] In diesem Sinne argumentierte er wie auch schon Gruppen in den 1970er Jahren, die in der öffentlichen Sichtbarkeit von Homosexualität eine wichtige Komponente von Emanzipationsstrategien sahen.[1482]

In der Folge äußerten sich mehrere Stimmen in schwulen Medien, die ein Outing scharf ablehnten, unter anderem in der *Nürnberger Schwulenpost* und in den *Rundgesprächen*. Die Autor*innen sahen die Gefahr, dass Outings Misstrauen in der Community verschärfen, neue Formen von Erpressbarkeit schaffen und das Coming-out von jungen Menschen erschweren.[1483] Zudem könnten Outings neue Diskriminierungen auslösen. Schließlich verletzten Outings das Recht auf Selbstbestimmung und seien denunziatorisch.[1484] Im Oktober 1991 brachte *Magnus* ein Schwerpunktheft, das Positionen von Prominenten versammelte, die der schwulen Community angehörten oder als Verbündete auftraten. Alice Schwarzer[1485], Viola Roggenkamp[1486] und Martin Dannecker sprachen sich strikt gegen Outings aus. Elmar Kraushaar und Klaus Lucas wiederholten weitgehend ihre eineinhalb Jahre zuvor geäußerten Positionen und verwiesen darauf, dass in der aktuellen politischen Situation in Deutschland Outings weder notwendig noch angebracht seien.[1487] Die große Anzahl an Leser*innenbriefen zeigt wiederum, welche Aufmerksamkeit das Thema in größeren Teilen der Community und Bewegung auf sich zog. Auch diese Diskussi-

---

1481 Vgl. Kraushaar: Unwürdiges Spiel mit der Lüge.
1482 Vgl. Beljan: Rosa Zeiten?, S. 106–121.
1483 Vgl. Fleischer, Bernhard: Image-Pflege durch Rufmord? Ein Beitrag zur Outing-Diskussion, in: *Nürnberger Schwulenpost* (1990), H. 62, S. 12–13.
1484 Vgl. E.H.: Outing – der Heilsweg zur schwulen Emanzipation?, in: *Das Rundgespräch* (1991), H. 105, S. 3–6.
1485 Alice Schwarzer (*1942) ist Publizistin. Sie gründete 1977 die *Emma* und ist seitdem Verlegerin und Chefredakteurin. Vgl. die Biografie auf ihrer Website, https://www.alicesch warzer.de/thema/zur-person-311552 [22.3.2025].
1486 Viola Roggenkamp (*1948) ist Schriftstellerin und Publizistin. Sie schrieb für *Die Zeit*, die *taz*, die *Berliner Zeitung*, der *jüdischen Allgemeine* und *Cicero*. Darüber hinaus war sie an der Gründung der *Emma* beteiligt. Ihr Schwerpunkt liegt auf feministischen und jüdischen Themen. Vgl. die Biografie auf ihrer Website, http://www.viola-roggenkamp.de/Biogra phie.html [22.3.2025].
1487 Vgl. Schwarzer, Alice: Zum Geständnis zwingen?, in: *Magnus* 3 (1991), H. 10, S. 23–24; Roggenkamp, Viola: Opfer – Täter – Täterinnen, in: *Magnus* 3 (1991), H. 10, S. 24–25; Kraushaar, Elmar: Keine Privatangelegenheit, in: *Magnus* 3 (1991), H. 10, S. 25–26; Dannecker, Martin: Einer von uns, in: *Magnus* 3 (1991), H. 10, S. 27; Lucas, Klaus: Welche Moral?, in: *Magnus* 3 (1991), H. 10, S. 28–29.

onsbeiträge waren überwiegend von ablehnenden bzw. abwägenden Positionen geprägt.[1488]

Trotz der tendenziell ablehnenden Haltung in der Community und Bewegung fand sich eine bundesweite Arbeitsgruppe aus schwulen Künstler*innen, Journalist*innen und Aktivist*innen zusammen, die sich mit Outings auseinandersetzten. Ähnlich wie Kraushaar gingen sie über die US-amerikanische Debatte hinaus und formulierten das Ziel, »die Lügen der Heterosexualität der Gesellschaft« sichtbar zu machen. Die Aktivist*innen wollten hierzu »politisch motivierte Hochzeiten«, bei denen es darum ging, sich als heterosexuell zu inszenieren, und öffentliche Coming-outs von bekannten Personen dokumentieren. In Fällen, in denen öffentliche Personen an den Folgen von AIDS gestorben waren, dies aber nicht öffentlich gemacht worden war, sollte die wahre Todesursache dokumentiert und bekanntgegeben werden. Die Aktivist*innen stellten zwar fest, dass dies nicht mehr Outing im eigentlich Sinne sei, aber der ursprünglichen Idee des »break the conscience« und dem öffentlichen Charakter von ACT-UP-Aktionen entspreche.[1489]

Die Auseinandersetzung mit den US-amerikanischen Outing-Aktionen in der schwulen Bewegung und Community führte somit zunächst nicht zur Übernahme durch Aktivist*innen in Deutschland. Dies lässt sich wohl darauf zurückführen, dass die deutsche AIDS-Politik im Gegensatz zu der in den USA deutlich weniger konfrontativ und die Betroffenengruppen enger eingebunden waren. Die Hemmschwelle für radikalere Aktionen lag damit deutlich höher. Die Debatte führte jedoch dazu, dass die Notwendigkeit der Sichtbarkeit von Homosexualität im öffentlichen Raum als Teil von Emanzipationsbestrebungen neu diskutiert wurde.

Am 10. Dezember 1991 war Rosa von Praunheim in der RTL-Talkshow »Explosiv – Der heiße Stuhl« zu Gast. Die Sendung stand unter dem Motto »Schluss mit Tabus und Diskriminierung«. Im Laufe der Sendung outete Praunheim mit Hape Kerkeling und Alfred Biolek zwei prominente Vertreter des deutschen Unterhaltungsfernsehens und löste damit einen Skandal aus. Vier Tage später rechtfertige Praunheim das Outing in der *taz*. Er verwies auf die Herausforderungen der AIDS-Krise, Gewalt gegen Schwule und ein konservatives Rollback. Um diesen Herausforderungen begegnen zu können, brauche es positive Leitbilder. Darum habe er Kerkeling und Biolek geoutet. Schließlich rief er dazu auf,

---

1488 Vgl. u. a. Bulga, Jürgen: Betr: Outing Debatte (10/91), in: *Magnus* 3 (1991), H. 12, S. 6; Aretz, Bernd: Betr.: Outing-Debatte (10/91), in: *Magnus* 3 (1991), H. 11, S. 6–7; Bundesarbeitsgemeinschaft schwuler und lesbischer Sozialdemokraten: Liebe Leute, in: *Magnus* 3 (1991), H. 12, S. 6.

1489 Vgl. NN: Outing-AG, in: *Magnus* 3 (1991), H. 7, S. 10.

Postkartenaktionen zur Abschaffung des § 175 StGB und für eine bessere finanzielle Unterstützung der AIDS-Hilfen zu organisieren.[1490]

Weitere vier Tage später reagierte Kraushaar ebenfalls in der *taz*. Er verwies darauf, dass in den USA Outings, wie Praunheim sie vorgenommen hatte, nicht zum gewünschten Ergebnis geführt hätten. Die Geouteten hätten sich in der Regel nicht für schwule Belange eingesetzt. Kraushaar sah als Profiteure vor allem sensationshungrige Medien. Für den deutschen Kontext gab er zu bedenken, dass es in der Schwulenbewegung keine Mehrheit für das Mittel des Outings gebe.[1491] Er warf Praunheim zudem eine falsche Einschätzung der Position schwuler Männer in der Gesellschaft vor:

»Ihre einstige Unterdrückung in der Klammer zwischen Krankheit und Kriminalisierung hat sich, nach einer langen Phase der Strategie des Schweigens, längst verfeinert und einer geflissentlichen Toleranz den Platz freigemacht. Dazu gehört die Reduktion auf den Stauts der ›sexuellen Minderheit‹, dazu gehört die unbewußte Hinnahme, daß sich das Problem der männlichen Homosexualität mit der Krankheit Aids selbst erledigt; dazu gehört auch die politische Bereitschaft, den Status des Homosexuellen zu legalisieren in der Anerkennung seiner Paarbildung nach heterosexuellem Vorbild. Diese veränderte Situation verlangt ein neues Denken und Handeln. Hierbei muß Outing als ein Instrument der politischen Auseinandersetzung bedacht werden und zur Disposition stehen, wenn es an der Zeit ist. Doch die Zeiten sind nicht so, nicht hier und nicht heute.«[1492]

Kraushaar rückte hier in gewisser Weise von seiner früheren Position ab. Nicht mehr Sichtbarkeit und die Wege, wie diese im Sinne der schwulen Community erreicht werden könnten, standen im Mittelpunkt, sondern die ambivalente Position, in der sich schwule Männer nach mehreren Jahren AIDS-Krise befanden. In seinen Aussagen klangen unterschiedliche Formen und Möglichkeiten von Emanzipation an, die abgewogen werden müssten und eine entsprechende politische Strategie erforderten. In Praunheims Ansatz sah er dabei nicht den richtigen Weg für schwule Emanzipation.

Die in den folgenden Monaten in der *Magnus* erscheinenden Leser*innenbriefe spiegeln eine Zerrissenheit der Community und Bewegung gegenüber Outings wider. Das Spektrum reichte von einer Verurteilung Praunheims bis zu

---

1490 Vgl. Praunheim, Rosa von: Outing als Verzweiflungsschrei. In den jetzigen Zeiten brauchen wir mutige offene Schwule, in: *taz*, 14. 12. 1991, S. 12.
1491 Vgl. Kraushaar, Elmar: Outen ja, aber nicht hier und nicht heute. Rosa von Praunheim erwies mit seinem RTL-Auftritt der Ghettoisierung der Homosexuellen einen Bärendienst, in: *taz*, 18. 12. 1991, S. 11.
1492 Ebd.

seiner Inschutznahme. Abwesend waren jedoch Stimmen, die sich für weitere Outings aussprachen.[1493]

Letztendlich ebbte die Debatte über Outings ab und diese wurden als Strategie auch nicht mehr weiterverfolgt. Die Karrieren von Biolek und Kerkeling nahmen keinen Schaden. Weder in der AIDS-Politik noch für die Erreichung der rechtspolitischen Ziele der Schwulenbewegung hatte Praunheims Aktion erkennbare Auswirkungen. Unabhängig von der moralischen Bewertung wurde allerdings eine höhere Sichtbarkeit von Homosexualität bei Personen des öffentlichen Lebens erreicht.

6.4 Fazit

HIV/AIDS machte es schwulen Männern schwerer, sich der Auseinandersetzung mit Recht zu entziehen. Die Errichtung von autonomen Strukturen, wie sie noch in den 1970ern gefordert wurden, rückten damit aus dem Fokus der schwulen Bewegung. Vielmehr zeigte sich, dass sich der seit 1985 verfügbare HIV-Antikörpertest negativ auf den Zugang zum Arbeitsplatz oder zu einer Versicherung auswirken konnte oder, basierend auf der Risikogruppenzugehörigkeit, neue Diskriminierungen wie den Ausschluss von der Blutspende bedeuten konnte.

Hieraus ergab sich eine Aktualisierung, Neuentwicklung und Änderung der Emanzipationsstrategien und -ziele. Einen Aufschwung erfuhren Vorgehensweisen, die auf eine Nutzung von Recht und staatlichen Strukturen setzten, wie die rechtliche Absicherung von gleichgeschlechtlichen Partnerschaften oder die Forderung nach einem Antidiskriminierungsrecht. Nicht zuletzt konnte die schwule Bewegung auch mit dem Verweis auf Gelingensbedingungen von AIDS-Prävention erfolgreich gegen § 175 StGB vorgehen. Indem sie auf die in eine ähnliche Richtung gehenden Empfehlungen der AIDS-Enquete-Kommission verwiesen, schafften es Aktivist*innen, Legitimität für diese Forderungen herzustellen und sie in normativen Dokumenten, wie dem Zwischen- und Abschlussbericht der Kommission, unterzubringen.

HIV/AIDS sorgte bereits mit den für die Prävention entwickelten Aufklärungskampagnen für mehr Sichtbarkeit von (männlicher) Homosexualität. Mit dem Outing knüpften die beteiligten Aktivist*innen darüber hinaus, wenn auch

---

1493 Vgl. u. a. Ankermann, Martin: Daß Rosa von Praunheim oft auch sinnloses schwätzt und schreibt ist sicherlich nicht neu, in: *Magnus* 4 (1992), H. 2, S. 6; Baumhaus, Markus: Liebe Schwestern von der großen Presse, in: *Magnus* 4 (1992), H. 2, S. 6; Keilson-Lauritz, Marita: Glücklicherweise, in: *Magnus* 4 (1992), H. 2; Rosmanith, C.: Betr: Editorial 1/92, in: *Magnus* 4 (1992), H. 2, S. 6; Stürzenberger, Bernd: Weshalb sollte es eine Diskriminierung oder gar Verrat sein, in: *Magnus* 4 (1992), H. 2, S. 6.

nur wenig nachhaltig, an ältere Konzepte von Emanzipation durch Sichtbarkeit an.

7 Schlussbetrachtung

Im Sommer 1996 wurden auf der Welt-AIDS-Konferenz in Vancouver mögliche hocheffektive Kombinationstherapien vorgestellt. Endlich schien ein deutlich längeres Überleben mit HIV in Aussicht. Seit Anfang der 1990er Jahre hatte die Berichterstattung über HIV/AIDS in den schwulen Bewegungsmagazinen stark abgenommen, nun aber häuften sich Beiträge über neue Therapiemöglichkeiten. Im März 1996 veröffentlichte das Magazin *Magnus* einen Artikel mit dem Titel »Revolution in der Therapie«, der die Hoffnung ausdrückte, mit neuen Medikamenten das HI-Virus effektiv unterdrücken und Menschen mit HIV und AIDS ein längeres Leben ermöglichen zu können.[1494] Diese Hoffnung sollte sich weitestgehend bewahrheiten. In den meisten Fällen – so weiß man heute – senken diese Therapiearten die Viruslast im Blut unter die Grenze der Nachweisbarkeit. Ein Leben ohne Einschränkungen ist damit möglich. Auch können Menschen in Therapie das HI-Virus nicht weitergeben.[1495] Profitieren konnten von diesem »Silberstreif am Horizont«[1496] zunächst vor allem Menschen in der westlichen Welt. Im Großteil der Welt ging das Leiden und Sterben weiter. Auch das Trauma der Menschen, die AIDS überlebten, prägt die betroffenen Communitys bis heute.[1497] Nicht zuletzt die SARS-CoV-2-Pandemie oder der Ausbruch von MPX[1498] in der westlichen Welt führten zu einer neuen Auseinandersetzung mit

---

1494 Vgl. Martin, Thomas: Revolution in der Therapie, in: *Magnus* 8 (1996), H. 3, S. 94–96.
1495 Vgl. Vernazza, Pietro/Hirschel, Bernard/Bernasconi, Enos/Flepp, Marcus: HIV-infizierte Menschen ohne andere STD sind unter wirksamer antiretroviraler Therapie sexuell nicht infektiös, in: *Schweizerische Ärztezeitung* 89 (2008), H. 5, S. 165–169.
1496 Martin: Revolution in der Therapie, S. 94.
1497 Vgl. u. a. Reichert, Martin: Die Kapsel. AIDS in der Bundesrepublik, Berlin 2018, S. 224–254.
1498 Mit MPX (»monkeypox«) wird die ab Frühjahr 2022 verstärkt in Europa und den USA auftretende Krankheit »Affenpocken« bezeichnet. Die Bezeichnung MPX soll dabei Stigma verhindern. Symptome sind neben allgemeinen Krankheitssymptomen zum Teil sehr schmerzhafte Hautveränderungen. Der Erreger befällt normalerweise Nagetiere. Der Ausbruch von 2022 ging jedoch mit einer verstärkten Mensch-zu-Mensch Übertragung einher, vor allem unter Männer, die Sex mit Männer haben. Vgl. Bundeszentrale für

der AIDS-Krise. Insbesondere innerhalb der schwulen und queeren Bewegungskontexte wurde und wird neu über die im Kontext von AIDS geführten Kämpfe, aber auch über Diskriminierung und Stigmata diskutiert. Aktivist*innen sprechen Parallelen, aber auch Unterschiede im gesellschaftlichen Umgang mit diesen neuen Infektionskrankheiten an.[1499]

Dieses Buch untersuchte und analysierte die Auseinandersetzungen, Debatten und Kämpfe der westdeutschen Schwulenbewegung zum Umgang mit HIV/AIDS sowie zu passenden Präventionsstrategien. Der analytische Zugriff erfolgte über die Kategorie Recht, mit der die Aushandlung des Verhältnisses in Bewegung und Community auf der einen Seite sowie mit dem Staat auf der anderen Seite in den Fokus geriet. Doch auch die Normierungsprozesse von Sexualität innerhalb der Bewegung und Community sowie in der Wechselwirkung zwischen breiter Gesellschaft und Community konnten ausgelotet werden. Deutlich wurde dabei, dass über Recht Zugehörigkeit hergestellt, ausgehandelt und modifiziert wurde.

Im Folgenden möchte ich auf sechs zentrale Erkenntnisse eingehen, mit denen diese Arbeit einen Beitrag zu einer Kulturgeschichte des Rechts, der bundesrepublikanischen Zeitgeschichte sowie der queeren und Sexualitätengeschichte leistet.

Wissen ist zentral für das Agieren im juridischen Feld (I). Dazu gehört Wissen in rechtlichen sowie nicht-rechtlichen Domänen. Gerichte, Parlamente, Rechtswissenschaftler*innen und andere Akteur*innen im rechtlichen Feld der 1980er und frühen 1990er Jahre nutzten primär wissenschaftlich publiziertes Wissen oder die Expertise von Gutachter*innen, um ein Phänomen, in diesem Fall HIV/AIDS, beschreibbar zu machen. Abstrakter formuliert, gelangte nicht-rechtliches Wissen primär über wissenschaftliches Wissen ins Recht. Aktivist*innen erarbeiteten sich daher Wissen und verteilten dieses Wissen über HIV/AIDS in der Community und in der breiteren Gesellschaft. In der Bundesrepublik betonten sie insbesondere die Bedeutung von sozialwissenschaftlichem Wissen für die Entwicklung von effektiver Prävention und brachten sich in die Entstehung solchen Wissens ein. Ähnlich handelten Akteur*innen, die sich, anders als die Schwulenbewegung, für eine restriktive AIDS-Politik mit staatlichen Interventionen einsetzten. Peter Gauweiler schuf mit der Gründung der Zeitschrift *AIDS-Forschung* ein Werkzeug, um rechtliches und nicht-rechtliches

---

gesundheitliche Aufklärung/Robert Koch Institut (Hg.): Aktuelle Informationen: Affenpocken, Berlin 2022.

1499 Vgl. u. a. Reichert, Martin: Das Virus der Anderen, in: *taz*, 15. 4. 2020, https://taz.de/HIV-damals-und-Corona-heute/!5675408/; Ludigs, Dirk: Queersein in Zeiten von Corona, in: *Siegessäule*, 28. 3. 2020, https://www.siegessaeule.de/magazin/queersein-zeiten-von-corona/; Schock, Axel: HIV in zeiten von Corona und LGBTI*-Feindlichkeit, in: *Siegessäule*, 22. 9. 2020, https://www.siegessaeule.de/magazin/hiv-zeiten-von-corona-und-lgbti-feindlichkeit/ [22. 3. 2025].

Wissen zu HIV/AIDS und Präventionspolitiken zu beeinflussen. Schließlich erkannten einige Bewegungsaktivist*innen die Wichtigkeit von Wissen über Recht für das Agieren im rechtlichen Feld. Dazu gehörte, auf rechtlicher Grundlage Eingriffe des Staates abzuwehren bzw. Schutz durch den Staat einzufordern. Beispiele für diesen Ansatz der Wissensverbreitung sind der von Stefan Reiß verfasste Rechtsratgeber, aber auch die zahlreichen Veröffentlichungen von Manfred Bruns in schwulen Zeitschriften sowie Vorträge an verschiedenen Orten der Bundesrepublik.

Die Zirkulation von Wissen über Recht verweist auf eine weitere Erkenntnis dieser Arbeit: Die westdeutsche Schwulenbewegung setzte sich auch über die Forderung der Abschaffung von Rechtsnormen, wie § 175 StGB, hinaus mit Recht auseinander. Im Zuge dessen erschlossen sich die Aktivist*innen eine Reihe neuer Rechtspraktiken bzw. aktualisierten bestehende (II). Die oben beschriebene Zirkulation von Wissen über Recht ist eine der Rechtspraktiken, die Aktivist*innen bereits vor der AIDS-Krise genutzt hatten, nun aber deutlich intensivierten. Ähnlich verhielt es sich mit der Aktivierung von Öffentlichkeit. Die Demonstrationen gegen den bayerischen Maßnahmenkatalog und zahlreiche Aktionstage dazu zeigen, dass Demonstrationen nun themenspezifischer organisiert wurden und über die Schwulenbewegung hinaus mobilisieren konnten. Die Gründung des Bundesverbandes Homosexualität (BVH) machte zudem eine intensivere Öffentlichkeitsarbeit möglich. Forderungen nach der Schaffung bzw. Änderung von Recht wurden offensiver in die Öffentlichkeit getragen mit dem Ziel, die öffentliche Meinung zu beeinflussen.

Eine neue Qualität erreichten die Versuche, rechtliches Wissen und Rechtsnormen im eigenen Sinne zu beeinflussen. Insbesondere Manfred Bruns konnte aufgrund seiner Stellung als Bundesanwalt an den rechtswissenschaftlichen Debatten partizipieren und Positionen aus der Bewegung in den Fachdiskurs einbringen. Er intervenierte bei allen wichtigen rechtswissenschaftlichen Debatten im Kontext von HIV/AIDS. Dies betraf insbesondere die Anwendung des Seuchenrechts auf HIV/AIDS, die strafrechtliche Verfolgung von (potenziellen) HIV-Übertragungen sowie arbeitsrechtliche Fragen. Als eine neue Rechtspraktik etablierte sich die strategische Prozessführung. Akteur*innen aus der Bewegung unterstützten bzw. trieben Gerichtsprozesse voran, um eine spezifische Auslegung von Recht zu erreichen. Gleichzeitig begleiteten sie die Fälle mit einer intensiven Öffentlichkeitsarbeit. Es ging also nicht nur darum, einen Fall zu gewinnen, sondern auch hier war das Hauptziel, die öffentliche Meinung zu beeinflussen. Besonders deutlich lässt sich dies an dem Prozess gegen Linwood B. zeigen, dem vorgeworfen wurde, seine Sexualpartner*innen bewusst der Gefahr einer Infektion mit dem HI-Virus ausgesetzt zu haben. Schließlich wurde mit der Forderung nach Antidiskriminierungsgesetzen auch neues Recht eingefordert. In diesen neuen Rechtspraktiken spiegelt sich auch ein neues, ambivalentes

Verhältnis zum Staat wider. Bereits im Zuge der AIDS-Präventionspolitik hatte der Staat aktiv Kontakt zu schwulen Männern gesucht. Der Blick auf das Recht zeigt, dass es schwulen Aktivist*innen nicht mehr allein darum ging, den Staat zurückzudrängen, sondern auch, ihn für emanzipatorische Ziele in Anspruch zu nehmen und im wörtlichen Sinne »Recht einzufordern«.

Die Perspektivierung von Wissen bringt, so zeigt sich hier, entscheidende Erkenntnisse über die Wirkungsweise von Recht in Gesellschaft und erweitert damit Ansätze einer Kulturgeschichte des Rechts. Konsequent weiter gedacht ergibt sich hier das Potenzial einer Wissensgeschichte des Rechts. Diese untersucht zum einen nicht-rechtliches Wissen auf seine Wirkung auf und Übersetzung ins Rechtliche und zum anderen die Rückwirkung von rechtlichem Wissen auf die Gesellschaft.

Gehen wir einen Schritt weiter, dann leistet die Arbeit mit der Bezugnahme auf Recht auch einen Beitrag zur queeren Geschichte. Über Recht fand eine Neuformatierung von schwulen Subjektivitäten und kollektiver Identität statt (III). Das bedeutet, dass Themen, um die in der schwulen Bewegung und Community gerungen und gestritten wurden, sich änderten. So gewann der Topos von Verantwortung in der Sexualität und deren Umsetzung in Form von Safer Sex an Bedeutung. In den Debatten um den bayerischen Maßnahmenkatalog setzten sich die Aktivist*innen mit staatlichem Zugriff abseits von § 175 StGB auseinander. Es waren diese neuen staatlichen Zugriffe, neben dem bayerischen Maßnahmenkatalog auch über andere Rechtsgebiete wie das Straf- oder Arbeitsrecht, die an subjektivierender Wirkung gewannen. Die Auseinandersetzung mit Recht im Kontext von HIV/AIDS war einer der Faktoren, die eine Transformation der Zugehörigkeitsgefühle in der schwulen Bewegung und Community im Lauf der 1980er und in der ersten Hälfte der 1990er Jahre auslösten. HIV- und AIDS-bezogene Diskriminierung drängten die zentrale Bedeutung von § 175 StGB für schwule Subjektivierung in den Hintergrund. 1994 schließlich wurde der Paragraf auch mit dem Verweis auf HIV/AIDS gestrichen. Welchen großen Einfluss § 175 StGB zuvor auf Vorstellungen von Zugehörigkeit hatte, zeigt sich auch daran, dass immer wieder pädosexuelle Aktivisten mit Verweis auf das Sexualstrafrecht an die Schwulenbewegung andocken konnten. In der Argumentation von pädosexuellen Aktivisten ging es um einen gemeinsamen Kampf gegen ein als repressiv empfundenes Sexualstrafrecht. Mit der Streichung von § 175 StGB fiel auch dieser Zusammenhang zunehmend weg. Gleichzeitig gewann eine schwule Bürgerrechtspolitik im Kontext von AIDS-bezogener Diskriminierung an Legitimität. Sie fokussierte sich primär auf die rechtliche Absicherung von Partnerschaften und machte dies zum Kern ihrer politischen Mobilisierung. Parallel entstanden Konzepte, die HIV und AIDS (und die darauf bezogene Diskriminierung) als Ausgangspunkt für kollektive Identität, Solidarität und politische Aktivität setzen wollten. Prominentester Ansatz war das Konzept »Solidarität der Uneinsichtigen« von Hans Peter Hauschild. Es entfaltete in der Schwulenbewegung jedoch nur für eine begrenzte Zeit Wirkmächtigkeit. Für die AIDS-Selbsthilfe hatten diese HIV/AIDS-bezogenen Konzepte jedoch eine entscheidende Bedeutung.

Die derart intensive politische Mobilisierung der Schwulenbewegung war nur möglich, weil bereits ein breites Netz an schwuler Infrastruktur unter anderem in Form von Emanzipationsgruppen, Buchhandlungen, Zeitschriften und Bars bestand. Diese Räume schwuler Vergemeinschaftung konnten in der Auseinandersetzung mit HIV/AIDS entscheidend gestärkt und ausgebaut werden (IV). Eine wichtige Rolle spielten die im Zuge der AIDS-Krise eingeworbenen (finanziellen) Ressourcen. In Berlin entstand so das Beratungs- und Kommunikationszentrum Mann-O-Meter, und die finanzielle Unterstützung des Tagungshauses Waldschlösschen bei Göttingen stärkte wiederum die deutschlandweite Vernetzung. Abseits der Zentren des schwulen Lebens entstanden, oft finanziert von den lokalen AIDS-Hilfen, Treffpunkte für schwule Männer und lesbische Frauen, wie das Beispiel der Hildesheimer AIDS-Hilfe zeigt.

Das Buch beleuchtet durch den Blick auf eine neue soziale Bewegung exemplarisch die gesellschaftlichen Dynamiken in der Bundesrepublik der 1980er und frühen 1990er Jahre (V). Eine enorme Bedeutung für die AIDS-Politik der Bundesrepublik hatte die Idee der Selbsthilfe. Diese im liberalen politischen Spektrum entstandene Idee, die Rolle des Staates zurückzudrängen und die Eigenverantwortung des*der Einzelnen zu stärken, bot auch sozialen Bewegungen wie der Schwulen- oder Selbsthilfebewegung die Möglichkeit anzudocken. Sie konnten so staatliche Institutionen und Ressourcen in Anspruch nehmen. Darüber hinaus begünstigte das Selbsthilfekonzept auch die Kooperation des Staates mit den Betroffenengruppen. Hier zeigt sich, wie Tendenzen der Neoliberalisierung auf der einen Seite mit linken sozialen Kämpfen auf der anderen Seite Hand in Hand gehen konnten. Deutlich wurde zudem, dass sowohl das ab Ende der 1970er Jahre gesteigerte Bewusstsein für Privatssphäre als auch das im Rahmen der Volkszählung etablierte Grundrecht der informationellen Selbstbestimmung für marginalisierte Bevölkerungsgruppen zentral war. Die Schwulenbewegung entdeckte früh den Nutzen des Rechts auf informationelle Selbstbestimmung vor allem als Werkzeug, mit dem sie den Zugriff des Staates auf Individuen über Gruppenzugehörigkeit steuern konnte. Konkret nutzten die Aktivist*innen die datenschutzrechtlichen Bestimmungen, um gegen eine Erfassung des HIV-Status oder der sexuellen Orientierung z. B. in Form von »Rosa Listen« vorzugehen. Somit konnte der Staat nicht mehr ohne Weiteres auf schwule Männer allein aufgrund ihrer Zugehörigkeit zu einer vermeintlich homogenen Gruppe zugreifen.

Ein weiterer für soziale Bewegungen der Zeit exemplarischer Aspekt findet sich in der Bedeutung, die ein (befürchteter) konservativer Backlash infolge des

Regierungswechsels von 1982 für die schwule Bewegung hatte. Immer wieder nutzten Akteur*innen aus der Bewegung den Verweis auf einen konservativen Gesellschaftswandel und darüber hinaus wahrgenommene Parallelen zur Verfolgung im nationalsozialistischen Deutschland für aktuelle Mobilisierungen. Der Bezug auf einen konservativen Gesellschaftsumbau war dabei transnational. Zum Beispiel spielten Verweise auf die Tätigkeiten der Moral Majority in den USA oder die Politik der Thatcher-Regierung im Vereinigten Königreich eine wichtige Rolle, um auf politische Gefahren der AIDS-Politik hinzuweisen.

Dies verweist schließlich auf die Bedeutung von transnationalen Bezügen im Umgang mit HIV/AIDS in der westdeutschen Schwulenbewegung (VI). Von Anfang an war der Blick auf die USA maßgeblich. Nicht nur die Akteur*innen in der Gesundheitspolitik beobachteten die Situation in den USA genau und entwickelten auf dieser Basis ihre AIDS-Politik. Auch für die Schwulen- und die AIDS-Selbsthilfebewegung waren Kontakte in die USA enorm hilfreich. Konzepte wie Safer Sex wurden importiert und Organisationen wie die Deutsche AIDS-Hilfe und später ACT UP erhielten bei ihrer Gründung von dort entscheidende Impulse. Gleichzeitig nutzten Aktivist*innen den Verweis auf andere Länder, um positive und negative Beispiele in der AIDS-Politik zu markieren.

Die AIDS-Krise findet sich an einem wichtigen Transformationspunkt für die Schwulenbewegung in der Bundesrepublik. Mit Anfang der 1990er Jahre setzte sich zunehmend eine schwule Bürgerrechtspolitik durch, deren Hauptforderung in einer rechtlichen Absicherung von Partnerschaften und später der Öffnung der Ehe bestand. Perspektiven, die eine andere Gesellschaftsform anstrebten bzw. Liebe, Beziehungsformen und Leben radikal neu dachten, traten in den Hintergrund. Diese Neuordnung der Forderungen sowie die Distanzierung von pädosexuellem Aktivismus ermöglichen eine tragfähige Zusammenarbeit mit Lesben- und Frauenbewegungen. Im gleichen Zeitraum entstanden neue Formen queeren Aktivismus und queerer Bewegungen, die wiederum neue und radikale Visionen von Gesellschaft entwickelten. Während die Entstehung von queerem Aktivismus und queerer Theorie in den USA mit der AIDS-Krise in Zusammenhang gebracht wird, ist dies für die Bundesrepublik nicht so einfach. Hier muss weiter geforscht werden. Welche Rolle nahmen die AIDS-Krise, aber auch die Wiedervereinigung und neo-liberale Reformen in den 1990er Jahren[1500] sowie transatlantische Transfers für diesen neuen Wandel im Aktivismus, in den

---

1500 Vgl. zu diesen Transformationsprozessen u. a. Morina, Christina (Hg.): Deutschland und Europa seit 1990: Positionen, Kontroversen, Perspektiven, Göttingen 2022; Ther, Philipp: Das andere Ende der Geschichte. Über die Große Transformation, Berlin ²2019; Böick, Marcus: Meister-, Gegen- oder Meta-Erzählung? Leitperspektiven auf den »Zeitenwechsel« in Deutschland nach 1989/90, in: Daniel Verdú Schumann/Stefan Schreckenberg (Hg.): Zwischen Aufbruch und Krise Narrative Auseinandersetzungen mit der spanischen Transición und der deutschen »Wende«, Heidelberg 2022, S. 73–94.

Subjektivierungsweisen und kollektiven Identitäten ein? Ein genauerer Blick hierauf verspricht Einsichten in andere sich neu formierende soziale Bestrebungen, Kollektive, und Vergemeinschaftungsformen sowie zum Wandel der bundesrepublikanischen Gesellschaft insgesamt.[1501]

1501 Für die Afro-Deutsche Bewegung vgl. hierzu Florvil, Tiffany N.: Mobilizing Black Germany. Afro-German Women and the Making of a Transnational Movement, Urbana, IL 2020; Auf die Bedeutung der Umbruchsmomente im Umfeld des Jahres 1989 machte die Ausstellung Labor 89 des Friedrichshain-Kreuzberg Museum aufmerksam. Vgl. hierzu den Austellungskatalog Piesche, Peggy (Hg.): Labor 89. Intersektionale Bewegungsgeschichte*n aus West und Ost, Berlin 2019; Für die Ost-Deutsche Frauenbewegung hat Jessica Bock die Tranformation exemplarisch in Leipzig nachvollzogen. Vgl. Bock, Jessica: Frauenbewegung in Ostdeutschland. Aufbruch, Revolte und Transformation in leipzig 1980–2000, Halle 2020.

Quellen- und Literaturverzeichnis

1 Archivbestände

Schwules Museum Berlin

Bestand ACT UP Berlin
Bestand Allgemeine Homosexuelle Aktion (AHA)
Bestand AStA FU TU FHSS TFH
Bestand Bundesverband Homosexualität (BVH)
Bestand HIV e.V.
Bestand Treffen Berliner Schwulengruppen (TBS)
Bestand SchwiPs
Bestand SVD

Hamburger Institut für Sozialforschung

Nachlass Andreas Salmen
12 SBe 699 Organisierung

Archiv Grünes Gedächtnis

A Waltraud Schoppe
- 45 AIDS, Bd. 3
A Heldmann, Hans Heinz
- 219 AIDS und Recht
B.I.1 – BuVo/BGST 1979–1989
- 1302 Kongreß: AIDS und Menschenrechte 1
- 1303 Kongreß: AIDS und Menschenrechte 2
- 1304 Kongreß: AIDS und Menschenrechte 3
B.II.1 – Die Grünen im Bundestag 1983–1990
- 4374 AIDS-Kongreß
- 4711 AIDS und Sozialrecht
- 5020 AIDS
- 6067 Schwules Leben

- 6104 Verschiedenes
- 6105 Parlamentarische Initiativen
- 6109 Aufsätze und Reden
- 6115 Recht
- 6116 Recht

Robert-Havemann-Gesellschaft

Nachlass Eduard Stapel

Bundesarchiv

DC 4 Amt für Jugendfragen

Stadtarchiv Hildesheim

Bestand 715 AIDS-Hilfe Hildesheim

Forum Homosexualität München

Bestand Guido Vael

Privatarchiv Stefan Reiß

2 Periodika

Abendpost Frankfurt
AIDS-Forschung
AIDS Informationsdienst
Die andere Welt
Augsburger Allgemeine
Bild
Bundesgesetzblatt
BVH-Magazin
Deutsche AIDS-Hilfe aktuell
Deutsches Ärzteblatt
Du&Ich
Frankfurter Rundschau
HIV&more
Keller Journal
Landshuter Zeitung
Magnus
Nürnberger Nachrichten

Nürnberger Schwulenpost
New York Times
Pforzheimer Zeitung
Rosa Flieder
Das Rundgespräche
Siegessäule
Der Spiegel
Stuttgarter Zeitung
Süddeutsche Zeitung
taz
Vor-Sicht
Die Zeit

3 Gedruckte Quellen

Amendt, Günter: Lieber Martin Dannecker, in: *Konkret* (1987), H. 5, S. 44–45.
Amendt, Günter: Martin Dannecker antwortet nicht, in: *Konkret* (1987), H. 7, S. 18–19.
Aretz, Bernd: Annäherungen. Meine ersten 10 Jahre im Zeichen von AIDS, Berlin 1995.
Aretz, Bernd/Hauschild, Hans Peter: Demonstration »Keine Rechenschaft für Leidenschaft«, in: Deutsche AIDS-Hilfe e.V. (Hg.): Positiv in den Herbst – Keine Rechenschaft für Leidenschaft. 1. Bundesweite Positivenversammlung der Deutschen AIDS-Hilfe e.V. Frankfurt/Main, 27. bis 30. September 1990, Berlin 1990, S. 107–112.
Autorengruppe schwule Medizinstudenten: Sumpffieber. Medizin für schwule Männer, Berlin [1]1978.
Bachmann, Walter: Erwiderung von Prof. Bachmann, in: *AIDS-Forschung* 2 (1987), H. 5, S. 293–294.
Bachmann, Walter: Seuchenrechtliche Aspekte der HIV-Infektion, in: *AIDS-Forschung* 2 (1987), H. 2, S. 100–104.
Barré-Sinoussi F. et al.: Isolation of a T-Lymphotropic Retrovirus from a Patient at Risk for Acquired Immune Deficiency Syndrome (AIDS), in: *Science* 220 (1983), H. 4599, S. 868–871.
Bayer, H./Bienzle, U./Schneider, J./Husmann, G.: HTLV-III Antibody Frequency and Lymphadenopathy, in: *The Lancet* 324 (1984), H. 8415, S. 1347.
Bayerische Staatskanzlei: Aus der Ministerratssitzung vom 25. 2. 1987, in: *AIDS-Forschung* 2 (1987), H. 3, S. 177.
Bayerische Staatsregierung: Gesundheitsämter, Landesuntersuchungsämter für das Gesundheitswesen Südbayern und Nordbayern, nachrichtlich. Regierungen, in: Deutsche AIDS-Hilfe e.V. (Hg.): AIDS und HIV im Recht. Ein Leitfaden, Bamberg 1991, S. 182–184.
Bayerischer Landtag: 62. Sitzung am Mittwoch, dem 15. Juni 1988, 9.00 Uhr, in München, 15. 6. 1988, Drucksache 11/62 des Bayerischen Landtags.
Bayerisches Staatsministerium der Justiz: Schriftliche Anfrage des Abgeordneten Schramm Die Grünen vom 22.06.87. Weitergabe einer Anklageschrift, 30. 7. 1987, Drucksache 11/2993 des Bayerischen Landtags.

Bochow, Michael: AIDS, wie leben schwule Männer heute? Bericht über eine Befragung im Auftrag der Deutschen AIDS-Hilfe, Berlin 1988.
Bochow, Michael: Schwule und AIDS am Beispiel Berlin, in: Thomas Biniasz/Dir Hetzel (Hg.): »Netzwerk AIDS«. 10 Jahre AIDS-Hilfe und ihre psychosozialen Angebote, Berlin 1993, S. 18-35.
Bruns, Manfred: Aids, Alltag und Recht, in: *Monatsschrift für Deutsches Recht* (1987), H. 5, S. 353-358.
Bruns, Manfred: AIDS, Prostitution und das Strafrecht, in: *Neue Juristische Wochenschrift* (1987), H. 12, S. 693-695.
Bruns, Manfred: Nochmals: Aids und Strafrecht, in: *Neue Juristische Wochenschrift* (1987), H. 37, S. 2281-2282.
Bruns, Manfred: Zur Strafbarkeit von »Aids-Tests« ohne ausdrückliche Einwilligung der Patienten, in: *Mitteilungen des Berufsverbandes Deutscher Laborärzte e.V.* (1987), H. 2.
Bundesarbeitsgericht: Kündigung nach Infektion mit HIV-Virus, in: *juris* (1989), S. 1-9.
Bundesdatenschutzbeauftragter: Elfter Tätigkeitsbericht des Bundesbeauftragten für den Datenschutz gemäß § 19 Abs. 2 Satz 2 des Bundesdatenschutzgesetzes (BDSG), 14. 2. 1990, Drucksache 11/6458 des Deutschen Bundestages.
Bundesgerichtshof: Strafbarkeit eines HIV-Infizierten bei ungeschütztem Geschlechtsverkehr, in: *Neue Juristische Wochenschrift* (1989), H. 12, S. 781-786.
Der Bundesminister des Innern: Antwort der Bundesregierung auf die Große Anfrage der Abgeordneten Frau Oesterle-Schwerin, Frau Schmidt-Bott und der Fraktion DIE GRÜNEN - Drucksache 11/2586 -. Rosa Listen Beeinträchtigung des Rechtes auf informationelle Selbstbestimmung durch den Homosexuellen-Sonderparagraphen (§ 175 StGB) und die Sicherheitsrichtlinien (SiR). 5.4.1989, Drucksache 11/4299 des Deutschen Bundestages.
Coester, Claus Heinrich u. a.: AIDS. Nachtrag zum Sumpffieber, Berlin ¹1984.
Coester, Claus Henrich/Feldmann, Jürgen/Scholtyssek, Egon: Sumpffieber. Medizin für schwule Männer, Berlin ⁴1982.
Deutsche AIDS-Hilfe: Safer Sex. Mach Mit!, Berlin ⁴1987.
Deutsche AIDS-Hilfe: Für eine menschliche AIDS-Politik. Aufruf der Deutschen AIDS-Hilfe e.V., in: Deutsche AIDS-Hilfe e.V. (Hg.): Solidarität der Uneinsichtigen. Aktionstag 9. Juli 1988 Frankfurt am Main, Berlin ¹1988, S. 7-8.
Deutsche AIDS-Hilfe: Vorbeugen. Safer Sex. Basisinformationen zu HIV, AIDS und Safer Sex, Berlin ⁹1991.
Deutsche AIDS-Hilfe: AIDS und HIV im Recht. Ein Leitfaden, Bamberg 1991.
Deutsche AIDS-Hilfe (Hg.): Wenn ein Freund AIDS hat ..., Berlin 1984.
Deutsche AIDS-Hilfe (Hg.): AIDS Information. Der HTLV-III Virus. Ein neuer Bluttest. Was nutzt er? Wem tut er weh?, Berlin 1984.
Deutsche AIDS-Hilfe (Hg.): Jahresbericht 1985/86, Berlin 1986
Deutsche AIDS-Hilfe (Hg.): Jahresbericht 86/87, Berlin 1987.
Deutsche AIDS-Hilfe (Hg.): Memorandum. Leben mit AIDS - Bestandsaufnahme und Perspektiven der AIDS-Bekämpfung in der Bundesrepublik Deutschland, Berlin 1987.
Deutsche AIDS-Hilfe (Hg.): Jahresbericht 1987/88, Berlin 1988.
Deutsche AIDS-Hilfe (Hg.): Aspekte der AIDS-Diskussion auf internationalen Kongressen 1989. Montreal - Wien - New York, Berlin 1990.
Deutsche AIDS-Hilfe (Hg.): AIDS und HIV im Recht. Ein Leitfaden, Bamberg 1991.

Deutscher Bundestag: Stenographischer Bericht 204. Sitzung, 29.3.1990, Plenarprotokoll 11/204 des Deutschen Bundestages.

Deutscher Bundestag: Gesetzesbeschluß des Deutschen Bundestags. Strafrechtsänderungsgesetz – §§ 175, 182 StGB, 8.4.1994, Drucksache 265/94 des Deutschen Bundestages.

Duesberg, Peter H.: HIV und AIDS. Korrelation, aber nicht Ursache, in: *AIDS-Forschung* 4 (1989), H. 3, S. 115–126.

Duesberg, Peter H.: Retroviruses as Carcinogens and Pathogens. Expectations and Reality, in: *Cancer Research* 47 (1987), H. 5, S. 1199–1220.

Eberbach, Wolfram: Juristische Probleme der HTLV-III-Infektion (AIDS). Unter besonderer Berücksichtigung arztrechtlicher Fragen, in: *Juristische Rundschau* (1986), H. 6, S. 230–235.

Eberbach, Wolfram: Rechtsprobleme der HTLV-III-Infektion (AIDS). Straf- und zivilrechtliche Aspekte gefährlicher ansteckender Krankheiten, Berlin 1986.

Enquete-Kommission: Zwischenbericht der Enquete-Kommission »Gefahren von AIDS und wirksame Wege zu ihrer Eindämmung«, 16.6.1988, Drucksache 11/2495 des Deutschen Bundestages.

Fink, Ulf: Selbsthilfe im Gesundheitswesen, in: Christian von Ferber/Uwe E. Reinhardt/Hans Schaefer/Theo Theimeyer (Hg.): Kosten und Effizienz im Gesundheitswesen, München 1985, S. 547–553.

Gallo, Robert et al.: Frequent Detection and Isolation of Cytopathic Retroviruses (HTLV-III) from Patients with AIDS and at Risk for AIDS, in: *Science* 224 (1984), H. 4648, S. 500–503.

Gallwas, Hans-Ulrich: Gesundheitsrechtliche Aspekte der Bekämpfung von AIDS, in: *AIDS-Forschung* 1 (1986), H. 1, S. 31–38.

Hamm, Patrick: Auslöser. Schwule im Kampf gegen AIDS seit 1993, Köln 1997.

Hauschild, Hans Peter: Rede am Theaterplatz, in: Deutsche AIDS-Hilfe e.V. (Hg.): Solidarität der Uneinsichtigen. Aktionstag 9. Juli 1988 Frankfurt am Main, Berlin 1988, S. 17–19.

Hauschild, Hans Peter/Gundermann, Eduardo/Kesselring, Christian/Hengelein, Hans: Einladung, in: Deutsche AIDS-Hilfe e.V. (Hg.): Positiv in den Herbst – Keine Rechenschaft für Leidenschaft. 1. Bundesweite Positivenversammlung der Deutschen AIDS-Hilfe e.V. Frankfurt/Main, 27. bis 30. September 1990, Berlin 1990, S. 9–10.

Hehlmann, Rüdiger/Gauweiler, Peter: Vorwort, in: *AIDS-Forschung* 1 (1986), H. 1, S. 3.

Hengelein, Hans/Speck, Wieland: Interview zu Montréal. Gespräch zwischen Hans Hengelein, dem D.A.H.-Referenten für Menschen mit HIV/AIDS, und Wieland Speck, dem Regisseur des Safer-Sex-Pornos (»Porno ›90«) und der Porno-Spots der D.A.H., in: Deutsche AIDS-Hilfe (Hg.): Aspekte der AIDS-Diskussion auf internationalen Kongressen 1989. Montreal – Wien – New York, Berlin 1990.

Herzberg, Rolf Dietrich: Die AIDS-Infizierung als Straftat, in: *AIDS-Forschung* 2 (1987), H. 1, S. 52–55.

Herzberg, Rolf Dietrich: Die Strafandrohung als Waffe im Kampf gegen AIDS, in: *Neue Juristische Wochenschrift* (1987), H. 24, S. 1461–1466.

Herzberg, Rolf Dietrich: Zur Strafbarkeit des Aids-Infizierten bei unabgeschirmtem Geschlechtsverkehr, in: *Neue Juristische Wochenschrift* (1987), H. 37, S. 2283–2284.

Hildesheimer AIDS-Hilfe e.V.: Jahresbericht der Hildesheimer AIDS-Hilfe e.V. 1987.

Hildesheimer AIDS-Hilfe e.V.: Jahresbericht 1988.
Hildesheimer AIDS-Hilfe e.V.: Jahresbericht 1989.
Hildesheimer AIDS-Hilfe e.V.: Jahresbericht 1990.
Hildesheimer AIDS-Hilfe e.V.: Jahresbericht 1992.
Hildesheimer AIDS-Hilfe e.V.: Jahresbericht 1995.
Hildesheimer AIDS-Hilfe e.V.: Jahresbericht 1996.
Hildesheimer AIDS-Hilfe e.V.: Hand in Hand. 10 Jahre Hildesheimer AIDS-Hilfe, 1997.
Hippel, Eike von: Aids als rechtspolitische Herausforderung, in: *Zeitschrift für Rechtspolitik* 20 (1987), H. 4, S. 123–131.
Hübener, Eckhard: Entgegnung auf den Aufsatz von Walter Bachmann »Seuchenrechtliche Aspekte der HIV-Infektion«, in: *AIDS-Forschung* 2 (1987), H. 5, S. 292–294.
Jungdemokraten: Lieber ein warmer Bruder als ein kalter Krieger. Arbeitskreis Homosexualität. Dokumentation, Berlin ²1980.
Komitee AIDS und Menschenrechte: AIDS langd's! Der Nürnberger AIDS-Prozeß, Nürnberg ²1988.
Konferenz der für das Gesundheitswesen zuständigen Minister und Senatoren der Länder: Mehrheitsbeschluß der Sondersitzung der Konferenz der für das Gesundheitswesen zuständigen Minister und Senatoren der Länder (GMK) am 27. März 1987 in Bonn – abweichendes Votum des Freistaats Bayern, in: *AIDS-Forschung* 2 (1987), H. 6, S. 341–345.
König, Ralf: Safer Sex Comic 1 – Der Verhüter, Berlin 1985.
König, Ralf: Safer Sex Comic 2 – Der König und der Narr, Berlin 1985.
König, Ralf: Safer Sex Comic 3 – Die Videonummer, Berlin 1985.
König, Ralf: Safer Sex Comic 4 – Diesmal: Was besonders Versautes, Berlin 1985.
König, Ralf: Safer Sex Comic 5 – Sag Bescheid wenn's losgeht!, Berlin 1987.
König, Ralf: Safer Sex Comic 6–114 Stufen, Berlin 1987.
König, Ralf: Safer Sex Comic 7 – Spermaschlabber im Hot Rubber, Berlin 1987.
König, Ralf: Safer Sex Comic 8 – Der Hypochonder, Berlin 1987.
König, Ralf: AIDS – was ist das?! – Ein Safer-Sex-Comic (nicht nur) für gehörlose Schwule, Berlin 1988.
L'Age-Stehr, Johanna/Koch, Michael G.: Das Erfassungsverfahren für AIDS-Fälle in Deutschland, in: *AIDS-Forschung* 2 (1987), H. 2, S. 87–93.
Landesbeauftragte für den Datenschutz: Achter Tätigkeitsbericht des Landesdatenschutzbeauftragten für den Datenschutz. Berichtszeitraum 1985/1986, 14.11.1986, Drucksache 11/60 des Bayerischen Landtags.
Landesverband der Hessischen AIDS-Hilfen: Die unerträgliche Lebendigkeit der Positiven. Aufruf des Landesverbandes der hessischen AIDS-Hilfen, in: Deutsche AIDS-Hilfe e.V. (Hg.): Solidarität der Uneinsichtigen. Aktionstag 9. Juli 1988 Frankfurt am Main, Berlin 1988, S. 9–10.
Landgericht München I: Infizierung mit Aids, in: *Neue Juristische Wochenschrift* (1987), H. 24, S. 1495.
Landgericht Nürnberg-Fürth: Homosexueller Geschlechtsverkehr eines AIDS-Infizierten, in: *Neue Juristische Wochenschrift* (1988), H. 37, S. 2311–2313.
Lang, August R.: Strafrechtliche und strafprozessuale Aspekte des AIDS-Problems, in: *AIDS-Forschung* 1 (1986), H. 3, S. 148–151.

Loschelder, Wolfgang: Gesundheitsrechtliche Aspekte des Aids-Problems, in: *Neue Juristische Wochenschrift* (1987), H. 24, S. 1467–1470.

Marowsky, Ingo: AIDS und Arbeitswelt, in: Deutsche AIDS-Hilfe e.V. (Hg.): Solidarität der Uneinsichtigen. Aktionstag 9. Juli 1988 Frankfurt a.M., Berlin 1988, S. 27–29.

Prittwitz, Cornelius: Aids, Recht und Gesundheitspolitik, Berlin 1990.

Rosenbrock, Rolf: Aids kann schneller besiegt werden. Gesundheitspolitik am Beispiel einer Infektionskrankheit, Hamburg 1986.

Rübsaamen, Martina: Der Ansteckungsverdacht im Sinne des Bundes-Seuchengesetzes insbesondere im Zusammenhang mit AIDS. Teil 2, in: *AIDS-Forschung* 2 (1987), H. 4, S. 207–217.

Rübsaamen, Martina: Der Ansteckungsverdacht im Sinne des Bundes-Seuchengesetzes insbesondere im Zusammenhang mit AIDS. Teil 3, in: *AIDS-Forschung* 2 (1987), H. 5, S. 276–281.

Rühmann, Frank: AIDS. Eine Krankheit und ihre Folgen, Frankfurt am Main 1985.

Salmen, Andreas/Eckert, Albert: 20 Jahre bundesdeutsche Schwulenbewegung 1969–1989, Köln 1989.

Scherf, Klaus: AIDS und Strafrecht. Schaffung eines Gefährdungstatbestandes zur Bestrafung ungeschützten Geschlechtsverkehrs, Baden-Baden 1992.

Scheu, Gerhard/Lohmann, Wolfgang/Schmidbauer, Horst/Schnittler, Christoph: Zweite Beschlußempfehlung und Schlußbericht des 3. Untersuchungsausschusses nach Artikel 44 des Grundgesetzes, 21.10.1994, Drucksache 12/8591 des Deutschen Bundestages.

Schlund, Gerhard H.: Juristische Aspekte beim erworbenen Immun-Defekt-Syndrom (AIDS). Teil 1, in: *AIDS-Forschung* 1 (1986), H. 8, S. 448–454.

Schlund, Gerhard H.: Juristische Aspekte beim erworbenen Immun-Defekt-Syndrom (AIDS). Teil 2, in: *AIDS-Forschung* 1 (1986), H. 10, S. 564–571.

Schumacher, Wolfgang/Meyn, Egon: Bundes-Seuchengesetz mit amtlicher Begründung und ausführlicheren Erläuterungen für die Praxis sowie ergänzenden Rechtsvorschriften, Köln 1980.

SchwIPs – die schwulen Juristen: Recht Schwul. Rechtsratgeber für Schwule, Berlin 1982.

Die schwulen Medizinmänner: Sumpffieber. Medizin für schwule Männer, Berlin ³1981.

Seewald, Otfried: Zur Verantwortlichkeit des Bürgers nach dem Bundes-Seuchengesetz, in: *Neue Juristische Wochenschrift* (1987), H. 37, S. 2265.

Simitis, Spiros: Gesundheitsrechtliche Aspekte der Bekämpfung von AIDS, in: *AIDS-Forschung* 1 (1986), H. 4, S. 210–214.

Staatsanwaltschaft Nürnberg-Fürth: Einstellungsverfügung der Staatsanwaltschaft Nürnberg-Fürth vom 21.03.1990, in: *Rundbrief AIDS und Recht* 2 (1990), H. 3/4, S. 2.

Stümke, Hans-Georg/Finkler, Rudi: Rosa Winkel, Rosa Listen. Homosexuelle und »Gesundes Volksempfinden« von Auschwitz bis heute, Reinbek bei Hamburg 1981.

Oesterle-Schwerin, Jutta/Schmidt-Bott, Regula: Große Anfrage der Abgeordneten Frau Oesterle-Schwerin, Frau Schmidt-Bott und der Fraktion DIE GRÜNEN, 24.6.1988, Drucksache 11/2586 des Deutschen Bundestages.

Oesterle-Schwerin, Jutta/Kelly, Petra/Olms, Ellen/Volmer, Ludger/Daniels, Wolfgang/Häfner, Gerald/Kreuzeder, Matthias/Rust, Bärbel/Saibold, Halo/Weiss, Michael: Antrag. Beeinträchtigung der Menschen- und Bürgerrechte der britischen Uringe und Urninden durch die Section 28 des Local Government Bill sowie vergleichbare Angriffe auf die Emanzipation der Urninge und Urninden in Bayern, 15.12.1988, Drucksache 11/3741 des Deutschen Bundestages.

Wolff, Jürgen/Mehlem, Sabine/Reiß, Stefan: Rechtsratgeber AIDS, Hamburg 1988.

4 Literatur

Alkemeyer, Thomas/Bröckling, Ulrich/Peter, Tobias (Hg.): Jenseits der Person. Zur Subjektivierung von Kollektiven, Bielefeld 2018.

Anderson, Benedict: Imagined Communities. Reflections on the Origin and Spread of Nationalism, New York 1991.

Arastéh, Keikawus/Simon, Viviana: Entwicklung der therapeutischen Möglichkeiten bei der HIV-Infektion – Rück- und Ausblick, in: Ulrich Marcus (Hg.): Glück gehabt? Zwei Jahrzehnte AIDS in Deutschland, Berlin 2000, S. 61–105.

Aretz, Bernd: Mann sieht nur die, denen es gut geht, in: Deutsche AIDS-Hilfe e.V. (Hg.): Jahrbuch 2007/2008 der Deutschen AIDS-Hilfe e.V., Berlin 2008, S. A49–A5.1.

Baader, Meike Sophia: Zwischen Enttabuisierung und Entgrenzung. Der Diskurs um Pädosexualität und die Erziehungs-, Sexual- und Sozialwissenschaften der 1970er bis 1990er Jahre, in: *Erziehungswissenschaft* 28 (2017), H. 54, S. 27–37.

Baer, Susanne: Juristische Biopolitik. Das Wissensproblem im Recht am Beispiel des demografischen Wandels, in: Michelle Cottier (Hg.): Wie wirkt Recht? Ausgewählte Beiträge zum ersten gemeinsamen Kongress der deutschsprachigen Rechtssoziologie-Vereinigung, Luzern 4.–6. September 2008, Baden-Baden 2010, S. 181–201.

Baer, Susanne: Rechtssoziologie. Eine Einführung in die interdisziplinäre Rechtsforschung, Baden-Baden ³2017.

Baer, Susanne/Sacksofsky, Ute, in: dies. (Hg.): Autonomie im Recht – Geschlechtertheoretisch vermessen, Baden-Baden 2018, S. 11–31.

Baldwin, Peter: Disease and Democracy. The Industrialized World Faces AIDS, Berkeley 2005.

Bänziger, Peter-Paul: Vom Seuchen- zum Präventionskörper? Aids und Körperpolitik in der BRD und der Schweiz in den 1980er Jahren, in: *Body Politics* 2 (2014), H. 3, S. 179–214.

Bänziger, Peter-Paul: ExpertInnen statt AktivistInnen. Der Entpolitisierungsdiskurs in der Aids-Arbeit der 1980er Jahre, in: Pascal Eitler/Jens Elberfelder (Hg.): Zeitgeschichte des Selbst: Therapeutisierung – Politisierung – Emotionalisierung, Bielefeld 2015, S. 261–277.

Bänziger, Peter-Paul/Çetin, Zülfukar: Die Normalisierung eines Ausnahmezustandes? Geschichte der Aids- und der Drogenthematik in der Bundesrepublik seit den 1980er Jahren, in: Hannah Ahlheim (Hg.): Gewalt, Zurichtung, Befreiung? Individuelle »Ausnahmezustände« im 20. Jahrhundert, Göttingen 2017, S. 114–140.

Bartholomae, Joachim: Klappentexte – Verlage, Buchläden und Zeitschriften als Infrastruktur der Schwulenbewegung, in: Andreas Pretzel/Volker Weiß (Hg.): Zwischen Autonomie und Integration. Schwule Politik und Schwulenbewegung in den 1980er und 1990er Jahren, Hamburg 2013, S. 69–92.

Batza, Katie: Before AIDS. Gay Health Politics in the 1970s, Philadelphia 2018.

Becker, Hans: Nachruf auf Sophinette Becker, gestorben am 24. Oktober 2019 in Frankfurt, in: *Psychoanalyse im Widerspruch* 32 (2020), H. 1, S. 111-114.
Beljan, Magdalena: Rosa Zeiten? Eine Geschichte der Subjektivierung männlicher Homosexualität in den 1970er und 1980er Jahren der BRD, Bielefeld 2014.
Beljan, Magdalena: Unlust bei der Lust? AIDS, HIV und Sexualität in der BRD, in: Bänziger, Peter-Paul et al. (Hg.): Sexuelle Revolution? Zur Geschichte der sexuellen Revolution in Deutschland seit den 1960er Jahren, Bielefeld 2015, S. 323-345.
Bergmann, Nicole: Volkszählung und Datenschutz. Proteste zur Volkszählung 1983 und 1987 in der Bundesrepublik Deutschland, Hamburg 2009.
Binder, Beate: Rechtsmobilisierung. Zur Produktivität der Rechtsanthropologie für eine Kulturanthropologie des Politischen, in: Johanna Rolshoven/Ingo Schneider (Hg.): Dimensionen des Politischen. Ansprüche und Herausforderungen der Empirischen Kulturwissenschaft, Berlin 2018, S. 50-61.
Blair, Thomas R.: Safe Sex in the 1970s. Community Practitioners on the Eve of AIDS, in: *American Journal of Public Health* 107 (2017), H. 6, S. 872-879.
Böick, Marcus: Meister-, Gegen- oder Meta-Erzählung? Leitperspektiven auf den »Zeitenwechsel« in Deutschland nach 1989/90, in: Daniel Verdú Schumann/Stefan Schreckenberg: Zwischen Aufbruch und Krise. Narrative Auseinandersetzungen mit der spanischen Transición und der deutschen »Wende«, Heidelberg 2022, S. 73-94.
Bongaerts, Gregor: Soziale Praxis und Verhalten – Überlegungen zum Practice Turn in Social Theory, in: *Zeitschrift für Soziologie* 36 (2007), H. 4, S. 246-260.
Bormuth, Maria/Januschke, Eugen: Gesunder Sex durch HIV-Präventionsmedien, in: *VIRUS. Beiträge zur Sozialgeschichte der Medizin* 18 (2019), S. 326-348.
Bourdieu, Pierre: Die Juristen. Türhüter der kollektiven Heuchelei, in: Andrea Kretschmann (Hg.): Das Rechtsdenken Pierre Bourdieus, Weilerswist 2019, S. 27-34.
Bourdieu, Pierre: Die Kraft des Rechts. Elemente einer Soziologie des juridischen Feldes, in: Andrea Kretschmann (Hg.): Das Rechtsdenken Pierre Bourdieus, Weilerswist 2019, S. 35-75.
Breckner, Roswitha: Von den Zeitzeugen zu den Biographen. Methoden der Erhebung und Auswertung lebensgeschichtlicher Interviews, in: Julia Obertreis (Hg.): Oral History. Basistexte, Stuttgart 2012, S. 131-151.
Breu, Kevin-Niklas: Schwule Lebensweisen auf dem Prüfstand: Gesundheitsförderung des bundesdeutschen AIDS-Aktivismus im Spiegel transnationaler Einflüsse, in: *Revue d'Allemagne et des pays de langue allemande* 53 (2021), H. 2, S. 441-464.
Brier, Jennifer: Infectious Ideas. U.S. political responses to the AIDS crisis, Chapel Hill 2009.
Bronski, Michael: A queer history of the United States, Boston, MA 2011.
Brown, Wendy: Suffering Rights as Paradoxes, in: *Constellations* 7 (2000), H. 2, S. 230-241.
Brubaker, Rogers/Cooper, Frederick: Beyond »Identity«, in: *Theory and Society* 29 (2000), S. 1-47.
Buckel, Sonja: Subjektivierung und Kohäsion. Zur Rekonstruktion einer materialistischen Theorie des Rechts, Weilerswist 2007.
Buckel, Sonja/Christensen, Ralph/Fischer-Lescano, Andreas: Einleitung. Neue Theoriepraxis des Rechts, in: dies. (Hg.): Neue Theorie des Rechts, Stuttgart ³2020, S. 1-9.
Bühner, Maria: The Rise of a New Consciousness. Lesbian Activism in East-Germany in the 1980s, in: Joachim C. Häberlen/Mark Keck-Szaibel/Kate Mahoney (Hg.): The Politics of

Authenticity. Countercultures and Radical Movements across the Iron Curtain, 1968–1989, New York, NY 2018, S. 151–173.
Burmester, Gerd-Rüdiger: Zum 60. Geburtstag von Prof. Dr. med. Joachim Robert Kalden, in: *Zeitschrift für Rheumatologie* 57 (1998), H. 1, S. 53–54.
Butler, Judith: Anmerkungen zu einer performativen Theorie der Versammlung, Berlin 2018.
Butler, Judith: Haß spricht. Zur Politik des Performativen, Frankfurt am Main ⁶2018.
Crimp, Douglas: AIDS. Cultural Analysis Cultural Activism, Cambridge 1988.
Dannecker, Martin/Reiche, Reimut: Der gewöhnliche Homosexuelle. Eine soziologische Untersuchung über männliche Homosexuelle in der BRD, Frankfurt am Main 1974.
Derrida, Jacques: Gesetzeskraft. Der »mystische Grund der Autorität«, Frankfurt am Main 1991.
Dickinson, Edward Ross: Policing Sex in Germany, 1882–1982. A Preliminary Statistical Analysis, in: *Journal of the History of Sexuality* 16 (2007), H. 2, S. 204–250.
Dobler, Jens/Rimmele, Harald: Schwulenbewegung, in: Roland Roth/Dieter Rucht (Hg.): Die sozialen Bewegungen in Deutschland seit 1945. Ein Handbuch, Frankfurt am Main 2013, S. 541–556.
Doering-Manteuffel, Anselm/Raphael, Lutz/Schlemmer, Thomas: Nach dem Boom. Neue Einsichten und Erklärungsversuche, in: dies. (Hg.): Vorgeschichte der Gegenwart. Dimensionen des Strukturbruchs nach dem Boom, Göttingen 2016, S. 9–36.
Eichenberg, Julia/Lahusen, Benjamin/Payk, Marcus M./Priemel, Kim Christian: Eine Maschine, die träumt. Das Recht in der Zeitgeschichte und die Zeitgeschichte des Rechts, in: *Zeithistorische Forschungen* 16 (2019), H. 2, S. 215–231.
Eder, Franz X.: Kultur der Begierde. Eine Geschichte der Sexualität, München ²2009.
Eitz, Thorsten: Aids. Krankheitsgeschichte und Sprachgeschichte, Hildesheim 2003.
Engel, Jonathan: The Epidemic. A Global History of AIDS, New York 2006.
Engelmann, Lukas: Homosexualität und AIDS, in: Florian Mildenberger/Jennifer Evans/Rüdiger Lautmann/Jakob Pastötter (Hg.): Was ist Homosexualität? Forschungsgeschichte, gesellschaftliche Entwicklungen und Perspektiven, Hamburg 2014, S. 271–303.
Engert, Stefan: Gib Versicherheitlichung keine Chance. Der frühe AIDS-Diskurs in den demokratischen Institutionen der BRD, in: Christopher Daase/Stefan Engert/Julian Junk (Hg.): Verunsicherte Gesellschaft – Überforderter Staat. Zum Wandel der Sicherheitskultur, Frankfurt am Main 2013, S. 178–210.
Epstein, Debbie: Sexualities and Education: Catch 28, in: *Sexualities* 3 (2000), H. 4, S. 387–394.
Epstein, Steven: Impure Science. AIDS, Activism and the Politics of Knowledge, Oakland, CA 1998.
Erdogan, Julia Gül: Avantgarde der Computernutzung. Hackerkulturen der Bundesrepublik und der DDR, Göttingen 2021.
Escoffier, Jeffrey: The Invention of Safer Sex: Vernacular Knowledge, Gay Politics and HIV Prevention, in: *Berkeley Journal of Sociology* 43 (1998), S. 1–30.
Evans, Jennifer: Why Queer German History?, in: *German History* 34 (2016), H. 3, S. 371–384.
Ewing, Christopher: The Color of Desire. The Queer Politics of Race in the Federal Republic of Germany after 1970, Ithaca, NY 2023.

Fleck, Ludwik: Entstehung und Entwicklung einer wissenschaftlichen Tatsache. Einführung in die Lehre vom Denkstil und Denkkollektiv, Frankfurt am Main ⁹2012.

Florvil, Tiffany N.: Mobilizing Black Germany. Afro-German Women and the Making of a Transnational Movement, Urbana, IL 2020.

Foucault, Michel: Recht über den Tod und Macht zum Leben, in: Thomas Lemke/Andreas Folkers (Hg.): Biopolitik. Ein Reader, Berlin 2014, S. 65–87.

Foucault, Michel: Der Wille zum Wissen, Frankfurt am Main ²³2020.

Frankenberg, Günter: Deutschland. Der verlegene Triumph des Pragmatismus, in: David L. Kirp (Hg.): Strategien gegen Aids. Ein internationaler Politikvergleich, Berlin 1994, S. 134–172.

Freist, Dagmar: Diskurse – Körper – Artefakte. Historische Praxeologie in der Frühneuzeitforschung, Bielefeld 2014.

Friedrichs, Jan-Henrik: »Hier begann der Angriff der Systemveränderer«. Schulreform und Radikalenbeschluss in den frühen 1970er Jahren, in: Edgar Wolfrum (Hg.): Verfassungsfeinde im Land. Der »Radikalenerlass« von 1972 in der Geschichte Baden-Württembergs und der Bundesrepublik, Göttingen 2022, S. 562–596.

Frings, Matthias (Hg.): AIDS. Dimensionen einer Krankheit, Reinbek 1986.

Gammerl, Benno: Mit von der Partie oder aus Abstand? Biografische Perspektiven schwuler Männer und lesbischer Frauen auf die Emanzipationsbewegungen der 1970er Jahre, in: Andreas Pretzel/Volker Weiß (Hg.): Rosa Radikale. Die Schwulenbewegung der 1970er Jahre, Hamburg 2013, S. 160–177.

Gammerl, Benno: Ist frei sein normal? Männliche Homosexualitäten seit den 1960er Jahren zwischen Emanzipation und Normalisierung, in: Peter-Paul Bänziger/Magdalena Beljan/Franz X. Eder/Pascal Eitler (Hg.): Sexuelle Revolution? Zur Geschichte der sexuellen Revolution in Deutschland seit den 1960er Jahren, Bielefeld 2015, S. 223–243.

Gammerl, Benno: Affecting Legal Change: Law and Same-Sex Feelings in West Germany since the 1950s, in: Sean Brady/Mark Seymour (Hg.): From Sodomy Laws to Same-Sex Marriage. International Perspectives since 1789, London 2019, S. 109–123.

Gammerl, Benno: Anders fühlen. Schwules und lesbisches Leben in der Bundesrepublik – eine Emotionsgeschichte, München 2021.

Gammerl, Benno: Queer. Eine Deutsche Geschichte vom Kaiserreich bis Heute, München 2023.

Gammerl, Benno/Lücke, Martin/Rottmann, Andrea (Hg.): Handbuch Queere Zeitgeschichten II. Differenzen, Bielefeld 2024.

Geene, Raimund: AIDS-Politik. Ein Krankheitsbild zwischen Medizin, Politik und Gesundheitsförderung, Frankfurt am Main 2000.

Giesen, Bernhard/Seyfert, Robert: Kollektive Identität, in: *Aus Politik und Zeitgeschichte* 63 (2013), H. 13/14, S. 39–43.

Gilbert, M. Thomas P./Rambaut, Andrew/Walsiuk, Gabriela/Spira, Thomas J./Pitchenik, Arthur E.: The emergence of HIV/AIDS in the Americas and beyond, in: *PNAS* 104 (2007), H. 47, S. 18566–18570.

Giles-Vernick, Tamara/Didier, Gondola/Lachenal, Guillaume/Schneider, William H.: Social History, Biology, and the Emergence of HIV in Colonial Africa, in: *The Journal of African History* 54 (2013), H. 1, S. 11–30.

Gould, Deborah B.: Moving Politics. Emotion and ACT UP's Fight against AIDS, Chicago 2009.

Graser, Alexander: Strategic Litigation. Ein Verstehensversuch, in: ders./Christian Helmrich (Hg.): Strategic Litigation: Begriff und Praxis, Baden-Baden 2019, S. 37–42.

Griffiths, Craig: Sex, Shame and West German Gay Liberation, in: *German History* 34 (2016), H. 3, S. 445–467.

Griffiths, Craig: The Ambivalence of Gay Liberation. Male Homosexual Politics in 1970s West Germany, Oxford 2021.

Haasis, Lucas/Rieske, Constantin: Historische Praxeologie. Zur Einführung, in: dies. (Hg.): Historische Praxeologie. Dimensionen vergangenen Handelns, Paderborn 2015, S. 7–54.

Hansen, Helena: Human Immunodeficiency Virus and Quarantine in Cuba, in: *The Journal of the American Medical Association* 290 (2003), H. 21, S. 2875.

Hansen, Helena/Groce, Nora Ellen: From quarantine to condoms. Shifting policies and problems of HIV control in Cuba, in: *Medical anthropology* 19 (2001), H. 3, S. 259–292.

Haunss, Sebastian: Identität in Bewegung. Prozesse kollektiver Identität bei den Autonomen und in der Schwulenbewegung, Wiesbaden ¹2003.

Haunss, Sebastian: Kollektive Identität, soziale Bewegungen und Szenen, in: *Forschungsjournal Soziale Bewegungen* 24 (2011), H. 4, S. 41–53.

Haunss, Sebastian: Von der sexuellen Befreiung zur Normalität. Das Ende der zweiten deutschen Schwulenbewegung, in: Andreas Pretzel/Volker Weiß (Hg.): Rosa Radikale. Die Schwulenbewegung der 1970er Jahre, Hamburg 2012, S. 199–214.

Haunss, Sebastian/Leach, Darcy K.: Scenes and Social Movement, in: Hank Johnston (Hg.): Culture, Social Movements and Protest, Farnham 2009, S. 255–276.

Haus, Sebastian: Risky Sex – Risky Language. HIV/AIDS and the West German Gay Scene in the 1980s, in: *Historical Social Research* 41 (2016), H. 1, S. 111–134.

Haus-Rybicki, Sebastian: Eine Seuche regieren. AIDS-Prävention in der Bundesrepublik 1981–1995, Bielefeld 2021.

Hauswald, Rico: Zu einer allgemeinen Ontologie sozialer Pluralitäten, in: Akten des XXII. Deutschen Kongresses für Philosophie, München 2011.

Hauswald, Rico: Kollektive Identität. Versuch einer Explikation, in: Gabriele Jähnert/Karin Aleksander/Marianne Kirszio (Hg.): Kollektivität nach der Subjektkritik. Geschlechtertheoretische Positionierungen, Bielefeld 2013, S. 137–152.

Hedinger, Daniel/Siemens, Daniel: What's the Problem with Law in History? An Introduction, in: *InterDisciplines* 3 (2012), H. 2, S. 6–17.

Heinrich, Elisa/Kirchknopf, Johann: Zeitgeschichte & Queer Studies, in: Marcus Gräser/Dirk Rupnow (Hg.): Österreichische Zeitgeschichte/Zeitgeschichte in Österreich, Wien 2021, S. 724–744.

Henze, Patrick: Schwule Emanzipation und ihre Konflikte. Zur westdeutschen Schwulenbewegung der 1970er Jahre, Berlin 2019.

Herzog, Dagmar: Sexuality in Europe. A Twentieth-Century History, Cambridge 2011.

Heying, Mareen: Konstruktion und Funktion des »anderen« Körpers. Verdrängung, Gewalt und Kontrolle aus Sicht von deutschen und italienischen Prostituiertenbewegungen in den 1980er- und 1990er-Jahren, in: *SozProb* 29 (2018), H. 2, S. 99–115.

Heying, Mareen: The German Prostitutes' Movement: Hurenbewegung. From Founding to Law Reform, 1980–2002, in: *Moving the Social* (2018), H. 59, S. 25–45.

Heying, Mareen: Huren in Bewegung. Kämpfe von Sexarbeiterinnen in Deutschland und Italien, 1980 bis 2001, Essen 2019.

Hoeres, Peter: Von der »Tendenzwende« zur »geistig-moralischen Wende« Konstruktion und Kritik konservativer Signaturen in den 1970er und 1980er Jahren, in: *Vierteljahrshefte für Zeitgeschichte* (2013), H. 1, S. 93–119.

Hofmann, Birgit/Wolfrum, Edgar: Zur Einführung. Der »Radikalenerlass« – zeitgenössische Wahrnehmungen und gegenwärtige Forschungen, in: Edgar Wolfrum (Hg.): Verfassungsfeinde im Land. Der »Radikalenerlass« von 1972 in der Geschichte Baden-Württembergs und der Bundesrepublik, Göttingen 2022, S. 13–64.

Holy, Michael: Jenseits von Stonewall – Rückblicke auf die Schwulenbewegung in der BRD 1969–1980, in: Andreas Pretzel/Volker Weiß (Hg.): Rosa Radikale. Die Schwulenbewegung der 1970er Jahre, Hamburg ^{1}2012, S. 39–79.

Hörnle, Tatjana: Rolf Dietrich Herzberg zum 70. Geburtstag, in: *Juristenzeitung* 63 (2008), H. 4, S. 189–190.

Huneke, Samuel Clowes: States of Liberation. Gay Men between Dictatorship and Democracy in Cold War Germany, Toronto 2022.

Jäger, Margarete: Fatale Effekte. Die Kritik am Patriarchat im Einwanderungsdiskurs, Duisburg 1996.

Jäger, Siegfried: Kritische Diskursanalyse. Eine Einführung, Münster ^{7}2015.

Jäger, Siegfried/Zimmermann, Jens: Lexikon kritische Diskursanalyse. Eine Werkzeugkiste, Münster 2010.

Januschke, Eugen/Klöppel, Ulrike: ACT UP-Kirchenprotest in Deutschland als translokale Aids-aktivistische Praxis, in: *hjk* (2021), H. 13, S. 651–660.

Januschke, Eugen/Klöppel, Ulrike: Collective Identity in the German AIDS Movement. Anti-criminalization Protest against Bavaria's AIDS Policy in the Second Half of the 1980s, in: *Historischen Anthropologie* 32 (2024), H. 2, S. 184–205.

Jenss, Harro: In Memoriam Professor Dr. med. Nepomuk Zöllner 21. Februar 1923 bis 10. Juli 2017, in: *Zeitschrift für Gastroenterologie* 55 (2017), H. 10, S. 1055.

Jobard, Fabien/Kretschmann, Andrea: Recht in Bewegung, in: *Zeitschrift für Rechtssoziologie* 39 (2020), H. 2, S. 149–157.

Jones, James W.: Discourses on and of AIDS in West Germany, 1986–90, in: *Journal of History of Sexuality* 2 (1992), H. 3, S. 349–468.

Jones, James W.: Cartoons and AIDS. Safer Sex, HIV, and AIDS in Ralf König's Comics, in: *Journal of Homosexuality* 60 (2013), H. 8, S. 1096–1116.

Kayal, Philip M.: Bearing witness. Gay Men's Health Crisis and the politics of AIDS, Boulder, CO 1993.

Kersten, Birgit: Dr. Gisela Wild Rechtsanwältin, in: *Zeitschrift des Deutschen Juristinnenbundes* (2011), H. 1, S. 43–46.

Klecha, Stephan: Niemand sollte ausgegrenzt werden. Die Kontroverse um Pädosexualität bei den frühen Grünen, in: Franz Walter/Stephan Klecha/Alexander Hensel (Hg.): Die Grünen und die Pädosexualität. Eine bundesdeutsche Geschichte, Göttingen 2015, S. 160–227.

Klecha, Stephan: Die Grünen zwischen Empathie und Distanz in der Pädosexualitätsfrage. Anatomie eines Lernprozesses, Wiesbaden 2016.

König, Wolfgang: Das Kondom. Zur Geschichte der Sexualität vom Kaiserreich bis in die Gegenwart, Stuttgart 2016.

Kraushaar, Elmar: Störenfried. 40 Jahre Homo-Journalismus, Berlin 2016.

Kretschmann, Andrea: Pierre Bourdieus Beitrag zur Analyse des Rechts, in: dies. (Hg.): Das Rechtsdenken Pierre Bourdieus, Weilerswist 2019, S. 10–26.

Kretschmann, Andrea: Pierre Bourdieus »Praxistheorie des Rechts«, in: dies. (Hg.): Das Rechtsdenken Pierre Bourdieus, Weilerswist 2019, S. 112–127.

Kühnlenz, Sophie: »Auf Stand der Perversen«. Zur Rezeption von Rosa von Praunheims *Nicht der Homosexuelle ist pervers, sondern die Situation, in der er lebt* in Medienberichten der Bundesrepublik Deutschland, in: *Invertito* 16 (2014), S. 125–152.

Kuschel, Franziska: Schwarzhörer, Schwarzseher und heimliche Leser. Die DDR und die Westmedien, Göttingen 2016.

Laufenberg, Mike: Sexualität und Biopolitik. Vom Sicherheitsdispositiv zur Politik der Sorge, Bielefeld 2014.

Laufenberg, Mike: Sexuelle Immunologik. Heteronormativität als biopolitischer Sicherheitsmechanismus, in: María Teresa Herrera Vivar/Petra Rostock/Uta Schirmer/Karen Wagels (Hg.): Über Heteronormativität Auseinandersetzungen um gesellschaftliche Verhältnisse und konzeptuelle Zugänge, Münster 2016, S. 51–69.

Lee, Catherine: Fifteen Years on. The Legacy of Section 28 for LGBT+ Teachers in English schools, in: *Sex education* 19 (2019), H. 6, S. 675–690.

Lehne, Adrian: HIV/AIDS, Kondome und das Recht auf sichere Sexualität, in: *Kritische Justiz* 53 (2020), H. 4, S. 468–474.

Lehne, Adrian: Test, Tattoo, Lager. Debatten über die Anwendung des Bundesseuchengesetzes auf HIV/AIDS, in: Andrea Kießling (Hg.): Quarantäne, Isolation, Abschottung. Interdisziplinäre Perspektiven auf das Infektionsschutzrecht, Frankfurt am Main 2023, S. 135–148.

Lehne, Adrian: »Dabei ist uns aufgefallen, daß in diesem Zusammenhang in ungewöhnlichem Ausmaß über homosexuelle Bürger gesprochen worden ist.« HIV/AIDS und Homosexualität in der DDR, in: Michael Mayer/Michael Schwartz (Hg.): Verfolgung – Diskriminierung – Emanzipation. Homosexualität(en) in Deutschland und Europa 1945 bis 2000, Berlin 2023, S. 211–220.

Lehne, Adrian/Springmann, Veronika: Promiske Sexualität oder monogame Beziehung? Freiheit, Moral und Verantwortung in der westdeutschen Homosexuellenbewegung, in: *WerkstattGeschichte* 29 (2021), H. 84, S. 67–82.

Lemke, Thomas/Folkers, Andreas: Einleitung, in: dies. (Hg.): Biopolitik. Ein Reader, Berlin 2014, S. 7–64.

Lemmen, Karl/Gekeler, Corrina/Hösl, Jacob: Strafrechtliche Verfolgung der HIV-Exposition und HIV-Transmission. Urteile in Deutschland von 1987–2016, Berlin 2017.

Loick, Daniel: Juridismus. Konturen einer kritischen Theorie des Rechts, Berlin 2017.

Lücke, Martin: Männlichkeit in Unordnung: Homosexualität und männliche Prostitution in Kaiserreich und Weimarer Republik, Frankfurt am Main 2008.

Marbach, Rainer: Das Freie Tagungshaus Waldschlösschen 1980–1999. Vom alternativen Projekt zur staatlich anerkannten Heimvolksschule, in: Andreas Pretzel/Volker Weiß (Hg.): Zwischen Autonomie und Integration. Schwule Politik und Schwulenbewegung in den 1980er und 1990er Jahren, Hamburg 2013, S. 34–68.

Marbach, Rainer/Weiß, Volker (Hg.): Konformitäten und Konformationen. Homosexuelle in der DDR, Hamburg 2017.

Marcus, Ulrich: 20 Jahre HIV-/AIDS-Epidemie in Deutschland – Entwicklungen, Trends und Erklärungsversuche, in: ders. (Hg.): Glück gehabt? Zwei Jahrzehnte AIDS in Deutschland, Berlin 2000, S. 1–63.

Mariat, Kate: Parliamentary Discourse on Sexuality over a Period of Legislative Change: 1986–2005, London 2017.

Marschelke, Jan-Christoph: Mehrfachzugehörigkeit von Individuen – Prämissen und Reichweite des Begriffs der Multikollektivität, in: *Zeitschrift für Kultur- und Kollektivwissenschaft* 3.1 (2017), S. 29–68.

Marschelke, Jan-Christoph/Hamann, Falk/Weichold, Martin/Wierbinski, Peter: Die Praxis der Praxis – Vermessung des juristischen Felds und die alltägliche Produktion von Normativität, in: *Zeitschrift für Grundlagen des Rechts* 5 (2019), H. 2, S. 123–128.

Martin, Dirk: Symbolische Gewalt. Überlegungen zur Analyse von Staat und Recht in der Herrschaftskritischen Soziologie Pierre Bourdieus, in: Andrea Kretschmann (Hg.): Das Rechtsdenken Pierre Bourdieus, Weilerswist 2019, S. 145–163.

McKay, Richard Andrew: Patient zero and the making of the AIDS epidemic, Chicago 2017.

McLellan, Josie: Love in the Time of Communism. Intimacy and Sexuality in the GDR, Cambridge 2011.

Meißner, Hanna: Jenseits des autonomen Subjekts. Zur gesellschaftlichen Konstitution von Handlungsfähigkeit im Anschluss an Butler, Foucault und Marx, Bielefeld 2010.

Mildenberger, Florian Georg: Schwulenbewegung in München: 1969 bis 1996, München 2000.

Möllers, Heiner: Die Kießling-Affäre 1984. Zur Rolle der Medien im Skandal um die Entlassung von General Dr. Günter Kießling, in: *Vierteljahrshefte für Zeitgeschichte* 64 (2016), H. 3, S. 517–550.

Moran, Joe: Childhood Sexuality and Education. The Case of Section 28, in: *Sexualities* 4 (2001), H. 1, S. 73–89.

Morina, Christina (Hg.): Deutschland und Europa seit 1990. Positionen, Kontroversen, Perspektiven, Göttingen 2022.

Mücke, Detlef/Timm, Klaus: Schwules und Lesbisches Gewerkschaftsengagement in den 1980er und 1990er Jahren, in: Andreas Pretzel/Volker Weiß (Hg.): Zwischen Autonomie und Integration. Schwule Politik und Schwulenbewegung in den 1980er und 1990er Jahren, Hamburg 2013, S. 93–117.

Mückenberger, Ulrich: Datenschutz als Verfassungsgebot. Das Volkszählungsurteil des Bundesverfassungsgerichtes, in: *Kritische Justiz* 17 (1984), H. 1, S. 1–24.

Neuhierl, Christian: Homosexualität und Christentum. Das »Dach« der evangelischen Kirche und die »Arbeitskreise Homosexualität« in der DDR in den 1980er Jahren, in: Michael Mayer/Michael Schwartz (Hg.): Verfolgung – Diskriminierung – Emanzipation. Homosexualität(en) in Deutschland und Europa 1945 bis 2000, Berlin 2023, S. 167–174.

Newsome, W. Jake: Homosexuals after the Holocaust. Sexual Citizenship and the Politics of Memory in Germany and the United States, 1945–2008, Buffalo, NY 2016.

Nussbaum, Martha C.: From Disgust to Humanity. Sexual Orientation and Constitutional Law, Oxford 2010.

Obermaier, Frederik: Sex, Kommerz und Revolution. Vom Aufstieg und Untergang der Zeitschrift »konkret« (1957–1973), Marburg 2011.

Obertreis, Julia: Oral History. Geschichte und Konzeptionen, in: dies. (Hg.): Oral History. Basistexte, Stuttgart 2012, S. 7–30.

Offen, Naphtali/Smith, Elizabeth A./Malone, Ruth E.: From Adversary to Target Market. The ACT-UP Boycott of Philip Morris, in: *TOB CONTROL* 12 (2003), H. 2, S. 203–207.

O'Shea, Megan/Malsbury, Susan/Mennerich, Donald/Stinson, John: Guide to the Gay Men's Health Crisis records, New York 2014.

Paul, Gerd: Politisch war alles, in: Deutsche AIDS-Hilfe (Hg.): Jahrbuch 2007/2008 der Deutschen AIDS-Hilfe e.V. Berlin 2008, S. A6–A10.

Pepin, Jaques: The Origins of AIDS, Cambridge 2011.

Perez-Stable, E.J.: Cuba's response to the HIV epidemic, in: *American Journal of Public Health* 81 (1991), H. 5, S. 563–567.

Pieper, Kajo/Vael, Guido: Die AIDS-Hilfe – ein historischer Abriß, in: Deutsche AIDS-Hilfe e.V. (Hg.): 10 Jahre Deutsche AIDS-Hilfe Geschichten & Geschichte, Berlin 1993, S. 25–32.

Piesche, Peggy (Hg.): Labor 89. Intersektionale Bewegungsgeschichte*n aus West und Ost, Berlin 2019.

Plastargias, Jannis: RotZSchwul. Der Beginn einer Bewegung (1971–1975), Berlin 2015.

Pretzel, Andreas/Weiß, Volker (Hg.): Rosa Radikale. Die Schwulenbewegung der 1970er Jahre, Hamburg 2012.

Pretzel, Andreas/Weiß, Volker (Hg.): Zwischen Autonomie und Integration. Schwule Politik und Schwulenbewegung in den 1980er und 1990er Jahren, Hamburg 2013.

Probst, Jürgen: Erinnerungen an Prof. Dr. Dr. h. c. Wolfgang Spann, in: *Orthopädie und Unfallchirurgie. Mitteilungen und Nachrichten* 3 (2013), H. 2, S. 184.

Raithel, Thomas: Jugendarbeitslosigkeit in der Bundesrepublik Deutschland und Frankreich in den 1970er und 1980er Jahren, in: ders./Thomas Schlemmer (Hg.): Die Rückkehr der Arbeitslosigkeit. Die Bundesrepublik Deutschland im europäischen Kontext 1973 bis 1989, München 2009, S. 67–80.

Raithel, Thomas: Jugendarbeitslosigkeit in der Bundesrepublik. Entwicklung und Auseinandersetzung während der 1970er und 1980er Jahre, München 2014.

Raphael, Lutz/Doering-Manteuffel, Anselm: Nach dem Boom. Perspektiven auf die Zeitgeschichte seit 1970, Göttingen ³2012.

Rehberg, Peter: »Männer wie Du und Ich«. Gay Magazines from the National to the Transnational, in: *German History* 34 (2016), S. 468–485.

Rehberg, Peter/Boovy, Bradley: Schwule Medien nach 1945, in: Florian Mildenberger/Jennifer Evans/Rüdiger Lautmann/Jakob Pastötter (Hg.): Was ist Homosexualität? Forschungsgeschichte, gesellschaftliche Entwicklungen und Perspektiven, Hamburg 2014, S. 529–556.

Reichardt, Sven: Authentizität und Gemeinschaft. Linksalternatives Leben in den siebziger und frühen achtziger Jahren, Berlin ²2014.

Reichert, Martin: Praxeologische Geschichtswissenschaft. Eine Diskussionsanregung, in: *Sozial.Geschichte* 22 (2007), H. 3, S. 43–65.

Reichert, Martin: Zeithistorisches zur praxeologischen Geschichtswissenschaft, in: Arndt Brendecke (Hg.): Praktiken der Frühen Neuzeit, Köln 2015, S. 46–61.

Reichert, Martin: Die Kapsel. AIDS in der Bundesrepublik, Berlin 2018.

Roth, Roland/Rucht, Dieter: Einleitung, in: dies. (Hg.): Die sozialen Bewegungen in Deutschland seit 1945, Frankfurt am Main 2008, S. 9–36.

Rottmann, Andrea/Lücke, Martin/Gammerl, Benno (Hg.): Handbuch Queere Zeitgeschichten I. Räume, Bielefeld 2023.
Rucht, Dieter: Neue Soziale Bewegungen, Heidelberg [7]2013.
Sarasin, Philipp: Was ist Wissensgeschichte?, in: *Internationales Archiv für Sozialgeschichte* 36 (2011), H. 1, S. 159–172.
Schaper, Ulrike: Koloniale Verhandlungen. Gerichtsbarkeit, Verwaltung und Herrschaft in Kamerun 1884–1916, Frankfurt am Main 2012, S. 16–20.
Scheper-Hughes, Nancy: AIDS, Public Health, and Human Rights in Cuba, in: *The Lancet* 342 (1993), H. 8877, S. 965–967.
Schmidt, Klaus: Hans Jäger. Einsatz für HIV-Patienten, in: *Deutsches Ärzteblatt* 110 (2013), H. 3, S. A85.
Schmidt-Lux, Thomas: Recht als Kultur bei Pierre Bourdieu, in: Andrea Kretschmann (Hg.): Das Rechtsdenken Pierre Bourdieus, Weilerswist 2019, S. 79–95.
Schubert, Karsten: A New Era of Queer Politics? PrEP, Foucauldian Sexual Liberation, and the Overcoming of Homonormativity, in: *Body Politcs* 8 (2020), H. 12, S. 214–261.
Schulman, Sarah: Let the Record Show. A Political History of ACT UP New York, 1987–1993, New York 2021.
Schwartz, Michael: Homosexuelle, Seilschaften, Verrat. Ein transnationales Stereotyp im 20. Jahrhundert, München 2019.
Selvage, Douglas/Nehring, Christopher: Die AIDS-Verschwörung. Das Ministerium für Staatssicherheit und die AIDS-Desinformationskampagne des KGB, Berlin 2014.
Sepkowitz, Kent A.: AIDS. The First 20 Years, in: *The New England Journal of Medicine* 344 (2001), H. 23, S. 1764–1772.
Shukrallah, Tarek (Hg.): Bewegungsgeschichte von Queers of Color in Deutschland, Hamburg 2024.
Siemens, Daniel: Towards a New Cultural History of Law, in: *InterDisciplines* 3 (2012), H. 2, S. 18–45.
Simitis, Spiros: Das Volkszählungsurteil oder der lange Weg zur Informationsaskese – (BVerfGE 65, 1), in: *Kritische Vierteljahresschrift für Gesetzgebung und Rechtswissenschaft* 83 (2000), H. 3/4, S. 359–375.
Sontag, Susan: AIDS and Its Metaphors, New York 1989.
Springmann, Veronika: »Wie alle anderen […]. Es darf keine Dummheit geben, die uns verboten ist«. Debatten um die Vielfalt von Lebensformen, in: *Feministische Studien* 21 (2021), H. 2, S. 263–277.
Storkmann, Klaus: Tabu und Toleranz. Der Umgang mit Homosexualität in der Bundeswehr 1955 bis 2000, Berlin 2021.
Tammer, Teresa: Coming out in die Deutsche Einheit. Vom Aufbruch und Abschied der DDR-Schwulenbewegung, in: Thomas Großbölting (Hg.): Deutschland seit 1990. Wege in die Vereinigungsgesellschaft, Stuttgart 2017, S. 313–332.
Tammer, Teresa: Schwul bis über die Mauer. Die Westkontakte der Ost-Berliner Schwulenbewegung in den 1970er und 1980er Jahren, in: Rainer Marbach/Volker Weiß (Hg.): Konformitäten und Konfrontationen. Homosexuelle in der DDR, Geschichte der Homosexuellen in Deutschland nach 1945, Hamburg 2017, S. 70–88.
Tammer, Teresa: »Warme Brüder« im Kalten Krieg. Die DDR-Schwulenbewegung und das geteilte Deutschland in den 1970er und 1980er Jahren, Berlin 2023.

Ther, Philipp: Das andere Ende der Geschichte. Über die Große Transformation, Berlin ²2019.

Treichler, Paula A.: AIDS, Homophobia, and Biomedical Discourse. An Epidemic of Signification, in: *October* (1987), H. 43, S. 31-70.

Tremblay, Sébastien: »Ich konnte ihren Schmerz körperlich spüren.« Die Historisierung der NS-Verfolgung in der westdeutschen Schwulenbewegung der 1970er Jahre, in: *Invertito* 21 (2019), S. 179-202.

Tremblay, Sébastien: Haunting Penal Codes: § 175, Lesbian Erasure, and Queer Memorial Debates in Berlin-Brandenburg since the 1990s, Unpublished Paper presented at the German Studies Association Conference 2021.

Tremblay, Sébastien: A Badge of Injury. The Pink Triangle as Global Symbol of Memory, Berlin 2024.

Tümmers, Henning: Gib AIDS keine Chance. Eine Präventionsbotschaft in zwei deutschen Staaten, in: *Zeithistorische Forschungen* 10 (2013), H. 3, S. 491-501.

Tümmers, Henning: AIDS und die Mauer: Deutsch-deutsche Reaktionen auf eine komplexe Bedrohung, in: Malte Thießen (Hg.): Infiziertes Europa. Seuchen im langen 20. Jahrhundert, Berlin, München, Boston 2014, S. 157-185.

Tümmers, Henning: »Vom Faltblatt direkt in die Genitalien«. Aidsprävention als Bevölkerungspolitik in der Bundesrepublik, in: Thomas Etzemüller (Hg.): Vom »Volk« zur »Population«. Interventionistische Bevölkerungspolitik in der Nachkriegszeit, Münster 2015, S. 270-295.

Tümmers, Henning: AIDS. Autopsie einer Bedrohung im geteilten Deutschland, Göttingen 2017.

Vernazza, Pietro/Hirschel, Bernard/Bernasconi, Enos/Flepp, Marcus: HIV-infizierte Menschen ohne andere STD sind unter wirksamer antiretroviraler Therapie sexuell nicht infektiös, in: *Schweizerische Ärztezeitung* 89 (2008), H. 5, S. 165-169.

Vesting, Thomas: Das moderne Recht und die Krise des gemeinsamen Wissens, in: *Nach Feierabend* 11 (2015), S. 61-82.

Vierhaus, Rudolf (Hg.): Biographisches Handbuch der Mitglieder des Deutschen Bundestages 1949-2002, München 2002, S. 759-760.

Vogel, Günter (Hg.): Bluterkrankheit. Zur Geschichte der Hämophilie mit Berichten von Zeitzeugen, Neckargemünd 2007.

Vogel, Jakob: Von der Wissenschafts- zur Wissensgeschichte, in: *Geschichte und Gesellschaft* 30 (2004), H. 4, S. 639-660.

Voges, Jonathan: Die Angst vor der Datendiktatur. Die Volkszählung in den 1980er Jahren und ihre Gegner, in: Cornelia Rauh/Dirk Schumann (Hg.): Ausnahmezustände. Entgrenzung und Regulierungen in Europa während des Kalten Krieges, Göttingen 2015, S. 177-192.

Waites, Matthew: Regulation of Sexuality. Age of Consent, Section 28 and Sex Education, in: *Parliamentary Affairs* 54 (2001), H. 3, S. 495-508.

Weingart, Brigitte: Ansteckende Wörter. Repräsentationen von AIDS, Frankfurt am Main 2002.

Wienold, Matthias: AIDS-Aktivismus in Deutschland. Eine Geschichte »berechtigter« Forderungen am Beispiel von ACT UP-Frankfurt, in: Ulrich Marcus (Hg.): Glück gehabt? Zwei Jahrzehnte AIDS in Deutschland, Berlin 2000, S. 211-237.

Wierling, Dorothee: Oral History, in: Michael Maurer (Hg.): Aufriß der Historischen Wissenschaften, Bd. 7: Neue Themen und Methoden der Geschichtswissenschaft, Stuttgart 2003, S. 81–151.

Wirsching, Andreas: Abschied vom Provisorium. Geschichte der Bundesrepublik Deutschland 1982–1990, München 2006.

Wolf, Benedikt: Mit Deutschland leben! Felix Rexhausens Literatur zwischen Zersetzung und Formspiel, Berlin 2020, S. 12–19.

Wulf, Alexander J./Wulf, Christoph: Recht als Ritual. Performatives Handeln und mimetisches Wissen, in: Andrea Kretschmann (Hg.): Das Rechtsdenken Pierre Bourdieus, Weilerswist 2019, S. 128–144.

Würdemann, Ulrich: Schweigen = Tod, Aktion = Leben. ACT UP in Deutschland 1989 bis 1993, Berlin 2017.

Zinn, Alexander: »Aus dem Volkskörper entfernt«? Homosexuelle Männer im Nationalsozialismus, Frankfurt am Main 2018.

5 Online-Veröffentlichungen

Aretz, Bernd: »Dr. Lore Seidenzahn«: Rainer Schilling zum Siebzigsten, in: *magazin.hiv*, 21.1.2013, https://tinyurl.com/2p8y83hj [22.3.2025].

Asefi, Soheil: QPoC Solidarity in West Berlin in the 1980s. Survival as Strugle, in: *Zeitgeschichte-online*, August 2023, https://zeitgeschichte-online.de/themen/qpoc-solidarity-west-berlin-1980s [22.3.2025].

Beljan, Magdalena: »AIDS geht uns alle an!«. Rita Süssmuths Ratgeber »AIDS. Wege aus Angst (1987)«, in: *Geschichte der Gefühle – Einblicke in die Forschung* (2013), https://www.history-of-emotions.mpg.de/texte/aids-geht-alle-an [22.3.2025].

Birkner, Siân: »Nicht der Homosexuelle ist pervers, sondern die Szene, in der er verkehrt«. Der Aids-Diskurs in Der Spiegel 1982–1985, in: *History | Sexuality | Law*, 31. Januar 2019, https://hsl.hypotheses.org/630 [22.3.2025].

Bundeszentrale für gesundheitliche Aufklärung/Robert Koch Institut (Hg.): Aktuelle Informationen: Affenpocken, Berlin 2022, https://tinyurl.com/98b8rzw8 [22.3.2025].

Deutsche Gesellschaft für Sexualpädagogik: Nachruf auf Günter Amendt, Februar 2016, https://gsp-ev.de/wp-content/uploads/2016/02/Nachruf-Amendt.pdf [22.3.2025].

Editors of Encyclopedia Britannica: »Jesse Helms«, in: Britannica, 30.6.2022, https://www.britannica.com/biography/Jesse-Helms [22.3.2025].

Göpfert, Claus-Jürgen: Spektakulärer Seitenwechsel, in: *Frankfurter Rundschau*, 18.12.2018, https://www.fr.de/frankfurt/spektakulaerer-seitenwechsel-10943908.html [22.3.2025].

Gostomzyk, Johannes Georg: Acquired Immune Deficiency Syndrome (AIDS), in: Bayerische Staatsbibliothek (Hg.): Historisches Lexikon Bayern, München 2013, https://tinyurl.com/34tvbk7a [22.3.2025].

Hilton, Nicky: Switchboard. The LGBT+ Helpline Archive, in: Bishopsgate Institute, https://www.bishopsgate.org.uk/collections/switchboard, S. 3, [22.3.2025].

Januschke, Eugen/Klöppel, Ulrike: AIDS-Bewegungen in der Bundesrepublik. Eine Queerpolitische Bestandaufnahme, in: *Zeitgeschichte-online*, 26.06.2023, https://zeitgeschichte-online.de/themen/aids-bewegung-der-bundesrepublik [22.3.2025].

Kixmüller, Jan: Früherer Uni-Rektor Wolfgang Loschelder gestorben, in: *Potsdamer Neuste Nachrichten*, 21.2.2013, https://tinyurl.com/27xnvhx5 [22.3.2025].

Kurz, Constanze: Spiros Simitis: »Man spielt nicht mehr mit dem Datenschutz!«, in: *netzpolitik.org*, 13.10.2015, https://tinyurl.com/3nd6nz6b [22.3.2025].

Lautmann, Rüdiger: Lebenslauf, http://www.lautmann.de/biografisches-cv/ [22.3.2025].

Lehne, Adrian/Wielowiejski, Patrick: Tagungsbericht: Living Politics: Remembering HIV/AIDS Activism Tomorrow, in: *H-Soz-Kult*, 1. November 2019, www.hsozkult.de/conferencereport/id/fdkn-127063 [22.3.2025].

Lesben- und Schwulenverband Deutschland: Wir verlieren einen Vorkämpfer der LSBTI-Emanzipationsbewegung, Oktober 2019, https://tinyurl.com/37dbrt5y [22.3.2025].

Ludigs, Dirk: Queersein in Zeiten von Corona, in: *Siegessäule*, 28.3.2020, https://www.siegessaeule.de/magazin/queersein-zeiten-von-corona/ [22.3.2025].

NN: Bernhard Fleckenstein, in: Universität Erlangen, 2001, https://tinyurl.com/2reej7k3 [22.3.2025].

NN: Erwin Haeberle. Curriculum vitae, in: Archive for Sexology, 2014, http://www.sexarchive.info/Entrance_Page/About_Us/Staff/staff.html [22.3.2025].

NN: Rüdiger Hehlmann. Lebenslauf, in: Universität Heidelberg, 8.3.2005, https://tinyurl.com/36buyk4m [22.3.2025].

NN: Hans Peter Hauschild, in: Deutsche Aidshilfe, 2013, https://wusstensie.aidshilfe.de/de/hans-peter-hauschild [22.3.2025].

NN: Karl-Georg Cruse, in: Deutsche Aidshilfe, 2013, https://wusstensie.aidshilfe.de/de/karl-georg-cruse [22.3.2025].

NN: Sabine Lange, in: Deutsche Aidshilfe, 2013, https://wusstensie.aidshilfe.de/de/sabine-lange [22.3.2025].

NN: Biografie – Dieter Telge / Edith Anstandt, in: Gorki, https://www.gorki.de/de/ensemble/dieter-telge-edith-anstandt [22.3.2025].

NN: Ulf Fink. Biografie, in: Friedrich-Ebert-Stiftung, 3.11.2014, https://www.zeitzeugen.fes.de/9b0227b2-e2af-4601-bb71-5aff95769441 [22.3.2025].

NN: Eike von Hippe. Person, in: Universität Hamburg, 7.12.2015, https://www.hpk.uni-hamburg.de/resolve/id/cph_person_00001447 [22.3.2025].

NN: Peter Gauweiler. Biografie, in: Deutscher Bundestag, 2017, https://tinyurl.com/fdmafby5 [22.3.2025].

NN: Bernd Aretz: Bürgerlich-autonome Tunte und Anwalt für Sozialrecht, in: Deutsche Aidshilfe, 25.10.2018, https://www.aidshilfe.de/meldung/ende-lebens-angekommen [22.3.2025].

NN: 2006. Hans Hengelein. »Visionär und Realo in einer Person«, in: Rosa Courage, 2019, https://rosa-courage.de/preistraegerinnen/2006-preistraeger-hans-hengelein/ [22.3.2025].

NN: 2020. Günter Dworek. »Grandseigneur der Programmatik«, in: Rosa Courage, 2020, https://rosa-courage.de/preistraegerinnen/2020-preistraeger-guenter-dworek/ [22.3.2025].

NN: »Dyba, Johannes«, in: Hessische Biografie, 23.7.2022, https://www.lagis-hessen.de/pnd/119089246 [22.3.2025].

NN: Gerhard H. Schlund. Lebenslauf auf der Website der Technischen Universität München, https://www.professoren.tum.de/honorarprofessoren/s/schlund-gerhard-h [22.3.2025].
NN: Erich Kiesl. Biografie, in: Bayerischer Landtag, https://www.bayern.landtag.de/abgeordnete/abgeordnete-von-a-z/profil/erich-kiesl/ [22.3.2025].
NN: Rolf Rosenbrock. Lebenslauf, in: Wissenschaftszentrum Berlin, https://www.wzb.eu/de/personen/rolf-rosenbrock [22.3.2025].
NN: Hans Zehetmair. Biografie, in: Bayerischer Landtag, https://tinyurl.com/567m6d5a [22.3.2025].
NN: Geschichte der AHA, in: AHA Berlin, https://www.aha-berlin.de/aha/geschichte [22.3.2025].
Paul, Gerd: »Mensch Jürgen, das tut weh«, in: *magazin.hiv*, 3.9.2014, https://magazin.hiv/magazin/szene-community/mensch-juergen-tut-das-weh/ [22.3.2025].
Positiv e.V.: Selbstbeschreibung, https://www.positiv-ev.de/verein/index.html [22.3.2025].
Reichert, Martin: Das Virus der Anderen, in: *taz*, 15.4.2020, https://taz.de/HIV-damals-und-Corona-heute/!5675408/ [22.3.2025].
Reiß, Stefan: Lebenslauf, 2022, https://stefan-reiss-berlin.de [22.3.2025].
Roggenkamp, Viola: Biografie, http://www.viola-roggenkamp.de/Biographie.html [22.3.2025].
Schock, Axel: Die schwule Infrastruktur zerschlagen, in: *magazin.hiv* (blog), 2011, https://magazin.hiv/magazin/gesellschaft-kultur/pogrome-statt-kondome/ [22.3.2025].
Schock, Axel: Habit, Schminke und universelle Freude, in: *magazin.hiv*, 14.4.2019, https://tinyurl.com/5n7stmrz [22.3.2025].
Schock, Axel: HIV in Zeiten von Corona und LGBTI*-Feindlichkeit, in: *Siegessäule*, 22.9.2020, https://www.siegessaeule.de/magazin/hiv-zeiten-von-corona-und-lgbti-feindlichkeit/ [22.3.2025].
Schwarzer, Alice: Biografie, https://www.aliceschwarzer.de/thema/zur-person-311552 [22.3.2025].
Springmann, Veronika: Recht und Geschichte. Recht in der Geschichte, in: *History | Sexuality | Law*, 24.03.2020, https://hsl.hypotheses.org/1323 [22.3.2025].
Wiede, Wiebke: Subjekt und Subjektivierung, Version 2.0, in: *Docupedia Zeitgeschichte*, 20.10.2019, https://docupedia.de/zg/Wiede_subjekt_und_subjektivierung_v2_de_2019 [22.3.2025].
Westhoff, Justin: Ein Kämpfer gegen Aids. Der Berliner Tropenmediziner Ulrich Bienzle ist tot, in: *Der Tagesspiegel*, 20.3.2008, https://www.tagesspiegel.de/wissen/ein-kaempfer-gegen-aids/1192328.html [22.3.2025].

Abkürzungsverzeichnis

ACT UP	Aids Coalition to unleash Power
ARC	AIDS-related complex
AIDS	acquired immuno deficiency syndrome
AHA	Allgemeinen Homosexuellen Arbeitsgemeinschaft
AL	Alternative Liste
AZT	Azidothymidin
BAG SchwuP	Bundesarbeitsgemeinschaft Schwule, Transsexuelle und Päderasten
BAH	Berliner AIDS-Hilfe
BASG	Bundesarbeitsgemeinschaft Schwule im Gesundheitswesen
BGA	Bundesgesundheitsamt
BGH	Bundesgerichtshof
BMG	Bundesministerium für Gesundheit
BZgA	Bundeszentrale für gesundheitliche Aufklärung
BVH	Bundesverband Homosexualität
CDC	Centers for Disease Control
CSD	Christopher Street Day
DAH	Deutsche AIDS-Hilfe
ddI	Didanosin
DRK	Deutsches Rotes Kreuz
GEW	Gewerkschaft Erziehung und Wissenschaft
glf	gay liberation front
GMHC	Gay Men's Health Crisis
GMK	Gesundheitsministerkonferenz
HAART	hochaktive Kombinationstherapie
HALT	Homosexuellen-Alternative München
HAW	Homosexuellen Aktion West-Berlin
HTLV-III	Humanes T-Zell-Leukämie-Virus III
HuK	Homosexualität und Kirche
HWG	Huren wehren sich gemeinsam
IHWO	Internationale Homophile Weltorganisation
IHB	Initiativgruppe Homosexualität Bielefeld
IHD	Interessensgemeinschaft Homophile Deutschlands

JES	Junkies, Ehemalige und Substituierte
LAV	Lymphadenopathie-assoziiertes Virus
MAD	Militärischer Abschirmdienst
MDR	Monatsschrift für deutsches Recht
MLC	Münchner Leder Club (ab 1979 Münchner Löwen Club)
MSC	Motorsport und Contacte e.V.
MPX	»monkey pox«
NARGS	Nationale Arbeitsgruppe Repression gegen Schwule
NJW	Neue Juristische Wochenschrift
NSP	Nürnberger Schwulenpost
ÖTV	Gewerkschaft Öffentliche Dienste, Transporte und Verkehr
RKI	Robert-Koch-Institut
SVD	Schwulenverband in Deutschland
TBS	Treffen Berliner Schwulengruppen
VSG	Verein für sexuelle Gleichberechtigung
Vv ›74	Verband von 1974
WHAM!	Women's Health Action and Mobilization
WÜHST	Würzburger Homosexuelle Studenteninitiative